U0236504

中华医学百科全书

中医药学

中医眼科学

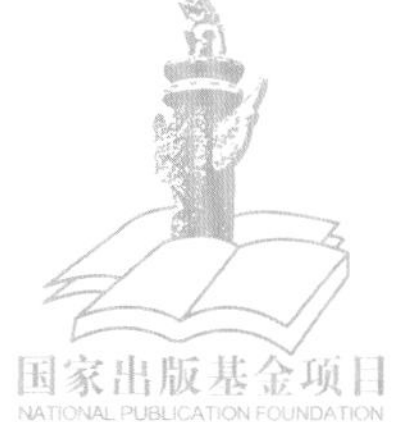

中国协和医科大学出版社
北京

图书在版编目（CIP）数据

中华医学百科全书·中医眼科学 / 廖品正主编 . —北京：中国协和医科大学出版社，2023.6
ISBN 978-7-5679-2206-8

Ⅰ. ①中… Ⅱ. ①廖… Ⅲ. ①中医五官科学—眼科学 Ⅳ. ① R276.7

中国国家版本馆 CIP 数据核字（2023）第 094779 号

中华医学百科全书·中医眼科学

主　　编：廖品正
编　　审：张之生　张　凌
责任编辑：李元君　胡安霞

出版发行：中国协和医科大学出版社
（北京市东城区东单三条 9 号　邮编 100730　电话 010-6526 0431）
网　　址：www.pumcp.com
经　　销：新华书店总店北京发行所
印　　刷：北京广达印刷有限公司

开　　本：889mm × 1230mm　1/16
印　　张：15
字　　数：440 千字
版　　次：2023 年 6 月第 1 版
印　　次：2023 年 6 月第 1 次印刷
定　　价：240.00 元

ISBN 978-7-5679-2206-8

《中华医学百科全书》编纂委员会

刘伏友　刘华平　刘华生　刘志刚　刘克良　刘迎龙　刘建勋
刘胡波　刘树民　刘昭纯　刘俊涛　刘洪涛　刘桂荣　刘献祥
刘嘉瀛　刘德培　闫永平　米玛　米光明　安锐　祁建城
许媛　许腊英　那彦群　阮长耿　阮时宝　孙宁　孙光
孙皎　孙锟　孙少宣　孙长颢　孙立忠　孙则禹　孙秀梅
孙建中　孙建方　孙建宁　孙贵范　孙洪强　孙晓波　孙海晨
孙景工　孙颖浩　孙慕义　纪志刚　严世芸　苏川　苏旭
苏荣扎布　杜元灏　杜文东　杜治政　杜惠兰　李飞　李方
李龙　李东　李宁　李刚　李丽　李波　李剑
李勇　李桦　李鲁　李磊　李燕　李冀　李大魁
李云庆　李太生　李曰庆　李玉珍　李世荣　李立明　李汉忠
李永哲　李志平　李连达　李灿东　李君文　李劲松　李其忠
李若瑜　李泽坚　李宝馨　李建兴　李建初　李建勇　李映兰
李思进　李莹辉　李晓明　李凌江　李继承　李董男　李森恺
李曙光　杨凯　杨恬　杨勇　杨健　杨硕　杨化新
杨文英　杨世民　杨世林　杨伟文　杨克敌　杨甫德　杨国山
杨宝峰　杨炳友　杨晓明　杨跃进　杨腊虎　杨瑞馥　杨慧霞
励建安　连建伟　肖波　肖南　肖永庆　肖培根　肖鲁伟
吴东　吴江　吴明　吴信　吴令英　吴立玲　吴欣娟
吴勉华　吴爱勤　吴群红　吴德沛　邱建华　邱贵兴　邱海波
邱蔚六　何维　何勤　何方方　何志嵩　何绍衡　何春涤
何裕民　余争平　余新忠　狄文　冷希圣　汪海　汪静
汪受传　沈岩　沈岳　沈敏　沈铿　沈卫峰　沈心亮
沈华浩　沈俊良　宋国维　张泓　张学　张亮　张强
张霆　张澍　张大庆　张为远　张玉石　张世民　张永学
张华敏　张宇鹏　张志愿　张丽霞　张伯礼　张宏誉　张劲松
张奉春　张宝仁　张建中　张建宁　张承芬　张琴明　张富强
张新庆　张潍平　张德芹　张燕生　陆华　陆林　陆翔
陆小左　陆付耳　陆伟跃　陆静波　阿不都热依木·卡地尔　陈文
陈杰　陈实　陈洪　陈琪　陈楠　陈薇　陈曦
陈士林　陈大为　陈文祥　陈玉文　陈代杰　陈尧忠　陈红风
陈志南　陈志强　陈规化　陈国良　陈佩仪　陈家旭　陈智轩
陈锦秀　陈誉华　邵蓉　邵荣光　邵瑞琪　武志昂
其仁旺其格　范明　范炳华　茅宁莹　林三仁　林久祥　林子强
林天歆　林江涛　林曙光　杭太俊　郁琦　欧阳靖宇　尚红

果德安　明根巴雅尔　易定华　易著文　罗　力　罗　毅　罗小平
罗长坤　罗颂平　帕尔哈提·克力木　帕塔尔·买合木提·吐尔根
图门巴雅尔　岳伟华　岳建民　金　玉　金　奇　金少鸿　金伯泉
金季玲　金征宇　金银龙　金惠铭　周　兵　周永学　周光炎
周利群　周灿全　周良辅　周纯武　周学东　周宗灿　周定标
周宜开　周建平　周建新　周春燕　周荣斌　周辉霞　周福成
郑一宁　郑志忠　郑金福　郑法雷　郑建全　郑洪新　郑家伟
郎景和　房　敏　孟　群　孟庆跃　孟静岩　赵　平　赵　艳
赵　群　赵子琴　赵中振　赵文海　赵玉沛　赵正言　赵永强
赵志河　赵彤言　赵明杰　赵明辉　赵耐青　赵临襄　赵继宗
赵铱民　赵靖平　郝　模　郝小江　郝传明　郝晓柯　胡　志
胡　明　胡大一　胡文东　胡向军　胡国华　胡昌勤　胡盛寿
胡德瑜　柯　杨　查　干　柏树令　钟翠平　钟赣生
香多·李先加　段　涛　段金廒　段俊国　侯一平　侯金林
侯春林　俞光岩　俞梦孙　俞景茂　饶克勤　施慎逊　姜小鹰
姜玉新　姜廷良　姜国华　姜柏生　姜德友　洪　两　洪　震
洪秀华　洪建国　祝庆余　祝蔯晨　姚永杰　姚克纯　姚祝军
秦　川　秦卫军　袁文俊　袁永贵　都晓伟　晋红中　栗占国
贾　波　贾建平　贾继东　夏术阶　夏照帆　夏慧敏　柴光军
柴家科　钱传云　钱忠直　钱家鸣　钱焕文　倪　健　倪　鑫
徐　军　徐　晨　徐云根　徐永健　徐志云　徐志凯　徐克前
徐金华　徐建国　徐勇勇　徐桂华　凌文华　高　妍　高　晞
高志贤　高志强　高金明　高学敏　高树中　高健生　高思华
高润霖　郭　岩　郭小朝　郭长江　郭巧生　郭宝林　郭海英
唐　强　唐向东　唐朝枢　唐德才　诸欣平　谈　勇　谈献和
陶永华　陶芳标　陶·苏和　陶建生　陶晓华　黄　钢　黄　峻
黄　烽　黄人健　黄叶莉　黄宇光　黄国宁　黄国英　黄跃生
黄璐琦　萧树东　梅　亮　梅长林　曹　佳　曹广文　曹务春
曹建平　曹洪欣　曹济民　曹雪涛　曹德英　龚千锋　龚守良
龚非力　袭著革　常耀明　崔　蒙　崔丽英　庚石山　康　健
康廷国　康宏向　章友康　章锦才　章静波　梁　萍　梁显泉
梁铭会　梁繁荣　谌贻璞　屠鹏飞　隆　云　绳　宇　巢永烈
彭　成　彭　勇　彭明婷　彭晓忠　彭瑞云　彭毅志
斯拉甫·艾白　葛　坚　葛立宏　董方田　蒋力生　蒋建东
蒋建利　蒋澄宇　韩晶岩　韩德民　惠延年　粟晓黎　程天民

程仕萍	程训佳	焦德友	储全根	童培建	曾　苏	曾　渝
曾小峰	曾正陪	曾国华	曾学思	曾益新	谢　宁	谢立信
蒲传强	赖西南	赖新生	詹启敏	詹思延	鲍春德	窦科峰
窦德强	褚淑贞	赫　捷	蔡　威	裴国献	裴晓方	裴晓华
廖品正	谭仁祥	谭先杰	翟所迪	熊大经	熊鸿燕	樊　旭
樊飞跃	樊巧玲	樊代明	樊立华	樊明文	樊瑜波	黎源倩
颜　虹	潘国宗	潘柏申	潘桂娟	薛社普	薛博瑜	魏光辉
魏丽惠	藤光生	B · 吉格木德				

《中华医学百科全书》学术委员会

顾景范	徐文严	翁心植	栾文明	郭　定	郭子光	郭天文
郭宗儒	唐由之	唐福林	涂永强	黄秉仁	黄洁夫	黄璐琦
曹仁发	曹采方	曹谊林	龚幼龙	龚锦涵	盛志勇	康广盛
章魁华	梁文权	梁德荣	彭小忠	彭名炜	董　怡	程天民
程元荣	程书钧	程伯基	傅民魁	曾长青	曾宪英	温　海
强伯勤	裘雪友	甄永苏	褚新奇	蔡年生	廖万清	樊明文
黎介寿	薛　淼	戴行锷	戴宝珍	戴尅戎		

《中华医学百科全书》工作委员会

主任委员　姚建红

副主任委员　李　青

执行主任委员　张　凌

顾问　罗　鸿

编审（以姓氏笔画为序）

司伊康　吴翠姣　张　宇　张　凌　张之生　张立峰　张晓雪
陈　懿　陈永生　呼素华　郭亦超　傅祚华　谢　阳

编辑（以姓氏笔画为序）

王　霞　尹丽品　孙文欣　李元君　刘　婷　沈冰冰　陈　佩
胡安霞　郭　琼

工作委员

张晓雪　左　谦　吴　江　刘　华　卢运霞　栾　韬　丁春红
孙雪娇　张　飞

办公室主任　吴翠姣

办公室副主任　孙文欣　王　霞

中医药学

总主编

王永炎　　中国中医科学院

曹洪欣　　中国中医科学院

本卷编委会

主　编

廖品正　　成都中医药大学

执行主编

段俊国　　成都中医药大学

副主编

高健生　　中国中医科学院眼科医院

编　委（以姓氏笔画为序）

王育良　　南京中医药大学

韦企平　　北京中医药大学东方医院

叶河江　　成都中医药大学

刘求红　　广州中医药大学

李　翔　　成都中医药大学附属医院

杨　光　　天津中医药大学

吴丹巍　　上海中医药大学附属岳阳中西医结合医院

余杨桂　　广州中医药大学

宋剑涛　　中国中医科学院眼科医院

张富文　　成都中医药大学

周华祥　　成都中医药大学附属医院

周春阳　　成都中医药大学

段俊国　　成都中医药大学

洪　亮　　江西中医药大学

高健生　　中国中医科学院眼科医院

接传红　　中国中医科学院眼科医院

彭清华　　湖南中医药大学

路雪婧　　成都中医药大学

廖品正　　成都中医药大学

蹇文渊　　成都中医药大学

科研单位和医院，有多位院士和海内外数千位优秀专家参加。国内知名的医学和百科编审汇集中国协和医科大学出版社，并培养了一批热爱百科事业的中青年编辑。

回览编纂历程，犹然历历在目。几年来，《中华医学百科全书》编纂团队呕心沥血，孜孜矻矻。组织协调坚定有力，条目撰写字斟句酌，学术审查一丝不苟，手书长卷撼人心魂……在此，谨向全国医学各学科、各领域、各部门的专家、学者的积极参与以及国家各有关部门、医药卫生领域相关单位的大力支持致以崇高的敬意和衷心的感谢！

《中华医学百科全书》的编纂是一项泽被后世的创举，其牵涉医学科学众多学科及学科间交叉，有着一定的复杂性；需要体现在当前医学整合转型的新形式，有着相当的创新性；作为一项国家出版工程，有着毋庸置疑的严肃性。《中华医学百科全书》开创性和挑战性都非常强。由于编纂工作浩繁，难免存在差错与疏漏，敬请广大读者给予批评指正，以便在今后的编纂工作中不断改进和完善。

刘德培

中，制定了严格的主编、编者遴选原则，聘请了一批在学界有相当威望、具有较高学术造诣和较强组织协调能力的专家教授（包括多位两院院士）担任大类主编和学科卷主编，确保全书的科学性与权威性。另外，还借鉴了已有百科全书的编写经验。鉴于《中华医学百科全书》的编纂过程本身带有科学研究性质，还聘请了若干科研院所的科研管理专家作为特约编审，站在科研管理的高度为全书的顺利编纂保驾护航。除了编者、编审队伍外，还制订了详尽的质量保证计划。编纂委员会和工作委员会秉持质量源于设计的理念，共同制订了一系列配套的质量控制规范性文件，建立了一套切实可行、行之有效、效率最优的编纂质量管理方案和各种情况下的处理原则及预案。

《中华医学百科全书》的编纂实行主编负责制，在统一思想下进行系统规划，保证良好的全程质量策划、质量控制、质量保证。在编写过程中，统筹协调学科内各编委、卷内条目以及学科间编委、卷间条目，努力做到科学布局、合理分工、层次分明、逻辑严谨、详略有方。在内容编排上，务求做到"全准精新"。形式"全"：学科"全"，册内条目"全"，全面展现学科面貌；内涵"全"：知识结构"全"，多方位进行条目阐释；联系整合"全"：多角度编制知识网。数据"准"：基于权威文献，引用准确数据，表述权威观点；把握"准"：审慎洞察知识内涵，准确把握取舍详略。内容"精"："一语天然万古新，豪华落尽见真淳。"内容丰富而精练，文字简洁而规范；逻辑"精"："片言可以明百意，坐驰可以役万里。"严密说理，科学分析。知识"新"：以最新的知识积累体现时代气息；见解"新"：体现出学术水平，具有科学性、启发性和先进性。

《中华医学百科全书》之"中华"二字，意在中华之文明、中华之血脉、中华之视角，而不仅限于中华之地域。在文明交织的国际化浪潮下，中华医学汲取人类文明成果，正不断开拓视野，敞开胸怀，海纳百川般融入，润物无声状拓展。《中华医学百科全书》秉承了这样的胸襟怀抱，广泛吸收国内外华裔专家加入，力求以中华文明为纽带，牵系起所有华人专家的力量，展现出现今时代下中华医学文明之全貌。《中华医学百科全书》作为由中国政府主导，参与编纂学者多、分卷学科设置全、未来受益人口广的国家重点出版工程，得到了联合国教科文等组织的高度关注，对于中华医学的全球共享和人类的健康保健，都具有深远意义。

《中华医学百科全书》分基础医学、临床医学、中医药学、公共卫生学、军事与特种医学和药学六大类，共计144卷。由中国医学科学院/北京协和医学院牵头，联合军事医学科学院、中国中医科学院和中国疾病预防控制中心，带动全国知名院校、

前言

《中华医学百科全书》终于和读者朋友们见面了！

古往今来，凡政通人和、国泰民安之时代，国之重器皆为科技、文化领域的鸿篇巨制。唐代《艺文类聚》、宋代《太平御览》、明代《永乐大典》、清代《古今图书集成》等，无不彰显盛世之辉煌。新中国成立后，国家先后组织编纂了《中国大百科全书》第一版、第二版，成为我国科学文化事业繁荣发达的重要标志。医学的发展，从大医学、大卫生、大健康角度，集自然科学、人文社会科学和艺术之大成，是人类社会文明与进步的集中体现。随着经济社会快速发展，医药卫生领域科技日新月异，知识大幅更新。广大读者对医药卫生领域的知识文化需求日益增长，因此，编纂一部医药卫生领域的专业性百科全书，进一步规范医学基本概念，整理医学核心体系，传播精准医学知识，促进医学发展和人类健康的任务迫在眉睫。在党中央、国务院的亲切关怀以及国家各有关部门的大力支持下，《中华医学百科全书》应运而生。

作为当代中华民族“盛世修典”的重要工程之一，《中华医学百科全书》肩负着全面总结国内外医药卫生领域经典理论、先进知识，回顾展现我国卫生事业取得的辉煌成就，弘扬中华文明传统医药璀璨历史文化的使命。《中华医学百科全书》将成为我国科技文化发展水平的重要标志、医药卫生领域知识技术的最高“检阅”、服务千家万户的国家健康数据库和医药卫生各学科领域走向整合的平台。

肩此重任，《中华医学百科全书》的编纂力求做到两个符合。一是符合社会发展趋势：全面贯彻以人为本的科学发展观指导思想，通过普及医学知识，增强人民群众健康意识，提高人民群众健康水平，促进社会主义和谐社会构建。二是符合医学发展趋势：遵循先进的国际医学理念，以“战略前移、重心下移、模式转变、系统整合”的人口与健康科技发展战略为指导。同时，《中华医学百科全书》的编纂力求做到两个体现：一是体现科学思维模式的深刻变革，即学科交叉渗透/知识系统整合；二是体现继承发展与时俱进的精神，准确把握学科现有基础理论、基本知识、基本技能以及经典理论知识与科学思维精髓，深刻领悟学科当前面临的交叉渗透与整合转化，敏锐洞察学科未来的发展趋势与突破方向。

作为未来权威著作的“基准点”和“金标准”，《中华医学百科全书》编纂过程

凡　例

一、《中华医学百科全书》（以下简称《全书》）按基础医学类、临床医学类、中医药学类、公共卫生类、军事与特种医学类、药学类的不同学科分卷出版。一学科辑成一卷或数卷。

二、《全书》基本结构单元为条目，主要供读者查检，亦可系统阅读。条目标题有些是一个词，例如“胎病”；有些是词组，例如“五色主病”。

三、由于学科内容有交叉，会在不同卷设有少量同名条目。例如《针灸学》《中医儿科学》都设有“惊风”条目。其释文会根据不同学科的视角不同各有侧重。

四、条目标题上方加注汉语拼音，条目标题后附相应的外文。例如：

yǎnbìng biànzhèng
眼病辨证（syndrome differentiation of eye disease）

五、本卷条目按学科知识体系顺序排列。为便于读者了解学科概貌，卷首条目分类目录中条目标题按阶梯式排列，例如：

眼病辨证 ……………………………………………………………………

　眼病八纲辨证 ……………………………………………………………

　眼病病因辨证 ……………………………………………………………

　眼病脏腑辨证 ……………………………………………………………

　眼病气血津液辨证 ………………………………………………………

　内外障辨证 ………………………………………………………………

　　内障 ……………………………………………………………………

六、各学科都有一篇介绍本学科的概观性条目，一般作为本学科卷的首条。介绍学科大类的概观性条目，列在本大类中基础性学科卷的学科概观性条目之前。

七、条目之中设立参见系统，体现相关条目内容的联系。一个条目的内容涉及其他条目，需要其他条目的释文作为补充的，设为“参见”。所参见的本卷条目的标题在本条目释文中出现的，用蓝色楷体字印刷；所参见的本卷条目的标题未在本条目释文中出现的，在括号内用蓝色楷体字印刷该标题，另加“见”字；参见其他卷条目的，注明参见条所属学科卷名，如“参见□□□卷”或“参见□□□卷□□□□”。

八、《全书》医学名词以全国科学技术名词审定委员会审定公布的为标准。同一概念或疾病在不同学科有不同命名的，以主科所定名词为准。字数较多，释文中拟用简称的名词，每个条目中第一次出现时使用全称，并括注简称，例如：甲型病毒性肝炎（简称甲肝）。个别众所周知的名词直接使用简称、缩写，例如：B 超。药物名称参照《中华人民共和国药典》2020 年版和《国家基本药物目录》2018 年版。

九、《全书》量和单位的使用以国家标准 GB 3100—1993《国际单位制及其应用》、GB/T 3101—1993《有关量、单位和符号的一般原则》及 GB/T 3102 系列国家标准为准。援引古籍或外文时维持原有单位不变。必要时括注与法定计量单位的换算。

十、《全书》数字用法以国家标准 GB/T 15835—2011《出版物上数字用法》为准。

十一、正文之后设有内容索引和条目标题索引。内容索引供读者按照汉语拼音字母顺序查检条目和条目之中隐含的知识主题。条目标题索引分为条目标题汉字笔画索引和条目外文标题索引，条目标题汉字笔画索引供读者按照汉字笔画顺序查检条目，条目外文标题索引供读者按照外文字母顺序查检条目。

十二、部分学科卷根据需要设有附录，列载本学科有关的重要文献资料。

目　录

zhōngyī yǎnkē xué

中医眼科学（ophthalmology of traditional Chinese medicine）

运用中医基本理论和方法研究眼的生理、病理及其疾病防治规律的临床学科。

简史 中医眼科学历史悠久，其形成和发展大体经历了萌芽、奠基、独立发展、兴盛、衰落与复兴五个阶段。

萌芽阶段 古代关于眼及眼病最早的记录见于殷武丁时代，公元前1324~前1266年，在河南安阳殷墟甲骨文卜辞中就有关于“贞王弗疾目”“大目不丧明”“其丧明”等的记载，表明当时已将视觉感官用“目”命名。春秋时期，将盲人称为瞽人；先秦《诗经·大雅·灵台》载“矇瞍奏公”；战国·左丘明《国语·卷十·晋语四》亦云：“矇瞍不可使视。”战国·屈原《楚辞·九章·怀沙》曰：“矇瞍谓之不章。”《毛传》释：“有眸子而无见曰矇，无眸子曰瞍。”表明当时已将盲目分成两类。

我国现存最早的医书《黄帝内经》首先提出，目、眼、眶、内眦、外眦、约束、络、白眼、黑眼、瞳子、目系等解剖名称及其相应的生理功能，从整体观角度指出眼与脏腑经络的关系，将阴阳五行学说引入眼部辨证。如“目赤色者病在心，白在肺，青在肝，黄在脾，黑在肾，黄色不可名者，病在胸中”“瞳子黑眼法于阴，白眼赤脉法于阳也，故阴阳合传而精明也”；并在多种全身病中记述了30余种眼部症状及部分针刺治疗方法。这为后世中医眼科认识眼的解剖生理、病因病机和辨证论治奠定了一定理论基础。东汉·张仲景《伤寒杂病论》提出参合全身脉证，辨证论治，并最早记载了狐惑症及其治疗；晋·王叔和《脉经》探讨了眼症的病机鉴别及预后判断，初具眼科类证鉴别的雏形。此期其他一些古典文献中也散载眼部病症，如《荀子》《史记》记载舜帝、项羽有重瞳，为世界上关于瞳孔异常的最早记载；东汉·许慎《说文解字》中有30余字涉及眼病，东汉·刘熙《释名》中又有增加，据考证，包括先天性角膜疾病、斜视、眼球萎缩、视疲劳、视力减退、翼状胬肉、幻视、眼内异物等。有关眼病的防治，《山海经》载有关于眼病防治的动植物冉遗之鱼、植楮等7种。《书经》（即《尚书》）、《诗经》亦有记载。西汉·淮南王刘安及其门客集体编写的《淮南子》载有梣木（即秦皮）能治目疾，沿用至今。而我国现存第一部药书《神农本草经》，首次大量记载了防治眼病的药物80余种，并新增了数种病名。晋·葛洪《肘后救卒方》、晋末·刘涓子《刘涓子鬼遗方》、南朝齐梁·陶弘景《肘后百一方》等载有少量方药。此外，《淮南子》载“目中有疵，不害于视，不可灼也”，说明当时已有手术用于眼病治疗；唐·房玄龄等人合著《晋书》所载“帝目有瘤疾，使医割之”为我国有关目瘤割治的最早记载；西晋·皇甫谧《针灸甲乙经》载有治疗眼病的针灸处方。

奠基阶段 隋唐时期，随着社会经济文化的极大发展，中医学发展迅速，五官疾病逐渐从内、外科范围内划分出来，自成一科而为“耳目口齿科”，眼科首次被列入正式教学科目，从基础理论到临床实践都有了进一步发展，为以后中医眼科学的独立发展奠定了基础。这一阶段出现了大批对后世眼科影响较大的著作，如《诸病源候论》《备急千金要方》《外台秘要》《龙树菩萨眼论》《刘皓眼论准的歌》等。

隋·巢元方《诸病源候论》散载了多种与全身疾病相关的眼症，并于卷二十八列目病专篇共38候，对症状、病源进行了初步探讨。书中在沿用《黄帝内经》所载解剖名称的同时，首次应用了睑、眉、睫毛、缘等名称。唐·孙思邈《备急千金要方》与《千金翼方》收集了丰富的眼科资料，内容涉及病因病机和治疗。书中首次将眼科病因归纳为19因，并在《黄帝内经》的基础上，发展了眼科脏腑病机学说。介绍了内服、外用、针灸、按摩和手术等多种治疗方法，首次记述了老视和赤白膜（包括胬肉）的割除手术。唐·王焘《外台秘要》于卷二十一专论眼疾，书中引入唐·李山甫《天竺经论眼》部分内容，并对20余种文献进行综述，收载眼科处方150首，详细介绍了白内障的症状，并提及金针拨内障；对青光眼的病理见解独到，以为此疾之源，皆因“内肝管缺，眼孔不通”所致。此外，还记载了以镊子拔除倒睫；以烧灼法治疗类似胬肉之眼病。约隋唐年间的《龙树菩萨眼论》是我国第一部眼科专著，书名首载于宋·王尧臣《崇文总目》，后见于南宋·郑樵《通志》，从唐代诗词可知该书曾盛行于唐代，惜已佚失。明·丁凤《医方类聚》载有《龙树菩萨眼论》，详考其体裁文字，疑为晚唐托名医书。该书新增较多解剖名词和病症名，并首次详述“开内障用针法”的适应证、方法及善后，提出胬肉攀睛割烙法，记载了手术治疗胞生痰核。晚唐·刘皓《刘皓眼论准的歌》是继《龙树菩萨眼论》后另一部眼科专论，书名首见于《通志》，在元末脱脱和阿鲁图先后主持修撰的《宋史》中称《刘皓眼论审的歌》。全书为诗歌体裁，首载五轮歌及眼病内外障72症，对后世学术影响深远。此外，据宋·李昉、李穆、徐铉等学者奉敕编纂《太平御览》载，早在我国唐朝已能配置假眼。

总之，隋唐时期在眼的解剖、生理等基础理论的认识方面较前深入系统，在眼病诊断、分类及治疗方面已具有一定水平，为中医眼科发展为独立的专科奠定了基础。

独立发展阶段 宋金元时期，眼科的生理解剖、病因病机等基础理论和临床治疗得到了进一步发展，主要表现在五轮、八廓学说的发展，诊断体系的逐步完善以及治疗方药的大量增加。此时，中医眼科已基本形成了独立的理论体系，加之北宋元丰年间，眼科从"耳目口齿科"中分出，使中医眼科作为一门独立的学科发展起来。这一阶段，大部分眼科资料以专篇列于方书、全书之中，除《秘传眼科龙木论》和《银海精微》两书外少有专著。

北宋·王怀隐《太平圣惠方》之卷三十二及三十三，综合唐以前眼科病种、方药，对病因病理进行探讨，首次将五轮学说运用于眼病病机，推进了五轮学说的临床应用。而北宋·太医院编《圣济总录》共有十二卷专述眼科，收集较多资料，并注明出处，有一定临床价值，而其"针灸门"中收集了大量眼科用穴及主治功能等，体现了这一时期针灸治疗眼病的发展。宋·太平惠民和剂局（编），刘景源（整理）《太平惠民和剂局方》卷七"治眼目疾"中不少效方也为后世眼科所常用。元·危亦林《世医得效方》卷十六中调整了五轮配位法，充实了八廓内容。《秘传眼科龙木论》和《银海精微》两部专著，除后者对八廓加上八卦正名外，均主要为辑前人著作而成。

兴盛阶段 明清时期，随着中医学的兴盛发展，中医眼科学也得到极大发展，有关眼科的著述大量涌现，围绕眼科临床和理论的研讨大大增加。

元·倪维德《原机启微》分两卷，上卷按病因将眼病分为18类，加以阐述并附施治经验。下卷专述方剂，首论君臣佐使、逆从反正之义，次列眼病40余方。全书兼采众家之长，联系临床，颇具卓见。明·王肯堂《证治准绳》中"七窍门"设专篇论眼病，首次解释了五轮、八廓的名词含义，改进眼病分类方法，共列170余症，其眼病的症状和病因均极详尽。《眼科阐微》《审视瑶函》，认为前人载160症失之滥，著72症则失之简，故摘要删繁，定为108症。全书从理论到临床证治内容丰富，图文并茂，实用价值较高，因而流传极广。清·黄庭镜《目经大成》分三卷。卷一阐述基本理论；卷二包括12类病因，81症及似因非症8条；卷三则载方220余首。此书后经邓赞夫增补而成清·邓学礼《目科正宗》。清·张璐《张氏医通》，其中"七窍门"专辑眼科资料，对金针拨内障手法记述颇详，并附病案以资参考。清·陈梦雷《古今图书集成》内有医部目门共72卷，以成书年代为序，辑录历代有关眼科著作，将精简的内容给予介绍，并附处方、单方、针灸、导引、医案等。清·顾锡《银海指南》，该书理论较系统、全面，将八廓与经络相联系，并概括了六淫所致眼病的特点。清·吴谦《医宗金鉴》列"眼科心法要诀"两卷，文字简明易学。明清时期对药物的研究工作更加细致深入。明·李时珍《本草纲目》，全书载眼科药物400余种，计明目药120余种，治疗用药物300余种。并附有历代名方和作者经验方。明·朱橚《普济方》有"眼目门"十六卷，分眼病57类，收方2300多首，集病名30余种。清·赵学敏《本草纲目拾遗》内有眼科明目药20余种，眼科治疗用药50余种。此外，明代已有眼镜的明确记载，如明·屠隆《文房器具笺》谓："叆叇大如钱，色如云母，老人目力昏倦，不辨细书，以之掩目，精不散，笔画倍明。"

衰落与复兴阶段 自1840年鸦片战争以后，由于社会局势动荡，中医发展停滞并萎缩衰落，中医眼科学也不例外。衰落时期刊行的一些眼科著作，大多内容简单，无明显特色。该时期，除清·黄岩《秘传眼科纂要》和康维恂《眼科菁华录》外，鲜见有影响的著述。

中华人民共和国成立后，政府对中医事业十分重视。1955年在北京成立了中国中医研究院，1956年起，陆续在多省、市创建中医学院，此后不久各市、县普遍设立了中医院，中医事业得以蓬勃发展，中医眼科也重获新生。在上述机构中大都设有眼科，大批中医眼科医师出现，而多种现代眼科检查仪器、工具和方法的应用，扩大和发展了中医眼科的四诊。众多中医眼科的研究项目获得了国家重大科技专项、863计划、攻关计划、支撑计划和国家自然科学基金等的全面支持，中医眼科基础研究和学术发展空前繁荣，使中医眼科在传统治疗方法上、基础理论研究中，都取得不少进步，丰富了中医眼科内容。

中华人民共和国成立以后，陆续出版了许多中医眼科专著，其中有研究生、大中专等不同层次的教材，如全国高等医药院校统编教材《中医眼科学》、“十五”规划教材《中医眼科学》、“十二五”“十三五”“十四五”规划教材《中西医结合眼科学》和《中医眼科学》；研究生教材《中医眼科临床研究》；有眼科文献整理成果，如《中国医学百科全书·中医眼科学》《中医大辞典·外科骨伤五官科分册》《中华大典·医学大典·眼科分卷》《中医历代眼科方剂汇编》等；有学术创新之作，如《中医眼科六经法要》；有临床经验总结，如《眼科临证录》《眼科临证经验》《中医眼科临床实践》《中医眼科临床手册》《韦文贵眼科临床经验选》等；有中西医结合著作，如《中西医结合治疗眼病》《眼病的辨证论治》等；也有系统性系列套书《中医眼科全书》。至于在各种医药刊物上发表的中医及中西医结合眼科论文，其数量之多，更是前所未有。上述论著的出版发行，对中医眼科学术的继承和发扬发挥了重要作用。此外还创办了《中西医结合眼科杂志》《中国中医眼科杂志》《中医眼耳鼻口腔杂志》，进一步促进了中医眼科学的发展。

中医眼科诊法也在不断进步。中华人民共和国成立以来，中医和中西医结合诊治内眼疾病已有很大进展。中医眼科逐渐吸收利用检眼镜、裂隙灯显微镜等现代检测仪器直接进行观察，丰富和发展了眼科望诊的内容。这对提高临床诊治内眼疾病的水平具有划时代的意义。

中医眼科辨证理论得到进一步发展。①整体综合辨证的提高。在对局部辨证认识深化的同时，中医固有的整体综合辨证的优势也有了进一步的发挥。除了对全身辨证重要性的普遍强调外，还表现为局部与整体辨证的有机结合，其突出代表是眼科六经辨证理论的创立。陈达夫在《中医眼科六经法要》中成功地将伤寒六经辨证的理论和方法应用于眼科领域，并用以统率五轮、八廓、经络等眼科辨证方法，从而使眼科综合辨证达到一个新的高度。②对眼底病变辨证规律的认识。20世纪80年代以来，不少中医眼科医家在临床上用现代检查仪器深入细致地观察各种眼底病变之后，初步总结出了一些辨证规律，其基本方法是运用中医基本理论，对眼底病变按病辨部位和病变症情进行八纲、病因、气血、脏腑、六经等辨证，这是眼科内障眼病辨证的重要发展。

中医眼科治疗方面的也有明显的改进与发展。①手术方面。首先，在发掘古代金针拨内障手术的基础上，经过改良成为现代的白内障针拨术。其后，中医研究院广安门医院唐由之等，又在此基础上创造出白内障针拨套出术，使中医眼科手术提高到一个新的水平。此外，割烙、劆洗等法也都在传统基础上有所改进。②针刺方面。近些年来，在治疗眼病的实践中，认识到针灸对一些内外障眼病有良效，还陆续发现了不少眼区的新穴位，并开展了穴位注射、球后强刺激、头针、电针及眼保健操等新疗法，效果较好。我国独创的针刺麻醉方法，也在眼科推广运用于某些外眼或内眼手术。③药物方面。眼局部外用药的剂型改革有不少新成果，如敷剂上有中药热敷眼罩，提取部分中药成分的滴眼剂（鱼腥草滴眼液），中药离子透入剂、中药超声雾化剂等可使药力直达病所，迅速发挥作用。至于内服药方面，对于各种常见眼病与疑难眼病，各地广泛深入地开展了辨证论治，辨证分型论治，专方专药以及药理实验、动物模型观察等多方面的研究探索。

研究范围 中医眼科学是一门临床学科，主要研究眼的解剖生理、病因病理和眼病各种临床表现、诊断、辨证、治疗与预防。它的任务是防治眼病，维护人体视觉器官的健康。

与相关学科的关系 中医眼科学与中医基础学科以及中医临床学科均有密切联系，如中医基础理论、中医诊断学、中药学、方剂学、针灸学、推拿学、中医内科学、中医外科学、中医耳鼻喉口腔科学等，且与西医眼科、西医耳鼻咽喉及西医口腔科学之间亦有密切联系。中医眼科学的基本理论和辨证论治体系是建立在中医基本理论的基础之上的，辨证方法和程序与内科大体相似，亦是在中医整体观念理论指导下，将四诊所收集的眼与全身客观症情，以八纲、病因、脏腑、气血等辨证方法进行分析归纳，作出判断。但由于眼的位置、结构和功能特殊，中医眼科学诊断、治疗又有其特点。望、闻、问、切四诊方法在诊察眼病的具体运用时尤重望诊与问诊，眼病还有一些本学科所特有的辨证方法，如五轮八廓辨证、内外障辨证等。眼病的局部症状比较突出，诊断眼病不但要运用中医诊断疾病的一般规律，而且必须结合眼科的特殊情况进行，注重全身情况与眼部局部辨证相结合。随着现代科学检查设备与技术的引入，中医眼科学的诊法和辨证已在传统方法的基础上得到了深化和发展，其专科特点更加显著，临证时应综合分析。眼病的治疗上既用内治法，又用外治法，一般内障眼病以内治为主，外障眼病则多配合点眼、洗眼、敷眼等手法从外部直接施治于眼部。此外，如针灸、推拿、按摩等疗法，眼科亦常应用。眼为人体官窍之一，主视觉，居上面部，与耳、鼻、咽喉、口腔相邻，发生病变时可相互影响，因此中医眼科学与中医耳鼻咽喉口腔科学之间亦有密切联系。

研究方法 中医眼科学以传承与创新为导向，从临床需求和学科发展要求出发，开展理论研究、基础研究、临床研究等多项研究，吸纳现代医学及其他学科的先进成果，拓展研究的思路和方法。

系统整理中国古典医书籍及近现代文献，进行文献研究。除四部经典（《黄帝内经》、战国·扁鹊《难经》、东汉·张仲景《伤寒杂病论》《神农本草经》）及其他综合性医书中眼科相关资料的搜集外，特别注重眼科专科书籍的系统整理溯源，并关注流派及各家学说。总结当代中医眼科名医的经验，挖掘其学术思想，形成眼科经验集。结合现代医学的发展，编撰教材、临床参考书等，均使中医眼科理论体系得到拓展和发展。

中医眼科的研究紧跟时代发展。在文献研究方面，运用荟萃分析、数据挖掘、网络药理学等方法，进行现代中医药研究文献的分析，总结评估研究结果，挖掘中医眼科可能的研究方向及中药新药新方等。同时借鉴运用临床流行病学、统计学等方法，重视循证医学和信息网络技术，开展基础研究、临床研究及药学等一系列研究。细胞培养、基因组学、系统生物学、分子影像学等方法使研究深入到细胞和分子水平，特别在眼影像、眼电生理、眼分子生物学、眼动物模型、眼细胞培养模型方面有突破性进展。治疗眼科疾病的中医新药研发路线是以临床需求为导向、并最终进行临床验证。临床研究遵循眼科循证医学，通常是随机对照试验研究，对于疗效评价，中医眼科中，证候疗效评价和疾病疗效评价同等重要，中医证候标准和中医特色量表的制定，逐渐构建了完善的中医眼科临床疗效评价体系。

发展趋势 具体如下。

对各类疾病认识加深 随着生活方式的改变，以及对各类以往不明疾病的认识发展，人类疾病谱发生了改变，许多疾病的发病机制、病程转归都得到了很好的认识，正因如此，现有的疾病防治模式和手段已不能适应日益增长的社会需求，东西方医学优势互补、相互融合的趋势已经出现。如眼科的干眼症，既往对其研究较少，且不全面，随着计算机的普及，视频终端综合征已经非常常见，人们眼表干燥的情况逐渐增多，既往人工泪液的治疗也逐渐难以满足人们的要求，需要中医学者的创新研究。社会经济的急剧变革，心理社会因素和情绪刺激对人类的影响越来越大，随之产生的心身疾病增多，与心身疾病有关的眼科病症如青光眼、中心性浆液性脉络膜视网膜病变（视瞻有色）、视疲劳（肝劳）等也增多；随着机械化程度的提高及交通工具的发达，随之而来的人身伤害增多，作为眼这样的外露器官受到伤害的机会尤为突出，除直接损伤外，还可由颅脑外伤导致视神经萎缩（青盲）等；随着老年人口增多而出现的老年病增加，眼科方面如年龄相关性白内障（圆翳内障）、年龄相关性黄斑变性（视瞻昏渺）等；随着人们物质文化生活水平的提高，对健康保健的愿望及对美的追求也越来越高，如眼部美容、视力保健等。这些随着社会发展而产生的医疗保健市场，尤其是未来与眼科密切相关的热点医学——心身医学、老年医学、康复医学，是中医眼科学能发挥其特长与优势的领域。

科学技术的综合回归 以还原论和分解分析为主的方法已经不能满足现实要求，科学技术出现了从分析向综合、从局部到整体、从结构到功能、从静态向动态、从简单向复杂的转变。尤其在生命科学领域，多学科交叉、相互渗透，创建新理论、新技术、新方法认识生命和疾病现象已成热点。中医眼科也不应因循守旧，既要发挥整体优势，同时也需要将中医的系统性、复杂性渗透到中医眼科研究中来。

中西医融合 共聚焦激光眼底扫描、多焦视网膜电图、电脑自动视野、超声生物显微镜、光学相干断层扫描等技术的广泛应用，以及国家中医药现代战略的实施，大大推动了中医眼科与西医眼科的结合。在临床上开展了有中医与西医单位参加的符合国际药物临床试验管理规范的研究，如中医药治疗糖尿病视网膜病变多中心随机对照研究。

多元文化相互交融 中医药在世界范围的传播与影响日益扩大，中医药医疗、教育、科研和产品开始全面走向国际，从而给以中医药为代表的传统医药带来了广阔的发展前景。这也给了中医眼科向全世界推广的机会。

存在的问题 具体如下。

医疗服务能力有待提高 中医学未能充分吸收近代科学的成果，始终保持着具有自身特点的发展方式，相对于西医学解决问题的能力和普及水平的快速提高显得发展比较缓慢，未能进入医药保健主流市场，其医疗价值和市场潜力亟待挖掘。这一点在眼科更加突出，西医眼科可谓突飞猛进，手术器材、诊断设备、创新药物层出不穷，成为解决各类眼科问题的利器，而中医眼科的突破性进展很少。

现代产业基础不强 现代产业基础不强主要包括：缺乏优质高效的中医药产品，研发和创新能力薄弱；中药资源的可持续发展与合理利用及相关生态环境问题尚未得到有效解决；中药工业生产工艺和工程化技术落后；中药出口以原料为主和依赖老品种的局面没有明显改观；中药产品在发达国家进行药品注册尚未取得实质性突破。这些同时也是包括中医眼科在内的整个中医界的通病。

现代科学基础薄弱 中医以整体、动态和辨证的思维方式认识生命与疾病的复杂现象，但用传统概念表达的中医药理论的科学内涵难以被现代社会普遍理解和接受，比如用全身证候来描述眼科疾病必然不如用局部现代化检查所描述的更让人接受。另外，适合自身特点的研究、评价方法和标准规范体系尚未建立，适应时代要求的自主创新体系尚未形成。

（廖品正）

yǎn

眼（eye） 眼睛。又称目。其为人体的视觉器官。肝之外窍。因古代道家称眼为银海，故又称银海。由眼珠、胞睑、眼带、泪泉、眼眶、目系等组成。眼珠为眼的主要构成部分，略似球形，位于头部前面上方的眼眶前部中央。其前端为黑睛，黑睛内有黄仁，黄仁正中有圆孔，名瞳神。黑睛边缘紧接白睛。眼珠内有神水、晶珠、神膏、视衣等。眼珠后端连目系，上入于脑，形成人体专司视觉的系统，具有明视万物的功能，《内经》称为精明。目为肝之外窍，起源于《灵枢·大惑论》，曰："五脏六腑之精气，皆上注于目而为之精，精之窠为眼。"《灵枢·邪气藏府病形》曰："十二经脉、三百六十五络，其血气皆上于面而走空窍，其精阳气上走于目而为睛。"表明眼与全身脏腑、经络有不可分割的关系。

眼具有重要的生理功能，《素问·脉要精微论》指出眼的基本功能："夫精明者，所以视万物，别白黑，审短长。"唐·王焘《外台秘要》卷二十一有专篇论述眼科，认为眼发挥视觉功能必须具备以下三个条件：一是"黑白分明，肝管无滞"，即眼的组织结构须正常；二是"外托三光"，即须有光线照明；三是"内因神识"，即须大脑的整合，神明正常，基本说明了眼视物的生理功能。而视觉的产生，则是人体阴阳结合共同作用的结果，《灵枢·大惑论》谓："阴阳合抟而精明。"对此，清代医家张隐庵在《灵枢·大惑论》中解释为："火之精为神，水之精为精，精上传于神，共凑于目而为精明。"

（张富文）

yǎnzhū

眼珠（eyeball） 眼球。其位于眼眶内部，由眼球壁与眼内容物组成的近似于球的视觉器官。是眼的最重要组成部分。又称目珠、睛珠、神珠、眸、眼眸。因形圆似珠，运转灵活，为人身至宝，故曰眼珠。位于眼眶内靠前部中央。眼珠由珠壁和内容物两大部分组成。眼珠为视觉主要器官，能审视万物，明察秋毫，辨别颜色。眼珠壁的外层由黑睛和白睛组成，眼珠正前方中央为黑睛，黑睛后接白睛，黑睛内为黄仁，黄仁正中有圆孔，为瞳神；中间层含有大量黑色精微；最里层是视衣，今之视网膜。眼珠的后端接目系，上入于脑。

渊源 眼珠一词见于唐·王焘《外台秘要》："其眼根寻无他物，直是水耳。轻膜裹水，圆满精微，皎洁明净，状如宝珠，称曰眼珠。"《灵枢·大惑论》亦称眼："五藏六腑之精气，皆上注于目而为之精，精之窠为眼。"在《银海精微》中称之为睛珠，谓"人有两眼，犹如天地之有两曜，视万物，察纤毫，何所不至"。《灵枢·小针解》称为目，《银海精微》称为睛珠，《毛传》称为眸子，南朝·顾野王《玉篇》称为睛，明·孙一奎《赤水玄珠》称为目珠，清·吴谦《医宗金鉴》称为目睛等。

临床意义 明·傅仁宇《审视瑶函》卷一曰："大概目圆而长，外有坚壳数重，中则清脆，内包黑稠神膏一函，膏外则白稠神水，水以滋膏，水外则皆血，血以滋水。"说明了眼球的形状及眼内的大概结构。眼珠由白睛、黑睛等构成外壳，珠后连目系，入通于脑。珠内有神水、黄仁、晶珠、神膏、视衣等组织，内含真气、真血、真精和神水等，各司其职，相互为用，能审视万物、明察秋毫、识形辨色。《银海精微》卷上指出了眼珠的重要作用，谓："人有两眼，犹如天地之有两曜，视万物，察纤毫，何所不至。"

（张富文）

bāojiǎn

胞睑（eyelid） 其位于眼眶前部，覆盖于眼珠球表面，分为上睑和下睑两部分。俗称上胞下睑。上睑以眉弓为界，又称目上胞、目上睑。下睑以眶骨为界，又称目下胞、目下睑。

渊源 战国·扁鹊《难经》中称目裹，该书指出："目裹上微拥，如新蚕卧起伏。"清·吴谦《医宗金鉴·刺灸心法要诀》中记载："目胞者，一名目窠，一名目裹，即上下两目外卫之胞也。"宋·崔嘉彦《脉诀》又称眼胞，隋·巢元方《诸病源候论》称睑，南宋·杨士瀛《仁斋直指方》称肉胞，宋·王怀隐《太平圣惠方》称目皮，明·朱橚等《普济方》称睑皮，元·倪维德《原机启微》称眼睫，《银海精微》称睑胞，明·王肯堂《证治准绳》称睥、目睥。明·张景岳《类经》卷18中称为约束，"约束，眼胞也"。清·张璐《张氏医通·七窍门》亦称目胞。胞睑分上胞、下睑，《银海精微》卷上："胞者，上胞也。睑者，下睑也。"上胞，明·傅仁宇《审视瑶函》又称上睑，《原机启微》称上睫。《证治准绳》称上睥，即今之上睑，其上界为眉，下界为上睑之眼弦。下睑，《原机启微》又称下睫，清·顾锡《银海指南》称下睥，清·顾世澄《疡医大全》称下胞，即今之下睑，其上界为下睑之眼弦，下界于眼睑下缘处移行于颜面皮肤，界限不明显。

临床意义 胞睑有保护眼珠及防御外伤的作用。胞睑的瞬目运动可清除眼珠表面的灰尘及微生物，同时产生负泵效应，使泪液从泪小点引流到鼻泪管，并将泪膜均匀分布，润湿眼球表面，以保持角膜的光泽。反射性地闭睑，可使眼球免遭强光、暴力等外来伤害，睑缘排列整齐的睫毛，可以阻挡灰尘、汗水，还可减少强光刺激。

胞睑是肌组织，在五轮中为肉轮，在脏属脾，而脾与胃相表里，故眼睑疾病多与脾胃有关。《张氏医通》卷八记载"上下胞，其上属脾，而下属胃"。胞睑位置居外，易受外邪侵袭，故治疗时既要重视脾胃，亦须注意祛除外邪。由于胞睑外露，故其发病时，熏、洗、敷等外治法亦是临床常用的治疗方法。

（张富文）

jiǎnxián

睑弦（eyelid margin） 为上下胞睑的边沿。即今之睑缘。包括目上弦、目下弦。外连眼睑，内连胞睑内面。分前唇和后唇，前唇钝圆，生有2~3行排列整齐的睫毛，后唇呈直角，其上有许多分泌脂质的睑板腺开口，前、后唇之间称唇间线或灰白线。近内眦处上下睑弦各有一泪小管的开口。

《银海精微》中睑弦又称眼弦，《秘传眼科龙木论》称胞沿，宋·太医院编《圣济总录》称睑唇，金·李东垣《兰室秘藏》称眼棂，元·倪维德《原机启微》称眼棱，清·吴谦《医宗金鉴·刺灸心法要诀》谓："目纲者，即上下目胞之两睑边，又名曰睫。"清·沈金鳌《沈氏尊生书》亦称胞眩。

睑弦有保护眼珠、防御异物入侵的作用。在脏腑的联系上，与脾胃有关。脾胃蕴热，复感风邪或脾胃湿热，外感风邪，风湿热三邪相搏，易循经上攻于睑弦，致睑弦红赤、溃烂、刺痒，称为睑弦赤烂。故睑弦发生病变，多责之于脾胃。

（张富文）

jiǎnliè

睑裂（palpebral fissure） 上胞睑与下胞睑之间的裂隙。又称目缝。见于清·余岩《古代疾病名候疏义》。正常平视时，睑裂高度为8mm，上睑缘可遮盖角膜上缘1~2mm。正常状态下，睑裂高7~10mm，平均约8mm，长26~30mm。临床上观察睑裂是否发生变化，可通过双眼对比、上下睑缘的位置判断，睑裂缩小可见于疼痛、外伤及各种因素造成的上睑下垂等情况。

（张富文）

jiémáo

睫毛（eye lashes） 生长于睑弦排列整齐的眼毛。见于《秘传眼科龙木论》。平视时，上睑睫毛倾斜度为110°~130°，下睑睫毛为100°~120°。睫毛可以阻挡风沙、尘埃进入眼珠，还能减少强光对眼的刺激。睫毛生长方向对其功能的发挥有重要作用，若睫毛向睑内倾斜度过大，则刺激角膜、结膜等组织，造成瘙痒、疼痛、流泪等症状，称为倒睫拳毛，严重者可造成角膜糜烂，角膜穿孔。

（张富文）

jiǎnnèi

睑内（palpebral conjunctiva） 位于上胞睑与下胞睑的内面，为一层透明而光滑的黏膜组织。今之睑结膜。紧贴睑板表面，有清晰的血络分布。

睑内见于隋·巢元方《诸病源候论》，元·倪维德《原机启微》称内睑，明·王肯堂《证治准绳》称睥内。睑结膜正常情况下透明而光滑。疾病发生时，形成大小不等的滤泡，血络充血扩张，如暴风客热、天行赤眼等病证。当机体严重缺血时，其血管可减少，颜色变淡，甚至苍白。

（张富文）

zì

眦（canthus） 上胞睑与下胞睑连接的部位。靠近鼻侧的为内眦，即内眼角；靠近颞侧的为外眦，即外眼角。又称目眦，俗称眼角。

眦一词，最早见于《灵枢·癫狂》："目眦外决于面者，为锐眦；在内近鼻者，为内眦。"《秘传眼科龙木论》论述了眦部疾病的治疗："睛明散治外障，退翳膜，疗风毒，上攻眼疼赤肿，或睑眦痒烂，时多热泪昏涩。"元·危亦林《世医得效方·眼科》中提到用白薇丸治疗眦部疾病："眦头结聚生疮，流出脓汁，或如涎水，粘睛上下，不痛仍无翳膜，此因心气不宁，并风热停留在睑中，宜服白薇丸。"清·刘集福汇集《眼科开光易简秘本》中论述了眦部的脏腑归属："眼有五经，心肝脾肺肾是也，看症有部位，金井、大眦、小眦、上胞、下睑是也，心之位居中，金井之部亦中属心，肝之位居侧，大眦之部亦侧属肝……小眦之位亦尾属肾。"

两眦均有血络分布，尤以内眦丰富；心主血，两眦在脏属心，在五轮中为血轮。因心与小肠相表里，两眦疾病常与心或小肠相关。两眦疾病为外障眼病，一般不影响视力，病变常因心火炽盛，或外邪引动心火，内外合邪发病。

（张富文）

wàizì

外眦（outer canthus） 上下胞睑外侧的联合处。即外眼角。又称目锐眦、小眦头、眼梢头、眼小嘴、眼小睫、眼小角、锐眦。

外眦亦称锐眦，最早见于《灵枢·癫狂》："目眦外决于面者，为锐眦；在内近鼻者，为内眦。"《灵枢·经脉》中提到目锐眦与足少阳经的关系："胆足少阳之脉，起于目锐眦。"清·吴谦《医宗金鉴·刺灸心法要诀》亦载有"目外眦者，乃近鬓前之眼角也，以其小而尖，故称目锐眦也"。元·危亦林《世医得效方》又称小眦头，明·赵献可《医贯》称小眦，清·叶天士《叶氏眼科方》称眼小睫，清·沈金鳌《沈氏尊生书》称眼梢头，《广勤轩遗稿》称眼小嘴，《异授眼科》称（眼）小角。

足少阳经起于目锐眦，阴跷阳跷，交于目锐眦。眦在五轮学说中属血轮，与心密切相关。故外眦疾病多与心系疾病相关，如漏睛可由心有伏火导致，漏睛疮可由心经蕴热或心脾热毒壅盛导致。明·龚廷贤《万病回春·眼目·脉》中提到："大眦赤、红肉堆起者，心经实热也；小眦者，肺病也。"故在临床上治疗外眦部疾病时可与肺系疾病联系起来。

（张富文）

nèizì

内眦（inner canthus） 上下胞睑内侧的连接处。即内眼角。又称大眦、眼大头、眼大嘴、眼大睫、（眼）大角。

《灵枢·癫狂》谓："在内近鼻侧者，为内眦。"清·吴谦《医宗金鉴·刺灸心法要诀》亦载有："目内眦者，乃近鼻之内眼角，以其大而圆，故又名大眦也。"清·沈金鳌《沈氏尊生书》又称眼大头，清·叶天士《叶氏眼科方》称眼大睫，《广勤轩遗稿》称眼大嘴，《异授眼科》称（眼）大角。

督脉与足太阳经起于目内眦，手太阳经至目内眦。故内眦可与足太阳经及手太阳经的疾病联系，同时内眦在五轮中属血轮，属心，内眦疾病多与心系疾病相关。明·龚廷贤《万病回春·眼目·脉》中提到："大眦赤、红肉堆起者，心经实热也；小眦者，肺病也。"故在内眦疾病的治疗中可考虑与心经实热相联系。

（张富文）

lèi

泪（tear） 泪液。为人体的五液之一，为透明的水样液体。

见于《素问·宣明五气篇》："五脏化液……肝为泪。"《素问·解精微论》中提到泪不出症："公请问：哭泣而泪不出者，若出而少涕，其故何也？"隋·巢元方《诸病源候论·目病诸候》中提到泪溢症："夫五脏六腑，皆有津液，通于目者为泪；若脏气不足，则不能收制其液，故目自然泪出。"清·许克昌、毕法合撰《外科症治全书·眼部症治·筋脉》中指出泪液疾病与肝脏相关："泪，肝之主也，肝风动则泪出，泪热肝实，泪冷肝虚。"

肝开窍于目，泪从目出，故泪液疾病又与肝病相关，泪为透明的水样液体，具有清洁和润泽眼珠的作用；若因悲泣、异物入目等情况，泪液可大量分泌起到清洁眼目和排除异物的作用。若非因悲泣而流泪者，多属病态，常与肝经有关。泪也为神水的一部分，是脏腑之精微上呈于目，具有润泽眼珠的作用，即明·王肯堂《证治准绳》所谓："神水者，……，在目之外，则目上润泽之液是也。"故临床上神水将枯症，就是指目外泪液减少的眼症。

（张富文）

lèiquán

泪泉（lacrimal gland） 位于眼眶外上方的泪腺窝内，由细管状腺和导管组成的分泌泪液的器官。见于现代·路际平《眼科临症笔记》。今之泪腺，长约20mm，宽约12mm，借助结缔组织固定于眶骨膜上，上睑提肌外侧肌腱将其分隔成较大的眶部泪腺和较小的睑部泪腺，正常时从眼睑处不能触及。泪腺有10~12条开口于外侧上穹窿结膜部的排出管。泪腺是外分泌腺，具有分泌泪液的功能。

泪泉疾病多以炎症为主，可见上睑外侧发红、肿胀疼痛、流泪不适，或表现为上睑肿物、压痛，口鼻干燥等症状。泪泉在部位上属于胞睑，在五轮上属于肉轮，在临床疾病治疗当中可考虑与脾脏相联系，予以化湿、健脾等治法。

（张富文）

lèiqiào

泪窍（lacrimal point） 上下眼弦靠近鼻侧端排泄泪液的小孔窍。距内眦6.0~6.5mm的乳头状突起上，直径0.2~0.3mm的小孔，贴附于眼球表面。今之泪点，是泪液排泄通道的起点，也是泪小管的开口。又称泪堂，见于《银海精微》："大眦有窍，名为泪堂。"清·唐宗海《血证论》卷二中提到："白珠黑珠，均无出血之窍，目下眼皮，只有泪窍，乃阳明经脉所贯注，春秋传，称蔡哀侯之泪尽，继之以血，则是血自泪窍出也。"明·朱橚等《普济方》中有泪孔的描述："凡人目中，泪孔属肝，白睛属肺，赤脉属心。"泪窍疾病可与心相关，如窍漏可由心经热邪，蕴蓄日久，侵入络中导致。隋·巢元方《诸病源候论》指出："风热客于睑眦之间，热搏于血液，令眦内结聚，津液乘之不止，故脓汁不尽，谓之脓漏。"临床治疗脓漏眼时应予以清热法。泪窍为一空腔器官，亦可由于其他疾病（如椒疮、鼻部疾病）侵袭泪窍，导致泪道阻塞，引起流泪症。

（张富文）

báijīng

白睛（white of the eye） 眼珠外壁外层白色不透明的硬膜，表面覆盖有质软透明软膜。因其色白故名。又称白眼、白仁、白珠、白轮、眼白等。白睛是眼珠外壳表层的重要组成部分，里层质地致密而坚韧的白色硬膜为白睛里层，表面疏松透明的软膜为白睛外膜。

渊源 白睛一词，最早见于隋·巢元方《诸病源候论》卷二十八，如在"目息肉淫肤"中提到"息肉淫肤者……，在于白睛睑肤之间"。《灵枢·大惑论》曰："其窠气之精为白眼。"白睛质地坚韧，有保护眼珠内组织的作用，其组织结构在唐·王焘《外台秘要》卷二十一中记载为："夫人眼白睛重数有三，设小小犯触，无过损伤。"又如明·王肯堂《证治准绳·杂症·七窍门》中记载："金为五行之至坚，故白珠独坚于四轮。"

临床意义 白睛内应于肺，在五轮中属气轮，由于肺与大肠相表里，故白睛疾病常与肺、大肠有关。白睛疾病临床治法主要有以下几个方面：①肺合皮毛，主一身之表，又为娇脏。白睛暴露于外，易受外邪侵袭或肺热亢盛而引起生眵、红赤、肿胀的病变，故疏解外邪是白睛疾病的常用治法。②肺主气，朝百脉，为水之上源，宜宣发肃降。若肺失治节，宣降失司，则气机不利，血脉滞涩，可导致白睛红赤、肿胀、疼痛等病变，故通肺气，复其治节，是治疗白睛疾病的关键所在。③大肠为传导之官，以通为用。若大肠传导失司，可影响肺的肃降而酿成白睛赤肿等病变。白睛前端与黑睛紧连，共同组成眼珠的外层，故与黑睛的病变常互相牵累。如白睛病变迁延失治，每易侵及黑睛，甚至影响视力。

白睛上的四正四隅，隶属八廓，内应六腑。六腑受病亦可上犯白睛，致白睛红赤，并且可使相应廓位上的赤脉特别显露。因此白睛上的赤脉有时应按八廓辨证，分经论治。

（张富文）

báijīng wàimó

白睛外膜（bulbar conjunctiva） 白眼球表面透明的菲薄黏膜。质软光滑且富弹性，在晶珠转动时减少摩擦，今之球结膜。白睛外膜覆盖在眼珠前部白睛的表面，附着较为疏松，可以移动，含有大量血络。清·张璐《张氏医通·七窍门》在记载金针开内障时说："针尖划损白珠外膜之络而见血。"可以证明白睛外膜有血络。白睛外膜覆于眼表，易受外邪侵袭而发病，多风、火、热为患，其内多含血络，故发病多见络脉充盈、水肿，甚至出血等。内应肺与大肠，其证治多风、火，临床多从肺与大肠来辨治，见白睛。

（张富文）

báijīng lǐcéng

白睛里层（sclera） 眼珠外壁白色的硬膜。白睛的主体部分，色白而坚韧，有维护眼珠内部组织的作用。今之巩膜，位于黑睛周边和后方，占整个眼球壁外层纤维膜的5/6。表面被透明的白睛外膜包绕。

临床意义 其病变常与肺和大肠有关，病变多由实火或虚热所致。临床实证可见白睛红赤，颜色鲜红，多为外感风热，或肺经实热；白睛暗红，结节隆起，多为肺经瘀热；白睛红赤肿胀，多为肺热亢盛；白睛水肿，多为肺气失宣。而虚证可见白睛血丝淡红稀疏，多为肺经虚火；白睛干涩少津，多为肺阴不足；白睛枯涩，失去光泽，多为阴津不足，津液耗损。

（张富文）

hēijīng

黑睛（black of the eye） 眼珠外壁前部中央占外层的1/6无色透明的组织。其与后部白睛相邻，是光线透进眼内必经的通路，是通光体之一，有保护眼珠的作用。今之角膜。又称黑眼、黑珠、黑仁、乌珠、乌轮、乌睛、神珠、青睛。黑睛是眼珠外壳的一部分，位于眼珠前端正中央，形圆、无色透明，因其透见其后黄仁的黑褐色而得名。

渊源 黑睛，见于隋·巢元方《诸病源候论·目晕候》卷二十八“五脏六腑之精华，皆上注于目，……故精气聚生于白睛之上，绕于黑睛之际，精彩昏浊，黑白不明审，谓之止晕”。早在宋·太医院编《圣济总录》中即称黑睛，该书在“蟹目”中云：“甚则黑睛上生黑珠子，如蟹目状。”《灵枢·大惑论》曰“筋之精为黑眼”，而明·傅仁宇《审视瑶函》指出“风轮者，白睛内之青睛是也”，又将其称为青睛。

临床意义 黑睛是保证神光发越的重要组织，黑睛内应于肝，为五轮中的风轮，肝胆互为表里，故黑睛疾病常与肝胆有关。同时也有护卫珠内组织的作用，如明·王肯堂《证治准绳·杂病·七窍门》中谓“此轮清脆，内包膏汁，有涵养瞳神之功”“风轮有损，瞳神不久留矣”。唐·王焘《外台秘要》强调：“黑睛水膜只有一重，不可轻触，致败俄倾，深可慎之。”黑睛晶莹清澈，望之毫无微细血络，其清气之升运，多靠白睛血络输布，若血络阻滞，则清气不得升运，黑睛失养则混浊生翳。故黑睛的病变常因失去透明而致视力障碍或失明，并且一旦致病多留宿翳。黑睛与白睛边缘紧接相连，二者病变常相互牵累。

黑睛疾病的治疗原则是祛邪退翳，控制发展，防止传变，促进早愈，内治之法早期多以祛风清热为主，中期以清肝泻火、通腑泄热、清利湿热等法为主；后期多以退翳明目法减轻瘢痕翳障。同时，应配合眼部熏洗等外治法提高疗效，累及黄仁者，还须进行散瞳治疗。

（张富文）

tóngshén

瞳神（pupil） 今之瞳仁。其狭义的瞳神指黄仁中间之圆孔，今之瞳孔。广义的瞳神泛指瞳孔、目珠内组织以及重要的视功能，包括神水、晶珠、神膏、视衣等。又称瞳子、瞳人、瞳仁、金井、眸。

渊源 瞳神一词，见于明·王肯堂《证治准绳·杂病·七窍门》。因瞳神黑莹净澈，犹如宝镜，彼此相视，目中有如儿童之小人，其里神妙莫测故名。据现代·高富军《简明眼科学》载述：“盖水轮中一点黑莹，呼为瞳仁，乃肾胆中所聚之精华，映照万物，至宝至贵，故有金井之称。”

临床意义 瞳神与黄仁的关系密切，黄仁的展缩可调节瞳神的大小，明·傅仁宇《审视瑶函》曰：“目形类丸，瞳神居中而独前。”《银海精微》说道：“瞳人之大小随黄仁之展缩，黄仁展则瞳人小，黄仁缩则瞳人大。”瞳神内应于肾，为五轮中之水轮，因肝肾同源，故瞳神疾病多责之于肝肾。瞳神不仅与肝肾有关，且与五脏六腑均有密切关系。《审视瑶函·目为至宝论》谓：“内有大络者五，乃心、肝、脾、肺、肾，各主一络，中络者六，膀胱、大小肠、三焦、胆、包络，各主一络，外有旁枝细络，莫知其数，皆悬贯于脑，下达脏腑，通乎血气往来，以滋于目。”又根据中医眼科学家陈达夫的“内眼结构与六经相属学说”，视神经、视网膜、虹膜、睫状体、晶状体悬韧带，属足厥阴肝经；脉络膜属手少阴心经；视网膜的黄斑区属足太阴脾经；玻璃体属手太阴肺经；眼中一切色素，属足少阴肾经；眼中房水属足少阳胆经，以上说明瞳神及其以内的组织与五脏六腑均存在紧密关系。

瞳神结构复杂而精细，为眼内产生视觉的重要部分。因涉及眼组织广泛，对视力影响明显，病变极其复杂，需利用现代仪器检查、确定病变的部位及性质，综合分析和治疗。

（张富文）

huángrén

黄仁（iris） 今之虹膜。其位于黑睛和晶珠之间，中央有圆孔的环形色黄褐膜样组织，将眼球前端空间腔分为前房和后房。其色因人种而异，我国多为黄褐色。黄仁最早见于明·傅仁宇《审视瑶函》卷之上，又称眼帘、虹彩、睛帘。黄仁纹理细密，具有展缩功能，司瞳孔缩小，可根据外界光线的强弱改变瞳孔的大小，调节进入眼内光线的强度，形成“阳看则小，阴看则大”的特殊形态。一旦黄仁受损，则会导致瞳孔展缩功能异常，瞳孔持续缩小、扩大，或形状不规则。且黄仁组织娇嫩，血络丰富，稍有触撞即可出血。黄仁内应于肝，属风轮范畴，肝胆互为表里，故黄仁疾病多与肝胆有关。

（张富文）

shénshuǐ

神水（aqueous humor） 脏腑上呈于眼的津液。清澈而透明，具有滋养瞳神、润泽眼珠之功。与瞳神精明相关而得名。神水澄净清莹，藏于眼内而不可见，输布于眼外则为润泽眼球表面的水液。今之房水、泪液。明·王肯堂《证治准绳·杂病》云：“神水者，由三焦而发源，先天真一之气所化，在目之内。……在目之外，则目上润泽之水是也。”清·黄庭镜《目经大成·神水变色五十四》记载：“夫人水谷入胃，化为气血，在身为津液，升于目即为神水。”在眼内，神水与神膏、瞳神关系密切；明·傅仁宇《审视瑶函》卷之上曰：“有水养膏，膏护瞳神。”

神水为清澈津液，功能主要有4个方面。①滋养神膏，维护瞳神，保证瞳神“烛照鉴视，空阔无穷”功能的发挥。神水耗涩，则目光昏渺。②维持眼球形状，水竭则眼球萎缩塌陷。③保持眼的水火平衡，水衰火盛，眼或红肿，或突出，或翳障。④润泽眼球表面，保持其光泽，利于眼睑的启闭，预防外邪的侵袭。

（张富文）

jīngzhū

晶珠（crystalline lens） 今之晶状体。其位于神膏前，形如棋子的双凸形透明组织凸透镜，位于瞳孔与黄仁之后，周边通过悬韧带与睫状体相连。晶珠厚4～5mm，直径约9mm。又称黄精、睛珠。正对瞳神圆孔，其质清莹明澈，具有透视屈光作用，有调节视近察远之功。

《银海精微》中晶珠指目珠，清·唐宗海《中西汇通医经精义》卷上记载为晶珠，清·黄庭镜《目经大成》则名为黄精，曰：“膏中有珠，澄澈而软，状类水晶棋子，曰黄精。”

晶珠与瞳神在脏腑关系上同属于肾，主要起屈光调节作用，是屈光间质的重要部分，有高度的屈折力，与睫状肌共同完成调节作用。晶状体的调节主要靠自身厚度的改变，而其厚度的改变又由囊膜与皮质的弹性决定。老年人因晶状体弹性减弱，眼的调节能力减退，看近物时模糊，看远物时较清晰，俗称老花眼。晶珠可因年老、晶珠失养而混浊，临床上称圆翳内障。

（张富文）

shéngāo

神膏（vitreous） 今之玻璃体。其为无色透明的半胶冻状物质，充填于眼珠内，前界为晶珠，后界紧贴视衣，容积约为4.5ml。晶珠结构之一，又称护睛水。具有从眼珠内面对视衣均匀施加压力，使其贴附于眼珠内壁，并支撑眼珠维持球形的作用。

渊源 明·王肯堂《证治准绳·杂病·七窍门》曰：“大概目圆而长，外有坚壳数重，中有清脆，内包黑稠神膏一函。膏外则白稠神水，水以滋膏。”清·黄庭镜《目经大成》卷一记载有：“风轮下一圈收放者为金井，庄内黑水曰神膏，有如卵白涂以墨汁。”概念欠明确。清·张璐《张氏医通》卷八于金针开内障中记述：“年高卫气不固，针时神膏微出。”据此神膏应指今之玻璃体。但亦有人认为还包括部分色素膜。

临床意义 神膏富含水液且透明，有支撑作用，令眼保持为珠状。因其透明，也是眼明视万物、发越神光的保障。明·傅仁宇《审视瑶函》卷一提出：“神膏者，目内包涵之膏液，膏液如破，则黑稠水出是也。此膏由胆中渗润精汁，升发于上，积而成者，方能涵养瞳神，此膏一衰，则瞳神有损。……大概目圆而长，外有坚壳数重，中则清脆，内包黑稠神膏一函，膏外则白稠神水，水以滋膏，水外则皆血，血以滋水，膏中一点黑莹，乃是肾胆所聚之精华。”膏护瞳神说明神膏有卫护瞳神、涵养神光之功。而关于神膏与脏腑的隶属关系历来认识不一。古代多认为与胆肾相关，如《审视瑶函》认为属胆，《目经大成》认为属肾，而现代·陈达夫《中医眼科六经法要》中认为属肺。但神膏病变，古人认为与胆肾有关者居多。

（张富文）

shìyī

视衣（retina） 今之脉络膜、视网膜。其为眼珠壁中层和内层的统称，是视觉即神光发生有关的部位。早期的医著中并无视衣一名，见于广州中医学院主编《中医眼科学》，视衣在五轮属水轮，内应于肾。现代·陈达夫《中医眼科六经法要》认为视衣属肝。视衣有供给营养、遮光和产生视觉的作用。肝肾同源，故视衣疾病多与肝肾相关，如动脉硬化、高血压、肾病等多种全身性疾病，都可在视衣上引起特有的病理改变。视衣疾病常从肝肾论治，但五脏皆可影响到视衣而发病。

（张富文）

mùxì

目系（eye connector） 从眼珠后部发出内连于脑的脉络组织。又称眼系、目本。今之视神经及包裹在视神经周围的组织及血管。

渊源 《灵枢·大惑论》中记载："肌肉之精为约束，裹撷筋骨血气之精而与脉并为系。上属于脑，后出于项中。故邪中于项，因逢其身之虚，其入深，则随眼系以入于脑。入于脑则脑转，脑转则引目系急，目系急则目眩以转矣。"明·张景岳《类经·十二经脉》提到："目内深处为目系。"清·顾世澄《疡医大全》更详细确定了目系的部位"系于脑内，连风府"。

临床意义 目系与脑相连，两眼所见之景物，由目系上传于脑。《灵枢·大惑论》曰："故邪中于项，因逢其身之虚，其入深，则随眼系以入于脑，入于脑则脑转，脑转则引目系急。目系急则目眩以转矣。"目系与肝的关系最为密切，肝脉上连目系，气血通达于目，《灵枢·经脉》曰："肝足厥阴之脉，……上入颃颡，连目系。上出额，与督脉会于巅。其支者，从目系下颊里。"十二经脉之中，唯肝脉以本经直接上连目系，充分沟通表里，保证了眼与肝的气血运行，使二者联系更为紧密。明·王肯堂《证治准绳·杂病·七窍门》载有："目珠者，连目本，目本又名目系，属厥阴之经也。"目系不仅与肝、肾和脑关系密切，而且与手少阴心经、足太阳膀胱经也有较紧密的联系。《灵枢·经脉》曰："心手少阴之脉……其支者，从心系上挟咽，系目系。"《灵枢·寒热病》记载："足太阳有通项入于脑者，正属目本，名曰眼系。"目系的主要功能是发越神光入脑。目之所以能视万物，别黑白，审长短，除了需要五轮的功能健全，同时神光须发越入脑，才能有所见。其次，五脏六腑之精气，通过经络的输送，皆上注于目而为之精，其精气继续向后聚集而为目系，上属于脑，后出于项中。脑之元阳，借足太阳经，进入目系，温养于目。

（张富文）

yǎnkuàng

眼眶（orbit） 容纳眼珠的略呈四边锥形的骨眶。底端向前而尖端向后，眶内容纳目珠、目系、血脉、眼带、眼之经筋等组织，为保护目珠的重要结构。又称目眶、眼眶骨、目匡。

渊源 清·吴谦《医宗金鉴·刺灸心法要诀》称目眶，明·戴元礼《证治要诀》称眼眶骨，《秘传眼科龙木论》卷之上称眼眶，《素问·玉机真脏论》称目匡。《秘传眼科龙木论·外物伤目》曰："恶血仍流在眼眶。"《医宗金鉴·刺灸心法要诀》指出："目眶者，目窠四围之骨也，上曰眉棱骨，下即䪼骨，䪼骨之外即颧骨。"

临床意义 眼眶为目珠有力的保护结构，因此熟练掌握眼眶病的诊治方法具有重要意义。明·傅仁宇《审视瑶函》谓"甫见眉棱骨痛者，多是肝火上炎，怒气甚者……大抵抑肝火，有风痰则兼而治之"。指出了眉棱骨痛的病因、病机及治法。眼眶常见的疾病为外伤及炎症，由于摄生不慎、跌扑损伤，同时风热、痰热等邪气上犯目眶，以及邻近组织的病灶毒邪也易蔓延至眶内而引发眼眶疾病；在临床中做好预防调护，积极处理邻近组织感染病灶能够取得良好的效果。

（张富文）

yǎndài

眼带（extraocular muscles） 眼珠外壁四周不同方位的肌肉。今之眼外肌。又称睛带，司眼珠的转动。

渊源 见于《龙树菩萨眼论》。眼带运动紊乱异常，可发生眼病，如坠睛等，正如宋·王怀隐《太平圣惠方·坠睛》所论："坠睛乃风寒之邪攻于眼带所致。"《银海精微·辘轳展开》中亦指出此病"乃风充入脑，眼带吊起"。清·沈金鳌《沈氏尊生书·辘轳转关》中有明确的论述，谓："若风寒直灌瞳人，攻于眼带，则瞳人牵拽向下，名曰坠睛也。"说明眼带功能失调，可致眼珠出现病理性偏斜，可见眼带与今之眼外肌类似。

临床意义 眼带与眼珠运动密切相关，眼带疾病多为感受风寒邪气，灌入瞳仁，攻于眼带所致，因此在治疗中做好摄生调护，以防风邪触冒对于预防和治疗坠睛有重要意义。

（张富文）

mùluò

目络（meridians of the eye） 络脉在眼部的延伸。其具有渗灌气血、联系脏腑的作用。

渊源 目为窍穴，内涵脉络，《灵枢》曰："目者，宗脉之所聚也。""其血气皆上于面而走空窍，其精阳气上走于目而为睛。"故目络为聚精、气、血之会所。明·王肯堂《证治准绳·杂病》记载"目内有大络六，……中络八，……外有旁支细络未知其数，皆悬贯于脑下，连脏腑，通畅血气往来，以滋于目"。

临床意义 目络为精气血津液运行的枢纽，以通为用是目络重要的生理特点，宜舒畅，恶郁滞。明·傅仁宇《审视瑶函》记载“目经络中往来生用之气，……大宜和畅，少有郁滞”，故络脉的病机特点为气机郁滞，目络瘀阻。若络气不足，气血亏损，或外邪留注孙络，都会导致目络气行不畅，血行滞涩而产生瘀血、积聚等变证，《素问·三部九候论》曰“经病者治其经，孙络病者治其孙络血”，故治疗目络疾病者，应当以辛味通络、活血化瘀为主要治法。

（张富文）

xuánfǔ

玄府（xuanfu） 中医学的特有概念。又称元府。《黄帝内经》原指汗孔。近年来拓展玄府含义为机体各脏腑组织器官中最微小的结构和功能单位，是气机、津液运行的道路门户，血气渗灌和神机运转的基本道路，具有重要的微观生理功能，即广义玄府，具有通达畅利特性。

渊源 玄府一词首见于《黄帝内经》，本义为体表排泄汗液的汗孔，如《素问·水热穴论》云：“勇而劳甚，则肾汗出，肾汗出逢于风，内不得入于脏腑，外不得越于皮肤，客于玄府，行于皮里……名曰风水。所谓玄府者，汗空也。”明·张景岳《类经》对此注释：“汗属水，水色玄，汗之所居，故曰玄府。从孔而出，故曰汗空。”金·刘完素在《素问·玄机原病式》中谓：“然玄府者，无物不有，人之脏腑、皮毛、肌肉、筋膜、骨髓、爪牙，至于世之万物，尽皆有之，乃气出入升降之道路门户也。”由此，刘完素提出完整的玄府学说，即“人之眼、耳、鼻、舌、身、意、神识，能为用者，皆由升降出入之通利……悉由热气怫郁，玄府闭塞而致”。明·楼英在《医学纲目》中指出：“诚哉，河间斯言也！目盲耳聋，……皆由玄府闭塞，而神气出入升降之道路不通故也。”在引入玄府学说核心思想的同时还指出血虚亦可引起玄府郁闭的病机。有关玄府郁闭理论方面，攻邪学派张从正提出外邪闭阻玄府则气血壅滞，故所谓“积聚陈莝于中，留结寒热于内”，主张汗、下、吐三法，开通玄府郁结。现代·陈达夫《中医眼科六经法要》提出“肝经玄府”“少阴经络玄府”等概念，强调临床治疗玄府不利所致眼病要遵循补必兼通的原则。近代眼科医家如陈达夫、庞赞襄、韦文贵等通过玄府学说深化了对眼病病机的认识，同时也进一步扩大了眼病诊治范围。在玄府现代微观实质的探索上，目前已在多个学科和领域不断有新的发现，如离子通道学说、水通道蛋白说、细胞间隙说等；而在玄府学说的应用方面，也从局限于眼科发展到内、外、妇、儿等各学科上。

临床意义 玄府具有分布广泛、结构微细及贵开忌阖的特性；为气液血脉、精神营卫升降出入之通路。玄府通利则气、血、津液、精神能够上承于目，使眼发挥正常视物功能；若闭塞不通，则气血津液运行失调，升降出入活动障碍，导致各类眼病的发生。因此熟悉玄府理论，对指导临床眼病辨证论治有重要意义。玄府失调的病因、病机复杂，临床表现变化多端，为虚为实，为寒为热。玄府郁闭为各种眼病的病理基础，因此开玄府、散郁结是其根本治疗原则，贯穿治疗的始终。而开通玄府的方法根据病因虚实而有不同，如理气开玄法、活血开玄法、发散开玄法、外治法如针灸、拔罐、熏洗等。治疗用药上常用能行、能散、能通的药物，如抗风类药及善于攻窜走行的动植物药等。此外，理气药、活血药等在眼病治疗中也能达到开通玄府、散除郁结的作用。

（张富文）

jīngmíng

精明（jing ming） 眼的结构正常和视觉功能正常。眼受五脏之精，精华发越，而生光明，故称精明。

渊源 见于《素问·脉要精微论》，曰：“夫精明五色者，气之华也。”“所以视万物，别黑白，审短长，以长为短，以白为黑，如是则精衰矣。”其所述之精明，一般认为指眼结构与功能正常；而其中所记载的“头者，精明之府，头倾视深，精神将夺矣”可作为观察眼睛的表现来诊断精衰神败的理论依据。《灵枢·大惑论》谓：“是故瞳子黑眼法于阴，白眼赤脉法于阳，故阴阳合德而为精明也。”眼的精明反映了人体的五脏功能正常、阴阳合德，也有赖于五脏精华的充养。

临床意义 精明受五脏之精，有赖于五脏精气的滋养。同时也能反映脏腑的机能状况，脏腑精气盛则精明能发挥正常功能，脏腑精气衰败，则精明枯槁无华，失去辨色视物的功能。精明对于审察脏腑功能的盛衰具有重要的指导意义；同时也为疾病的早期发现和预防提供了方向。因此，在临床上注重精明变化有重要的意义。

（张富文）

zhēnjīng

真精（zhen jing） 脏腑之精微充足。而上注于目中之精微，为滋养眼珠之源液，由先后天元气所化。

渊源 《灵枢·大惑论》曰：“五脏六腑之精气，皆上注于目而为之精。”指目视精明要依赖脏腑精气的灌注。明·傅仁宇《审视瑶函》进一步指出：“真精者，乃先天后二天元气所化之精汁，先起于肾，次施于胆，而后及乎瞳神也。”精为神之宅，又为气之母，能与气、血、津液相互滋生，相互转化，所以在滋养目窍的诸种物质中，精为首要基础。因为五脏六腑之精皆禀受于脾而归藏于肾，由肝胆转输入目，则明·王肯堂《证治准绳·杂病》归纳为：“真精者，乃先后天元气所化精汁，起于肾，施于胆，而后及瞳神也。”

临床意义 理解真精的概念，明确真精在眼正常生理功能中的重要性，对临床眼病辨证论治有重要意义。真精为滋养目窍的首要基础，也是目珠产生视觉功能的首要物质基础，只有先、后天精气充足，脏腑的精气得以充盛，全身的血液得以充盈，目才得以濡养，若精气亏衰，则目视不明。

（张富文）

zhēnqì

真气（genuine qi） 由先天元气与后天水谷之精气结合而化生之气。又称真元。其为维持全身组织、器官生理功能的基本物质与原动力。

渊源 《灵枢·刺节真邪》记载：“真气者，所受于天，与谷气并而充身者也。”指出真气的来源。宋·王怀隐《太平圣惠方》“眼通五脏，气贯五轮”指出了气与眼的关系，明·傅仁宇《审视瑶函》“真气者，即目经络中往来生用之气，乃先天真一发生之元阳也”进一步解释了真气的概念。明·王肯堂《证治准绳·杂病》称真气为“乃先天真一发生之元阳”。真气升降出入不息，推动着气、血、津液源源上注，入目养窍。它的盛衰还关系着瞳神的聚散和视觉功能的发挥。

临床意义 理解真气的概念及其在眼的作用，有利于眼科临床眼病辨证论治。目中真气具有温煦、推动、卫外、固摄作用，若目中真气充和流畅则目视精明，若有亏滞则能引起眼病，一旦气脱则目视不明。故曰真气是能升腾上达于眼之气，因此，真气的正常与否，常可直接或间接地由眼表现出来。

（张富文）

zhēnxuè

真血（zhen xue） 上注于眼中之血。其与肌肉间清浊相干之血不同，为轻清上承之血。

渊源 《素问·宣明论方》曰：“目得血而能视。”强调了血对于眼的重要性。不仅是因为血液富于营养，还在于血能载气，并伴津液上行于目中。明·傅仁宇《审视瑶函》曰：“真血者，即肝中升运于目，轻清之血，乃滋目经络之血也。此血非比肌肉间混浊易行之血，因其轻清上升于高而难得，故谓之真也。”解释了真血的概念；《审视瑶函·开导之后宜补论》指出“夫目之有血，为养目之源，充和则有发生长养之功而目不病；少有亏滞，目病生矣”，明确了真血在眼生理、病理中的重要性。明·徐春甫《古今医统》进一步指出：“目得血而能视，故血为目之主，血病则目病，血凝则目胀，血少则目涩，血热则目肿。”血化为神水，升运于目则为膏汁。由于血化水，水养膏，膏护瞳神，才能维持眼的视觉功能；若血的功能失常，则可引起眼病。

临床意义 熟悉真血的概念及其在眼病中的生理、病理作用，有助于指导临床眼病辨证论治。血在眼病中的病因、病机不外乎热、虚、瘀；血热则妄行、溢于络外，致使白睛溢血及眼内出血病变，治当凉血止血；血虚则不能上荣于目，目失濡养，治以补血；血瘀则脉络瘀阻、血行不畅，治以活血通络。

（张富文）

shénguāng

神光（spirit light） 神光之义有三：①经穴别名。②同精神，指人的精气神态。《素问·本病论》：“神既失守，神光不聚。”③指视觉功能，以及产生视功能的一系列神经活动。此节中神光主要是指第三个含义。瞳神中肾水充足，形态正常，再加上命门之火充足，胆腑相火通达，君火为用，神光可发越于外，则目视精明。

渊源 明·王肯堂《证治准绳·七窍门》提出心神在目为神光，云：“神光者，谓目自见之精华也。夫神光发于心，原于胆，火之用事，神之在人也大矣。”说明火在目为神光，火衰则昏瞑。明·傅仁宇《审视瑶函》谓：“神光者，谓目中自然能视之精华也。夫神光原于命门，通于胆，发于心，皆火之用事。神之在人也大矣……在目能见。”并指出“五脏之中，惟肾水神光，深居于中，最灵最贵，辨析万物，明察秋毫。”

临床意义 神光的重要意义有三。①眼赖神生，《灵枢·大惑论》云：“目者，五脏六腑之精也，营卫魂魄之所常营也，神气之所生也。”因为形为神之体，神为形之用，神气生于精气、营卫，舍于血脉并统摄精气和营卫，使之营润头目；而血舍魂，气舍魄，魂魄亦皆神。故明·张景岳在《类经·卷十八》云：“脏腑营卫魂魄所至者，皆神气也，故目为神气之所生。”说明眼赖心神的支配才能使目发挥正常的生理作用。②眼因神识，唐·王焘《外台秘要》云：“眼……外托三光，内因神识，故有所见。”说明眼目有神的支配而方能明视三光。如清·张隐庵《灵枢集注》：“火之精为神，水之精为精，精上传于神，共凑于目而为精明，若神感于精，则精气乱而为惑。”更明确地指出精气与神的关系：精为神的物质基础，神为精的功能表现，若精气乱，则神乱而致视惑，神失则目盲。③望目察神，是中医望诊重要组成部分，《灵枢·平人绝谷》云：“神者，水谷之精气也。”《灵枢·营卫生会》云：“神者，正气也。”《素问·移精变气论》云：“得神者昌，失神者亡。”可知察神是中医诊病的主要环节之一，精气是神的物质基础，五脏六腑之精气皆上注于目，精气充沛，则目光精彩，灵活有神；若精气衰竭，则目暗睛迷、漠然失神。故明·傅仁宇《审视瑶函》曰：“贤愚佞直，刚柔寿夭，皆验目而知之。”说明眼为心灵之窗户，人的精神意识变化可以从眼神中反映出来。”

（张富文）

yǎn de zhěngtǐguān

眼的整体观（holistic view of the eye） 在中医整体观理论指导下认识眼与全身脏腑、经络及气血精津液等的密切关系。眼为视觉器官，是机体的重要组成部分。眼通过经络与脏腑、气血及其他组织器官保持着有机的联系，共同维持着人体的生命活动。眼与脏腑在生理上相互联系，眼能视万物、察秋毫、辨形状、别颜色，是赖五脏六腑精气的濡养。病理上眼与脏腑相互影响，若脏腑经络功能失调可反映于眼部，甚至引起眼病。如脏腑阴阳失调引起消渴病能导致多种内障眼病。眼病也可影响相应脏腑而出现全身反应，如绿风内障可引起头痛如劈、恶心呕吐等全身症状。因此，在研究眼的生理、病理和诊治眼病时，要在整体观指导下全面观察分析。

（叶河江）

yǎn yǔ zàngfǔ

眼与脏腑（the eye and the zang-fu） 以中医基础理论阐发、揭示眼与脏腑之间生理、病理的内在联系。眼与五脏六腑关系密切，《灵枢·大惑论》所述“精之窠为眼，骨之精为瞳子，筋之精为黑眼，血之精为络，其窠气之精为白眼，肌肉之精为约束，裹撷筋骨血气之精而与脉并为系，上属于脑，后出于项中”。五脏六腑精气充沛，则目视精明，反之则影响视觉功能，甚至发生眼病。宋·王怀隐《太平圣惠方·眼论》所述“明孔遍通五脏，脏气若乱，目患即生，诸脏既安，何辄有损”。反映了脏腑精气失调与眼病发生的关系。《灵枢·大惑论》曰：“五脏六腑之精气，皆上注于目而为之精。”明·傅仁宇《审视瑶函·内外二障论》曰：“眼乃五脏六腑之精华，上注于目而为明。”说明眼的结构及其功能都与五脏六腑精气作用密切相关。五脏六腑互为表里，相互依赖。生理上，脏行气于腑，腑输精于脏；病理上，脏病及腑，腑病及脏或脏腑同病。眼不仅与五脏关系密切，与六腑亦有不可分割的联系。《灵枢·本藏》曰：“六腑者，所以化水谷而行津液者也。”六腑主受纳、司腐熟、分清浊、传糟粕，将消化吸收的精微物质传送到周身，以供养全身包括眼在内的组织器官。六腑功能正常，目得所养，才能维持正常视觉功能。

基于眼与脏腑关系建立起的五轮学说、八廓学说、肝窍学说、玄府学说等都是中医眼科的独特理论体系。①《审视瑶函》曰：“夫目有五轮，属乎五脏，五轮者，皆五脏之精华所发。”五轮学说是将眼局部分为胞睑、两眦、白睛、黑睛、瞳神五部分，对应于肉轮、血轮、气轮、风轮与水轮，分别与内在五脏相应，借以说明眼解剖、生理、病理及其相互关系，以指导临证辨证治疗，在中医眼科学理论体系中占据重要地位。②八廓学说是将外眼划分为八个部位或方位（亦称廓位），分属于脏腑，在病理情况下，借验廓位脉络变化以指导临床辨证的理论，明·王肯堂《证治准绳·杂病》记载：“八廓应乎八卦、脉络经纬于脑，贯通脏腑，以达血气，往来以滋于目。”《审视瑶函·勿以八廓为无用论》强调“夫八廓之经络，乃验病之要领”。③肝窍学说源于《素问·金匮真言论》所论之“东方青色，入通于肝，开窍于目”，强调肝与目窍之间存在密切联系；《素问·五藏生成》“肝受血而能视”，说明目能视是肝生理功能正常的表现；《灵枢·经脉》曰：“肝足厥阴之脉，……连目系。”十二经脉之中，唯肝脉以本经直接上连目系，充分沟通表里，保证了眼与肝的气血运行，使二者联系更为紧密。④玄府学说源于金·刘完素《素问玄机原病式》谓：“所谓玄府者，汗空也。”金·刘河间创立玄府学说，将玄府拓展为无物不有的一种通道，而眼中玄府为精、气、血等升运出入之通道门户，任何原因导致的气失宣通、血行瘀阻、津液不布、神无所用，均可引起目中玄府闭塞，甚则神光蔽阻，障碍视力。此外，目中经络和玄府共同构成神光发越之通路，在视觉活动中具有十分重要的作用，若经络通畅，玄府通利，则水火精华上注而目视精明，若经络滞涩，玄府闭密，则营卫精神郁遏而目暗不明。

总之，眼之能辨色视物，有赖脏腑所化生受藏的精、气、血、津液濡养及神的主宰，《证治准绳·杂病·七窍门》认为，目中无比重要的神膏、神水、神光、真精、真气、真血皆赖精、气、血、津液和神的共同维系。然而，由于古代医家所处时代不同及临证经验与水平的差异，对眼与各脏腑的关系看法不同。但正如《审视瑶函·目为至宝论》记载："大抵目窍于肝，生于肾，用于心，润于肺，藏于脾。"

（叶河江）

yǎn yǔ xīn

眼与心（the eye and the heart） 以中医基础理论阐发、揭示眼与心之间的生理、病理联系。眼为人体孔窍之一，是视觉感受器官，心为人体五脏之一，主血脉，主藏神，眼与心在生理和病理上有着密切的联系。

生理关系 ①心主血脉，诸脉属目，《素问·五藏生成》曰："诸血者，皆属于心。""心之合脉也。""诸脉者，皆属于目。"心主血功能正常，目才能得血的濡养，从而维持正常的视觉功能。《灵枢·口问》亦云："目者，宗脉之所聚也，上液之道也。"指出全身经脉皆上聚于目，承送血液；血之于目，有重要的充养作用，是目视精明的重要条件。明·傅仁宇《审视瑶函·开导之后宜补论》曰："夫目之有血，为养目之源，充和则有发生长养之功，而目不病。少有亏滞，目病生焉。"心血不足，血不养神，心神衰弱则致视疲劳，视瞻有色，视物变形。②心主藏神，目为心使，《素问·宣明五气》曰："心藏神。"《素问·灵兰秘典论》曰："心者，君主之官，神明出焉。"这里的神和神明均指人的精神、意识、思维乃至整个生命活动的外在表现，由心主宰。《灵枢·本神》中"所以任物者谓之心"，更明确说明心具有接受外来事物或刺激并做出相应反应的功能，而视觉的产生即在其中。故《灵枢·大惑论》指出："目者，心之使也。"此外，《素问·解精微论》曰："夫心者，五脏之专精也，目者，其窍也。"心主神明，为五脏六腑之大主，五脏六腑之精气皆为心所使，而目赖脏腑精气所养，视物又受心神支配。因此，人体脏腑精气的盛衰，以及精神活动状态均可反映于目，目又为心之外窍，中医望诊中的望目察神亦由此而来。

病理关系 因心主血脉，诸脉皆属于目；心主藏神，目为心之使；血轮两眦属心，故心病会影响到目，常表现为视觉变化、目中血脉及两眦病变，而眼部疮疡也多与心火有关。因心与小肠相表里，心有热可移于小肠，小肠有热亦可上扰于心。心的功能失调引起眼病，实证多属心火亢盛，临床常见两眦红赤，睑眦生疮，暴盲，目妄见等，虚证常为心之阴虚血亏，临床常见两眦淡红，血络隐见，隐隐作痛，神光自现，荧星满目，视力缓降等，临证可采用清心降火、滋阴降火、清心开窍、宁心安神等治法从心论治。

（叶河江）

yǎn yǔ gān

眼与肝（the eye and the liver） 以中医基础理论阐发、揭示眼与肝之间的生理病理联系。眼为人体孔窍之一，是视觉感受器官，肝为人体五脏之一，主疏泄，主藏血，眼与肝在生理和病理上有着密切的联系。

生理关系 ①肝开窍于目，目为肝之外候，《素问·金匮真言论》曰："东方青色，入通于肝，开窍于目，藏精于肝。"指出目为肝脏与外界相通的窍道。《灵枢·五阅五使》亦言："目者，肝之官也。"指出目是肝的官窍。因此，肝所受藏的精微物质能上输至目，维持其视觉功能。同时，若肝脏发生病理改变，则可以从眼部表现出来。因此，隋·巢元方《诸病源候论·目病诸候》曰："目，肝之外候也。"②肝气通目，辨色视物，《灵枢·脉度》曰："肝气通于目，肝和则目能辨五色矣。"肝主疏泄，能调畅气机，推动血和津液运行；气能生血、生津，又能行气、行津，而目为肝窍，肝气直接通达于目，故肝气调和，则气机调畅，升降出入有序，利于气血津液上输于目，目得所养而能辨色视物。反之，则影响视觉。③肝主藏血，目受血能视，肝主藏血，具有贮藏血液，调节血量的功能。虽然五脏六腑之精气皆上注于目，但由于肝为目之外窍，故肝血对视觉功能的影响最大，《素问·五藏生成》即言："肝受血而能视。"明·傅仁宇《审视瑶函·目为至宝论》曰："真血者，即肝中升运于目，轻清之血，乃滋目经络之血也。"而"血养水，水养膏，膏护瞳神"，从而维持眼的视觉功能。④肝主疏泄，泪为肝液，《素问·宣明五气》言：“五脏化液……肝为泪。”《灵枢·九针论》“肝主泣”，说明泪液有濡润和保护眼珠的作用。《银海精微》曰：“泪乃肝之液。”泪液的分泌和排泄与肝的疏泄功能密切相关，若肝的功能失调，不能固摄泪液，则会泪下如泣。⑤肝脉上连目系，气血通达于目，《灵枢·经脉》曰：“肝足厥阴之脉，……连目系。”十二经脉之中，唯肝脉以本经直接上连目系，充分沟通脏窍，保证了眼与肝生理功能之间的紧密联系。

病理关系 因目为肝之外窍，肝脉上连目系；肝受血而能视；风轮黑睛内属于肝；眼内神膏由胆之精汁升聚而成，故眼病与肝关系密切。临床所见由肝胆功能失调引起的眼病有虚证、实证及虚实夹杂证三类，实证多为气火有余或湿热上犯，虚证常属肝阴亏虚或肝血不足，虚实夹杂之证则以阴虚火旺及肝风内动为多见。如肝经风热上犯于目而致目赤流泪、视物模糊；肝郁气滞而致目珠胀痛、视物不清等；肝风内动，火动生痰，阻滞脉络，可致视力骤降、眼珠偏斜；肝血不足，目失所养，可致疳积上目、不耐久视、视物昏花等；肝胆湿热，湿热上蒸于目，可致黑睛生翳。临证常用清肝泻火、疏肝解郁、平肝息风、清利肝胆湿热、补益肝血等治法从肝论治。

（叶河江）

yǎn yǔ fèi

眼与肺（the eye and the lung）

以中医基础理论阐发、揭示眼与肺脏之间的生理、病理联系。眼为人体孔窍之一，是视觉感受器官，肺为人体五脏之一，主气，司呼吸，具有宣发和肃降功能。眼与肺在生理和病理上有着密切的联系。

生理关系 ①肺为气主，气和目明，《素问·五藏生成》曰：“诸气者，皆属于肺。”《素问·六节藏象论》亦云：“肺者，气之本。”肺主气，司呼吸，影响着全身之气的生成，同时调畅气机，使气血流畅而敷布全身，温煦充养全身组织器官，而目得其养则明视万物；反之，目失所养则视物昏暗。正如《灵枢·决气》云：“气脱者，目不明。”②肺气宣降，目窍通利，肺气宣发，能布散气血津液至全身；肺气肃降，能通调水道，维持正常的水液代谢。肺之宣发与肃降，相互制约，互济协调，使眼络通畅，精微敷布，玄府开通，目窍通利。此外，肺主表，肺之宣降有序，使目得卫气与津液的温煦濡养，而卫外有权，目亦不病。

病理关系 由于肺主气，具有宣发和肃降的功能，肺合大肠，大便通利，有助于肺气肃降。若肺气调和，大肠传导正常，则气、血、津液运行正常，目得滋养而不病。由于气轮白睛内属于肺，所以肺与大肠功能失调会影响到眼，并容易引起白睛病变。临床上一般实证多由外邪犯肺，肺失宣降引起。虚证常为肺气虚或肺阴虚所致，如外邪伤肺引起白睛充血、浮肿、暴赤肿痛、泪多清稀等；肺气亏虚，气虚不固，可致视物昏花，眼前白光闪烁，甚至视衣脱落等；肺热壅盛，血热相搏，可致白睛里层呈紫红色核状隆起，痛而拒按；火热炽盛，肺金凌木，可致黑睛生翳等。临证可在辨证基础上从肺论治，如采用疏风清肺、泻肺解毒、补气益肺等治法。

（叶河江）

yǎn yǔ pí

眼与脾（the eye and the spleen）

以中医基础理论阐发、揭示眼与脾脏之间的生理、病理联系。眼为人体孔窍之一，是视觉感受器官。脾为人体脏腑之一，主运化，为后天之本。眼与脾在生理和病理上有着密切的联系。

生理关系 ①脾输精气，上贯于目，一方面，脾主运化，为气血生化之源，后天之本。唯脾运健旺，方能气血充足，目有所养而目光敏锐；反之，则目失所养，视物不明。《素问·玉机真藏论》论脾之虚实说：“其不及，则令人九窍不通。”可见脾虚致目窍不通。另一方面，脾主升清，主精微物质上输头目，目得之则能明视万物。金·李东垣《兰室秘藏·眼耳鼻门》言：“夫五脏六腑之精气，皆禀受于脾，上贯于目。……脾虚则五脏六腑之精气皆失所司，不能归明于目矣。”说明目赖于脾之精气上输，方能明视万物。②脾主统血，血养目窍，脉为血之府，诸脉皆属于目，目得血而能视，《兰室秘藏·眼耳鼻门》曰：“脾者，诸阴之首也；目者，血脉之宗也。”血属阴，脉为血府，血液能在目络中运行而不外溢，有赖于脾气的统摄。战国·扁鹊《难经·四十二难》言：“脾主裹血。”由于目为宗脉所聚之处，若脾气虚弱，失去统摄之力则可导致眼部发生出血病症。③脾主肌肉，眼动如常，《素问·痿论》曰：“脾主身之肌肉。”即脾主运化，有生养肌肉之功。眼睑肌肉及眼带有赖于脾之精气充养，方能眼睑开合自如，目珠转动灵活。

病理关系 由于脾胃主运化水谷，为后天之本，脏腑精气禀脾胃之气上灌于目，脾升胃降则目窍通利，脾气统血则目得血养，肉轮胞睑内属于脾，所以脾胃受损，功能失调，会影响到眼而发病，尤易引发胞睑疾患。一般实证多由脾胃湿热或胃火炽盛引起，虚证常为脾虚气弱或脾不统血所致。脾胃湿热可致胞睑湿烂，脾湿生痰可致胞生痰核，脾虚气弱不能上养目窍，可致胞睑下垂，统摄无权，血不循经，可致视物昏蒙、血灌瞳神等。临证可在辨证基础上采用清热利湿、健脾除湿、补益脾气、益气升阳等治法从脾论治。

（叶河江）

yǎn yǔ shèn

眼与肾（the eye and the kidney） 以中医基础理论阐发、揭示眼与肾脏之间的生理、病理联系。眼为人体孔窍之一，是视觉感受器官。肾为人体五脏之一，藏精，主骨生髓，为先天之本。眼与肾在生理和病理上有着密切的联系。

生理关系 ①肾主藏精，涵养瞳神，《素问·上古天真论》曰肾“受五脏六腑之精而藏之”，肾既藏先天之精，亦藏后天之精。明·傅仁宇《审视瑶函·目为至宝论》曰：“肾之精腾，结而为水轮。”水轮即瞳神。《素问·脉要精微论》谓：“夫精明者，所以视万物、别白黑、审短长。以长为短，以白为黑，如是则精衰矣。”说明眼的视觉与肾精充足与否至为密切。眼的形成，有赖于肾精；眼之能视，凭借于肾精，正如明·王肯堂《证治准绳·杂病·七窍门》中指出：“真精者，乃先后天元气所化精汁，起于肾，施于胆，而后及瞳神也。”②肾主津液，上润目珠，《素问·逆调论》曰：“肾者水脏，主津液。”而《灵枢·五癃津液别》指出，“五脏六腑之津液，尽上渗于目”，即肾脏对体内水液的代谢与分布起着重要作用，五脏六腑之津液在肾的调节下，源源不断输送至目，形成目外润泽之水及目内充养之液。③肾生脑髓，目系属脑，《素问·阴阳应象大论》曰：“肾生骨髓。”《灵枢·海论》曰“脑为髓海”，肾主骨生髓，诸髓属脑，而目系“上属于脑，后出于项中”（《灵枢·大惑论》），故《灵枢·海论》曰：“髓海不足，则脑转耳鸣……目无所见。”脑与髓乃异名同类，均为肾精所化生，肾精充足，髓海丰满，则目视精明；若肾精不足，髓海空虚，则头晕目眩，视物昏花。清·王清任在《医林改错·脑髓说》中明确将眼的视觉归结于肾精所生之脑，认为“精汁之清者，化而为髓，由脊骨上行入脑，名曰脑髓……两目即脑汁所生，两目系如线，长于脑，所见之物归于脑”。④肾寓阴阳，目视精明，肾寓真阴真阳，化生五脏之阴阳，为全身阴阳之根本。《灵枢·大惑论》谓“阴阳合抟而精明也”；《证治准绳·杂病·七窍门》则谓瞳神“乃先天之气所生，后天之气所成，阴阳之妙用，水火之精华”。说明阴阳乃目视精明之基础，肾所寓之阴阳直接影响眼的视觉功能。

病理关系 由于肾为先天之本，主藏精，肾精充足则脏腑精气充沛，脑髓丰满，目得所养而视物精明，又肾主水，与膀胱相合，互为表里，两者气化功能正常则水不犯目，水轮瞳神是目视精明的主要部位，内属于肾，所以肾与膀胱功能失调可引起眼病，尤其是瞳神疾病。肾的功能失调所致眼病以虚证为多，常见的有肾阴虚、肾阳虚和肾精虚等，此外，也能见到热结膀胱的实证。如肾阴亏虚可致眼干不适、视瞻昏渺、瞳神干缺、高风内障、圆翳内障等；肾阳虚衰可致能近怯远，晶珠、神膏混浊，视衣水肿、渗出等；肾精不足可致视物昏花，头晕目眩，晶珠、神膏混浊，视物昏蒙，盲无所见等；热结膀胱可致小便淋涩不利，目赤头昏，眼部水肿等。临证当在辨证基础上采用滋肾填精、滋阴降火、温阳利水等治法从肾论治。

（叶河江）

yǎn yǔ dàcháng

眼与大肠（the eye and the large intestine） 以中医基础理论阐发、揭示眼与大肠之间的生理、病理联系。眼为人体孔窍之一，是视觉感受器官。大肠为人体六腑之一，为传导之官。眼与大肠在生理和病理上有着密切的联系。

生理关系 肺与大肠脏腑相合，《素问·灵兰秘典论》曰：“大肠者，传导之官，变化出焉。”大肠主司传导之责，下输糟粕之物，其传导功能与肺的肃降有关。如清·唐宗海在《医经精义·脏腑之官》中云：“大肠之所以能传导者，以其为肺之腑。肺气下达，故能传导。”

病理关系 若大肠积热，腑气不通，影响肺失肃降，大肠传导之令不行，热结于下，熏蒸于上，则可导致眼病。反之，大肠积热，腑气不通，亦可使肺气不降，气壅于上而致眼病。因白睛内应于肺，肺与大肠相表里，故大肠功能失调常引起白睛红赤、肿痛、溢血等。临证可在辨证基础上采用泻肺通腑、清热利湿、除湿导滞等治法从大肠论治。

（叶河江）

yǎn yǔ xiǎocháng

眼与小肠（the eye and the small intestine） 以中医基础理论阐发、揭示眼与小肠之间的生理、病理联系。眼为人体孔窍之一，是视觉感受器官。小肠为人体六腑之一，主液，为受盛之官。眼与小肠在生理和病理上有着密切的联系。

生理关系 《素问·灵兰秘典论》曰："小肠者，受盛之官，化物出焉。"饮食水谷由胃腐熟后，下传小肠，并经小肠进一步消化，分清泌浊，其清者由脾传输全身，从而使目得到滋养；其浊者下注大肠，将多余的津液下渗膀胱。

病理关系 若小肠功能失调，则清者不升，浊者不降，可引起浊阴上泛目窍而致病。心与小肠脏腑相合，经脉相互络属，其经气相通，二者受邪常相互波及，心火上炎所致目病，可移热于小肠，临床常见两眦红赤，胬肉壅肿，睑眦生疮，小便短赤，尿道灼痛等。临证可在辨证基础上从小肠论治，如采用清心利尿、导热下行等治法。

（叶河江）

yǎn yǔ wèi

眼与胃（the eye and the stomach） 以中医基础理论阐发、揭示眼与胃之间的生理、病理联系。眼为人体孔窍之一，是视觉感受器官。胃为人体六腑之一，主受纳，腐熟水谷，为水谷之海。眼与胃在生理和病理上有着密切的联系。

生理关系 胃为水谷之海，主受纳、腐熟，主通降，以降为和。脾胃脏腑相和，互为表里，为后天之本。食物入胃而被受纳，经其腐熟，下传小肠，其精微经脾之运化而营养全身。金·李东垣在《脾胃论·脾胃虚实传变论》中指出："九窍者，五脏主之，五脏皆得胃气，乃能通利。"由此可见胃气于眼的重要性。此外，脾胃居中焦，为机体升降出入之枢，脾主升清，胃主降浊，二者升降正常，出入有序，则清浊分明，浊阴从下窍而出，不致上犯于目。

病理关系 《脾胃论·脾胃虚实传变论》中强调，若"胃气一虚，耳目口鼻，俱为之病"，胃气亏虚，脾胃不和，脾失健运，可致目失濡养。另外，脾胃升降失常，脾不升清，胃不降浊，可致浊邪上泛目窍，而发生眼病。临床常见胃热炽盛，上犯头目，引起头痛目赤，焮肿痒痛、针眼、疮疡痈疽、瞳神紧小，黄液上冲等病症。临证可在辨证基础上从胃论治，如清热泻胃、行气和胃等治法。

（叶河江）

yǎn yǔ dǎn

眼与胆（the eye and the gallbladder） 以中医基础理论阐发、揭示眼与胆之间的生理、病理联系。眼为人体孔窍之一，是视觉感受器官。胆为人体六腑之一，主决断，为中精之腑。眼与胆在生理和病理上有着密切的联系。

生理关系 肝与胆相连，经脉相互络属而为表里。明·许浚《东医宝鉴》曰："肝之余气溢入于胆，聚而成精。"即胆汁。胆汁的分泌与排泄，均受到肝疏泄功能的影响。胆汁有助脾胃消化水谷，化生气血以营养于目之功，其于眼，作用重要。如《灵枢·天年》云："五十岁，肝气始衰，肝叶始薄，胆汁始减，目始不明。"明·王肯堂《证治准绳·杂病·七窍门》曰："神膏者，目内包涵膏液……此膏由胆中渗润精汁积而成者，能涵养瞳神，衰则有损。"认为胆汁在神膏的生成及养护瞳神方面起着重要作用。

病理关系 因肝开窍于目，风轮黑睛内属于肝，肝胆相表里，眼内神膏由胆之精汁升聚而成，故肝胆功能失调，容易引起眼部病症，尤以黑睛病变为常见。临床常见肝胆火炽、肝胆湿热，上攻头目，而致眼珠胀硬、黑睛生翳、瞳神紧小、黄液上冲等。临证当在辨证基础上从肝胆论治，如采用泻肝利胆、清泻肝胆湿热等治法。

（叶河江）

yǎn yǔ pángguāng

眼与膀胱（the eye and the bladder） 以中医基础理论阐发、揭示眼与膀胱之间的生理、病理联系。眼为人体孔窍之一，是视觉感受器官。膀胱为人体六腑之一，司气化，主贮藏津液，化气行水，排泄尿液。眼与膀胱在生理和病理上有着密切的联系。

生理关系 《素问·灵兰秘典论》曰："膀胱者，州都之官，津液藏焉，气化则能出矣。"膀胱居于下，为水液汇聚之处，有贮藏津液、化气行水、排泄尿液的功能。膀胱与肾直接相通，并有经脉相互络属而为表里。其气化作用实隶属肾的蒸腾气化，因此取决于肾气的盛衰。此外，膀胱属足太阳经，太阳主一身之表。

病理关系 肾主水，与膀胱相合，互为表里，肾与膀胱气化正常则水不犯目，水轮瞳神内属于肾，故肾与膀胱功能失调可引起眼病，尤以瞳神疾患为多见，如肾气不足，或湿热蕴结，膀胱气化失常，水液潴留，可致水湿上泛于目。足太阳膀胱经易遭外邪侵袭，亦常引起目病，故清·顾锡《银海指南》言："治目不可不细究膀胱。"膀胱的功能失调临床常见胞睑浮肿、眼底水肿、渗出、视衣脱离等。临证可在辨证基础上从肾与膀胱论治，如温肾化饮、清热利尿等治法。

（叶河江）

yǎn yǔ sānjiāo

眼与三焦（the eye and sanjiao） 以中医基础理论阐发、揭示眼与三焦之间的生理、病理联系。眼为人体孔窍之一，是视觉感受器官。三焦为人体六腑之一，主通行元气，运化水谷，疏通水道。眼与三焦在生理和病理上有着密切的联系。

生理关系 三焦为孤腑，主持诸气，通行水道。战国·扁鹊《难经·三十一难》曰："三焦者，水谷之道路，气之所终始也。"《难经·三十八难》指三焦："有原气之别焉，主持诸气。"《难经·六十六难》还指出："三焦者，原气之别使也，主通行三气，经历五脏六腑。"说明三焦是气升降出入的通道，人体之气通过三焦而敷布全身，也使目得滋养。此外，《素问·灵兰秘典论》曰："三焦者，决渎之官，水道出焉。"全身的水液代谢，虽由肺、脾、肾和膀胱等脏腑协同作用而完成，但须以三焦为通道，方能正常升降出入。

病理关系 若三焦功能失常，可致水谷精微的消化吸收和输布发生障碍，或致脏腑气机失调，气血不能上濡于目，则目失濡养；若三焦水道不利，水液停潴，水湿上泛于目亦可引发眼病。此外，明·王肯堂《证治准绳·杂病·七窍门》认为，眼内所涵的房水，是由"三焦而发源"，若三焦功能失常，可致神水衰竭而生目病。

（叶河江）

yǎn yǔ jīngluò

眼与经络（the eye and the channel and colletral） 眼与经络的关系。

基本内容 《灵枢·邪气脏腑病形》提出："十二经脉，三百六十五络，其血气皆上与面而走空窍，其精阳气上走于目而为之睛。"眼与经络有着密切联系，眼的正常视觉功能的实现，离不开经络不断输送的脏腑气血濡养，是中医眼科学基础理论重要的组成部分之一。

临床意义 经络密布于眼周，并与目系相连，眼的正常功能离不开经络运行气血、联络脏腑。一方面经络滞塞可致目失濡养，而导致各种内、外障眼病；邪循经入可致生眼疾。另一方面，经络失调则可表现于目。临床上眼部的疾患可以通过辨证论治，结合脏腑定位，而取眼周及远端腧穴达到治疗目的；根据眼部症状及其出现的部位又可推断病变所属脏腑或经络，为疾病诊断和治疗提供依据。

（路雪婧）

yǎn yǔ shí'èr jīngmài

眼与十二经脉（the eye and the twelve regular merdians） 眼与十二经脉的关系。

基本内容 十二经脉是经络系统的主体，三阴三阳表里相合，首尾相贯，周而复始，运行不息，承载气血营养全身，始于手太阴，终于足厥阴，或直接或间接地与眼发生着联系，源源不断地将脏腑气血输送至眼。

由经脉循行可知，手三阳经从手指末端走向头面部，足三阳经从头面部走向足趾末端，六条阳经在头面部交接。十二条经脉中，手三阳经、足三阳经、手少阴心经、足厥阴肝经均与眼直接发生联系。①手阳明大肠经，起于食指外侧，沿上肢外侧的前缘上行，上走到肩，从锁骨上窝中央进入体腔，其支脉从锁骨上窝中央沿颈上行，过面颊，进入下齿槽，左右相交于人中，止于目眶下鼻旁的迎香穴。②手少阳三焦经，起于无名指末端，沿手背第4掌骨和第5掌骨间，上肢外侧中央部上肩，在锁骨上窝中央，进入体腔，分布胸中，与心包、膻中、三焦联系；其两条分支皆与眼有关，一条自胸中沿锁骨上窝中央上颈，沿耳后出耳上角至前额角，下行至面颊，转而上行到目眶下；另一条支脉从耳后到耳中，走耳前，与另一条支脉相交，至目外眦。③手太阳小肠经，起于小指内侧沿上肢外侧的后缘上行，绕过肩胛部，在锁骨上窝中央分为上行和下行两支，下行进入体腔，与胃、咽喉联系；上行有两条分支，两条皆沿颈部上行于面颊，一条分支到目外眦，一条分支到目内眦。④足阳明胃经，起于鼻旁，沿鼻根部上行，与足太阳膀胱经在睛明穴交汇后，沿鼻外侧向下经眼眶下的承泣穴、四白穴入上齿中。⑤足少阳胆经，起于目外眦，其耳部支脉行止于目外眦；另一条支脉起于目外眦，循经行至眶下。⑥足太阳膀胱经，起于目内眦的睛明穴，经脉循行到头顶入脑与目系相连。⑦手少阴心经，其支脉从心系分出，向上挟咽喉，最后与目系相连；手少阴经别，归属于心脏，向上走到喉咙，浅出面部，与手太阳小肠经在面部汇合。⑧足厥阴肝经，起于足大趾外侧，沿足背、内踝前上行于大腿内侧，连系阴部，进入体腔，与胃、肝、胆等组织连系，经咽喉上行连目系。足少阴肾经、足太阴脾经、手太阴肺经及手厥阴心包经则间接与眼发生联系。

临床意义 见眼与经络。

（路雪婧）

yǎn yǔ shí'èr jīngbié

眼与十二经别（the eye and the twelve divergent merdians） 眼与十二经别的关系。

基本内容 十二经别是十二正经离、入、出、合的别行部分，是正经别行深入体腔的支脉。十二经别中手少阴心经、手太阳小肠经、足太阴脾经、足阳明胃经、足厥阴肝经、足少阳胆经与眼直接联系。①手少阴、手太阳经别，从腋部别出，入走心与小肠，上出目内眦，合于手太阳小肠经。②足阳明、足太阴经别，从髀部分出，入走脾胃，上出鼻頞，连系目系，合于足阳明胃经。③足厥阴、足少阳经别，从下肢分出，行至毛际，入走肝胆，上连目系，至目外眦合于足少阳胆经。十二经别不仅加强了十二经脉的内外联系，更加强了经脉所属络的脏腑在体腔深部的联系，补充了十二经脉在体内外循行的不足，扩大了经穴的主治范围。

临床意义 见眼与经络。

（路雪婧）

yǎn yǔ qíjīng bāmài

眼与奇经八脉（the eye and the eight extraordinary meridians）

眼与十二经脉之外别道而行的八条经脉的关系。其包括任脉、督脉、带脉、冲脉、阳维脉、阴维脉、阳跷脉、阴跷脉，共八条，故称奇经八脉。奇经八脉不直接隶属十二脏腑，也无表里关系，故称奇经。

基本内容 督脉、任脉、阳跷脉、阴跷脉、阳维脉与眼直接联系。督脉有一支别络绕臀而上，与足太阳膀胱经起于目内眦。任脉起于小腹内，经过面部，进入目眶下。阴跷脉起于足舟骨的后方，沿小腿、大腿的内侧、胸部内侧上行，进入锁骨上窝，过颧部，到目内眦。阳跷脉起于足跟外侧，经外踝沿小腿、大腿的外侧，沿股部外侧和胁后上肩，过颈部上挟口角，进入目内眦。阳维脉起于外踝下，经肢体外后侧，上行至头颈，到前额，经眉上，再由额上顶，折向项后，与督脉会和。阳维循经目上方又维系诸阳脉，诸阳脉皆与目直接联系，阳维脉与眼部关系密切。

临床意义 督脉可调节全身阳经脉气，故称阳脉之海；任脉可调节全身阴经脉气，故称阴脉之海；带脉约束纵行躯干的诸条经脉；冲脉涵养十二经气血，故称十二经之海或血海；阳维脉调节六阳经经气；阴维脉调节六阴经经气；阴跷脉、阳跷脉调节肢体运动，司眼睑开合。奇经八脉既能加强十二经脉之间的联系，又能蓄积、渗灌十二经脉的气血。因此，人体的奇经八脉都直接或间接的与眼相关，影响着眼的生理、病理变化。

（路雪婧）

yǎn yǔ shí'èr jīngjīn

眼与十二经筋（the eye and the musculature of twelve meridians）

眼与十二经筋的关系。十二经脉之气输布于筋肉骨节的体系，是附属于十二经脉的筋肉系统。其循行分布均起始于四肢末端，结聚于关节、骨骼部，走向躯干头面。十二经筋行于体表，不入内脏，有刚筋、柔筋之分。经筋有约束骨骼、曲展关节、保持人体正常运动功能的作用。

基本内容 由经脉循行可知，手、足三阳之筋分布于眼及眼周。①足太阳之筋，《灵枢·经筋》提出："足太阳之筋……其支者，为目上网。"即足太阳经筋的一个支脉在目上方形成网络，行约束目睫、司开合之功。隋·杨上善《黄帝内经太素》卷十三提出："足大（太）阳之筋起于小指之上……其支者，为目上纲。"称足太阳筋的支筋为目上纲。明·傅仁宇《审视瑶函》中提到："足太阳之筋，支者为目上纲。"也称为目上纲。②足阳明之筋，《灵枢·经筋》提出："足阳明之筋……其直者……合于頄，下结于鼻，上合于太阳，太阳为目上网，阳明为目下网。"即足阳明经筋，经颧骨，结聚于鼻，并上行与太阳经筋相合，由此，太阳经筋散布于目上，而阳明经筋散布于目下，网维于目下胞，二筋协同作用，统管胞睑之开合。《黄帝内经太素》卷十三提出："足阳明之筋起于中三指……阳明则为目下纲。"称足阳明筋的支筋为目下纲。《审视瑶函》中提到："足阳明之筋，上合于太阳，为目下纲。"也称为目下纲。③足少阳之筋，《灵枢·经筋》曰："足少阳之筋……支者，结于目眦为外维。"指足少阳经筋的一条分支结聚于目外眦，其收缩令人能左右盼视。④手太阳之筋，《灵枢·经筋》曰："手太阳之筋……直者，出耳上，下结于颔，上属目外眦。"指手太阳经筋，出耳上，前行而下行结聚于颔，并上行联属于目外眦，与手、足少阳之筋汇合。⑤手少阳之筋，《灵枢·经筋》曰："手少阳之筋……其支者，上曲耳，循耳前，属目外眦，上乘颔，结于角。"指手少阳经筋的一条分支，上颊车，循耳前上行连属于目外眦，后结聚于颔。⑥手阳明之筋，《灵枢·经筋》曰："手阳明之筋……其支者，上颊，结于頄；直者，上出手太阳之前，上左角，络头，下右颔。"指手阳明经筋的一支，上面颊，结聚于颧部；另有直行分支，出于手太阳之前，上左额角者，络于头部向下行右颌部。而右侧之筋则上右额角，下至左侧颌部。

临床意义 综上，足三阳之

筋均至眼周，手三阳之筋则经过头面至额角。手、足三阳之筋网维结聚于眼及其周围，共同作用，支配着胞睑的开合、眼珠的转动。足厥阴肝经之筋虽未直接分布至眼，然肝为罢极之本，主全身之筋，故其经筋与眼仍有重要关系。临床上与胞睑开合、眼珠转动相关的治疗，往往结合调理手足三阳经筋，以及足厥阴经筋。

（路雪婧）

mù shàng gāng

目上纲（musculature of upper palpebral） 足太阳经筋在上胞的散布分支。又称目上网。

基本内容 《灵枢·经筋》称为目上网："足太阳之筋……其支者，为目上网，下结于頄。""足阳明之筋，其直者，上循伏兔，上结于髀，聚于阴器，上腹而布，至缺盆而结，上颈，上挟口，合于頄，下结于鼻，上合于太阳，太阳为目上网，阳明为目下网。"《素问·三部九候论》曰："足太阳气绝者，其足不可屈伸，死必戴眼。"《黄帝内经·太素》始称为目上纲，并阐述其与目下纲共同支配胞睑开合，及遇寒热之病状："足太阳之筋，起于小指之上……其支者，为目上纲，下结于鼽。""足少阳之筋……其支者，结目外眦为外维……外维，太阳为目上纲，阳明为目下纲，少阳为目外维。""太阳为目上纲，故得上眦动也；阳明为目下纲，故得下眦动也。""寒则目纲上下拘急，故开不得合也。热则上下缓纵，故合不得开。"清·张志聪《黄帝内经灵枢集注》对其病机进行了阐释："目不开合者，太阳为目上纲，阳明为目下纲也。太阳寒水主气而为开，故寒则筋急而目不合。阳明燥热主气而为阖，故热则筋纵而目不开。"

临床意义 目上纲是足太阳经筋在上胞的散布分支，支配上睑运动；与足阳明经筋在下胞的散布分支，即目下纲，协同统管胞睑之开合。寒则筋急不能闭，热则筋纵不能开。当足太阳、足阳明等经筋病变，如有热邪扰动则筋肉松弛、和缓，上下眼睑收缩无力而不能睁开；受寒邪阻滞，则经脉拘急固定，不能闭眼。治疗眼睑开合不利等眼睑相关疾病，可从足太阳经筋、足阳明经筋着手，可配合取阴、阳跷脉之穴；也可辨证选用助养活血汤、升阳除湿防风汤及补中益气汤口服。

（路雪婧）

mù xià gāng

目下纲（musculature of lower palpebra） 足太阳经筋在下胞的散布分支。又称目下网。

基本内容 见目上纲。

临床意义 见目上纲。

（路雪婧）

yǎn yǔ qìxuè jīnyè

眼与气血津液（the eye and the qi-blood-fluid） 用中医理论阐述眼与气、血、津液之间的内在联系以及相互影响的关系。眼是重要的组织器官，主视觉，具有视万物、察秋毫、辨形状、别颜色、审长短的功能。气、血、津液是维系人体生命活动的物质基础，眼之所以能视，有赖于气、血、津液的濡养。明·王肯堂《证治准绳·七窍门》曰："瞳神……乃先天之气所生，后天之气所成，阴阳之妙用，水火之精华，血养水，水养膏，膏护瞳神，气为运用，神则维持。"说明目之所以正常发挥作用，有赖于先天和后天的共同作用。而目中最重要的神膏、神水、神光、真精、真气、真血皆赖精、气、血、津液和神等所养化及维持。人是一个有机整体，气、血、津液是脏腑活动的物质基础，眼与气、血、津液的关系密切，气、血、津液的生成和代谢又依赖于脏腑的功能活动，脏腑功能紊乱亦可引起气、血、津液失调，故目的生理、病理是直接受脏腑及其所产生的气、血、津液的影响，是中医眼科整体观念的又一具体表现。气之温养、推动、防御、固摄作用，血之濡养、化生作用，津液之滋润营养、补益脑髓、维持目珠形状及平衡阴阳作用，使目得以维持正常的生理活动，而当气、血、津液失调时，则会引起相应目病。故在临床上，维持气血津液之平衡及正常运行，对眼病的治疗具有重要的指导意义。

（路雪婧）

yǎn yǔ qì

眼与气（the eye and the qi） 用中医理论阐述眼与气的内在联系以及相互影响的关系。

基本内容 《灵枢·大惑论》曰："五脏六腑之精气，皆上注于目而为之精。"精气，即有营养作用的精微物质，说明脏腑之精气构成眼并维持其功能。

明·王肯堂《证治准绳》云："真气者，盖目之经络中往来生用之气，乃先天真一发生之元阳也。"眼位至高，脉道细微，非精微轻清之气难以上达于眼，故古人常将能升腾上达于眼之气，称为真气。目中"真气"通过温煦、推动、卫外、固摄、营养和气化作用，保证目之能视的正常功能，气的异常将影响眼的正常功能。

气虚 《灵枢·决气》云："气脱者，目不明。"说明元气虚衰，不足以上贯五轮，则目中真气虚少，失其温煦、推动、固摄之力，而目系失养，玄府不利，则视物不明；若泪窍失其温养固摄，可致无时冷泪；晶珠失养，可致混浊变白；若为大量出血，还可猝然失明；若元气暴脱，则可引起暴盲。

气陷　清·顾锡《银海指南》曰："中气不足为眼皮宽纵。"说明脾气虚弱，无力升举而致气虚下陷，上胞下垂；若清阳之气不升，则常见头昏眼花。

气逆　怒则肝气上逆，可致头目胀痛。《银海指南》曰："阳气有余，为目赤壅肿。"说明若肝气化火，火盛生风，风火上扰，血脉壅阻，神水瘀滞，可暴发目赤肿痛，眼珠变硬，视力骤降，甚至失明；若气逆血乱，目中血不循经，破络灌瞳，则视力模糊；出血严重者，可致目无所见。

气滞　《银海指南》提出："凝而不行，为脾生瘿核。"说明外邪侵袭，肺气壅遏，可致白睛红赤、疼痛，或形成颗粒、肿核隆起；情志不舒，肝郁气滞，可致头额隐痛，眼珠压痛或转动时牵引作痛；若气滞导致血瘀，可造成眼底血管阻塞，视力骤降。

临床意义　百病皆生于气，故气机失调是眼病的重要病机之一。而真气生于先天肾，来源于后天脾，出入升降于肺，疏泄于肝，帅血贯脉而周行于心，任何一脏发生病变，则可导致气机失常，出现气虚、气陷、气逆、气滞方面的病症，影响眼的正常活动。故在临床上，维持气机的正常运行，对维持眼的正常生理功能有重要意义。

（路雪婧）

yǎn yǔ xuè

眼与血（the eye and the blood）

用中医理论阐述眼与血的内在联系以及相互影响的关系。

基本内容　明·傅仁宇《审视瑶函》云："目得血而能视。"肝藏血，开窍于目，有了血的正常运行，目才能正常视物。明·王肯堂《证治准绳》亦云："夫目之有血，为养目之源，充和则有发生长养之功，而目不病，少有亏滞，目病生矣。"说明目中之血是滋养眼目的源泉，太过与不及都易导致相应眼病，唯有气血调和方能目视清明。

《审视瑶函·目为至宝论》云："真血者，即肝中升运于目，轻清之血乃滋目经络之血也。此血非比肌肉间混浊易行之血，因其轻清上升于高而难得，故谓之真也。"血主要为营养、滋润的作用。眼中之血，称为真血，与肌肉间清浊相干之血不同，为轻清上承之血。

血虚　血虚不能上荣，常致头晕眼花。血不养胞，则胞睑苍白浮肿，睑内亦少血色。血不养眦，则眦部血络变淡红。血不养白睛，则干涩不润，血丝淡红，频频瞬目。血不养黑睛，则干涩失泽，甚至变混生翳。肝血虚少，而致升运目中之真血不足，可致眼底视网膜及其血管颜色变淡。真血不能养神水，则目涩羞明，珠痛不能视。《审视瑶函》云："精亏血少虚损，则起坐生花……血少神劳精气衰，则瞻视昏渺。"正是说真血不养神膏，可致视瞻昏渺，坐起生花。真血不养目系，则通光窍道不利，可致视物昏蒙或失明。若突然大量失血，可引起暴盲。

血热　清·顾锡《银海指南》云："夫血本阴类，其动者皆由于火，或外邪不解，而火郁于经，或纵饮不节，而火动于胃，遂使血热妄行，致成目赤眦疡。"说明血本属阴，若热邪侵入血分，邪热壅滞眼部经络，可致胞睑、白睛赤热肿痛；血热妄行于外，可致白睛溢血；血热妄行于内，可致眼底出血，视力减退以至失明。

血瘀　脉络中血行瘀滞，及目中离经之血凝聚，均可成瘀。血瘀外眼，可见胞睑青紫或肿硬，或睑内颗粒累累，或白睛血脉紫赤粗大，或白睛溢血，色似胭脂，或胬肉红赤，头尖而厚，或黑睛赤膜下垂，甚至血翳包睛。《审视瑶函》云："瘀血滞而贯睛，速宜开导……血紫赤而侵瞳，轻亦丧明。"清·黄庭镜《目经大成》亦云："血瘀灌涨，视不见，泪热如汤，碧水黏稠硬结。"正式指出血瘀眼内，多致视力减退，或血灌瞳神；若少量瘀血渗入神膏，则自视黑影飘逸；大量瘀血灌入神膏，则可致失明。若瘀血阻塞神水通道，可致眼珠变硬，暴发头痛珠疼，视力猝降。若血瘀眼眶之内，可致眼珠外突。

临床意义　心主血，肝藏血，脾统血。血之濡养、化生作用，使得眼目得以维持正常的生理活动。反之，当血虚、血热、血瘀时，则会引起相应目病。故在临床上，维持气血调和，方能目视清明。

（路雪婧）

yǎn yǔ jīnyè

眼与津液（the eye and fluid）

用中医理论阐述眼与津液的内在联系以及相互影响的关系。

基本内容　《灵枢·口问》中"液者，所以灌精濡空窍者也，……液竭则精不灌，精不灌则目无所见矣"，津液布散于包括目在内的空窍，起到滋润、濡养作用，是目之明视万物的重要物质基础。唐·王焘《外台秘要》："其眼根寻无他物，直是水耳。轻膜裹水，圆满精微，皎洁明净，状如宝珠。"说明眼内富含津液，才能维持圆润。

明·傅仁宇《审视瑶函》云："夫血化为真水，在脏腑而为津液，升于目而为膏汁。"说明眼中之神水、神膏，均为血化之真水。又云："神水者，由三焦而发源，先天真一之气所化，在目之内，……即目上润泽之水。"说明神水在外可润泽眼珠，保持着黑睛、白睛的润泽光滑。明·王肯堂《证治准绳·七窍门》："……内包黑稠神膏一函，膏外则白稠神水。""神膏者，目内包涵膏液，……由胆中渗润精汁，积而成者，能涵养瞳神。"说明神膏由胆汁渗润积聚而成，在内则涵养瞳神。另外，津液能补益脑髓，脑髓充足，则视物精明。

《审视瑶函》云："得之则真水足而光明，眼目无疾；失之则火邪盛而昏蒙，翳障即生。"又云："水衰则有火胜燥暴之患，水竭则有目轮大小之疾，耗涩则有昏眇之危。"指出真水足则目视正常，真水不足则生翳障而目视不明。

津液亏损 《审视瑶函》云："津液枯则目涩痛。"津液亏耗，目窍失养，在目外，可致泪液减少，目中干涩，白睛表面不莹润，黑睛暗淡失泽，甚至呈灰白色混浊，眼珠转动涩滞不灵；在目内，多致神水、神膏耗涩，不能涵养瞳神，导致视物昏蒙，或目无所见。若津液耗伤太甚，还可引起目珠向眶内凹陷。

水液停滞 津液运行障碍，则停聚为水。在外眼，如肺失宣降，水液滞留白睛，则白睛浮肿，甚至胀起如鱼脬；脾失健运，或肾阳不足，水湿上泛于目，则胞睑浮肿；在眼内，肺、脾、肾三脏所致水液停滞，俱能引起眼底水肿，脾虚湿盛常引起黄斑水肿，肾虚水泛可引起视乳头及其附近视网膜水肿。若大量水液积聚于视网膜之下，可导致视网膜脱离。

痰浊凝聚 积水成饮，饮凝成痰。水液停滞体内，遇阴气结聚或火气煎熬，则可变生痰饮。痰核结于胞睑，则胞核隆起，推之能移，按之不痛，皮色如常，称*胞生痰核*。热痰与瘀血相搏，可发为眼部肿瘤，或致珠突出眶。风痰阻滞目络，多见眼珠偏斜，转动受限，视一为二。如《审视瑶函》所言："夫目属肝，肝主怒，怒则火动痰生，痰火阻隔肝胆脉道，则通光之窍遂蔽，是以二目昏蒙，如烟如雾。"若痰浊化热、化火、生风、上攻目窍，则可暴发*绿风内障*等眼病致视物昏蒙。痰浊停滞眼内，亦可引起黄斑或视网膜出现渗出。

临床意义 津液具有滋润营养、补益脑髓、维持目珠形状及平衡阴阳的作用，使眼目得以维持正常的形态及生理活动，而当津液输布失调时，则会引起相应目病。故在临床上，维持津液之正常输布与运行，对眼病的治疗具有重要的指导意义。

（路雪婧）

wǔlún xuéshuō

五轮学说（five wheel theory）

借五轮以说明眼的解剖、生理、病理及与脏腑的关系，并用于指导临床辨证论治的理论。中医眼科将眼局部由外至内分为胞睑、两眦、白睛、黑睛和瞳神五个部位，分别内应于脾、心、肺、肝、肾五脏，命名为肉轮、血轮、气轮、风轮、水轮，总称五轮。

历史沿革 五轮学说源于《黄帝内经》，其中有关于眼与脏腑关系的论述。《灵枢·大惑论》谓："五脏六腑之精气，皆上注于目而为之精。精之窠为眼，骨之精为瞳子，筋之精为黑眼，血之精为络，其窠气之精为白眼，肌肉之精为约束，裹撷筋骨血气之精，而与脉并为系，上属于脑，后出于项中。"大体指出眼的各个部分与脏腑的关系。后代医家在此论述的基础上，进一步与眼的各个部位所分属脏腑的五行特性及生克乘侮等相结合，应用于临床实践，逐渐发展成了五轮学说。

据考，五轮一词最早见于晚唐·刘皓《刘皓眼论审的歌》，在我国现有医籍中，则以宋·王怀隐《太平圣惠方·眼论》的记载为早，本书首次论述了五轮学说："眼有五轮，风轮、血轮、气轮、水轮、肉轮，五轮应于五脏，随气之主也。"南宋·杨士瀛《仁斋直指方论》指出五轮的脏轮配属："眼属五脏，首尾赤皆属心，满眼白睛属肺，其上下肉胞属脾，两中间黑瞳一点如漆者，肾实主之。"元·危亦林《世医得效方》谓："白属肺，气之精，气轮；黑属肝，筋之精，风轮；上下睑属脾胃，肉之精，肉轮；大小皆属心，血之精，血轮；瞳仁属肾，骨之精，水轮……气轮病：因凌寒冒暑，受饮寒浆，肌体虚疏，寒邪入内。或痛或昏，传在白睛，筋多肿赤，视日如隔雾，观物似生烟。日久不治，变成白膜，黑暗难开。宜祛寒清热宣肺药……"对五轮病因、症状详细论述，开始记录相应治疗方法。明清时期多数著作都宗《世医得效方》之五轮学说。

明清时期，众多医家进一步补充完善了五轮学说。如明·李梴《医学入门》将五轮出现症状分虚实，对应治疗使五轮学说趋于完善。《银海精微·五轮八廓总论》谓："肝属木，曰风轮，在眼为乌睛；心属火，曰火轮，在眼为二眦；脾属土，曰肉轮，在眼为上下胞睑；肺属金，曰气轮，在眼为白仁；肾属水，曰水轮，在眼为瞳人。”明·王肯堂在《证治准绳》中说道：“金之精腾结而为气轮，木之精腾结而为风轮……岂非人身之至宝乎。”论述了其临床意义。又如明·傅仁宇《审视瑶函》提出“五轮所属论”以及“五轮不可忽论”，重点强调了五轮学说在眼科疾病辨证论治中的重要性，详细论述对应病证特征、系统治疗方法。至于将眼划分的各个部分名之为“轮”，《审视瑶函·五轮所属论》的解释是取“其像如车轮圆转运动之意”。而清·黄庭镜《目经大成·五轮》则这样解释：“目之为体，圆灵照耀，稽其元始，乃火蕴血，血化水，水养膏，膏护瞳神，气为运用，精华具萃，毫忽昭明，方以日月，定名曰轮，五行之迹，着于轮中，左阴右阳，顺逆旋转，名因之。”清·顾锡《银海指南·五轮解》谓：“目有五轮，禀于五行，原于五脏，轮取圆转层护，犹之周庐环卫，以奠皇居也。”清·马化龙《眼科阐微》在辨五轮病源用药论中运用五轮学说阐明了相关疾病的病因、病机。

随着诊疗技术的发展，近现代的各位医家在总结自己临床经验的基础上，也对五轮学说有了新的认识。如现代·张望之《眼科探骊》创五轮主方，形成五轮学说的理法方药辨证理论体系。又如现代·陈达夫《中医眼科六经法要》提出“目病，须分五轮，审八廓，辨六经”。陆绵绵在《中西医结合治疗眼病》中强调用中西医结合方法从生理、病理及眼底辨证等方面阐述五轮学说在现代眼科中的诊治应用。

基本内容 ①肉轮：指胞睑，在脏属脾，肉轮疾病常责之于脾胃。②血轮：指两眦，在脏属心，血轮疾病常责之于心和小肠。③气轮：指白睛，在脏属肺，气轮疾病责之于肺和大肠。④风轮：指黑睛，在脏属肝，风轮疾病常责之于肝胆。⑤水轮：指瞳神，在脏属肾，水轮疾病责之于肾和膀胱。

临床意义 五轮作为眼科独特学说的组成部分，受到了古往今来医家的重视，在临床中有着重要的地位，主要体现在以下3个方面。

眼与脏腑关系的重要组成部分 眼科认识眼与脏腑的关系，包括两方面内容。首先，《黄帝内经》所谓：“五脏六腑之精气，皆上注于目而为之精。”这是从整体的角度认识眼与脏腑的关系，说明五脏六腑皆与眼有关。其次，五轮学说则是眼与脏腑相关的另一方面，是根据中医学以五脏为中心的学术特点，从功能和部位相近的角度，把眼部组织划分为五个部分，以便与五脏相配属，分别与相应脏腑联属，以认识眼的生理、病理，所以五轮学说是从划分部位的角度，进一步说明眼与脏腑的关系，实质上是一种眼与脏腑的分属关系。可见五轮学说和眼与脏腑关系的理论核心相同，而互为补充，只是宏观与微观的区别，都有十分重要的临床意义。

作为眼病的分类依据 五轮把眼部划分为胞睑、两眦、白睛、黑睛、瞳神五个部分。在现代中医眼科学，则将其作为对眼病分类的依据。如胞睑疾病、白睛疾病、黑睛疾病等，代表着各自的一大类眼病。有部分眼病涉及多轮或其他原因无法用五轮进行分类者，则归入其他眼病类或眼外伤。

指导眼病的辨证论治 五轮分别与所属脏腑相应，轮为标，脏为本。轮之有症，可测脏腑之病理改变，脏之有病，可现于轮，临床上辨证论治中，由于五轮学说的运用，才使脏腑辨证及病因辨证能恰当地运用于眼病的证治。在强调五轮指导辨证论治的临床意义的同时，还要注意五轮与五脏的分属，不可分割开来，切勿机械的去理解，生克乘侮，相互传变，相互影响，多轮病变常有发生，况且还有实则泻其子，虚则补其母，安其未受邪之地等讲究。由此可知，眼科临证时，既要详查五轮，又不可拘泥于五轮，因为眼病与其他科疾病总的指导思想、原则是一致的，应注意从整体出发，四诊合参，将局部辨证与全身辨证综合起来，全面分析，才能得出正确的诊断及治疗方案。

（段俊国）

xuèlún

血轮（blood wheel） 两眦。其包括解剖学之眦部皮肤、结膜、血管及内眦的泪阜、半月皱襞和泪道的起端。上和下睑弦鼻侧联合处交角钝圆，称大眦，又称内眦；颞侧联合处交角锐小，称小眦，又称锐眦、外眦，眦部白睛之血络稍多，大眦内尚有一红色肉状隆起，亦属络的范畴。眼眶前部外上侧有泪泉，开窍于小眦内面的上方，以上络中之血及泌出之泪，皆具润养眼珠的作用。上、下睑弦近大眦处各有一小窍，称泪窍，为排泄泪液通道的起点。两眦在脏属心，心主血，故称血轮。因心与小肠相表里，所以，血轮疾病常责之于心和小肠。

（段俊国）

ròulún

肉轮（flesh wheel） 胞睑。其包括解剖学之眼睑皮肤、皮下组织、肌肉、睑板和睑结膜。胞睑分上、下两部分，能够开合，起保护眼珠的作用。其位于上部者，称上胞或上睑，位于下部者，称下胞或下睑。上、下睑之间的裂缝称睑裂。围绕睑裂的上、下睑游离缘，称睑弦，生有排列整齐的睫毛。胞睑在脏属脾，脾主肌肉，故称肉轮。因脾与胃相表里，所以，肉轮疾病常责之于脾胃。此外，清·张璐《张氏医通·七窍门》还认为胞睑“上属脾而下属胃”。

（段俊国）

qìlún

气轮（qi wheel） 白睛。其包括解剖学之球结膜和前部巩膜。为眼珠的外壁。其表层无色，薄而透明，称白睛外膜；里层白色，质地致密而坚韧，具有保护跟球内部组织的作用。白睛在脏属肺，肺主气，故称气轮。因肺与大肠相表里，所以，气轮疾病常责之肺和大肠。此外，白睛环绕黑睛周围，紧密相连，若有病变，容易相互影响。

（段俊国）

fēnglún

风轮（wind wheel） 黑睛。其为近代主要指解剖学之角膜，因能透见其后方虹膜之黑褐色而得名。位于眼珠前部的中央，质地透明而坚韧，为光线进入眼内的必由之路，并有保护瞳神及其他眼内组织的作用。黑睛在脏属肝，肝主风，故称风轮。因肝与胆相表里，所以，风轮疾病常责之于肝胆。此外，黑睛后方与黄仁相邻，二者之间有一间隙，其中充满透明的神水。黄仁中央的圆孔即瞳神，故黑睛疾病病邪深入时，容易影响黄仁、神水，波及瞳神。

（段俊国）

shuǐlún

水轮（water wheel） 瞳神。狭义专指解剖学之瞳孔；广义的瞳神不仅指瞳孔，还包括房水、晶状体、玻璃状体以及葡萄膜、视网膜、视神经等，水轮一般指广义的瞳神。正常瞳神形圆，位于黄仁中央，能展能缩，清莹幽深，内含神水、晶珠、神膏以及构成眼珠内壁的视衣等，是眼的主要部分。五轮学说原主张瞳神在脏属肾，肾主水，故称水轮。因肾与膀胱相表里，所以水轮疾病责之于肾和膀胱。但由于瞳神结构复杂，经古今不少医家的实践证明，其生理、病理不仅与肾和膀胱有关，与其他脏腑也有密切的关系。此外，黄仁位居黑睛后方，黑睛之黑乃由黄仁所陪衬，因此，古人在生理上常把黄仁划入风轮。然而，黄仁为眼内组织，瞳神直接由黄仁围成，黄仁是否正常，关系到瞳神的功能。凡黄仁发病，必定引起瞳神病变，故黄仁病变不属风轮，尽皆归于水轮。以上事实说明，黄仁无论在生理或病理上与瞳神的关系远较黑睛密切。因而，从实际出发，现将黄仁生理及其病变一并归入瞳神，即水轮来讨论。

（段俊国）

bākuò xuéshuō

八廓学说（eight regions theory） 将眼珠表面划分为属于不同脏腑的八个廓位，在病理情况下，通过观察廓位脉络变化来了解眼与脏腑内在生理、病理关系，进而指导临床辨证论治的学说。八廓学说为中医眼科所特有的传统理论之一，是脏腑学说在眼科的具体运用，对于指导外障眼病特别是白睛疾病临床诊疗有一定意义。由于八廓学说在其形成、发展过程中存在认识上的分歧，使其临床应用受到限制，不及五轮学说普及广泛。

历史沿革 中医眼科八廓学说的起源，可追溯到《灵枢·九宫八风》，但八廓一词首见于南宋·陈言《三因极一病证方论·眼叙论》：“故方论有五轮八廓，内外障等，各各不同，尤当分其所因，及脏腑阴阳，不可混滥。”同时期宋·严用和《济生方》：“方论有五轮八廓，内外障等之证。”但两书均无相应具体内容，《眼科龙木集·八廓歌》首次记载了八廓学说的具体内容，对八廓名称、每一廓位所对应的脏腑及病因、病证进行了描述，但未指出廓位的具体位置，即所谓有名无位。元·危亦林《世医得效方》，在“五轮八廓”中，对此前的八廓学说进行了完善，首次进行了眼表的八廓配位并绘制八廓图，并为八廓配上八卦副名，使八廓与八卦相联系，在八廓与脏腑的配属上，采用了与五轮重叠法，同时在前人的基础上，对各个廓位眼病的病因、病机及临床表现进行了补充、完善，对八廓学说的发展，发挥了重要作用。《银海精微》重视八廓学说，在其“卷上”中，分别在“五轮八廓总论”“八廓之图”“八廓图式”三个章节中论述了八廓学说，但内容存在混乱之处，对八廓的配位采用了有名无位和五轮重叠并存的方式。明清时期医家对八廓学说的认识存在分歧，大致分为肯定派、怀疑派、否定派，各医家的热烈争鸣推动了八廓学说发展。明·王肯堂《证治准绳》对八廓学说的贡献尤为突出，该书首次结合八卦、方位、经络、脏腑对八廓进行较系统的论述，确定了八廓的定位方法，并对八廓的含义及廓位名称进行了解释。

明末傅仁宇对八廓学说十分推崇，在明·傅仁宇《审视瑶函》中纂“八廓所属论”，基本全盘照录了《证治准绳》的论述，同时撰写了“勿以八廓为无用论”，强调八廓学说的重要性，并对验廓认病的具体方法进行了阐述，使八廓学说更接近于临床实用性。清·顾锡《银海指南》中撰“五轮八廓大略”“八廓解”“轮廓”，对《证治准绳》八廓学说进行补充和发挥。近代中医眼科专家陈达夫重新考订八廓名称、四正四隅方位及与六腑、包络及命门的对应关系，并加以详细解释说明，陈达夫认为八廓学说主要用于某些特定眼病的诊断，现代·陈达夫《中医眼科六经法要·眼科开卷明义》即强调：“八廓，是说某种眼病发生的表现，并非每个病员都有廓病，更不是一般正常的人也分八廓。”指出在具体疾病诊断运用方面，以气轮上血丝为凭，以辨何腑之受病。

基本内容 八廓学说是建立在脏腑学说基础上发展的一种眼病辨证方法，为传统中医眼科的基本理论之一。现认为八廓为白睛上四正四隅的八个方位，即震东、兑西、离南、坎北、艮东北、坤西南、乾西北、巽东南、左顺数、右逆推、震近鼻、兑向耳。八廓学说重点反映眼与六腑的关系，即乾廓属手阳明大肠；坎廓属足太阳膀胱；艮廓属手厥阴心包；震廓属命门；巽廓属足少阳胆；离廓属手太阳小肠；坤廓属足阳明胃；兑廓属手少阳三焦。八廓辨证在眼病辨证论治具体运用方面，是通过观察气轮上血丝状态，或粗细连断，或乱直紫赤，起于何位，侵犯何部，以确定脏腑之受病。以气轮血丝为凭，一是血丝正居廓位；二是从白睛周边部伸向风轮；三是特别粗大，或者独显一二缕。若见满目血丝，而某廓血丝特甚者，多属表证；若某廓血丝一二缕者，则属里症，或属虚症。凡廓上血丝深红紫赤，或紫黑者，皆是相应脏腑中的热甚伤血，血热成瘀的表现。

临床意义 八廓的脉络，在通常情况下是隐伏不显的，只有当相应的脏腑病变反映到廓位上时，其经脉才显露症象。通过观察不同廓位白睛血脉丝络的状况，为眼病辨证提供依据，属眼科局部辨证方法之一。八廓学说主要用于某些特定眼病的诊断，对于提高眼表疾病的临床诊疗水平具有重要意义。

（周华祥）

qiánkuò

乾廓（qian region） 眼的八廓名称之一。系用八卦命名的廓位，其位置在瞳孔颞下方白睛。明·王肯堂《证治准绳·七窍门》又称传道廓：“乾居西北，络通大肠之腑，脏属肺，肺与大肠相为阴阳，上运清纯，下输糟粕，为传送之官，故曰传道廓。”清·吴谦《医宗金鉴·眼科心法要诀》及清·黄庭镜《目经大成》认为此廓位于白睛，属大肠。清·沈金鳌《杂病源流犀烛》：“乾天属肺，位睛中间。”清·张璐《张氏医通》：“大肠之府为天廓。”现代·陈达夫《中医眼科六经法要·眼科开卷明义篇》：“乾西北”“乾天名传导廓，属大肠”。综上所述，乾廓与肺和大肠的关系密切，临床应用中，若见乾廓异常，可结合肺与大肠症候辨证论治。

（周华祥）

kǎnkuò

坎廓（kan region） 眼的八廓名称之一。系用八卦命名的廓位，其位置在瞳孔正下方白睛。明·王肯堂《证治准绳·七窍门》又称津液廓：“坎正北方，络通膀胱之腑，脏属于肾，肾与膀胱相为阴阳，主水之化源以输津液，故曰津液廓。”清·黄庭镜《目经大成》卷一称为宣化廓：“坎为神膏，络通膀胱之腑，脏属于肾……，曰宣化廓。”清·张璐《张氏医通》卷八：“肾之府为水廓。”现代·陈达夫《中医眼科六经法要》：“坎水名津液廓属膀胱。”综上所述坎廓与肾与膀胱的关系密切，因此在临床中可将它们联系起来进行辨证施治。

（周华祥）

gěnkuò

艮廓（gen region） 眼的八廓名称之一。系用八卦命名的廓位，其位置在瞳孔鼻下方白睛。明·王肯堂《证治准绳·杂病》又称会阴廓：“艮位东北，络通上焦之腑，脏配命门，命门与上焦相为阴阳，会合诸阴，分输百脉，故曰会阴廓。”但对于艮廓的脏腑络属，历代医家的认识存在一定分歧，清·黄庭镜《目经大成》：“艮为上睑，络通命门。”清·沈金鳌《杂病源流犀烛》却认为“艮山廓，属胆，位神光”。清·张璐《张氏医通》也认为艮廓属胆，但有名无位：“胆之府为山廓”。现代·陈达夫《中医眼科六经法要》认为“艮山名会阴廓属包络”。因此，艮廓与上焦及命门等的关系较为紧密，临床上可三焦、心包络综合分析，辨证施治。

（周华祥）

zhènkuò

震廓（zhen region） 眼的八廓名称之一。系用八卦命名的廓位，其位置在内眦部白睛。对震廓的脏腑络属及在眼表的位置，历代医家认识存在较大分歧，明·王肯堂《证治准绳·杂病》又称清净廓，并认为内属肝胆："此廓即震廓，震正东方，络通胆府，脏属于肝，肝胆相为阴阳，皆主清净，不受秽浊，故曰清净廓。"清·黄庭镜《目经大成》："震为青睛，络通胆之腑。"清·沈金鳌《杂病源流犀烛》认为震廓属小肠："震雷廓，属小肠，位白睛上截向小眦。"现代·陈达夫《中医眼科六法经要》称之为抱阳廓，属足太阳膀胱经，并对此阐述为："震雷名抱阳廓，属命门者，系因这个命门，不是左肾右命门的命门，也不是两肾之间的命门，而是内经所谓的太阳结于命门，命门者目也的命门，而太阳经脉起目内眦，是当震位，震为雷，为阴中之阳，二阴一阳，阴爻在外，阳爻在内，所以，称为抱阳廓。"综上所述此廓与肝胆及足太阳膀胱经关系密切，临床上辨证可与之结合运用。

（周华祥）

xùnkuò

巽廓（xun region） 眼的八廓名称之一。系用八卦命名的廓名，其位置在瞳孔鼻上方白睛。明·王肯堂《证治准绳·杂病》："巽位东南，络通中焦之腑，脏属肝络，肝与中焦相为阴阳，肝络通血以滋养，中焦分气以化生，故曰养化廓。"清·黄庭镜《目经大成》："巽位金井，经引髓海，络连肝膈。"现代·陈达夫《中医眼科六法经要》认为"巽东南""巽风名清净廓，属胆者，系因胆腑素称清静也。"综上所述此廓与肝胆、中焦关系密切，临床上应辨证运用。

（周华祥）

líkuò

离廓（li region） 眼的八廓名称之一。系用八卦命名的廓名，其位置在瞳孔正上方白睛。明·王肯堂《证治准绳·杂病》也称为胞阳廓："离正南方，络通小肠之腑，脏属于心，心与小肠相为脏腑，为谓阳受盛之胞，故曰胞阳廓。"对离廓的脏腑归属，历代医家认识比较统一，多认同属心与小肠，但对其具体位置则有分歧，如清·黄庭镜《目经大成》认为其实廓位在内眦："离为内眦，络通小肠之腑，脏属于心。"现代·陈达夫《中医眼科六法经要》认为"离南""离火为养化廓，属小肠"，认为此廓位于白睛正上方。综上所述此廓与心、小肠关系密切，临床上应辨证运用。

（周华祥）

kūnkuò

坤廓（kun region） 眼的八廓名称之一。系用八卦命名的廓名，其位置在瞳孔颞上方白睛。明·王肯堂《证治准绳·杂病》："坤位西南，络通胃之腑，脏属于脾，脾胃相为脏腑，主纳水谷以养生，故曰水谷廓。"现代·陈达夫《中医眼科六法经要》也认为"坤西南""坤地为水谷廓，属胃腑"。综上所述此廓与脾胃关系密切，因此坤廓病变可从脾胃辨证论治。

（周华祥）

duìkuò

兑廓（dui region） 眼的八廓名称之一。系用八卦命名的廓名。兑廓的廓位及相属脏腑历代医家分歧较大，明·王肯堂《证治准绳·杂病》："兑正西方，络通下焦之腑，脏配肾络，肾与下焦相为脏腑，关主阴精化生之源，故曰关泉廓。"清·黄庭镜《目经大成》："兑为锐，经走膻中，络及肾脂。膻中火之帅，肾脂体之充也。膻中与肾脂相为表里，主宗气动息，动应无方，息乃贞固，曰成能廓。"清·吴谦《医宗金鉴·眼科心法要诀》认为泽廓位附血轮，属三焦，从属于心。清·沈金鳌《杂病源流犀烛》："兑泽廓，属膀胱，位白睛下截向大眦。"现代·陈达夫《中医眼科六经法要》"兑西、兑泽为关泉廓，属三焦"。这些学说各持己见，可供参考。

（周华祥）

xuánfǔ xuéshuō

玄府学说（xuanfu theory） 中医眼科学术理论之一。金代刘完素对其学术思想进行了新的较全面的阐述，经后世医家不断完善而形成的眼科独特的辨证论治理论，在临床眼病的治疗特别是内障眼病的诊疗方面有重要价值。

历史沿革 玄府一词，最早见于《黄帝内经》，本义为人体体表排泄汗液的汗孔，如《素问·水热穴论》所谓："肾汗出逢于风，内不得入于脏腑，外不得越于皮肤，客于玄府，……，所谓玄府者，汗空也。"明末·张景岳在《类经》对此注释："汗属水，水色玄，汗之所居，故曰玄府，从孔而出，故曰汗空。"金·刘完素在继承《黄帝内经》思想的基础上，在《素问玄机原病式》（以下简称《原病式》）中对玄府理论进行了较系统论述，特别是从气机运行角度极大地丰富了玄府理论的学术内涵，谓："然玄府者，无物不有，人之脏腑、皮毛、肌肉、筋膜、骨髓、爪牙，至于世之万物，尽皆有之，乃气出入升降之道路门户也。"明·楼英在《医学纲目》中进一步补充、发挥了刘完素的玄府学说并运用于指导眼科临床："诚哉，河间斯言也！目盲耳聋，鼻不闻臭，舌不知味，手足不能运用者，皆由玄府闭塞，而神气出入升降之道路不通利。""盖肝主目，肝中郁解则目之玄府通利而明矣。”“盖目主气血，气血盛则玄府得通利，出入升降而明，虚则玄府不能出入升降而昏。”此后明·傅仁宇《审视瑶函》、清·黄庭镜《目经大成》、清·陈善堂《眼科集成》等众多眼科专著也先后对玄府学说进行了完善和发展。现代·陈达夫《中医眼科六经法要》提出“肝经玄府”“少阴经络玄府”等概念，用以阐释内障及外障眼病病机，强调临床治疗玄府不利所致眼病需补必兼通。

玄府学说自《黄帝内经》以来，历经不断完善和发展，现在已经成为中医眼科重要基础理论之一。

基本内容 眼的视觉功能除了依靠脏腑所产生的气、血、精、津等精微物质，通过经络不断上注于目外，还需目中作为气、血、精、津升降出入道路门户的玄府保持通利，使精微物质循行输布正常，目始得濡养，若玄府不利，气机升降出入失常，则气、血、精、津无以上注于目，目失所养；同时玄府也是神光发越于外的通光窍道，若玄府闭阻，则神光发越不畅，目视昏蒙甚至盲无所见。玄府不利所致眼病，临床主要表现为以下几种情况：①外邪入里，玄府郁闭。多由风、热、寒、水湿等外邪入侵肌肉腠理，或留滞经络，上攻于目；或外邪直接客于目中，闭阻目中玄府。风袭目中玄府，则目赤疼痛，痒涩流泪；火热邪气拂郁，玄府闭塞，则目赤肿痛，甚至盲无所见；寒邪闭塞目中玄府，则怕日羞明，泪如泉涌；湿邪蕴积目中玄府，则见肿胀渗出，湿烂胶黏。②气机失常，玄府不利。多由情志不和或肝胆、脾胃气机失常所致。肝胆气机不利，目中玄府瘀滞，则眼球胀痛，或转睛时有牵引痛；气机阻滞，或气动化火生风，风火上扰，血脉壅阻，玄府不利，神水淤滞，可引发绿风内障。脾胃气机升降失常，则清阳之气不能升运目窍，玄府不利，则视物昏花；浊阴上泛，则胞睑浮肿，神膏变混，眼底出现水肿、渗出。③脏腑失调，玄府阻滞。多因脏腑损伤，饮食失调，劳伤过度，或年老体衰，久病失养所致。脏腑功能失调，气、血、精、津无以化生，目窍失养，则目系变白，晶珠、神膏变混；通光玄府萎闭，变成青盲、雀目则视物昏蒙，甚至盲无所见。若肺、脾、肾、三焦功能失调，气化失司，水液代谢紊乱，以致水湿停滞，湿聚成痰，痰湿上泛，则眼底水肿、渗出，神膏混浊；痰湿阻闭玄府，则可致视物异色、视物易形、视瞻昏渺等。若气虚、气滞，眼底血络阻滞，玄府郁闭，则视力骤降，甚至失明。若内生火热之邪，灼伤目中血络，迫血妄行，溢于络外，闭塞玄府，轻则视物昏花，重则目无所见。

临床意义 熟悉玄府理论，对指导临床眼病辨证论治有重要意义。玄府失调的病因、病机复杂，临床表现变化多端，为虚为实，为寒为热，但大多与气机不畅有关，气不调之处即玄府病根之所在，因此，治疗玄府闭塞所致的眼病，当以祛除病邪，条达气机，通畅玄府为目的。

（周华祥）

yǎnbìng bìngyīn

眼病病因（etiologies of eye disease） 破坏人体的阴阳平衡状态而引起眼部疾病的原因。中医学认为人体是一个有机的整体，眼作为一个独立的器官，通过经络与脏腑形成紧密联系，共同产生并维持人体正常的视觉功能，凡破坏眼或脏腑经络生理平衡而导致眼病发生的因素就是眼病病因。眼病的致病因素广泛而复杂，其较常见者包括外感六淫、疠气、七情内伤、饮食失调、劳倦过度、外伤、先天因素、衰老因素以及药物因素等。

历史沿革 早在《黄帝内经》中即对眼病病因有所论述，如“气脱者，目不明”“久视伤血”等，但相关内容零散于各章节，未形成系统理论。隋·巢元方《诸病源候论》为我国最早的系统论述各科疾病病因、病机和证候的专著，其《巢氏诸病源候总论·目病诸候》对所载目病38候的病因进行了较系统的论述，涉及脏腑虚衰、气血不足、风邪热邪、痰饮瘀滞等方面，对中医眼科病因学的形成和发展产生了深远影响。唐·孙思邈《备急千金要方·目病第一》中指出“生食五辛，接热饮食，热餐面食，饮酒不已，房室无节，极目远视，数看日月，夜视星火，夜读细书，月下看书，抄写多年，雕镂细作，博弈不休，久处烟火，泣泪过多，刺头出血过多，上十六件并是丧明之本，养性之士宜慎护焉。又有驰骋田猎，冒涉风霜，迎风追兽，日夜不息者，亦是伤目之媒也”。首次从劳作起居、用眼卫生等角度提出了具体的眼病致病因素，对推动中医眼科病因学的发展做出了重要贡献。宋·陈言《三因极一病症方论·三因证治》中将“喜怒不节，忧思兼并”归为导致眼病发生的内因，将“数冒风寒，不避暑湿”归为眼病外因，将“嗜欲不节，饮酒无时，生食五辛，熟啖炙爆，驰骋田猎，冒涉烟尘，劳动外精”归为眼病的不内外因，三因学说被后世医家广为推崇并影响至今。此外，也有不少医家提出了独具特色的中医眼科病因学见解，金元时期寒凉派创始人刘完素认为六气过甚皆能化火，理法上强调火热之邪致病的危害性，主张目病皆属于热，张从正在此基础上，进一步将火热病因学说发展到了新的高度，在《儒门事亲·目疾头风出血最急说八》中提出的“目不因火则不病”的论点，产生了广泛影响。同为金元时期的李东垣，创立脾胃学派，在《脾胃论》中提出“九窍者，五脏主之，五脏皆得胃气乃能通利”“胃气一虚，耳、目、口、鼻，俱为之病”，金·李东垣《兰室秘藏》指出：“夫五脏六腑之精气，皆禀受于脾，上贯于目。脾者，诸阴之首也，目者，血脉之宗也，故脾虚则五脏之精气皆失所司，不能归明于目矣。”这些论述，均强调了脾胃因素在眼科疾病病因学中的重要意义，受这些学术思想影响，元·倪维德在中医眼科专著《原机启微·附方》中也提出了“夫窍不利者，皆脾胃不足之证”的观点。而清代末期的李氏藏书《眼科奇书》对眼病病因的认识则相对简单，即所谓“外障是寒”“内障是气”。以上学术观点，对中医眼科病因学的发展和完善均具有重要意义。

基本内容 中医眼科病因学，是中医眼科学的主要内容之一，是认识和治疗眼病的重要依据。中医眼科对眼病病因的认识，是在辨证论治理论和整体观思想的指导下，根据所导致眼病的发生、发展、变化、转归等临床表现，以及各种致病因素之间的相互影响，从而明确其性质和特点以指导眼病的诊断和治疗。眼病病因复杂，既有外感病因，也有内在病因，有局部因素，也有全身因素，此外药物、外伤、疫毒等均可成为致病病因而导致眼病的发生。在外感病因方面，风、寒、暑、湿、燥、火六淫邪气最为常见，六淫外犯可直接损伤眼目，也可从口鼻或肌肤入侵，循经上犯目窍，所致眼病以外障居多。喜、怒、忧、思、悲、恐、惊七情是以脏腑精气为物质基础的人体正常情志活动，但过度的情志异常，会导致气机升降紊乱，气血失和以及脏腑功能失调而发生眼病。其病因不同于六淫外犯，故又称为“七情内伤”，其中尤以愤怒、忧愁、悲伤、思虑所导致眼病更为多见。七情所致眼病，内障、外障均可发生，但以内障为主。此外，外伤、药物、劳倦、衰老、遗传等因素，均可导致眼病的发生。详细内容参见相关条目。

临床意义 病因作为原始启动因素，在眼病的发生、发展过程中，起到极其重要的作用，不同病因所导致的眼病其临床表现、发展规律、治疗方法及其预后转归均各有不同，而祛除病因则是取得临床疗效的关键环节。因此，掌握各种眼病病因的特点，即可根据眼病临床症状、体征及病史来推求病因，从而为临床制定有针对性的治疗方案提供依据，以达到祛除病因，改善症状，恢复健康的目的，这就是中医的辨证求因、审因论治，全面了解眼病的病因学知识，对于提高临床诊疗水平具有重要意义。

（周华祥）

liùyín

六淫（six climatic exopathogens） 中医眼科学常见的一类外感病因，即风、寒、暑、湿、燥、火六种外感病邪的统称。六淫致病在眼病中较为常见，特别在外障眼病中占主导地位。六淫致病，可以是某种邪气单独致病，但在多数情况下是两种或两种以上邪气复合致病。临床上，常根据眼病的临床表现来判断是何种邪气致病，即审证求因，并据此确定治疗方法。

基本内容 风、寒、暑、湿、燥、火作为六种外感致病邪气，其相关内容自《黄帝内经》以来历代多有详述，六淫之名见于宋·陈言《三因极一病证方论》，曰：“然六淫，天之常气，冒之则先自经络流入，内合于脏腑，为外所因。”“夫六淫者，寒暑燥湿风热是也。”清·顾锡《银海指南·六气总论》中指出：“天有五行，以御五位，以生寒暑燥湿风火，是为六气。当其位则正，过则淫。人有犯其邪者，皆能为目患。风则流泪赤肿，寒则血凝紫胀，暑则红赤昏花，湿则沿烂成癣，燥则紧涩眵结，火则红肿壅痛。”概括地描述了六淫所致眼病的临床特点。

临床意义 六淫为眼科临床常见致病因素，尤其在外障眼病中，由六淫所致者占比更大，因此了解六淫性质，掌握六淫致病特点，可提高中医眼科临床诊断和治疗水平，特别是对外障眼病的辨证论治有重要意义。

（周华祥）

fēngxié

风邪（wind pathogen） 具有轻扬开泄、善动不居、升发、向上、向外特性的邪气。六淫中的风邪为患，为外邪致病，与脏腑失调导致的内风为患有所不同。风邪致病在眼科疾病中占有较大比例，特别是外障眼病，大多与风邪有关。风邪具有以下特性及眼科致病特点：①风性轻扬，其性开泄，具有向上、向外的特点。头为诸阳之首，眼居高巅之上，易受外来风邪侵袭。风邪所致眼病，常表现为目痒、流泪、羞明、目涩、目劄、黑睛翳障。②风性善行而数变。风邪所致眼病常发病急骤，变化迅速，如突发眼部红肿、风牵偏视、口眼㖞斜等，若客于经络，则可致胞轮振跳，胞睑下垂等。③风为百病之长，六淫之首，常夹邪为患。如风与热合，则目赤肿痛，泪多眵结；风与湿并，则眵泪痒涩，眼睑肿胀湿烂。正如清·顾锡《银海指南·六气总论》所谓："目为外风所伤，其症眵泪肿痛，星翳渐侵，且风或挟热，则先头痛，眵黏臊，赤肿羞明。风或挟湿，则多泪作痒，沿烂恶明。风或挟燥，则眵硬多泪，眼皮紧急。风或挟寒，则时流冷泪，微赤羞明。"

治疗风邪所致眼病，临床多以发散祛邪为主，并根据兼夹邪气采取针对性措施，祛风清热、祛风散寒、祛风除湿、祛风止痒、祛风通络、祛风退翳等都是常用治法，大多临床疗效显著。

（周华祥）

huǒxié

火邪（fire pathogen） 具有炎上、易伤津耗气、生风动血，且易扰动心神特点的邪气。火邪特性及致病特点：①火为阳邪，火、热同性，热为火之渐，火为热之极。火热之邪，其性炎上，眼居清阳上窍，尤易为火热所伤，故临床多见火热证型目病。②火为阳邪，主升主动，火邪致病，大多疾病急，发展快，病情重，如胞肿焮痛、白睛红赤、黑睛生翳、黄液上冲、睛高突起、绿风内障等。③火性炎热，灼津伤络，迫血妄行，火热燔灼，上攻目窍，灼伤阴液则热泪如汤、眵多黄稠；灼伤眼部脉络则白睛混赤、胬肉攀睛、火疳等；热入血分，迫血外溢则白睛溢血、血灌瞳神，或眼底出血而成暴盲。④热胜则肿，火易致疡，火热之邪易致肌肉肿胀，腐烂成脓，常见胞眦红肿，甚至焮痛生疮、溃脓成漏、黑睛溃烂、眼珠灌脓。

（周华祥）

shīxié

湿邪（dampness pathogen） 具有易阻气机、重浊、黏滞、趋下等特性的邪气。湿邪特性及致病特点：湿邪为病，有内湿、外湿之分，外湿多由气候潮湿，涉水淋雨，居处潮湿等外在湿邪侵袭人体所致。内湿多由脾失健运，水湿停聚而生。伤于外湿，湿邪困脾，则湿从内生；脾失健运，水湿不化，亦易招外湿为患。湿邪虽有内外之分，然其性则一，为病都有下述特点：①湿为阴邪，黏滞久稽，湿邪侵袭人体，黏滞体内，难以祛除，故发病缓慢，病程长，缠绵难愈。②湿性重着，易阻气机，常致脾胃升降功能失调，清阳不升，浊阴不降，使眼失清阳温煦，湿浊之邪留滞，导致头重如裹，睑垂不举，视物昏暗。③湿性阴凝，易伤阳气，脾为中土，若被湿邪困阻，常致脾阳不运，水湿停聚而引发眼病。水湿上泛胞睑则胞肿如球；水湿滞留眼内，可致神膏混浊，眼底水肿、渗出，视物昏蒙，视瞻有色，云雾移睛，甚至视衣脱落而失明。④湿邪浊腻，病多污秽，湿邪伤目可见眵泪胶黏，睑弦赤烂，渗流黄水，白睛黄赤或污红，黑睛溃烂如腐渣，经久难愈。

（周华祥）

hánxié

寒邪（cold pathogen） 具有寒冷、凝滞、收引等特性的邪气。寒邪特性及致病特点：①寒为阴邪，易伤阳气，寒为阴邪，故眼部因寒邪所致的紫胀疼痛均喜温喜按，且温之则减，按之则舒；阳气受损，故寒邪所致外眼病，常兼有畏寒发热等卫阳受遏现象。②寒性收引，寒邪伤及头面，可致经脉拘急。③寒性凝滞，寒邪凝滞经络，致气血阻塞不通，则眼痛、头痛；寒邪凝滞眼睑血脉，则眼睑白睛血凝紫胀。

（周华祥）

zàoxié

燥邪（dryness pathogen） 具有易损伤肺脏、易耗伤津液等特点的邪气。燥邪特性及致病特点：①燥为深秋主气，秋有夏之余气者为温燥，秋禀冬之寒气者为凉燥，致目病者，以温燥居多。②燥邪伤目有明显的季节性。③燥为阳邪，其性干涩。④燥邪外侵容易耗伤体内阴精，若燥邪侵袭于目，可致睑弦红赤干痒，或生鳞屑，频频眨目，眼眵干结，白睛红赤少津，黑睛星翳时隐时现，涩痛不适。

（周华祥）

shǔxié

暑邪（summer-heat pathogen）

夏至以后，立秋之前，具有炎热、升散等特性的邪气。暑邪特性及致病特点：夏令主气，乃火热所化。①暑为阳邪，易伤津耗气，暑热之邪侵袭人体，容易耗损气血津液。若攻及目窍，灼伤脉络，则目赤肿痛，眵泪粘-黏稠；暑邪伤及元气，耗散津液，则脉虚无力。②暑多夹湿，阻碍脾运，由于夏季多湿，故暑邪往往兼夹湿邪，困阻脾胃，使中气不运。表现为胞睑重坠，目赤视昏，兼见胸闷泛恶，食少倦怠等症。

（周华祥）

lìqì

疠气（pestilential qi） 具有强烈传染性和流行性的外感致病邪气。又称疫疠、戾气、时气、毒气、天行。古代医家对此早有认识，《素问·刺法论》指出疠气致病特点："皆相染易，无问大小，病状相似。"《银海精微·天行赤眼》强调其传染性，认为疠气为"天地流行毒气，能传染于人，一人害眼传于一家，不论大小皆传一遍"。眼科所见疠气致病多表现温热性质，常侵袭白睛，临床特点为暴发赤眼，肿胀碜痛、怕热羞明，眵泪交加等，具有发病急骤、来势迅猛、传染性强等特点，一年四季都可发生，但以夏季为多。

（周华祥）

qíngzhì shītiáo

情志失调（emotions disorder） 喜、怒、忧、思、悲、恐、惊七情过度引起脏腑精气功能紊乱，而导致疾病发生的致病因素。情志是人们在日常生活中的心理活动表现，古人将其概括为喜、怒、忧、思、悲、恐、惊，称为七情。情志活动以脏腑精气为物质基础，在一般情况下情志变化为正常精神活动，不会致病。但当情志失调，七情变化过度，超出了机体的适应范围，则会造成脏腑功能失调而发生疾病。眼与脏腑、经络为一有机的整体，因此情志失调也是引起眼病发生的一类常见病因。

历史沿革 情志致病历来受到高度重视，古代医籍均有详细记载，《素问·阴阳应象大论》就明确指出"怒伤肝""喜伤心""思伤脾""悲伤肺""恐伤肾"。情志失调在眼科方面的相关理论，眼科医家也多有阐述，元·倪维德《原机启微·七情五贼劳役饥饱之病》中论述了五脏化生情志与眼病的关系："人有五脏，化为五气，以生喜怒忧悲恐。喜怒忧悲恐之发耶，发而皆中节，则九窍俱生；喜怒忧悲恐之发耶，发而皆不中节，则九窍俱死。故曰生于五藏，死于五藏。目，窍之一也。"清·黄庭镜《目经大成》中，从七情、六气相互作用的角度认识眼病的发生机制："七情内召，六气外从，且从且召，则生生自然之体，不为生生自然之用，以故克我冲我，乘我侮我，未能承制于阴阳脏腑之间，乃致其病。"清·顾锡《银海指南·七情总论》，较全面、系统地阐述了七情导致眼病的理论依据、发病机理及治疗原则。

基本内容 七情致病，主要影响脏腑气机，使之升降失调，气血功能紊乱。不同的情志变化，对脏腑有不同的影响，即《素问·疏五过论》所谓："离绝菀结，忧恐喜怒，五脏空虚，气血离守。"脏腑气机失调的表现，《素问·举痛论》概况为怒则气上，喜则气缓，悲则气消，恐则气下，惊则气乱，思则气结。眼受五脏六腑之精气而发挥视觉功能，今情志失调，导致脏腑功能紊乱气血失和则眼病丛生，其致病机理和特点为：①情志内伤，精血暗耗，情志活动有赖脏腑精气提供物质基础，若情志失常，则气血失和，脏腑内损，精气不能上注于目，使目失濡养，引起视物昏花，眼睫无力，不耐久视，或致圆翳内障，视瞻昏渺甚至青盲等眼部疾病。②情志失度，气机逆乱，七情过伤，可使人体气机升降失常气血功能紊乱而为病，血随气行，气机逆乱则血行不畅，或不循常道而妄行，以致清窍闭塞，目失濡养，或血溢络外发为暴盲。若情志过激，则肝气横逆，上冲于目，可致瞳神散大，引发绿风内障。③情志抑郁，日久化火，七情不畅，可使气机郁滞，郁火内生，上炎目窍致目系、视衣充血、肿胀、渗出，神膏混浊，瞳神散大或瞳神紧小，黑睛溃烂，黄液上冲等严重眼病。

情志失调为眼科常见致病原因，所致眼病临床较为常见，可发生为内障或外障，其中内障眼病相对较多。情志失调除可诱发眼病外，临床还应注意已患眼病者，病中受情志刺激会加重病情，或已向愈者，七情过激可导致病情复发。情志失调引起眼病，除眼部临床表现外，全身也多有相应症状，因此应将眼局部与全身症状结合，进行辨证论治，同时注意患者心理疏导，保持其情志安和。

临床意义 情志失调为日常生活中较常见的心理状态，也是眼科疾病重要的致病原因之一，由情志失调所导致的眼病有其独特的发病机理和临床表现，因此掌握情志致病的相关理论，对提高眼科临床辨证论治能力有重要意义。

（周华祥）

yǐnshí shīyí

饮食失宜（improper diet） 饥饱失常、饮食偏嗜、饮食不洁等导致疾病发生的致病因素。饮食为人体生理活动提供物质基础，是维持生命所必需的条件，脾胃为后天之本，饮食入胃，经脾运化，其水谷精微疏布五脏六腑，眼得五脏六腑之精气而发挥视觉功能，故饥饱失常、偏食和饮食不洁等均可损伤脾胃，从而导致眼病的产生。饮食失宜导致眼病主要表现在以下几种情况。①饥饱失常：过饥、过饱可损伤脾胃，导致运化失常，同时若长期进食不足，胃肠空虚，脾胃生化乏源，可致精气营血亏虚，不能上营于目而发生视瞻昏渺、雀目、青盲等；若饮食过量，嗜食肥甘，则形肥体胖，多痰多湿，易致消渴目病等。②饮食偏嗜：如过食辛辣厚味，或过食生冷，均可损伤脾胃，影响于目而变生诸疾。若过食辛辣厚味，内蕴湿热，化生痰浊上犯胞睑，可致胞睑疮疡、胞生痰核；攻冲眼内可致神膏混浊、视衣水肿甚至目珠贯脓。③饮食不洁：饮食不洁可致眼部寄生虫病，小儿饮食不洁，肠道染虫，日久虫多成积为疳，可发生疳积上目等病。

（周华祥）

láojuàn

劳倦（overstrain） 过度或长期的劳累疲倦，可损伤身体，成为致病因素。正常使用目力或日常劳作，劳形而无伤，并不致病，但超过承受限度则会导致脏腑受损、气血亏虚而发生眼病。作为眼科内伤因素，劳倦主要表现为劳目、劳心、劳力和房劳等方面。《素问·宣明五气》指出"久视伤血"，即过用目力，可导致目中真血受损；思虑劳心太过则损伤心脾，可致营血亏虚，阴精暗耗；《素问·举痛论》谓"劳则气耗"，说明劳力过度能耗散真元之气；房劳伤精损肾亦损伤真元。上述劳倦因素，均能伤气、伤血、伤精，使目中真气、真血、真精亏损，失其温煦濡养，变生眼疾，如暴盲、青盲、视瞻昏渺、五风内障等。此外，劳倦内伤也是影响眼病的发展和预后的不利因素，原有眼病者，不知养惜，可导致眼病加重甚至失明。

（周华祥）

wàishāng

外伤（eye trauma） 导致眼球及其周围组织受到意外伤害的致病因素。引发眼外伤的因素较多，常见的有以下几种。①异物入目：如尘埃、沙土等随风吹入眼内，或金属碎屑、玻璃细渣、麦芒、谷壳等飞溅入眼，或细小昆虫飞扑入眼等，这类细小异物主要黏附于胞睑内面及白睛、黑睛表面，引起涩痛流泪，不能睁眼，甚至赤痛生翳。②撞刺伤目：包括钝力和锐器。钝力致伤者，常由打击、碰撞、跌扑等引起眼部挫伤，根据致伤部位和程度不同而表现各异，可有胞睑瘀肿、目眶损伤、白睛溢血、血灌瞳仁、黄仁撕裂、晶珠混浊或脱位、视衣脱落、目系受损等；因锐器所伤者，常由竹签、木刺、铁丝、刀剪之类穿通眼球黑睛、白睛，亦可由锐小物体弹射或飞溅入目引起目珠穿通伤。③烧灼伤目：包括烫伤和烧伤。烫伤多由高温度的水、蒸汽、油及溶化的金属物质等造成；烧伤由火焰，或石灰、水泥、酸、碱及其他侵蚀性化学物质引起。此外，紫外线、红外线、X 线等射线也能灼伤眼部。眼部的异物伤、钝器伤、锐器伤、化学伤、热烫伤、辐射伤、毒虫咬伤等，均可使眼部组织受伤。眼部外伤后，常招致邪毒入侵，同时外伤也可影响脏腑经络、营卫气血失和而发生变症，如元·倪维德《原机启微·为物所伤之病》曰："今为物之所伤，则皮毛肉腠之间，为隙必甚，所伤之际，岂无七情内移，而为卫气衰惫之原，二者具召，风安不从。故伤于目之上下左右者，则目之上下左右俱病。"

（周华祥）

xiāntiān yīnsù

先天因素（congenital factor） 导致发生与生俱来的先天性眼病的致病因素。先天因素导致眼病，与禀赋异常有关，若胎孕异常，胎儿失养即可发生。先天因素导致与生俱来的眼病发生，通常是由于先代或父母基因遗传，或母体孕期将息不当，或情志刺激，或用药不当，邪气内结胎中，以致出现眼部发育畸形、缺损、异常，发生胎患内障、小儿青盲、高风雀目、视赤如白等。

（周华祥）

shuāilǎo

衰老（senescence） 由于年老体衰而导致眼病发生的病因。人至老年，脏腑功能减退，气血精液亏虚，不能上荣于目，可导致多种眼病发生，如《灵枢·天年》："五十岁，肝气始衰，肝叶始薄，胆汁始减，目始不明。"由于衰老而引起的眼病常见的有圆翳内障、视瞻昏渺、老视等。

（周华祥）

yīntāzhèng

因他症（secondarys ophthalmopathy） 由眼科以外其他疾病导致发生眼病的因素。在很多情况下，多种眼科以外的疾病都可导致眼病的发生，如明·王肯堂《证治准绳·七窍门上》："谓因患别病而害及目也。所致不同，有阴病而阴自伤，有阳病而阳自损，有寒病热药太过伤其神气，有热病寒药太过耗其精血。补者泻之，泻则损其元；泻者补之，补则助其邪。针砭之泄散真气，炮炙之激动火邪。"因他症导致眼病包括以下 3 个方面：①局部病变邪毒蔓延。如鼻渊邪毒侵犯目系而发生暴盲等。②全身病变引起：如消渴病引起的消渴目病，风湿痹病引起的瞳神紧小等。③药物不良反应。如药物过敏引起的风赤疮痍或眼丹，长期局部使用糖皮质激素眼药引起晶珠混浊、青风内障等。

（周华祥）

yǎnbìng bìngjī

眼病病机（pathogeneses of eye disease） 眼病发生、发展与变化的机理。眼病病机受邪气性质、感邪轻重、发病部位、脏腑强弱、正气盛衰等多种因素影响。人体是一个有机的整体，眼是人体不可分割的一部分，眼与脏腑经络在生理上相互依存，病理上相互影响。当致病因素引起机体阴阳失去平衡，气机升降失调，脏腑、经络、气血功能紊乱等都可能导致眼病发生。同时眼部病变也可引起经络、气血运行失常，并导致脏腑功能紊乱而出现病变。由于引起眼病的因素复杂多样，受邪机体存在个体差异，因此眼病病机比较复杂，主要包括脏腑功能失调、经络玄府失调、气血津液失调3个方面。

历史沿革 《黄帝内经》确立了中医学基本理论，对中医眼科病机学说的形成与发展具有深远影响，其中部分内容涉及了眼病病机，如《灵枢·大惑论》对邪入目系而导致的视物晕眩病机解释为："故邪中于项，因逢其身之虚，其入深，则随眼系以入于脑，入于脑则脑转，脑转则引目系急，目系急则目眩以转矣。"对胞睑开闭失常的病机也进行了详细的阐述："卫气不得入于阴，常留于阳，留于阳则阳气满，阳气满则阳跷盛，不得入于阴则阴气虚，故目不瞑矣。……，卫气留于阴，不得行于阳，留于阴则阴气盛，阴气盛则阴跷满，不得入于阳则阳气虚，故目闭也。"但针对眼病病机的相关理论多散见于各章节，缺乏系统理论。隋·巢元方《诸病源候论》，首次较系统地论述了眼病病机，"目病诸候篇"集中详细阐述了38种眼病病机，涉及胞睑、两眦、白睛、黑睛、瞳神等范围，对推动中医眼科病机学学术发展，发挥了重大作用，如对视物昏蒙的病机认识，在其"目茫茫候篇"中谓："夫目是五脏六腑之精华，宗脉之所聚，肝之外候也。腑脏虚损，为风邪痰热所乘，气传于肝，上冲于目，故令视瞻不分明，谓之茫茫也。凡目病，若肝气不足，兼胸膈风痰劳热，则目不能远视，视物则茫茫漠漠也。若心气虚，亦令目茫茫，或恶见火光，视见蜚蝇黄黑也诊其左手尺中脉，沉为阴，阴实者目视茫茫。"元·倪维德《原机启微》将眼病按病机分为风热不制之病、心火乘金水衰反制之病等18类，对眼病病机认识独到，阐述详明，将中医眼科病机理论提升到了新的高度。近代中医眼科学家陈达夫教授将伤寒学融于眼科，从六经辨证角度认识眼病机理，发展了中医眼科基础理论，其代表性学术著作《中医眼科六经法要》日益受到重视。

临床意义 中医学认为人体是一个有机的整体，眼作为一个独立的器官，通过经络与五脏六腑形成紧密联系，共同维持眼正常的生理平衡，不同的病因导致眼病的机理复杂多变，掌握病机理论，了解不同眼病的发生、发展变化规律，对于提高中医眼科临床诊疗水平具有重要意义。

（周华祥）

yǎnbìng zàngfǔ bìngjī

眼病脏腑病机（zang-fu pathogenesis of eye disease） 由于脏腑功能失调导致眼病发生、发展及变化的机理。眼通过经络与脏腑构成不可分割的有机整体，生理上相互依存，病理上相互影响，因此脏腑功能失调在眼病病机中占有重要地位，正如明·傅仁宇《审视瑶函·目为至宝论》曰："脏腑之疾不起，眼目之患即不生。"认识眼病的脏腑病机，须遵循整体观思想，既要把握一脏一腑的功能失调，也要注意脏腑之间以及脏腑与其他组织器官之间的内在联系和相互影响。

历史沿革 《灵枢·大惑论》："五脏六腑之精气，皆上注于目而为之精。精之窠为眼，骨之精为瞳子，筋之精为黑眼，血之精为络，其窠气之精为白眼，肌肉之精为约束，裹撷筋骨血气之精而与脉并为系，上属于脑，后出于项中。"确定了眼的不同部位与五脏的相属关系，奠定了中医眼科五轮学说的理论基础，对中医眼科学的发展影响深远。宋·王怀隐《太平圣惠方·眼内障论》提出"眼通五脏，气贯五轮"，进一步强调了眼与五脏的紧密联系及其依存关系。《审视瑶函·五轮不可忽论》曰："夫目之有轮，各应乎脏，脏有所病，必现于轮，势必然也……大约轮标也，脏本也，轮之有证，由脏之不平所致，未有标现证，而本不病者。"从轮脏标本的角度强调了脏腑功能失调与眼病临床表现之间的内在联系。这些理论都从眼与脏腑的依存关系角度，说明了脏腑功能失调与眼病之间的必然联系，但其具体病机理论散见于各方文献而缺乏系统论述。

基本内容 包括以下5个方面。

心和小肠 心主血脉，诸脉皆属于目，目得血而能视，心主藏神，目为心之使，心与小肠相表里。内外两眦血轮属于心。故心与小肠功能异常导致眼病的发病机理主要为以下5个方面：①心火亢盛。多由七情郁结、五志化火或过食辛热、温补之品所致。心火上炎于目窍，可致两眦红赤，胬肉赤肿，漏睛生疮，脓泪并作，眦帷赤烂等；心火炽盛，迫血妄行，可致视衣出血，血灌瞳神。②心阴亏虚。多由心神过劳，阴血暗耗或失血过多，或热病伤阴所致。阴不制阳，虚阳上扰，每见两眦淡红，隐隐作痛或干涩而痒，荧星满目，神光自现，视力缓降等。③心气亏虚。多由久病体虚或暴病伤阳耗气，或年高脏气衰弱所致，心气不足则鼓动乏力，可导致脉道瘀阻，或神光涣散或发越受阻出现视衣脉络怒张或纤细，视衣出血、渗出、水肿，或不耐久视、能近怯远、青盲、暴盲等。④心神不宁。心阴亏虚、心血不足，心神失养，或心火亢盛上扰神明，可致视物惑乱，目不识人。⑤小肠实热。多由心热下移小肠所致，可见口舌生疮，小便短赤，尿道灼痛等病症。

肝和胆　五脏中肝与眼的关系最为密切，肝藏血，肝受血而能视，肝主疏泄，肝气通于目，肝和则目能辨五色，肝脉本经上连目系，泪为肝之液，肝开窍于目，目为肝之外候，肝胆相表里。黑睛风轮内属于肝。肝胆与眼关系密切，故肝胆功能失调常导致眼病的发生。临床所见由肝胆功能失调引起的眼病有虚证、实证及虚实夹杂证三类，其表现也各不相同。①肝经风热：风热外邪侵袭肝经，循经上犯目窍，可见白睛红赤、黑睛星翳、瞳神紧小等。②肝气郁结：肝喜条达而恶抑郁，若情志不舒，或郁怒伤肝，致肝郁气滞，疏泄失司，可见眼珠胀痛、视瞻昏渺、青风内障、绿风内障甚至暴盲等。③肝火上炎：肝郁气结，日久化火，或五志过极引动肝火上炎，可致目赤肿痛、黑睛生翳、瞳神紧小、黄液上冲、视衣出血甚至引发绿风内障、暴盲等。④肝阴血虚：肝阴亏虚，肝血不足，可致目失濡养而见眼干涩不适、迎风冷泪、视物昏花、不耐久视、晶珠混浊、视瞻昏渺、青盲、夜盲等。⑤肝风内动：多由肝肾阴虚，阴不制阳，阳亢动风，风火相扇，上攻头目可致头痛如劈、眼胀欲裂、目赤视昏、瞳神散大等；若阴血亏虚，筋脉失养，虚风内动，可见胞轮振跳、目睛瞤动；肝风夹痰，闭阻经络，可致目珠偏视、口眼㖞斜等。⑥肝胆湿热：多由外感湿热，或内生湿浊，郁遏化热，蕴结肝胆所致。肝胆湿热上攻于目，可致聚星障、凝脂翳、黄液上冲、混睛障、瞳神紧小等病症。

脾和胃　脾主运化，升清，主肌肉，统摄血液，与胃相表里。胞睑肉轮属脾。脾胃运化水谷为后天之本，五脏六腑禀受脾胃精气上贯于目，脾统血则血循常道而目得血养，脾升胃降则清浊有别而目窍通利，脾主肌肉，胞睑肉轮属脾，故脾胃对眼的生理、病理有重要影响，正如金·李东垣《兰室秘藏·诸脉者皆属于目论》所谓："夫五脏六腑之精气，皆禀受于脾，上贯于目。脾者诸阴之首也，目者血脉之宗也，故脾虚则五脏之精气皆失所司，不能归明于目。"脾胃功能失调导致眼病，通常有虚实之别，虚证多由脾虚气弱或脾不统血所致，实证多由脾胃热盛引起。①脾虚气弱：脾虚气弱，清阳不升，脏腑精气化生不足且不能上养目窍，可致上胞下垂、不耐久视、视物昏蒙、胞睑疮疡不敛、黑睛溃陷难平等；脾失运化，湿邪上犯可致眼睑虚浮、神膏混浊、视衣水肿、视衣脱离。②脾不统血：脾主统血，血循常道有赖脾气统摄，脾虚气弱，统摄无权，则血溢于络外而发生出血性眼病，常见者如云雾飘移、血灌瞳神、视衣出血甚至暴盲。③脾胃热盛：多由感受湿热之邪，或饮食不节，过食肥甘酒酪，酿成湿热，内蕴脾胃，或胃热偏盛与情志郁火相并所致。脾胃湿热上犯胞睑，则见胞睑皮肤湿烂、红赤痒痛，热盛肉腐，则见针眼、疮疡等；湿热熏蒸，上干清窍，可致黑睛生翳，神水不清，瞳神紧小，黄液上冲，神膏混浊，视衣水肿、渗出。

肺和大肠　肺主气，司呼吸，主宣发，外合皮毛，主肃降，通条水道，与大肠相表里。白睛气轮属肺。若肺气失调，大肠传导异常，腑气不通，则气、血、津液运行失常，目病丛生。由于肺属卫主表，白睛内属于肺，故肺与大肠功能失调所致眼病以邪气外犯的白睛疾病常见。①外邪犯肺：多指风寒、风热或他邪袭肺，肺失于宣降，导致卫外失调，气血津液壅滞，引起白睛红赤、肿胀，偏热者血脉纵横，粗大虬曲，或白睛混赤，甚至暴赤肿痛；偏寒者血丝淡红、泪多清稀。②肺气虚：多由老年体弱或久病亏虚所致。肺气虚则视物不明，肺气不固则见眼前白光闪烁、云雾移睛，甚至视衣脱落。③肺阴虚：多由燥热犯肺，耗伤肺阴引起，肺阴不足，目失润养则见白睛干涩、赤丝隐隐难消，或发生金疳等病症。④肺热壅盛：多由外感热邪，或风寒郁久化热所致。肺热上扰，则白睛红赤肿痛、眵泪胶黏；肺火亢盛，灼伤脉络，血溢络外，则见白睛溢血；血热相搏，滞结于白睛深处发为火疳，则见白睛里层紫红色隆起，疼痛拒按；火热炽盛，肺金凌木，可致黑睛生翳。⑤热结肠腑：大肠积热，腑气不通，肺失肃降，在眼部可出现白睛红赤壅肿等病症。

肾和膀胱　肾为先天之本，主藏精，目中真精源自肾精。肾寓阴阳，为人体阴液阳气之根。肾主水，其气化功能正常则水液敷布、代谢循常道而水不犯目。肾与膀胱相表里。水轮瞳神属肾。所以肾与膀胱功能失调可引起眼病，尤其是瞳神疾病。①肾精不足：多由年老精亏，久病伤肾，房劳伤精，或先天禀赋不足等因素所致。目中真精由肾精升华而成，为视觉产生的物质基础，肾精不足则真精亏虚，瞳神失养，临床见视物昏花，头晕目眩，晶珠、神膏混浊，夜盲，青盲，甚至盲无所见。②肾阴亏虚：多由热病伤阴，或年老体衰，劳倦内伤所致，肾阴为人体阴液源泉，肾阴亏虚，阴精不能上濡头目，常见头晕目眩、眼干不适、视瞻昏渺、高风内障、圆翳内障等；肾阴亏虚，阴不制阳则虚火上炎，可致目痛羞明、黑睛生翳、抱轮红赤、瞳神干缺、视衣出血反复发作等。③肾阳虚衰：多由年老、久病损伤真阳，或房劳伤肾，或先天禀赋不足，素体阳虚所致。肾阳为人体元阳之根，目之神光发于命门，肾阳亏虚，则命门火衰，神光不能发越于远处，以致能近怯远；肾阳虚，目失温煦，则致晶珠、神膏渐变混浊，视力缓降；阳衰不能抗阴，则致雀目内障；肾阳虚衰，汽化无力，则水湿潴留，上泛目窍，可见视衣水肿、渗出，甚至视衣脱落。④热结膀胱：热邪下注，蕴结膀胱，膀胱气化失司，导致小便淋涩不利；湿热熏蒸，上蒙清窍，可致目赤头昏。

临床意义　眼得五脏六腑之精气方能维持正常生理功能，眼与脏腑之间为轮脏标本的关系，脏腑功能失调，必然引起眼病的发生，而每一脏每一腑又各有其自身的生理、病理特点，其功能失调的发病机理也各不相同，因此掌握了脏腑功能失调导致眼病发生、发展及变化的机理，可在中医眼科临床工作中运用脏腑辨证理论，审证求因，采用更有针对性的治疗方法，从而提高眼病辨证论治临床效果。

（周华祥）

yǎnbìng jīngluò bìngjī

眼病经络病机（meridian pathogenesis of eye disease）　由于经络功能障碍导致眼病发生、发展与变化的机理。经络是运行全身气血，联络脏腑肢节，沟通表里上下，调节人体各部分的通道。眼通过经络的联系，与五脏六腑构成有机的整体，宋·王怀隐《太平圣惠方》所谓“眼通五脏，气贯五轮”，在五脏、五轮之间发挥贯通、联络作用者即是经络。故经络功能障碍，可致气机不畅、气血阻滞，五脏六腑之精气不能输于目，则目失所养，也可因邪气循经上攻目窍，从而发生各种眼病。

历史沿革　眼与经络的关系，早在《黄帝内经》里就受到了高度重视，如《灵枢·邪气脏腑病形》即指出：“十二经脉，三百六十五络，其血气皆上于面而走空窍，其精阳气上走于目而为睛。”经络也受到了历代眼科医家的普遍关注，明·傅仁宇在《审视瑶函·识病辨症详明金玉赋》中就强调：“症候不明，愚人迷路；经络不明，盲子夜行，可不慎乎!”古代文献存在较多眼病经络病机的记载，如《灵枢·寒热病》曰：“入脑乃别阴跷阳跷，阴阳相交，阳入阴，阴出阳，交于目锐眦，阳气盛则瞋目，阴气盛则瞑目。”但是相关论述多散见于各文献章节，缺乏系统论述。

基本内容　常见的经络失调导致眼病的病机主要有以下2个方面：①经络闭塞，目窍失养。气机条畅，经脉通利，才能流通疏布五脏六腑之精气于目窍，若外感六淫，或内伤七情，或头目外伤，均可致经络萎闭不畅，使气、血、精、津不上荣于目而发生青盲、雀目、圆翳内障等；若经脉闭塞，目中玄府不利，气机升降失调，则可发生青风内障、绿风内障、目系暴盲等危急重症。②邪气循经犯目。由于外感邪气，循经入里，或脏腑功能失调，邪由内生，循经入目。如风热犯肺，循肺经上扰白睛，可致白睛红赤、畏光多泪；心经实火循经入目，可致两眦赤脉粗大、漏睛生疮；肝经实火循经入目，可致黑睛生翳，甚则溃烂；脾胃积热循经入目，可致胞睑红肿热痛。

临床意义　经络联属眼与五脏六腑，既是气血精津输送的通道，也是气机升降出入的门户，其功能状态与眼的生理、病理密切相关。因此，掌握眼病的经络病机，对眼科临床具有以下重要意义。①循经诊断：根据眼病的症状和体征，结合经络循行分布在眼部的具体位置及其络属的脏腑进行诊断。②指导用药：在眼病经络病机理论指导下，根据眼病临床症状、体征，明确其致病经络、脏腑，在辨证论治的基础上，选用相应归经药物，以起到引药入经，直达病所的效果。③指导针灸：针灸治疗是以经络学说为理论基础的常用治疗方法，利用经络联属脏腑，沟通内外，运行气血的特性，使用针灸刺激腧穴，可以达到调理经络气血及脏腑机能，扶正祛邪以治疗眼疾的目的。

（周华祥）

yǎnbìng qìxuè bìngjī

眼病气血病机（qi-blood pathogenesis of eye disease） 由于气血失调导致眼病发生、发展及变化的机理。气血为人体生命活动的物质基础，气是构成人体和维持生命活动的精微物质，也是脏腑功能活动的表现。血是循行于脉中的红色液体，濡养人体脏腑组织器官，由脾胃运化的水谷精微所化生，是生命活动不可或缺的营养物质，《素问·调经论》曰：“人之所有者，血与气耳。”气血也是维持眼正常功能的根本保证，因此气血异常，必然导致眼病的发生。

历史沿革 气血作为人体生命活动的物质基础和功能表现，历来受到高度重视，相关文献内容极其丰富。气血与眼的相关性在《黄帝内经》中就有大量记载，如《素问·五藏生成》“肝受血而能视”，《灵枢·决气》“气脱者，目不明”等。后代医家也多有论述，如明·徐春甫在《古今医统大全·眼科》里指出：“目得血而能视，故血为之主，血病则目病。”清·顾锡在《银海指南》中列“气病论”“血病论”两章，对气、血与眼的生理关系、病理影响及临床症候进行了较详细的阐述，对后世眼病气血病机的认识有重要影响。

基本内容 包括以下2个方面。

气与眼的关系 气对眼的主要作用，可归纳为4个方面：①卫外作用。气具有对外防御作用，人体抵御外邪，主要依赖气的卫外作用，即《黄帝内经》所谓“正气存内，邪不可干”“邪之所凑，其气必虚”。眼居头面部，易受六淫、疫毒侵袭，若气虚卫外乏力，则易感外邪而发生针眼疮疡、暴风客热、天行赤眼、黑睛星翳等眼病。②推动作用。人体的生长发育，脏腑经络的生理活动以及精、血、津液的运行输布等都依赖气的激发和推动。目中之气又名真气，真气冲和流畅，则目视精明；若有亏滞，推动乏力，或气机逆乱则目中血停湿聚，气滞、气逆而百病丛生，目视不明。③固摄作用。目中真气的固摄作用，主要体现在3个方面，一是固摄血液，使目中真血不失常道，运行于脉络之中。若固摄乏力，则血溢络外而发生视衣出血、云雾移睛、血灌瞳神等；二是固摄泪液，若真气亏虚，固摄乏力则迎风流泪、无时冷泪；三是固摄瞳神，瞳神聚散有常，收放自如，依赖目中真气的固摄作用，若真气受损，则瞳神散大不收、目视昏蒙。④温煦作用：气具有温养、气化、鼓动作用，即战国·扁鹊《难经·二十二难》所谓“气主煦之”，若目中真气温养乏力，则目窍脉络收引，血瘀气滞、紧涩疼痛，上睑下垂，胞睑、黑睛溃陷难敛，晶珠混浊等；气化乏力则湿聚水停而见胞睑虚浮、视衣水肿，甚至视衣脱落；鼓动乏力则神光暗弱，可致能近怯远、夜盲、青盲，甚至暴盲等。目中真气源自人体元气，明·王肯堂《证治准绳·七窍门上》称其“乃先天真一生发之元阳也”。因此，目中真气与人体脏腑之气、经络之气同源同理，临床辨证常见气虚、气陷、气滞、气逆等证型。

血与眼的关系 血是维持生命活动的基本物质之一，也是视觉功能赖以存在的基础物质，故金元·刘完素《素问宣明论方·眼科总论》曰：“目得血而能视。”流注于眼中之血液，明代以后的眼科医家均称其为真血。《证治准绳·七窍门上》曰：“真血者，即肝中升运滋目经络之血也。此血非比肌肉间易行之血，因其脉络深高难得，故谓之真也。”目中真血为养目之源，若亏耗不足或运行不畅均可导致眼病发生，如《审视瑶函·开导之后宜补论》曰：“夫目之有血，为养目之源，充和则有生发长养之功，而目不病，少有亏滞，目病生矣。”导致眼病的血证病机多为血热、血虚、血瘀3种。①血热：有虚实之分，血分实热多由外感邪热或脏腑积热侵入血分所致，在眼部可见胞睑疮疡、白睛红赤、赤丝虬脉、胬肉肥厚、瞳神紧小、黄液上冲；若血热迫血妄行，则可为络损暴盲、血灌瞳神等。血分虚热多由热病伤阴或肝肾阴亏所致，虚热入于血分，可致目络红赤而血丝细密，虚火灼伤目络，溢于络外，则反复发生白睛溢血、云雾移睛、视衣出血。②血虚：多因化生不足或失血过多所致，在眼表现为胞睑、白睛血络淡红不鲜，目睛干涩，不耐久视，视物不清等。③血瘀：气虚推动无力，气机不畅或寒邪入络，或外伤瘀血未消等，均可成为引起脉络瘀阻，血行不畅而见胞睑瘀肿，白睛、视衣血脉迂曲紫赤，视衣出血等。

临床意义 气血是人体生命活动的物质基础，又是脏腑功能活动的外在表现，气血的充裕和畅对眼功能有重大影响，因气、血功能异常而导致的眼病在临床极其常见，因此，掌握眼病的气血病机，对提高中医眼科诊断、治疗水平具有重要意义。

（周华祥）

yǎnbìng jīnyè bìngjī

眼病津液病机（fluid pathogenesis of eye disease） 由于津液失调导致眼病发生、发展及变化的机理。津液为人体内正常水液的总称，《素问·经脉别论》："饮入于胃，游溢精气，上输于脾，脾气散精，上归于肺，通条水道，下输膀胱，水精四布，五津并行。"即是对津液生成、输布和代谢的概括描述。津液具有滋养、濡润的功能，在眼部，津液除了滋养濡润作用外，对维持目珠的圆润明澈也有重要作用，因此津液不调则影响眼部而发病。

历史沿革 津液作为人体重要阴液成分，《黄帝内经》已对其有详细阐述，《灵枢·决气》："腠理发泄，汗出溱溱，是谓津。""谷入气满，淖泽注于骨，骨属屈伸，泄泽，补益脑髓。皮肤润泽，是谓液。"同时《黄帝内经》也记载了部分因津液失调而导致的眼病，如《灵枢·口问》曰："液者，所以灌精濡空窍者也，故上液之道开则泣，泣不止则液竭，液竭则精不灌，精不灌则目无所见矣。"相关内容亦见于后世医籍中，如明·傅仁宇《审视瑶函·目为至宝论》指出："在目之内，……即目上润泽之水。水衰则有火盛燥暴之患，水竭则有目轮大小之疾，耗涩则有昏眇之危。"但缺乏系统论述。

基本内容 眼作为视觉器官，清澈晶莹为其主要特点，当眼内组织富含津液时，眼珠才得以维持其圆润，故唐·王焘《外台秘要》曰："其眼根寻无他物，直是水耳。轻膜裹水，圆满精微，皎洁明净，状如宝珠，称曰眼珠。"由此可见，津液对眼有着极其重要的作用，故津液失调可引起多种眼病。津液失调所致目病，主要表现为2个方面：①津液亏损：多由津液化生不足，或燥热耗伤津液，或大汗、失血、吐泻丢失津液所致。津液亏损，目失所养，常见泪液减少、目珠干涩畏光、白睛枯涩疼痛、黑睛失去光泽甚至灰白色混浊、神水神膏枯少、视物昏蒙甚至盲无所见。②水液停滞：多因肺、脾、肾三脏功能失调，三焦气化不利，膀胱开阖失司所致，临床常见胞睑肿胀、湿烂，白睛肿胀，黑睛混雾，视衣水肿甚至视衣脱离，若目中神水瘀滞，则可发生青风内障、绿风内障等。

临床意义 津液与目珠关系密切，在内滋养眼内容物；在外可润泽眼珠，使其保持滑润光泽。一旦津液功能失调，可引起相应眼疾。临床中需全面了解眼的病因、病机知识，对于提高临床诊疗水平具有重要意义。

（周华祥）

yǎnbìng zhěnfǎ

眼病诊法（diagnostic methods of eye disease） 即望、闻、问、切四诊法在诊察眼病时的具体运用。其中尤重望诊与问诊。望诊的重点是望眼部，切诊亦以眼部触诊为主。结合现代科学仪器对眼部进行的检查，属于望诊与切诊在眼科的发展，是宏观望诊、切诊通过现代仪器设备延伸成的微观望诊、切诊。在可能的条件下，应做到系统而详细，使四诊的内容更加丰富、具体而确切。眼科望诊包括望眼及望神色、形态、舌质、舌苔等。而望眼包括望胞睑、望两眦、望白睛、望黑睛、望神水、望瞳神、望黄仁、望瞳仁、望晶珠、望神膏、望视衣、望眼珠、望目眶等。眼科闻诊包括听声音与嗅气息，闻诊所获资料对眼病辨证有一定帮助。眼科问诊包括问病史、问视觉、问目痛、问目痒、问目涩、问羞明、问眵泪等。眼科切诊包括眼部触诊和切脉，指医者用手指或手掌的触觉，对病人眼部和脉进行触、摸、按、压，以了解病情，诊察眼部疾病的方法。

（李　翔）

yǎnkē wènzhěn

眼科问诊（inquiry of eye disease） 对患有眼科病的患者进行问诊的具体方法。问诊在眼科诊法中占有重要地位，应按诊病要求，有目的、有次序进行，既要全面了解，又要重点突出，为眼病的诊断与辨证提供依据。眼科问诊包括问病史、问视觉、问目痛、问目痒、问目涩、问羞明、问眵泪等。

（李　翔）

wèn bìngshǐ

问病史（inquire about history of eye disease） 对眼病患者的病史进行问诊的具体方法。

基本内容 包括患者的一般情况，眼病的发病时间与发病情况、主诉、诱因、治疗经过、旧病、个人史、过敏史、家族史等。①一般情况：包括姓名、性别、年龄、职业、通讯地址、电话等。②主诉：指患者的主要陈述，通常为最主要的自觉症状或最明显的体征，患病部位及持续时间。眼病主诉应简明扼要，一目了然。③发病时间与发病情况：目的是初步判断新感还是旧病，为外障还是内障等。问发病已有多久，单眼还是双眼，初发或复发，有否时间性及季节性，起病急或慢，病情发展快或慢；是以目痛眵泪为主还是以视觉变化为要等，以此初步辨别外障或内障、新感或旧疾等。④诱因：目的是了解发病原因，是由外感六淫、内伤七情、饮食劳倦及外伤等何种因素引发。如发病前的工作性质与环境，有无暴晒烈日或迎风疾走，有无工作压力过大、情绪波动、熬夜或过用目力；有无饮食不节及小儿喂养不当；有无发热及眼部外伤、手术史；是否曾被蚊虫叮咬、点眼药，戴过什么类型的眼镜等；有无接触过敏药物及化学物质等；对目赤眵多者，需询问是否与红眼病患者有过接触。另外，应询问亲属的健康情况，是否有类似眼病等，以排除遗传性眼病。⑤治疗经过：目的是详细了解以往治疗情况，以作参考。问是否经过治疗，应用药物的情况及效果，目前是否还在继续使用等。⑥问旧病：询问曾患何种眼疾，与现患眼病是否有关，从而判断是否旧疾复发；再问全身有否其他旧病，是否痊愈，以排除眼病是否由全身疾病引发。⑦问个人史：了解患者的出生地、移居地、曾住地，饮食起居及生活习惯，有无烟酒、吸毒等特殊嗜好，妇女经带胎产、男子房事情况，小儿喂养、预防接种情况等。⑧过敏史：问以往有无对某些药物，食物或化学物质过敏。⑨问家族史：询问家族有无同类眼病史。如近觑、高风内障、五风内障、青盲、消渴目病等眼病，多有家族遗传特点。

（李　翔）

wèn shìjué

问视觉（inquire about vision）

对有视觉症状的眼病患者进行问诊的具体方法。问视觉包括视觉异常及目妄见两个方面。①视觉异常：是外观端好而突然视力下降，或是逐渐目昏；是看远模糊，或看近不清，还是视远近皆昏蒙，或注视后才感不清；视物不清有无时间性，是白昼如常而入暮视物不见，或强光下视物不清而暗处视物稍清；视灯有无虹视，眼前有无闪光感等。结合是否伴黑睛生翳，是否戴过眼镜等情况，可了解此病属于外障或内障、近视或远视及是否为高风内障等，亦可作为辨虚、实证之参考。②目妄见：问眼前有无暗影似蚊蝇飞舞，如烟雾缭绕，或如黑幕降落，阻挡视线；是否眼前正中某一方位有固定暗影；有无视一为二、视物变形、视物变色等情况。可结合内眼检查、四诊合参，测知病在何位，在气在血。

（李　翔）

wèn mùtòng

问目痛（inquire about ophthalmalgia）

对有目痛症状的患者进行问诊的具体方法。目痛问诊重点有以下内容。①起病缓急与病程长短：一般急性起病者以实证为多见，缓慢起病者以虚证为多见；病程较短者，治疗较易，病程较长者，治疗较难。②诱发加重的因素：常见的诱发因素有疲劳、精神紧张、压力过大、睡眠不足、发怒等。③性质：是磣痛、胀痛或灼痛，痛时是喜按或拒按，阅读后疼痛是否加重。④部位：是单侧还是双侧，是眼前部痛、眼深部痛或眼珠转动时痛，是否伴有头痛、眉棱骨痛。⑤时间：呈持续性还是间歇性，是白昼痛甚还是夜痛难忍。⑥程度：是隐隐胀痛或胀痛如突，目痛持续不减或时作时止。⑦兼夹症：是否伴有躁闷不安、恶寒肢冷或恶心呕吐等症状。⑧对全身的影响：注意目痛是否对睡眠、生活、工作和学习、情绪等造成不同程度的影响。部分目痛患者并不影响睡眠，也有部分目痛易造成睡眠困难，而失眠又易加重目痛，形成恶性循环；部分目痛对患者的情绪造成一定的影响，产生心烦、焦虑、抑郁等症状，对生活、工作和学习造成不良影响，出现这些情况提示目痛程度较重，需要积极干预治疗。

（李　翔）

wèn mùyǎng

问目痒（inquire about itching of the eye）

对有目痒症状患者进行问诊的具体方法。询问目痒的特点与程度：是否与季节有关，是否春夏加剧、秋冬减轻；或迎风痒甚、无风痒轻，是否遇热加重、逢冷减轻；或痒如虫行、奇痒难忍或痛痒兼作，还是微痒不舒、时（发）作时止；目痒与饮食是否有关，是起病即痒或病减时痒。通过以上询问，可以了解目痒是否具有反复发作的特点，是属风、属火，还是属血虚，过敏，病愈前作痒等。

（李　翔）

wèn mùsè

问目涩（inquire about dryness and uneasy feeling of the eye）

对有目涩症状患者进行问诊的具体方法。问目涩时注意目涩的性质，是干涩还是磣涩；干涩的程度，是轻度干涩、休息可以缓解，还是干涩难忍；目涩的伴发症，是仅觉干涩不爽，还是沙涩伴有羞明流泪、红赤痒痛。

（李　翔）

wèn xiūmíng

问羞明（inquire about photophobia）

对有羞明症状患者进行问诊的具体方法。羞明指患眼畏视光明，遇光则涩痛难睁。又称羞明畏日、恶日、怕日羞明、畏明。询问羞明与眼症的关系，是目赤多眵而羞明，还是眼无赤痛而羞明。如兼红赤肿痛，眵多泪热，多属风火实证；如眼无赤痛，干涩羞明，多属阴虚血亏。

（李 翔）

wèn chīlèi

问眵泪（inquire about eye secretion and tear） 对有眵泪患者进行问诊的具体方法。眵泪是眼部分泌物。指眼眵泪液混浊，稠如浊酒、豆浆的分泌物。问眵泪包括问目眵、问目泪。①问目眵：询问目眵的特点及性质。问有否目眵，属骤起或常有；量多量少，满眼是眵还是仅限于眦头；是稠而黏结、稀而不结，或呈丝状；色黄或色白，如脓或似浆。由此可以了解肺热之虚实，以及是否兼夹湿邪等。②问目泪：询问流泪的特点及性质。是热泪如汤或冷泪长流，是迎风流泪或无时泪下、胀痛泪下或目昏流泪；是眼涩痛畏光伴流泪，还是昏蒙流泪；若情绪激动亦无眼泪溢出，则问其是否伴有眼干、口干。由此可初步考虑属外感眼病，还是因肝虚不能敛泪或不能生泪所致。

（李 翔）

yǎnkē wàngzhěn

眼科望诊（inspection about eye disease） 对眼科病患者进行望诊的具体方法。眼科望诊常规是先右眼、后左眼，有时还要两眼对比，如一眼赤痛，则先查健眼。被检者面对窗户而坐。利用自然光线，或用手电筒光、裂隙灯显微镜。检查应有系统地按序进行，以免遗漏重要症状。眼的检查顺序是由前向后，先外后内，先察目眶次看眼珠，依次诊察胞睑、两眦、白睛、黑睛、神水、黄仁、瞳仁、晶珠、神膏、视衣、目系。在可能条件下，应做到系统而详细，使其内容更加丰富、具体而确切。

（李 翔）

wàng bāojiǎn

望胞睑（inspection about eyelid） 对患者的胞睑进行观察的具体方法。正常胞睑双眼对称，睑裂大小相等，开合自如。望胞睑包括望胞睑外观和胞睑内面。①望胞睑外观：胞睑是否开闭自如，有无目闭不开、目开不闭或上胞下垂；望皮肤有无红肿，是红肿如桃，还是肿而不红，虚起如球；有无硬结，硬结与皮肤有无粘连，是否拒按，有无脓头；望睑弦有无内翻、外翻、赤烂；睫毛根部有无鳞屑、脓疮与痂皮，睫毛有无乱生、倒入或脱落，睫毛颜色是否正常；双侧睑裂大小是否对称；如有外伤史，则望皮肤有无裂伤与皮下青紫，有无瘢痕。②望胞睑内面：翻转胞睑，望胞睑内面血脉是否清晰或模糊不清，表面是否光滑，是否有红肿与脓点，有无椒疮、粟疮、结石、瘢痕及异物嵌顿等。检查睑内表面，必须翻转眼睑，其方法有3种。①下眼睑翻转法：被检者眼向上看，医生用拇指将下睑轻轻往下拉，即可暴露下睑和下穹窿部结膜。②上眼睑翻转法：嘱被检者眼向下看，医生用大拇指放在被检眼上睑中央部近睑弦处，食指放在上睑中央相当眉弓下凹陷处，两指同时挟住相应部位皮肤向前下方轻拉，然后用食指轻压睑板上缘，拇指同时将眼皮向上捻转，上睑即可翻转，此时用拇指将上睑弦部皮肤固定于眶缘处，并嘱被检者尽量向下看，用右手食指放在下睑弦中央下方，将眼珠向后上方轻压，便能暴露上穹窿部结膜。③婴幼儿眼睑翻转及眼珠检查法：医生与家长对坐，患儿平卧在家长两膝上，家长用两肘夹住患儿两腿，双手按住患儿两手，医生用两膝固定患儿头部使其不乱动，然后用两手拇指轻轻拉开其上、下睑，并稍加挤压，眼睑即可翻转。但如有黑睛穿孔的可能，则禁止使用本法，以免引起眼珠穿孔。若须检查眼球时，则应改用眼睑拉钩轻轻牵开上睑和下睑进行检查。

（李 翔）

wàng liǎngzì

望两眦（inspection about canthus） 对患者的两眦进行观察的具体方法。观察两眦时，应注意以下5点。①望两眦有无红肿、干裂或糜烂；内眦头红肉是否肿起，皮肤面有无瘘管。②泪窍是否存在并紧贴目珠，有无外倾或内卷。③睛明穴下方有无红肿，是否扪到肿块，有无压痛，压之有无黏水或脓液自泪窍溢出。④诉有流泪者应冲洗泪道或用2%荧光素钠液滴眼，待2～5分钟后，观察鼻液是否染成绿色，可以鉴别泪道是否有狭窄或阻塞，并应作泪道冲洗检查。⑤干涩无泪者应做泪液分泌检查。泪道检查包括以下3种方法。①荧光素钠试验：将1%～2%荧光素钠滴入结膜囊内，约2分钟后擤鼻涕，如鼻涕带黄绿色，表示泪道通畅。②泪道冲洗：用小注射器套上5号钝针头，从下泪点通过下泪小管注入生理盐水，如感到有水到达口、鼻或咽部，表示泪道通畅；若口、鼻或咽部无水，注入的水全由上泪点反流，表示泪道阻塞；若通而不畅，口鼻或咽部有少量水，且也有一部分水从上泪点反流，则表示泪道狭窄。③X线碘油造影：将碘油按泪道冲洗的方法注入到泪囊，然后进行X线影像，可估计泪囊的大小与形态，为手术方式的选择提供参考。检查泪腺分泌功能是否正常，有以下2种方法。①希尔默（Schirmer）泪液分泌试验：将5mm×35mm的滤纸的一端折弯5mm，置于下睑内1/3处，其余部分悬于皮肤表面，轻闭双眼5分钟，测量滤纸浸湿的长度，正常长于5mm。②泪膜破裂时间：在结膜囊滴入2%荧光素钠一滴后，嘱受检者眨眼数次，然后在裂隙灯蓝光照明下观察，检查者在受检者睁眼开始持续观察受检者角膜，到出现第一个黑斑时的时间为泪膜破裂时间，10秒钟以上为正常。

（李　翔）

wàng báijīng

望白睛（inspection about white of the eye）　对患者白睛进行观察的具体方法。正常白睛色白而有光泽。望白睛时应注意检查者用拇指与食指将上下眼睑轻轻分开，并嘱被检者眼珠向上下左右各方向转动，望白睛是否红赤，是赤丝漫布还是局限于一处，是红赤显著还是隐隐淡红，红赤远离黑睛还是围绕黑睛作抱轮状；白睛有无肿胀、结节隆起或小疱疹，是否拒按；白睛是否光滑、润泽，有无混浊、皱纹或干燥斑；白睛有无发黄，有无青蓝色斑或红色出血斑；白睛与眼睑有无粘连，有无膜状物。如有外伤史，则要细心查看，白睛外层有无撕裂，内层有无穿通伤，是否有异物或眼内容物嵌顿等。

（李　翔）

wàng hēijīng

望黑睛（inspection about black of the eye）　对患者黑睛进行观察的具体方法。正常黑睛光滑清澈，竖径约10mm，横径约11mm。检查黑睛时，检查者将上下睑轻轻撑开，让黑睛充分暴露，用检眼灯或手电筒照明，也可用裂隙灯显微镜检查。望黑睛时应注意其大小是否正常，有无光泽，是否透明，后壁有无沉着物等。如黑睛有白色混浊，应查看位置是在正中或偏旁，其形态是点状、片状、树枝状或地图状或凝脂状，混浊的大小及深浅如何等，皆可画图表示，另外还要注意混浊的表面是光滑还是粗糙，边界是清晰还是模糊，是否伴有赤丝伸入，如果混浊表面粗糙或有凹陷，用荧光素滤纸条染色呈绿色，还要注意混浊溃陷中间有无黄仁嵌顿。黑睛上若有膜状物，则应查看是白是红，厚薄情况，是从上方垂下，还是自侧方伸入，或从四周而来。如有外伤史，必须详查黑睛上有无异物，有无穿通伤。注意黑睛上的细微病变，须在暗室内用裂隙灯显微镜检查，方可查明。对于黑睛病变，必要时可做如下检查。①黑睛荧光素染色：将1%～2%荧光素溶液滴于结膜囊内，嘱患者眨眼数次，如果黑睛出现黄绿色染色，可显示黑睛损伤及溃疡部位及范围。②黑睛弯曲度检查：最常用的方法是普拉西多（Placido）板检查，受试者背光而坐，将Placido板有白色环形的面板朝向受试者，通过板中央的圆孔观察Placido板在黑睛上的映像，正常应呈规则而清晰的同心圆，规则散光呈椭圆形，不规则散光呈不规则形（图1）。精细的弯曲度检查可借助角膜曲率计及角膜地形图检查。③黑睛感觉检查：最简单的方法是从消毒棉签中拧出一条棉丝，用其尖端从被检者侧面移近或触及黑睛，观察患者瞬目反射的情况。

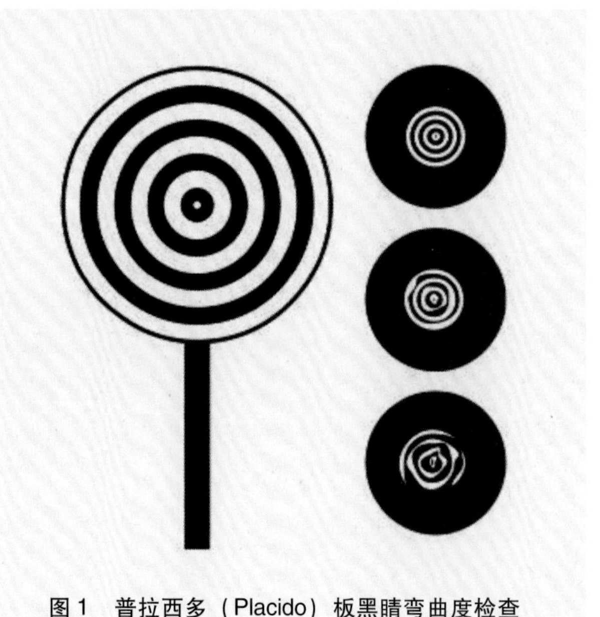

图1　普拉西多（Placido）板黑睛弯曲度检查

（李　翔）

wàng shénshuǐ

望神水（inspection about aqueous humor）　对患者神水（泪液、房水）进行观察的具体方法。正常神水清澈透明。泪液注意泪多还是泪少、清澈还是混浊、是否泪中夹血等。房水需要在暗室内用裂隙灯显微镜进行检查，注意神水有无混浊，有无闪光现象，有无积血或积脓。

（李　翔）

wàng tóngshén

望瞳神（inspection about/through the pupil）　对患者瞳神进行观察的具体方法。其可分为狭义瞳神和广义瞳神。观察狭义瞳神见望瞳仁。观察广义瞳神包括瞳仁、晶珠、神膏、视衣、目系等，一般在暗室内用检眼镜进行，若需做详细检查，必要时在排除绿风内障后散瞳检查。神水、晶珠、神膏、视衣有专门条目描述，此处补充目系（视盘）：注意视乳头的大小、形状、颜色、边缘是否清晰，有无水肿隆起，表面有无出血以及小血管的多少，生理凹陷是否加深扩大，凹陷与视乳头直径比值（简称杯盘比，可用杯/盘或 C/D 表示）是多少，正常为 0.3，双侧比值相差多少，乳头上血管是否有屈膝现象和偏向鼻侧，以及动脉有无搏动，有无新生血管或赘生物等。

（李　翔）

wàng huángrén

望黄仁（inspection about iris）

对患者黄仁进行观察的具体方法。中国人黄仁多呈黄褐色，正常者纹理分明。望黄仁时应注意其颜色正常与否，纹理清楚还是模糊，有无颜色变淡或肿胀，有否萎缩、缺损、膨隆、新生血管与结节等。观察当眼珠转动时，黄仁有无震颤。注意黄仁前与黑睛、后与晶珠有无粘连，黄仁与黑睛的距离有无变浅或加深。

（李　翔）

wàng tóngrén

望瞳仁（inspection about pupil）

对患者瞳仁进行观察的具体方法。正常瞳仁直径 3~5mm，阴看则大，阳看则小，呈正圆形。望瞳仁的大小、形态、位置与对光反应，要两侧对比。如瞳仁是否为圆形、梨形、菊花形或其他不规则形状；位置在正中或偏斜于一方；两侧是否等大，有无瞳仁散大或紧小现象；对光是否有缩小的反应、反应迟钝、消失或两侧不对等。必要时检查与瞳仁有关的各种反射，可提供视路及全身病变的诊断依据。方法包括如下 5 种。①直接对光反射：在暗室内用电筒照射受检眼，其瞳孔迅速缩小，需要受检眼对光反射传入和传出神经通路完整。②间接对光反射：在暗室内用电筒照射对侧眼，在受检眼看到瞳孔迅速缩小的反应，需要受检眼瞳孔反射传出神经通路完整。③集合反射：先嘱受检者注视远方目标，然后立即改为注视 15cm 处自己的食指，可见到双眼瞳孔缩小，也称辐辏反射。④阿盖尔·罗伯逊（Argyll-Robertson）瞳孔：也称阿-罗瞳孔，表现为直接光反射消失而集合反射存在，是神经梅毒的一种重要体征。⑤马库斯·冈恩（Marcus-Gunn）瞳孔：用电筒照射一侧眼使其瞳孔缩小，然后迅速移动电筒照在对侧眼上，可见到对侧眼瞳孔扩大，表明对侧眼的间接对光反射存在而直接对光反射缺陷，由瞳孔对光反射的传入途径缺陷所引起，也称相对性传入性瞳孔障碍。

（李　翔）

wàng jīngzhū

望晶珠（inspection about lens）

对患者晶珠进行观察的具体方法。正常晶珠透明。观察晶珠时要细察瞳仁内，晶珠前面有无色素沉着，晶珠是否有混浊，若有混浊，要注意形态与部位，看其形如点状、片状或楔状，是广泛散在性混浊或局限于某处，位于中央或周边部位等。此外，要注意晶珠有无脱位现象。如黑睛与黄仁距离增大，黄仁震颤，可能是晶珠全脱位或晶珠缺如所引起；如黑睛与黄仁间距离不等，可由晶珠不全脱位所致，有时还可能于瞳神部位看到新月形的边缘，用检眼镜能看到两个眼底像。

（李　翔）

wàng shéngāo

望神膏（inspection about vitreous body）

对患者神膏进行观察的具体方法。正常神膏无色透明，呈半胶冻状。望神膏时，应注意观察神膏混浊的形状是尘状、点状、丝状、网状、团块状还是雪花状，颜色是白色还是红色或棕黄色，或是白色网状或条状机化物；有否增殖条带，有无积脓、脓之多寡及颜色如何，有无实性团块、团块上有无血丝夹杂，神膏有无退缩等。必要时配合 B 超检查。

（李　翔）

wàng shìyī

望视衣（inspection about retina）

对患者视衣进行观察的具体方法。视衣包括视网膜、视网膜血管、黄斑等，望诊时应分别加以仔细观察。①视网膜：正常视网膜是透明的，眼底颜色因脉络膜和色素上皮层的关系呈均匀的深橘红色，当眼底色素较少时可透见脉络膜血管，形成豹纹状眼底。检查时应注意有无水肿、渗出、出血、色素斑、萎缩斑、激光斑，有无机化物、新生血管及肿瘤，有无裂孔及脱离等。②视网膜血管：包括视网膜动脉和视网膜静脉，在视盘处分支（鼻上、鼻下、颞上、颞下）扩展到视网膜周边部，动脉和静脉伴随，动脉与静脉管径比为 2∶3。观察时要注意血管行径、粗细、比例、弯曲度、反光带，分支角度及动、静脉有无交叉压迫现象，血管有无阻塞，血管壁有无白鞘以及有无新生血管形成等。③黄斑：黄斑区位于视网膜后极，视神经乳头的颞侧略偏下方，距视神经乳头 3~4 毫米，范围约略大于一个视乳头大小，颜色较其他部视网膜为深，无血管，其中央可见一针头大小的反光点，为中心凹光反射。注意黄斑区中心凹光反射是否存在，黄斑区有无水肿、出血、渗出物、色素紊乱、黄斑囊样变性、萎缩斑或裂孔等。

（李 翔）

wàng yǎnzhū

望眼珠（inspection about eyeball） 对患者眼珠进行观察的具体方法。①查眼珠大小是否正常。②眼珠有否突出及内陷。眼球突出度可用赫特尔（Hertel）眼球突出计进行测量，嘱受检者平视前方，将突出计的两端卡在受检者两侧眶外缘，从眼球突出计的反光镜中读出两眼角膜定点的切线投影在标尺上的位置，与此位置相吻合的毫米数即为每只眼球突出度数值。我国人眼球的突出度正常值为12~14mm，两眼球突出度差值不超过2mm。眶距约为98mm。③眼珠位置是否偏斜，眼珠偏斜，即斜视，其定量检查有多种方法，角膜映光法是其中最简单、最常用的办法。患者注视眼前33cm处的手电筒光源，检查者坐于患者正对面，观察光源在角膜上反光点的位置，判断有无斜视及斜视程度。如双眼反光点均位于瞳孔正中者，则眼珠没有明显偏斜；如反光点位于瞳孔缘者，则斜视度为10°~15°；位于瞳孔缘与角膜缘之间者，为25°~30°；位于角膜缘者，为45°。④眼珠上、下、左、右等各个方向转动是否自如或受限。⑤有无眼珠左、右和/或上、下颤动不停。

（李 翔）

wàng mùkuàng

望目眶（inspection about orbital） 对眼病患者眼眶进行观察的具体方法。目眶指眼窝四周的骨骼。望目眶主要观察两侧眼眶是否对称，眶缘有无缺损、压痛及肿物等。

（李 翔）

yǎnkē wénzhěn

眼科闻诊（listening and smelling about ophthalmic patient） 对眼病患者进行闻诊的具体方法，包括听声音与嗅气息，闻诊所获资料对眼病辨证有一定帮助。①听声音：指诊察患者的声音、语言、呼吸、咳嗽、呕吐、呃逆、嗳气、太息、喷嚏、肠鸣等各种声响，根据声音的大小、高低、清浊，区别寒热虚实。通常，声高气粗重浊多属实证，反之则属虚证。语言错乱多属心之病变，呼吸、咳嗽、喷嚏多与肺病有关，呕吐、呃逆、嗳气多是胃失和降、胃气上逆的表现。太息多与肝郁有关。②嗅气息：是闻病室、病体（如口气、体味、痰涎、二便等排泄物）的气味来协助鉴别疾病，病体的气味主要是由于邪毒使人体脏腑、气血、津液产生败气，以致从体窍和排出物发出，据此，可辨脏腑气血的寒热虚实及邪气所在。通常，凡酸腐臭秽者，多属实热证；无臭或略有腥气者，多属虚寒证。病室气味，则是由病体及其排泄物气味散发的，如瘟疫患者室内有霉腐臭气；失血证患者室内有血腥气味；尿臊味多见于水肿病晚期患者。

（李 翔）

yǎnkē qièzhěn

眼科切诊（palpation about eye and pulse taking） 医生用手指或手掌的触觉，对患者眼部和脉进行触、摸、按、压，以了解病情，诊察眼部疾病的方法。检查内容包括眼部触诊及切脉。①眼部触诊：如触按胞睑有否肿块、硬结及压痛，肿块的软硬及是否与皮肤粘连；胞睑、眼眶脓肿可借触诊判断脓成与否；用两手食指适度触按眼珠软硬，可以估计眼压高低；如有眼眶外伤，可触摸眶骨有无骨折、皮下有无气肿等。如眼珠突出，应注意触按眶压是否增高，眶内有否肿块及肿块的部位、质地、大小、边界是否清楚，表面是否光滑，有无弹性等。按压内眦睛明穴处时，应注意有否脓液或黏液溢出。②切脉：切脉是中医诊病的重要诊法，可帮助正确辨证论治。外障眼病，浮、数、滑、实等脉多见；内障眼病，多见沉、细、微、弱等虚脉。将所得材料与其他三诊互相合参，从而做出判断。

（李 翔）

yǎnbìng biànzhèng

眼病辨证（syndrome differentiation of eye disease） 对中医眼科常见病进行辨证的具体方法。中医眼科是在内科基础上发展起来的，其辨证方法与内科大致相似，但由于眼在人体具有视觉特殊功能，在解剖结构上也具有其特殊性，故除各科通用的八纲辨证、病因辨证、脏腑辨证、气血津液辨证等基本方法外，还有眼科的特殊辨证方法，如眼障辨证、眼五轮辨证、眼八廓辨证、内眼病辨证及眼的常见症等。眼病辨证方法常见的有：眼病八纲辨证、眼病病因辨证、眼病脏腑辨证、眼病气血津液辨证、眼内外障辨证、眼五轮辨证、眼八廓辨证、眼常见症辨证、内眼辨证、眼病六经辨证等。

（李 翔）

yǎnbìng bāgāng biànzhèng

眼病八纲辨证（syndrome differentiation of eight principles of eye disease） 通过表、里、寒、热、虚、实、阴、阳八纲对眼病进行辨证的方法。基本内容包括以下几个方面。

阴阳 八纲中的总纲。表里、寒热、虚实，可用阴阳再概括，把一切眼病分为阴证、阳证两大类。

阳证　表证、热证、实证皆属阳证。

阴证　里证、寒证、虚证皆属阴证。

表里　区别疾病部位的两个纲领。

表证　六淫之邪侵犯眼的浅表组织所反映出来的证候。突然起病，白睛充血呈火红色，或黑睛星翳骤起，伴有眼部刺痛，怕光，流泪，全身症状可伴头痛，恶寒发热，舌苔薄白等。多见于外障病早期。多见外感风寒或风热。

里证　脏腑本身的阴阳偏盛，引起眼部特别是眼深部组织病变所反映出来的证候。有实证也有虚证，有热证也有寒证。一般除表现为眼部病变外，可伴有不同程度的脏腑阴阳偏盛证候。例如眼部红肿热痛、口干引饮、大便燥结、舌红苔黄等实热证候，或表现为外眼端好，而视力下降、眼前黑花飞舞、夜间口干、舌红少苔，或食少便溏、舌淡苔白等里虚证候。多见于各种内障眼病，或外障眼病的后期。由七情等各种内因引起脏腑本身的阴阳偏盛，或外感六淫由表传里所引起。

寒热　区别疾病性质的两个纲领。

寒证　分表寒证、里寒证。表寒证为寒邪侵入眼的浅表组织而出现的证候。多为实证。临床上，寒邪常与风邪同时犯眼，而出现风寒表证，如黑睛起翳如星、畏光多泪、眼痛、头痛、清涕自出、恶寒。多见于急性外障眼病。里寒证为脏腑功能减退的证候，多为虚证。眼部症状表现为冷泪长流、翳膜遮睛、视物模糊、视网膜水肿渗出、眼疲劳欲闭，并伴有头晕、口淡、常泛清水、食欲不振、恶寒、大便稀溏、舌淡苔滑等全身症状。多见于慢性内外障眼病。

热证　分表热证、里热证。表热证为外感阳热之邪所出现的证候。多为实证。临床上可见眼睑红肿、白睛赤痛、眼热多眵、舌苔薄黄。常见于外障眼病。里热证为脏腑功能亢进的证候，多为实证。特点是眼部红肿痛热，并伴有全身热象。多见于急性外障眼病。眼科多由外邪引动内热或脏腑热毒上攻所致。

虚实　区别病邪与人体正气之间盛衰的两个纲领。

实证　病邪亢盛，正气尚足，正邪斗争激烈而反映出来的证候。发病急，反应强，变化快。如突发眼部红肿刺痛、怕光流泪、黑睛星翳、瞳神紧缩，或瞳散目胀、视力骤降、眼底大量出血、渗出或伴头剧痛、寒热、口渴、便秘、舌红苔黄等全身症状。多见于急性外障眼病早期和晚期，也可见于急性内障眼病。外感风热或外感风寒等外感眼病，也有阳明腑实或肝火上炎，三焦热盛，风火相煽，风痰阻络等脏腑阳盛所致眼病。

虚证　为人体正气不足，脏腑功能衰退所表现出来的证候。发病缓慢，反应弱而隐蔽，变化也慢。如眼部轻度红肿、干涩而轻度胀痛、冷泪长流、睁眼乏力、不耐久视、黑睛翳溃久不收、瞳神干缺、视力减退、眼底有少量出血或轻度水肿，眼病时好时发，或伴有头晕、口淡、食少、便溏、气短、精神萎靡不振、舌淡等虚象。多见于慢性内外障眼病，或由内外障眼病拖延失治转化而来。有正虚病邪或外感眼病后期伤正所致。也常见肝肾两亏，脾虚湿泛，气血不足所引起的眼病。

（李　翔）

yǎnbìng bìngyīn biànzhèng

眼病病因辨证（etiological analysis and differentiation about eye disease）　通过六淫、疠气、情志异常、饮食因素、劳倦、眼外伤、先天与衰老、其他等病因对眼病进行辨证的方法。

基本内容　包括以下8个方面。

六淫　风、寒、暑、湿、燥、火为眼科常见的一类病因，病因不同，致病特点各异。

风邪　往往发病急骤，变化迅速，如突发眼部红肿，或口眼㖞斜等；多为外障眼病，常表现为目痒、流泪、羞明、目涩、目劄；若客于经络，则可致胞轮振跳、胞睑下垂、目偏视、口眼㖞斜；常夹邪为患，风与热合，则目赤肿痛，泪多眵结；风与湿并，则眵泪痒涩，眼睑肿胀湿烂。

寒邪　寒伤阳气则目窍失于温煦，泪液失约，神光被阻，症见冷泪外溢、翳障丛生、视物昏花；寒侵肌腠，经脉拘急，引发目病，可有胞睑紧束不舒、眼内紧涩不适、口眼㖞斜；寒袭眼部，经脉凝滞，则致头目疼痛、胞睑紫胀、白睛脉络淡红或紫赤。

暑邪　暑攻目窍，灼伤脉络，则目赤肿痛、眵泪黏稠；暑耗精气，目失濡养则视物昏花、怕日羞明；暑伤元气，耗散津液，则脉虚无力；暑夹湿邪，困阻脾胃，中气不运，则现胞睑重坠、目赤视昏，兼胸闷泛恶、食少倦怠等症。

湿邪　湿性黏滞，多发病缓，病程长，缠绵难愈；湿邪重者，常头重如裹，睑垂不举，视物昏暗；湿邪浊腻，病多眵泪胶黏、睑弦赤烂、渗流黄水、白睛黄赤或污红、黑睛溃烂如腐渣，经久不愈等污秽之征；湿伤阳气，水湿上泛，在胞睑则虚肿如球、或眼睑皮肤生疮，于眼内则可神膏混浊、眼底水肿、渗出而视物昏蒙、视瞻有色、云雾移睛，乃至视衣脱落而失明。

燥邪　燥易伤阴，其性干涩，燥邪侵目，可致睑弦红赤干痒、或生鳞屑，频频眨目，眼眵干结，白睛红赤少津，黑睛星翳时隐时现，涩痛不适。

火邪　火为阳邪，易攻头目，引发目疾，如胞肿焮痛、大眦赤肿、白睛红赤、黑睛生翳、睛高突起、绿风内障等，均与火邪有关；火性炎热，灼津伤络，多热泪如汤、眵多黄稠、白睛混赤、胬肉攀睛、火疳等；火热燔灼，迫血妄行，常见白睛溢血、血灌瞳神，或眼底出血而成暴盲；热胜则肿，火易致疡，常见胞眦红肿、焮痛生疮、溃脓成漏、黑睛溃烂、黄液上冲，甚至眼珠灌脓。

疠气　疠气性多温热，常侵袭白睛，暴发赤眼而红肿赤痛、怕热羞明、眵泪交加等，其发病急骤、来势迅猛、传染性强，四季可发，但以夏季为多。

情志异常　情志内伤、精血暗耗、目失濡养，常视物昏花、眼睫无力、不能久视、久视则酸痛，或致圆翳内障、视瞻昏渺、青盲等；情志失度、气机逆乱，易清窍闭塞、诸病丛生，如过怒肝气横逆、上冲于目、可致瞳神散大而引发绿风内障，或血随气逆、并走于上、破络灌瞳致暴盲。

饮食因素　①饮食偏嗜：过食辛辣厚味或烟酒无度，蕴生热毒痰浊，上乘胞睑，常见胞睑疮疡、痰核，攻冲眼内，可视衣水肿、渗出、出血、神膏混浊、眼内灌脓等；过食生冷，聚湿生痰，停聚胞睑易胞生痰核，停聚眼底，可视衣水肿、渗出等。②饮食不节：饥而不食、气血化生乏源，饮食过量、水谷精微难以运化，饮食偏嗜、营养摄取不全，日久则目失滋养，眼病丛生。

劳倦　劳力、劳心、房劳、劳目过度等均能伤气、伤精、伤血，目失温煦濡养，变生如青盲、视瞻昏渺、圆翳内障等眼疾；劳倦亦可致眼病加重、预后不佳。

眼外伤　①异物入目：细小异物吹溅入目，多黏附于胞睑内面、白睛及黑睛表面而涩痛流泪、不能睁眼。②撞击伤目：钝力伤目，常胞睑瘀肿、白睛溢血、瞳神散大、血灌瞳仁、晶珠脱位变混、视衣脱落、目眶骨伤等。③刺击伤目：锐器伤眼，穿通眼球；或锐小物体弹射或爆炸碎片飞溅入目。④烧灼伤目：高温物质烫伤、火焰烧伤、射线灼伤、化学物质腐蚀伤等。

先天与衰老　①先天因素：孕期体弱、胎乏滋养、先天禀赋不足，孕期失调、复感外邪、累及胎儿，孕期七情伤、房室过，阴血耗、损胎儿等，易致胎患内障、小儿青盲、高风雀目等先天性眼疾。②衰老因素：年老体衰，肝肾亏虚，精血不足，目失濡养而致视物昏花、能远怯近、圆翳内障等病症。

其他因素　①局部病变继发：如异物挑出处理不当、复感邪毒可成凝脂翳，黑睛生翳失治误治、可发展为瞳神紧小。②全身病变引起：如消渴病所致消渴目病，风湿痹病引起瞳神紧小，维生素A缺乏易成雀目症等。③药物不良反应：如药物过敏引起风赤疮痍或眼丹，长期局部使用地塞米松可引起晶珠混浊、五风内障等。

（李　翔）

yǎnbìng zàngfǔ biànzhèng

眼病脏腑辨证（viscera syndrome differentiation about eye disease）　从眼与脏腑的关系来对眼病进行辨证的方法。眼与脏腑通过经络相联系，而脏与腑又有表里从属关系，故眼病不仅要从一脏一腑的功能失调来考虑，还应注意脏腑之间以及脏腑与其他组织器官之间的联系和影响。

基本内容　包括以下5个方面。

心和小肠　主要见以下3种证型。

心火亢盛证　症见面赤、口渴喜饮、心中烦热、失眠、溲黄便干、口舌生疮或腐烂肿痛、舌尖红绛、脉数，或吐血、衄血、尿血，或谵语狂躁，或见肌肤疮疡。心火上炎于目者，常致两眦红赤、脉络赤虬、胬肉痈肿，或睑眦生疮、痛痒并作，或泪窍脓出，或血翳包睛；心火炽盛、迫血外溢，则多见眼内外各种出血，其中内眼出血可致视力下降，甚至暴盲；若心火亢盛、上扰神明，则可神乱发狂、目妄见、目不识人。多见于眼部疮疡、泪囊炎、胬肉攀睛、血翳包睛、出血诸种眼病。

心阴亏虚证　症见心悸、心烦、易惊、失眠、健忘、低热、盗汗、口干、舌尖红、舌苔薄白或无苔。眼部可见两眦淡红、血络隐见、眼干微痒、目涩羞明、隐隐作痛、神光自现、荧星满目、视力缓降等。多见于白涩症、视疲劳、眦帷赤烂等眼病。

小肠实热证　症见心烦口渴、口舌生疮、小便赤涩、尿道灼痛、尿血、舌红苔黄、脉数。

肝和胆　主要见以下8种证型。

肝气郁结证　全身症见胸闷、胁胀、嗳气、咽部似有物堵、性急易怒、月经不调、经前乳房胀痛。眼部可见眼胀、视物昏蒙，检查可有眼压增高，视网膜血管、视神经病变，视乳头、视网膜充血水肿、视网膜或黄斑部渗出水肿。多见于五风内障、视瞻昏渺、视瞻有色等内障眼病。

肝火上炎证　全身症见头痛、头胀、面红、急躁易怒，口干，口苦，舌红苔黄等肝火或肝经湿热证候。眼部可见泪热如汤，眼痛拒按，抱轮红赤，黑睛生翳溃陷或翳漫黑睛、黄仁肿胀、神水混浊、瞳神缩小或散大，或眼压增高、视力速降、视乳头充血水肿，或视网膜有黄白色渗出及出血等。多见于花翳白陷、凝脂翳、瞳神紧小、绿风内障、视瞻昏渺及暴盲等急性内外障眼病。

肝经湿热证　全身症见头痛如裹、身软乏力、肢节酸痛，或呕恶腹胀、大便不畅、小便短赤，或阴囊湿疹、带下黄臭、外阴瘙痒、舌红苔黄腻。眼部可见白睛色黄、黑睛生翳如虫蚀，经久不愈，神水混浊，黄仁肿胀，瞳神紧小，眼底可见视网膜、脉络膜渗出水肿等。多见于花翳白陷，凝脂翳，瞳神紧小，绿风内障，视瞻昏渺及暴盲等急性内外障眼病。

肝风内动证　全身症见头痛眩晕、面赤肢麻，或有中风病史，舌红脉弦，面赤肢麻，或有中风病史，舌红脉弦数有力。眼部可见眼胀，突然视力下降或眼压增高，眼底可见视网膜动脉硬化、血管阻塞、视网膜出血等现象，或眼突然偏斜、视一为二。多见于急性眼病如绿风内障、暴盲、风牵偏视。

肝血不足证　全身症见头晕、面无光泽、月经量少、色淡或闭经、舌淡苔薄等肝血不足的证候。眼部可见胞轮振跳、目劄、白睛微红不退，或黑睛边缘陷翳，或眼部干涩昏花，视力逐渐下降、睁眼乏力、隐涩羞明、不能久视、眼酸胀、入夜目盲、视乳头色淡。多见于胞轮振跳、白涩症、陷翳、视瞻昏渺、肝虚雀目等慢性内外障眼病。

阴虚火旺证　全身症见头痛、面红、目干涩痛、口苦大便干结、脉弦。眼部可见头晕眼痛、目赤视昏；抱轮红赤、黑睛生翳且易反复发作；神水混浊、瞳神紧小或干缺不圆；视瞻昏渺、眼前黑影飞舞、云雾飘移；或见头眼隐痛、眼珠转动牵引目系作痛、视力下降甚至失明；或血不循经，络破血出而见视衣出血、血灌瞳神，轻者视物模糊，重者失明。多见于黑睛生翳、瞳神紧小、视瞻昏渺、暴盲、眼各部位出血等眼病。

肝肾阴亏证　全身症见眼干涩不适、头晕耳鸣、五心烦热、腰膝酸软、舌红少苔、脉细等。眼部可见冷泪时流，视物昏蒙不清，眼前似有云雾状阴影飘动，晶珠混浊，眼底可见视乳头色泽苍白。常见于流泪、白涩症、云雾移睛、圆翳内障、青盲、视力缓降的内障眼病等眼病。

胆郁痰扰证　全身症见两太阳穴胀痛、口苦咽干、呕恶、烦躁不寐、舌红苔黄腻、脉弦滑等。眼部可见白睛抱轮红赤，黑睛生翳、瞳神紧小或干缺、神膏混浊、眼前黑影飞移、视物昏花等。多见于黑睛生翳，瞳神紧小、干缺，视瞻昏渺，云雾移睛，暴盲等眼病。

脾和胃　主要见以下 5 种证型。

胃火炽盛证　全身症见齿衄、血色鲜红、齿龈红肿疼痛、头痛、口臭、舌红、苔黄、脉洪数。眼部可见头痛目赤、焮肿痒痛、胞睑肿硬、睑内面生长红赤细小颗粒、甚则累累成片、灼痒磣痛、眼部疮疡痈疽、瞳神紧小、黄液上冲、白睛溢血、血灌瞳神、视衣出血等。多见于胞肿如桃、针眼、瞳神紧小、各种出血性眼病等。

脾胃湿热证　全身症见脘腹痞满、体倦身重、大便溏泄、身热口苦、渴不多饮、口黏而腻，尿少而黄，甚至面目皮肤发黄如橘子色、舌苔黄腻或白腻、脉濡数。眼部可见胞睑内面生长色黄而软、形如粟米的圆形颗粒，睑弦红赤湿烂、痂块胶结，胞睑红肿焮痛、生疮溃脓，胞睑肿核、逐渐长大，黄液上冲，眼前灰黄色阴影遮挡、眼底水肿渗出等。多见于粟疮、睑弦赤烂、胞睑疮疡、胞生痰核、黄液上冲、神膏混浊、视瞻异色等。

脾胃虚弱证　全身症见面色萎黄、肌肉消瘦、倦怠无力、少气懒言、食少纳呆、脘腹胀满、食后尤甚，大便溏薄或腹泻，甚则出现脘腹重坠作胀、食后益甚、小腹坠胀、便意频数、经久大便溏泻、肛门重坠，甚则脱肛、子宫脱垂等，虚甚不能固摄而下陷的表现。眼部可见胞睑浮肿、皮色正常，睁目乏力、眼睑下垂、眼疲劳、视物渐昏，或瞳神渐混，或眼底黄斑有水肿、渗出，甚至视网膜脱离。多见于胞虚如球、上胞下垂、圆翳内障、视瞻昏渺等。

脾不统血证　全身除有上述脾虚气弱的证候外，还有突然发生眼内出血者。多见于血灌瞳神和暴盲等内障重症。

脾胃失常证　全身症见脘腹胀痛、嘈杂吞酸、饮食不化、嗳气呕吐。眼部可见胞睑浮肿、视衣水肿渗出、视物昏花、神膏混浊、眼前黑影飞舞等。多见于胞虚如球、视瞻昏渺、视瞻异色、云雾移睛等眼病。

肺和大肠　主要见以下5种证型。

风热犯肺证　全身症见身热恶风或微恶风、汗出头痛、肢体酸楚、咳嗽频剧、咳声嘶哑、痰黏或黄稠、咯之不爽、口干思饮、咽喉肿痛、鼻流黄涕、舌苔薄白微黄而燥、脉浮数。眼部可见胞睑红赤肿痛，白睛血脉纵横、粗大旋曲甚至暴赤肿痛，或眼珠胀痛、白睛浮肿甚至胀起如鱼胞或眼底水肿，或白睛暴赤肿痛甚至睛高突起。多见于暴风客热、天行赤眼、突起睛高。

风寒犯肺证　全身症见微微恶寒、轻度发热、无汗、咳嗽痰稀薄色白、鼻塞流清涕、苔白、脉浮紧。眼部可见头痛、胞睑微肿、微痒、目微赤、泪液清稀而无眵，白睛血丝虽红而色淡，眼底血管内血行滞涩甚至凝滞不通等。可见于白睛疾病，视瞻昏渺及暴盲内外障眼病等。

肺气虚证　全身症见咳嗽声低无力、喘息短气、声怯懒言、面色不荣、畏寒自汗、疲乏无力、易患外感、便秘、虽有便意而大便难下伴汗出气短、多见舌质淡、苔薄白、脉虚或细弱。眼部可见眼干涩、白睛血丝经久不消、白睛伤口生长不良，白睛疾患经久不愈，眼前白光闪动，甚至视衣脱离。多见于白涩病、神膏混浊、视衣脱离等。

肺阴虚证　全身症见干咳无痰或痰少而黏、消瘦、口咽干燥、五心烦热、颧红、盗汗、痰中带血、声音嘶哑、舌红少津、脉细数。眼部可见白睛干涩、赤丝隐隐难消，或白睛表层隆起灰白色粟粒样小泡、周围绕以赤丝、碜痛不适、经久不愈、反复发作等病症。多见于白涩病，经久不愈的金疳等。

肺热壅盛证　全身症见小便不畅或点滴不通、咽干、烦渴欲饮、呼吸急促，或有咳嗽、舌红、苔薄黄、脉数。眼部多见白睛红赤肿痛、眵多胶黏，白睛溢血，白睛里层呈紫红色核状隆起、痛而拒按，黑睛生翳等。多见于暴风客热，白睛溢血、火疳、花翳白陷或混睛障等眼病。

肾和膀胱　肾与膀胱功能失调引起眼病以瞳神疾病为多。主要见以下4种证型。

肾阴亏虚证　全身症见婚久不孕、月经常提前或推后、经量涩少、色鲜红、头晕耳鸣、腰酸膝软、心悸眼花、五心烦热，或潮热盗汗、口燥咽干或阴中干涩，或性欲减退或亢进、唇舌红、少苔、脉细或细数。眼部多见头晕目眩、眼干不适、目痛羞明、抱轮微红、黑睛生翳经久不愈、视远尚清、视近模糊、神水混浊、瞳神紧小或干缺，神膏、晶珠混浊，目珠隐痛、转动时有牵引样痛、视物模糊甚至失明、眼底可见视网膜渗出水肿或小片状出血，或视乳头色泽变淡等。多见于白涩症、黑睛翳经久不愈、能远怯近、瞳神紧小干缺、云雾移睛、视瞻昏渺，圆翳内障、目系猝病、高风内障等眼病。

肾阳虚衰证　全身症见肾阳虚衰证阳痿则阳事不举，精薄清冷，阴囊阴茎冰凉冷缩，或局部冷湿、腰酸膝软、头晕耳鸣、畏寒肢冷、精神萎靡、面色㿠白、舌淡、苔薄白、脉沉细、右尺尤甚；肾阳虚衰证水肿则水肿反复消长不已，面浮身肿，腰以下为甚，按之凹陷不起，甚者心悸胸闷，腰部冷痛酸重、尿量减少、四肢厥冷、怯寒神疲、面色㿠白、舌质淡胖、苔白、脉沉细或沉迟无力；肾阳虚衰证不孕则婚久不孕，月经后期、量少色淡、甚则闭经、平时白带量多、腰痛如折、腹冷肢寒、性欲淡漠、小便频数或失禁、面色晦黯、舌淡、苔白滑、脉沉细而迟或沉迟无力；肾阳虚衰证泄泻则黎明之前脐腹作痛、肠鸣即泻、泻下完谷、泻后则安、形寒肢冷、腰膝酸软、舌淡苔白、脉沉细；肾阳虚衰证崩漏则经血非时而下，出血量多或淋漓不尽，血色淡红或黯淡质稀，腰痛如折、畏寒肢冷、小便清长、大便溏薄、面色晦黯、舌淡黯、苔薄白、脉沉细无力。眼部可见视远不明、视近清楚，晶珠混浊、神膏混浊、视力缓降，于阴暗及黄昏后或天之阴气转盛时，双目盲不见物，胞睑浮肿、虚起如球，视衣水肿渗出甚至视衣脱落。多见于能近怯远、圆翳内障、云雾移睛、高风内障、胞虚如球，视衣脱离等。

肾精不足证　全身症见小儿生长发育迟缓、囟门迟闭、身材矮小、智力低下、骨骼痿软；成人早衰、发脱齿松、耳鸣耳聋、腰膝酸软、神情呆钝、健忘恍惚、两足痿软、动作迟缓；精少不育，经闭不孕，性功能减退；舌淡、脉弱。眼部可见视物昏花、头晕目眩，晶珠混浊、神膏混浊、视物昏蒙或盲无所见。多见于胎患内障、眼珠小以及发育不良所致先天缺损、视瞻昏渺、圆翳内障、云雾移睛等眼病。

热结膀胱证　全身可见下腹部硬满、拘急不舒、小便淋涩不利、发热而不恶寒，甚则神志如狂。眼部可见目赤头昏、视衣水肿渗出，甚至视衣脱落等。多见于黑睛生翳、瞳神紧小干缺、视瞻昏渺、视衣脱离等眼病。

临床意义 眼病的发生、发展、变化，虽然可由一脏一腑功能失调引起，但由于脏与腑、脏与脏、腑与腑之间的联系和影响，临床上多个脏腑同时发病的情况比较常见，其机理也十分复杂，临证时应作全面分析。

（李 翔）

yǎnbìng qìxuè jīnyè biànzhèng

眼病气血津液辨证（syndrome differentiation of qi-blood-fluid about eye disease） 运用气血津液理论去辨别分析眼病患者的病情资料，从而确定其气血津液的具体病机、证型的思维过程和辨证方法。

气病辨证 临床常见的证候，概括为气虚、气陷、气滞、气逆、气脱、气闭六种。

气虚证 全身症见少气懒言、神疲乏力、头晕目眩、自汗，活动时诸症加剧，舌淡苔白、脉虚无力。其中乏力、无力是其主要症状，各脏腑组织的气虚证还有其各自的特定表现。气虚眼病常见视物模糊、眼前黑花、无时冷泪，或黑睛生翳、塌陷，经久不愈，或视力骤降、眼底可见视神经乳头（简称“视乳头”）颜色苍白，血管变细，视网膜色泽变淡或有出血，或视网膜脱离等。

气陷证 全身症见头晕目花、少气倦怠、久痢久泄、腹部有坠胀感、脱肛或子宫脱垂等，舌淡苔白、脉弱。气陷眼病常见头晕眼花、上睑下垂、难以提起，或眼珠凹陷。

气滞证 全身症见以局部或全身的胀满、痞闷、胀痛等自觉症状为主症，且症状时轻时重，走窜不定，按之无形，叩之如鼓。气滞眼病常见白睛红赤浮肿、或生紫红色结节、头额胀痛、眼珠压痛或转痛、视力下降，头痛、眼珠胀硬、视物昏花，眼底可见视网膜水肿、出血、血管阻塞而视物模糊或暴盲，或形成惊震外障。

气逆证 肺气上逆，则见咳嗽喘息；胃气上逆，则见呃逆、嗳气、恶心、呕吐；肝气上逆，则见头痛、眩晕、昏厥、呕血等。气逆眼病常见暴发目赤肿痛，头眼剧烈胀痛、眼珠变硬、视力急降，甚则盲无所见，眼珠转痛、眼底可见视乳头边界不清、视网膜出血。

气脱证 全身症见呼吸微弱不规则，神情淡漠或者昏聩无知、大汗不止、口开目合、手撒身软、二便失禁、面色苍白、脉微欲绝或虚大无根等。气脱眼病常见“气脱者，目不明”。

气闭证 全身症见忽然昏仆或者神昏、喘急窒息、头胸腰腹等处剧痛或者绞痛、四肢厥冷、胸闷腹胀、二便不通、舌黯苔厚等。气闭眼病常见目昏不明。

血病辨证 其临床表现可概括为血虚、血瘀、血热。

血虚证 面白无华或萎黄、唇色淡白、爪甲苍白、头晕眼花、心悸失眠、手足发麻、妇女经血量少色淡、经期错后或闭经、舌淡苔白、脉细无力。血虚眼病常见视物昏花、眼花缭乱，或起坐生花、胞轮振跳、不耐久视、胞睑苍白浮肿、睑内面少血色、眦部血络淡红、白睛干涩不润、血丝淡红、频频眨目，黑睛干涩失泽，甚则变混生翳，眼底视网膜及血管颜色浅淡，眉骨、太阳穴酸痛、目涩羞明、珠痛不欲视，视瞻昏渺，夜盲，或可暴盲等，眼底可见视乳头颜色淡或苍白，视网膜色泽变淡，视网膜血管变细、色泽也变浅淡。

血瘀证 全身症见痛如针刺刀割、痛有定处、拒按、常在夜间加剧；肿块在体表者、色呈青紫，在腹内者，紧硬按之不移；出血反复不止、色泽紫黯、中夹血块，或大便色黑如柏油；面色黧黑、肌肤甲错、口唇爪甲紫黯，或皮下紫斑，或肤表丝状如缕，或腹部青筋外露，或下肢筋青胀痛等；常见经闭；舌质紫黯，或见瘀斑、瘀点，脉象细涩。血瘀眼病常见血瘀胞睑，可致胞睑青紫肿痛、拒按，或环目青黯；血瘀白睛常见白睛血丝紫赤粗大、虬盘旋曲；血瘀黑睛常见赤膜下垂，甚至血翳包睛；血瘀神膏，量少常自视眼前黑影飘移，量大则可致失明；血瘀神水通道则可引起眼珠变硬、暴发头痛珠疼、视力猝降；血瘀眼底血管引起缺血或出血则视力减退或暴盲，眼底可见视网膜静脉迂曲、粗大，或视网膜出血；血瘀眼眶之内可见眼珠外突甚至鹘眼凝睛。

血热证 咳血、吐血、尿血、衄血、便血、月经先期、量多、血热、心烦、口渴、舌红绛，脉滑数。血热眼病常见胞睑红赤焮肿或生硬疖，白睛红赤或混赤、白睛溢血，眼底视网膜大片出血、色泽鲜红，甚至玻璃体积血，视网膜渗出水肿，视神经乳头呈深红色、边界不清，目力骤降或目盲。

气血同病辨证 常见的证候有气滞血瘀、气虚血瘀、气血两虚、气不摄血、气随血脱等。

气滞血瘀证 胸胁胀满走窜疼痛，性情急躁，并兼见痞块刺痛拒按，经闭或痛经，经色紫黯夹有血块，乳房痛胀等症，舌质紫黯或有紫斑，脉弦涩。气滞血瘀眼病常见血瘀眼病同时伴头、眼胀痛。

气虚血瘀证　面色淡白或晦滞、身倦乏力、少气懒言、疼痛如刺，常见于胸胁，痛处不移，拒按，舌淡黯或有紫斑，脉沉涩。气虚血瘀眼病常见血瘀眼病同时多伴气虚体征。

气血两虚证　全身症见头晕目眩、少气懒言、乏力自汗、面色淡白或萎黄、心悸失眠、舌淡而嫩、脉细弱等。气血两虚眼病常气虚眼病、血虚眼病同见。

气不摄血证　全身症见吐血、便血、皮下瘀斑、崩漏、气短、倦怠乏力、面色白而无华、舌淡、脉细弱等。气不摄血眼病常见白睛溢血，血灌瞳神前、后部，眼底出血，同时伴有全身气虚症。

气随血脱证　全身症见大出血时突然面色苍白、四肢厥冷、大汗淋漓甚至晕厥、舌淡、脉微细欲绝，或浮大而散。气随血脱眼病常见视力猝降甚至目盲，兼见气随血脱全身症。

津液病辨证　可概括为津液亏损和水液停滞两个方面。

津液亏损证　全身症见口渴咽干、唇燥而裂、皮肤干枯无泽、小便短少、大便干结、舌红少津、脉细数。津液不足眼病，在目外，常致泪液减少而见目干涩、昏渺或无泪、白睛表面不莹润、黑睛暗淡失泽甚至灰白色混浊、眼珠转动滞涩不灵等；在目内，多视物昏蒙或目无所见；如津液耗伤太甚，可致目珠向眶内退陷。

水液停滞证　水液输布、排泄失常可引起水肿、痰、饮等病证。水肿全身症见眼睑先肿、继而头面甚至遍及全身，脘闷纳呆、呕恶欲吐、小便短少，舌苔白腻、脉沉；或身肿、腰以下为甚、按之凹陷不易恢复，或水肿日益加剧、小便不利、腰膝冷痛、四肢不温、畏寒神疲、面色白、舌淡胖、苔白滑、脉沉迟无力。痰证全身症见咳嗽咯痰、痰质黏稠、胸脘满闷、纳呆呕恶、头晕目眩，或神昏癫狂、喉中痰鸣，或肢体麻木，见瘰疬、瘿瘤、乳癖、痰核等，舌苔白腻、脉滑。饮证全身症见咳嗽气喘、痰多而稀、胸闷心悸，甚或倚息不能半卧，或脘腹痞胀、水声漉漉、泛吐清水，或头晕目眩、小便不利、肢体浮肿、沉重酸困、苔白滑、脉弦。水液停滞在胞睑则胞睑浮肿、胞生痰核；在白睛可白睛浮肿，甚至胀起如鱼脬；在眼底常视神经水肿、视网膜水肿渗出，一般认为，脾湿多黄斑水肿、渗出，肾水通常与视乳头及其附近视网膜的水肿、渗出有关，如水液聚于视网膜下则可引起视网膜脱离；另外，如痰湿与风火相搏，可致胞睑红赤糜烂、生疮溃脓等；而肝风挟痰攻目，常暴发绿风内障；热痰与瘀血相搏，常于眼部结聚肿块，或致珠突出眶等。

（李　翔）

nèiwàizhàng biànzhèng

内外障辨证（syndrome differentiation of internal and external obstacles about eye disease）

以内障和外障作为眼科病症分类与辨证的方法。虽然眼科病症繁多，但按部位而言，大多不出外障与内障两大类。障，遮蔽之意。从外而遮为外障，从内而蔽为内障。

（李　翔）

nèizhàng

内障（syndrome differentiation of internal obstacles about eye disease）

病证名。其有广义、狭义之分。狭义内障专指瞳神中生翳障者，其主要病变在晶珠；广义内障则泛指发生于瞳神及其后一切眼内组织的病变。如下所述为广义内障。从病位而论，内障指内眼，内眼包括黄仁、神水、晶珠、神膏、视衣、目系等；从病因而论，内障多因脏腑内损、七情过度、外邪深入、内伤等。从病证特点而论，内障有以下特点。①多眼外观端好，或见瞳神紧小、扩大，抱轮红赤。②多有视力减退或视物异常。③多需借助现代检查仪器如裂隙灯、检眼镜、B超、眼底血管荧光造影等发现眼内出血、渗出、水肿、裂孔、新生血管等病变。④病证有虚有实、病久多虚。⑤病情多复杂：如瞳神紧小多肝热上冲，瞳神干缺多阴虚火旺；瞳神散大多头风攻之，痰火上扰，或外伤所致；瞳神色白多肝肾不足或气血两亏；目系色红、水肿、渗出，多因湿热熏蒸或肝郁化火，致血热壅盛，以及肝郁气滞、脉络瘀阻，或者脾肾阳虚、水湿积滞所致；而目系色泽淡白，多气血不足、精气不能上荣于目所致；视衣血管扩张，多火热炽盛或气血瘀滞；视衣血管细小，多气血两亏或痰浊阻滞；视衣血管阻塞为气血瘀阻；视衣有出血者，如色红量多，多由火热实邪，迫血妄行；色淡量少或反复出血，多阴虚火旺；视衣渗出、水肿、脱离等，有属血热壅盛、阴虚火旺、气滞血瘀、痰湿积聚，或脾肾阳虚、水湿上泛之别。而眼内组织退行性病变，多脏腑精气不足所致。总之，虽外障、内障各有特点，但其虚实属性，仍必须四诊合参进行分析归纳，探本求源，才能审证精准，不能完全拘泥于内障多虚、外障多实之说。

（李　翔）

wàizhàng

外障（syndrome differentiation of external obstacles about eye disease） 凡发生于瞳神以外的病变（如胞睑、两眦、白睛、黑睛等部位的病症）。从病位而论，外障指外眼（即胞睑、两眦、白睛、黑睛）。从病因而论，外障多为外邪侵袭，如六淫外袭、遭受外伤，亦可由食滞、湿毒或痰火等引起。从病证特点而论，外障多有以下特点。①多突然发病、发展较快。②外候明显易见，如胞肿如桃或睑肤湿烂、白睛红赤、眵多黏结，或脓样，或干结，热泪如汤，或出现星点、翳、膜、胬肉遮睛等。③自觉症状突出，如目痒、目痛，沙涩不舒，羞明怕日，不能睁眼等，间或伴有寒热头痛，二便不利等全身症状。④多为实证，一般来说，外障眼病多属有余之证，如胞睑红肿，多脾胃积热；睑弦赤烂，多脾经湿热；皮下硬结，多痰湿结滞；胞内椒疮、粟疮累累，多湿热蕴结；大眦内红肉肿起或两眦赤痛，多心火上炎；大眦溢脓，多心脾郁热；白睛红赤，多肺经风热；白睛红赤如火，多肺经实热；黑睛星翳初起浮嫩，多肝经风热；黑睛翳色黄白或有溃陷，赤痛难忍，多为肝火炽盛。但亦有因内虚所致者，如上胞下垂，多脾虚气陷；胞内色淡，多脾虚血少；白睛隐隐淡红，多肺经虚火；黑睛翳久不敛，时隐时现，多肝阴不足等。⑤发展快，预后较好，外障眼病，相对而言，发展较快，预后较好。但亦有预后不佳者，如黑睛生翳，复感邪毒者，可迅速变生凝脂翳、黄液上冲、蟹睛，甚则目珠灌脓等恶候，即使痊愈，也多遗留黑睛宿翳，遮挡视物、影响美观。

（李 翔）

wǔlún biànzhèng

五轮辨证（five wheel syndrome differentiation） 运用五轮学说，通过观察眼部各轮的症状与体征，来推断相应脏腑内蕴病变的方法。其实际上是一种从眼局部进行脏腑辨证方法。轮，喻眼珠形圆而转动灵活状似车轮。中医为了论述眼部的病理、生理、治疗，将眼由外向内划分五部分，对应五脏，名五轮。即肉轮、血轮、气轮、风轮、水轮。眼部与脏腑络属关系：目内眦与外眦的血络属心，称血轮；黑睛属肝，称风轮；白睛属肺，称气轮；瞳仁属肾，称水轮；上、下眼睑属脾，称肉轮。正如明·傅仁宇《审视瑶函·五轮不可忽论》所载："夫目之有轮，各应乎脏，脏有所病，必现于轮。"五轮辨证具体分为：肉轮辨证、血轮辨证、气轮辨证、风轮辨证、水轮辨证。五轮辨证作为中医眼科的独特理论，在眼科运用较普遍，对眼病的临床诊断与治疗有一定的指导意义，但其也有明显的局限性，且由于五轮在辨证中主要是确定病位，临床尚应与八纲、病因、脏腑辨证等辨证方法相结合，方能正确指导临床。如白睛发黄，病位虽在气轮，但病多不在肺，病因常与肝胆湿热有关；再如瞳神疾患，病因、病机较为复杂，不仅与肾有关，还与其他脏腑有密切关系。因此，临床应整体与局部相结合，具体问题具体分析，综合辨证。

（李 翔）

ròulún biànzhèng

肉轮辨证（syndrome differentiation of flesh wheel） 运用五轮学说，通过观察眼部肉轮的症状与体征，来推断相应脏腑——脾胃内蕴病变的方法。肉轮辨证先辨常态和病态。常态即脾胃消化、吸收与运化的功能正常则眼睑色黄丰润而有光泽。病态需辨虚实。①实证：胞睑红肿灼痛发硬，多为脾胃积热；胞睑湿烂痒痛或睑弦赤烂而痒，多为湿热兼风；胞睑皮下硬结，不红不痛，多为痰湿结聚；睑内颗粒，色黄而软，多为脾胃湿热；睑内颗粒累累，色红而坚，多为血热壅滞；睑内颗粒大小不一，排列不整，状如铺路之卵石，奇痒难忍，多为风湿热之邪互结；胞睑青紫肿胀，有外伤史，多为目络受损、瘀血停滞。②虚证：目乏，多为脾虚夹风；上胞下垂，无力抬举，多为脾虚气陷、中气不足，或风邪中络；胞睑肿胀，不红不痛，按之虚软，多为脾肾阳虚，水湿上泛；胞轮振跳，多为血虚生风，或心脾两虚；胞睑频眨，不由自主，多为脾虚肝旺，燥热伤津，阴虚血少；睑内色泽较淡，多为脾虚血少。

（李 翔）

xuèlún biànzhèng

血轮辨证（syndrome differentiation of blood wheel） 运用五轮学说，通过观察眼部血轮的症状与体征，来推断相应脏腑——心与小肠内蕴病变的方法。血轮辨证先辨常态和病态。常态即血脉流畅则内眦部血管红活而有光彩。病态需辨虚实。①实证：两眦红赤糜烂，多为心火上炎；内眦红肿疼痛，触之有硬结，多为心经热毒；内眦红肿流脓，多心火炽盛，兼有瘀滞；按压内眦见泪窍溢脓，多为心脾积热；眦部赤脉粗大鲜红，多为心经实火；胬肉头尖体厚，红赤显著，发展迅速，多为心肺风热，心火炽盛。②虚证：两眦赤脉细小淡红，干涩不舒，或胬肉淡红菲薄，发展缓慢，多为心经虚火，阴血不足。

（李 翔）

qìlún biànzhèng

气轮辨证（syndrome differentiation of qi wheel） 运用五轮学说，通过观察眼部气轮的症状与体征，来推断相应脏腑——肺与大肠内蕴病变的方法。气轮辨证先辨常态和病态。常态即肺气充沛调顺，邪不易入，则白睛色白而润泽。病态需辨虚实。①实证：白睛红赤，颜色鲜红，多为外感风热，或肺经实热；白睛黯红，结节隆起，多为肺经瘀热；白睛红赤肿胀，多为肺热亢盛；白睛水肿，多为肺气失宣或风邪犯肺。②虚证：白睛血丝淡红稀疏，多为肺经虚火；白睛干涩少津，多为肺阴不足；白睛枯涩，失去光泽，多为阴津不足，津液耗损。

（李　翔）

fēnglún biànzhèng

风轮辨证（syndrome differentiation of wind wheel） 运用五轮学说，通过观察眼部风轮的症状与体征，来推断相应脏腑——肝胆内蕴病变的方法。风轮辨证先辨常态和病态。常态即肝气和顺，肝阴充足，则黑睛色青而有光泽。病态需辨虚实。①实证：黑睛星翳初起，多为外感风邪；黑睛生翳，状如凝脂，多为肝胆火炽，热毒炽盛；黑睛混浊，如镜面呵气之状或深层有赤脉深入，多为肝胆热毒，湿热蕴蒸，兼有瘀滞。黑睛浅层赤膜下垂，或血翳包睛，多为肺肝热盛，血热壅滞。②虚证：黑睛翳陷，久不平复，或星翳日久不愈，时隐时现，多为正虚邪留，气阴两虚。

（李　翔）

shuǐlún biànzhèng

水轮辨证（syndrome differentiation of water wheel） 运用五轮学说，通过观察眼部水轮的症状与体征，来推断相应脏腑——肾与膀胱内蕴病变的方法。水轮辨证先辨常态和病态。常态即肾阴肾阳充沛则瞳孔色黑有神，目光炯炯。病态需辨虚实。①实证：如瞳神散大，头目胀痛难忍，多为风火攻目，肝郁气逆，痰火上壅；瞳神紧小，眼珠坠痛拒按，多为肝经风热，肝胆火炽，风湿夹热。②虚证：瞳神干缺，视物昏蒙，多为肝肾阴虚，虚火上炎；晶珠混浊，瞳神变白，多为肝肾亏虚，精血不足。

（李　翔）

bākuò biànzhèng

八廓辨证（eight regions syndrome differentiation） 在八廓理论指导下，通过查验病理状态下廓位脉络状态进行眼病辨证的方法。八廓辨证为中医眼科独特的辨证方法，是中医脏腑理论在眼科的重用体现之一，主要用于指导外障眼病特别是白睛疾病的临床辨证论治。

历史沿革 起源于《灵枢·九宫八风》。南宋·陈言《三因极一病证方论·眼叙论》首次出现八廓名称，此后历代中医典籍对八廓学说多有发挥，但在廓位名称、配位方向、对应脏腑等方面都有较大争论，甚至对八廓学说存在的意义也有不同意见，有积极继承、完善者，也有认为有名无位者，甚至有主张废弃八廓学说者。理论认识上的纷争，影响了八廓学说的临床指导作用，使其学术地位和普及程度均不及五轮学说。具体见八廓学说。

基本内容 将眼球表面按后天八卦分为八个不同方位，分别与六腑相配属，以说明眼与机体的内在关系，在病理情况下，通过查验廓位脉络变化来了解眼及脏腑的疾病状态和发病机制，指导外障眼病特别是白睛疾病临床诊疗。八廓辨证为中医眼科特有的辨证方法之一，临床除与八纲辨证、脏腑辨证、六经辨证、气血津液辨证等方法结合运用外，还需结合六经、六腑、命门、包络理论。八廓辨证具体运用于临床时，需注意以下几方面，首先八廓辨证是以白睛某方位出现的异常赤脉血丝为凭进行的，因此仅适用于眼科疾病状态，主要运用于以白睛疾病为主的临床辨证，正如现代·陈达夫在《中医眼科六经法要》指出："也就是说并非每一个病员都有廓病，更不是一般正常的人也分八廓。"说明八廓辨证是具有条件的，这也是八廓辨证临床运用局限性的原因之一。其次在观察中必须注意赤脉起止的方位，赤脉必须正居廓位，从白睛边际伸向黑睛，若赤脉特别粗大或显著一、二缕者才有辨证意义，根据所在廓位与脏腑、经络的配属关系，进而明确眼部外在表现与机体的内在联系。再次须仔细观察居于廓位的赤脉位置沉浮、形体粗细、色泽浓淡等，以判断病变的表里寒热虚实。通常气血亏虚则赤脉色淡，气血不畅则赤脉紫黯，若赤脉虬蟠，或如树枝状，或如链珠，或粗细不匀者，则多为血瘀气结之证。若受外邪侵袭时赤脉色浅浮者，多为气血不足或气血寒凝所致，色深红者，多为热证或实证。具体内容如下。①辨震廓赤脉变化：震廓在腑属命门，如《黄帝内经》所述"太阳根于至阴，结于命门。命门者，目也"。实属太阳经脉之命门。若震廓血丝较粗，浮而易见，为太阳伤风；赤脉浮而色红为风热为患；赤脉浮而色淡红，兼鼻塞流涕，为风寒为患。②辨乾、坤两廓赤脉变化：乾廓在腑属大肠，坤廓在腑属胃，其病变与大肠和胃有关。若白睛血丝满布，乾、坤两廓尤多者，为大肠、胃经积热；若白睛血丝细碎，或乾、坤两廓血丝较多，色红者，为风热为患；若乾、坤两廓血丝虬曲色红而紫黯，兼大便干结者，多为肠胃热郁、血瘀。③辨兑廓赤脉变化：兑廓在腑属三焦，属少阳经，其病变多与三焦少阳经有关。兑廓血丝较甚，色泽鲜红，多为三焦郁热；若形如链珠或粗细不匀，呈腊肠状者，为血瘀络滞。④辨巽廓赤脉变化：巽廓在腑属胆，其病变多与胆有关。巽廓血丝粗大，色泽鲜红，多为胆热所致；色红而紫黯，为热入血分之象。⑤辨坎、离两廓赤脉变化：坎廓在腑属膀胱，离廓在腑属小肠，均属太阳经脉，其病变多与膀胱、小肠有关。坎、离两廓血丝较多，色泽暗红，兼小便不利者，多为膀胱小肠湿热。⑥辨艮廓赤脉变化：艮廓在腑属包络，其病变与包络有关，艮廓血丝红赤，为包络实火；若血丝呈树枝状、盘旋状，色黯红赤为气血瘀滞。

临床意义 八廓辨证是八廓学说的具体运用，是根据白睛出现赤脉的起止方位、色泽、粗细、多寡、形状等不同，来推测六腑、包络、命门之病变的一种辨证方法。八廓辨证也是以脏腑学说为基础，故归属于脏腑辨证的范畴，也是中医眼科特有的辨证方法之一。由于历代医家对八廓的名称、定位及所属脏腑等方面见解各异，所以在临床的应用不如五轮辨证普遍。在临床中，八廓辨证常与八纲辨证、脏腑辨证、六经辨证、气血津液辨证等结合使用。

（周华祥）

yǎn chángjiànzhèng biànzhèng

眼常见症辨证（syndrome differentiation of common symptoms about eye disease） 对眼科常见症状进行辨证的具体方法。眼常见症辨证包括辨视觉异常、翳、膜、目赤、目肿、目痛、目痒、目涩、眵、泪、目偏斜、目突、目陷、目瞤、瞋目、目瞑、目扬、眯目等。

（李 翔）

biàn shìjué yìcháng

辨视觉异常（syndrome differentiation of visual abnormality）

对眼科常见视觉异常进行辨证的具体方法。视觉异常主要表现为视力变化（视力骤然猛降、或徐徐缓降，视远昏蒙视近清晰、或视远物清晰而视近物昏蒙，或视远视近皆昏蒙，有无视野缩窄，入暮则不见物，昼间视物反而昏暗等）、视物变形（视一为二，视正反斜，视直为曲，视大为小，视定若动，视物颠倒等）、视物易色（视赤如白，视绿色、红色皆不清，或不辨紫赤等）、视瞻有色（自觉眼前带色阴影，带色阴影有大有小，其色或黄色、红色、黑色或白色）、眼前幻影（眼前云雾漫移，或如蚊蝇飞舞，绦环旌旗，蝶影蠕蛛，或如青烟袅袅，萤星满目，眼前白光闪掣似电光或火焰霞明，观灯火周围红绿彩环围绕）。临床上，辨视觉异常主要包括：辨视力骤降、辨视物不清、辨能近怯远、辨能远怯近、辨夜盲、辨视一为二、辨视物变形、辨视瞻有色、辨视物易色、辨云雾移睛、辨坐起生花、辨目妄见、辨视惑、辨神光自现、辨光华晕大等。

（李 翔）

biàn shìlì zhòujiàng

辨视力骤降（syndrome differentiation of sudden vision loss）

对眼科常见视力骤降进行辨证的具体方法。视力骤降表现为猝然一眼或双眼视力急剧下降，严重者甚至失明，严重者为暴盲，暴盲一名见明·王肯堂《证治准绳·杂病·七窍门》，患眼外观端无明显异常，但瞳内病变却多种多样，病因、病机则更为复杂，由于发病急剧，应及早救治。西医学有多种眼底病可以引起暴盲症状，最常见者如视网膜中央动脉阻塞（络阻暴盲）、视网膜中央静脉阻塞（络损暴盲）、急性视神经炎（目系猝病暴盲）、视网膜脱离（视衣脱离暴盲）、癔病性黑矇、皮质盲等；而视力急剧下降者还可常见于各种急性炎症、眼底出血性疾病、急性青光眼、外伤等眼病。常由暴怒惊恐、气机逆乱，血随气逆，或情志抑郁、肝失条达、气滞血瘀，或嗜好烟酒、恣食肥甘、痰热内生、上壅目窍，外感热邪，内传脏腑、致邪热内炽、上攻于目，肝肾阴亏、阳亢动风，风阳上旋，或阴虚火旺、上扰清窍等所致。

（李 翔）

biàn shìwù bùqīng

辨视物不清（syndrome differentiation of blurred vision） 对眼科常见视物不清进行辨证的具体方法。古代医籍对视物不清的描述名称繁多。如目昏瞑、目昏眇、视瞻昏渺、目䀮䀮、目茫茫、目昧、目昏昧、目昧不明、蒙昧不清、目瞀等。视物不清是黑睛、晶珠、瞳神疾病的主要症状，黑睛疾病新翳者除黑睛生翳、视力下降外，常伴有红痛、畏光、流泪等刺激症状，而宿翳及晶珠疾病以黑睛及晶珠不同程度的混浊伴视物不清为主要特征。具体辨证见辨翳、辨晶珠病变。瞳神疾病瞳神紧小者，抱轮红赤、视物模糊，多为肝胆火炽、风湿夹热、阴虚火旺所致。其余瞳神疾病则以眼外观端好、视力渐降、昏渺蒙昧不清为特点，常见于西医学之脉络膜、视网膜的慢性炎症，慢性球后视神经炎等。常因湿热痰浊内蕴、上犯清窍，情志不舒、气滞血郁、玄府不利，肝肾不足、精血亏耗，或心脾两虚、气血不足、目失所养、神光衰微所致。

（李　翔）

biàn néngjìn qièyuǎn

辨能近怯远（syndrome differentiation of myopia）　对眼科常见能近怯远进行辨证的具体方法。能近怯远主要表现为视近尚清，视远模糊。此病名见明·傅仁宇《审视瑶函》，又称近视、近觑、视近怯远症。类似于西医学之近视眼。此病常由青少年学习、工作时用眼不当，劳瞻竭视，或禀赋不足、先天遗传所致。病机多系阳气衰弱，神光不得发越于远处，或为肝肾两虚，精血不足，以致神光衰微，光华不能远传。

（李　翔）

biàn néngyuǎn qièjìn

辨能远怯近（syndrome differentiation of hyperopia）　对眼科常见能远怯近进行辨证的具体方法。能远怯近主要表现为视远尚清，视近模糊。此病名见明·傅仁宇《审视瑶函》，又称远视、视远怯近症。类似于西医学之远视眼。多为禀赋不足或肝肾俱虚，目之光华散漫不收而不能视近所致。而人年四十以上，所谓“老花眼”，西医学称老视，为年老肾精渐衰，阴精不足，阳光有余，目中光华发越于外，不能收敛视近所致。

（李　翔）

biàn yèmáng

辨夜盲（syndrome differentiation of nyctalopia）　对眼科常见夜盲进行辨证的具体方法。夜盲主要表现为入暮或白昼至黑暗处则不见物，俨似雀鸟家禽至黄昏则不见物。又称雀目、雀盲、黄昏不见、鸡盲、雀目内障、雀目昏睛，俗称鸡蒙眼。先天者称高风内障（明·王肯堂《证治准绳·杂病·七窍门》），高风内障又称高风雀目、高风雀目内障、高风障症；后天者称肝虚雀目（元·危亦林《世医得效方》），肝虚雀目又称肝虚雀目内障、小儿雀目。此类眼疾常见于今之暗适应功能下降的眼病，如原发性视网膜色素变性、无色素性视网膜色素变性、结晶样视网膜色素变性、白点状视网膜炎、维生素A缺乏导致的夜盲症等。高风雀目者常由先天不足、命门火衰，或肝肾两亏、精血不足、目失濡养所致；或脾胃受伤、阳气下陷、不能升清于目，降浊阴于脏器，阴盛则蔽阳，故入暮不见。肝虚雀目者，则多因小儿喂养不当，或饮食偏好、营养失调、酿成疳积或脾胃损伤，气血生化乏源，气机升降失司，阳气下陷，阴气上蒸，至夜阳不抗阴，阴反蔽阳而不能见物，或脾失健运，肝虚血少，目失所养，每至黄昏阴盛阳衰之时，神光被蔽而不能见物，或小儿患病后，调护不当，忌口过甚或强调素食而营养失调，生化之源不足，阳目之精血亏乏至暮无所见。

（李　翔）

biàn shìyī wéi'èr

辨视一为二（syndrome differentiation of diplopia）　对眼科常见视一为二进行辨证的具体方法。视一为二主要表现为眼外观正常，唯视一物为二物的病症。此病名首见于明·王肯堂《证治准绳·杂病·七窍门》，又称视歧、视一物为两候、睹一成二、睹物成二体、视一为两、视物为两、视一如二。类似于西医学之复视。常由素体虚弱，或劳瞻竭视、暗耗精血、神光不滋、精气散乱、约束失权所致，或因火邪壅盛、邪毒结聚、阻塞脉络，阴精不得升运，阳邪错乱神光而成，也有由跌扑损伤头目、瘀血内停、脉络瘀滞、筋脉失利所致者。

（李　翔）

biàn shìwù biànxíng

辨视物变形（syndrome differentiation of metamorphopsia）　对眼科常见视物变形进行辨证的具体方法。视物变形主要表现为眼外观如常而视物体形态发生变异。视物变形可表现为视一为二、视正反斜、视直为曲、视大为小或视小为大、视定若动、视物颠倒等。①视一为二见辨视一为二。②视正反斜：表现为视正常物体呈歪斜状。此病首见于明·王肯堂《证治准绳·杂病·七窍门》，又称视正为斜、视正为横、视斜反正。多因素有头风之人、复感风邪、风痰阻络、上扰清窍，以致筋脉涣散，约束失权所致；另外，忧伤、劳损、失血等伤及气血，正虚邪实，玄府郁遏，精血不能上承于目窍也可引起。③视直为曲：表现为眼外观如常，唯视直物呈弯曲状。此病名见于《证治准绳·杂病·七窍门》，今之视网膜脱离、黄斑病变常见此症状。常因脾失健运、水湿内停、聚湿生痰、痰浊上犯清窍，或情志抑郁、肝失条达、肝气郁结、气滞血瘀、瘀血流注、上扰清窍，或肝肾不足、精气不能上承于目所致。④视大为小或视小为大：表现为眼外观如常，睹物失去本来面目，视大为小或视小为大。明·傅仁宇《审视瑶函·前贤医案》曰：“视无定，以小为大，以大为小。”视小为大见于清·黄庭镜《目经大成·视惑》。多因脾失健运、水湿停聚、上犯目窍，或因风痰伤于眼络、调节不利所致。⑤视定若动：表现为眼外观如常，视静止之物有移动之感。此病名见于《目经大成》，又称视定反动、视定犹动。多因平素恣酒嗜燥、头风痰火之人、风火痰热相搏、上干空窍、风胜则动，或因劳瞻竭视、耗伤气血，或素体气血亏虚、血不养筋、筋弱无力、调节不利而起，或肾阴不足、虚火上炎所致。⑥视物颠倒：表现为眼外观如常，所视之物，旋转倒置。此病名见于《证治准绳·杂病·七窍门》，又称视物倒置。视物颠倒类似于各种原因引起的眩晕发作时出现的症状。多因久病不愈、耗伤气血，或失血过多以致气血亏虚、气虚则清阳不展、血虚则目失所养，或血虚生风、风胜则动、视物掉眩，或因忧郁恼怒、气郁化火、肝阴暗耗、风阳升动、上扰清窍，或肝阴不足、肝风内动、上干于目，或因年老肾亏，或房劳过度、肾精亏耗、髓海空虚则脑转耳鸣、视物眩冒，或因恣食肥甘、劳倦太过、伤及脾胃、脾失健运、痰浊中阻、清阳不升、浊阴不降，或痰郁化火、上蒙清窍所致。

（李　翔）

biàn shìzhān yǒusè

辨视瞻有色（syndrome differentiation of tinted vision）　对眼科常见视瞻有色进行辨证的具体方法。视瞻有色主要表现为眼外观端好，无异常人，而自视眼前有带色阴影，常见者有黄、黑、红等色。此病名见于明·王肯堂《证治准绳·杂病·七窍门》。常因脾失健运、水湿停滞、湿聚为痰、郁遏化热、上犯于目，情志不舒、肝郁气滞、玄府闭塞、目络壅阻，肝肾不足、精血亏虚、目失濡养，或阴精过伤、虚火上炎，或因肾阳不足、命门火衰、致脾阳不运所致。此症为某些内障眼病常见之候，可出现于今之中心性浆液性脉络膜视网膜病变、癔病性弱视、白内障、玻璃体混浊等。而因眼底出血性疾病而自视眼前有红色或黑色阴影者，则不属本症范畴。

（李　翔）

biàn shìwù yìsè

辨视物易色（syndrome differentiation of seeing things in changed colors）　对眼科常见视物易色进行辨证的具体方法。视物易色主要表现为眼外观无异常人，但明辨颜色的能力降低，或不能辨认某些颜色，只能辨识物体明暗及形态。类似今之色觉异常，如色盲或色弱。此病名首见于现代·吴克潜《病源辞典》，历代专著多采用所见物体颜色的变化来命名，如明·王肯堂《证治准绳·杂病·七窍门》命名为视赤如白；清·黄庭镜《目经大成·视惑》命名为视黑为赤；清·顾锡《银海指南·肾经主病》命名为视白为黄、视红为紫。多因先天禀赋不足，或内络气郁、玄府不和，清气不能上承所致，或因某些内障眼病之后，如视瞻昏渺、青盲之类致辨色能力减退或全部丧失。

（李　翔）

biàn yúnwù yíjīng

辨云雾移睛（syndrome differentiation of vitreous opacity）　对眼科常见云雾移睛进行辨证的具体方法。云雾移睛主要表现为眼外观端好，自视眼前似有云雾等形之暗影随目珠移动而飘移。类似今之玻璃体混浊。此病名见于明·王肯堂《证治准绳·杂病·七窍门》，又称目见黑花飞蝇、蝇翅黑花、眼见黑花飞蝇、蝇影飞越等。多种内障眼病均可出现云雾移睛。常因湿热痰火、蕴郁熏蒸、浊气上犯、损及目中清纯，或肝阳上亢、阴虚火炎，损伤目中脉络、致血溢络外、积滞于神膏，或肝肾亏损、精耗津伤、气血不足，目失荣润所致。如眼前如蛛丝漂浮，忽上忽下，忽有忽无，或青烟袅袅，多属肝肾不足，或血瘀气滞；若眼前黑影呈黄褐色者，多为脾胃湿热，或脾虚夹湿；若显白星缭乱，为肺肾气虚；若见萤星满目或火星飞扬者，为心肾不交；若眼前阴影呈红色，多为瘀血凝滞。

（李　翔）

biàn zuòqǐ shēnghuā

辨坐起生花（syndrome differentiation of dizziness when standing up）　对眼科常见坐起生花进行辨证的具体方法。坐起生花主要表现为久坐突然起立时眼冒星花。病名见于《银海精微》，又称起坐生花，常因肝肾阴虚，气血不足所致。某些眼疾或全身性疾病，年老体衰者，可出现此症。

（李　翔）

biàn mùwàngjiàn

辨目妄见（syndrome differentiation of heteroptics）　对眼科常见目妄见进行辨证的具体方法。目妄见指患者自觉目视有各种异常所见者。出于《灵枢·癫狂》。又称妄见，可见于以下两种情况：①指眼外观正常，而自视有各种异常改变者，为多种内障眼疾常见的自觉症状。清·黄庭镜《目经大成》卷二：“此目亦无外症，然无中生有，如游丝、结发、飞蝇、舞蝶、蛇旗、绦环等物之状，色或青黑、粉白、微黄，看在眼外空中飞扬缭乱。”痰因火结为常见原因。而清·张璐《张氏医通》卷八又认为：以长为短、以白为黑、视正反邪、视定反动、视物颠倒、视一为二、光华晕大等亦属此证范畴。②为狂症证候之一。《灵枢·癫狂》：“狂，目妄见。”谓狂证患者，常因幻觉而见奇异怪诞之物，多因气衰神怯、精神失常所致。

（李　翔）

biàn shìhuò

辨视惑（syndrome differentiation of disturbed vision） 对眼科常见视惑进行辨证的具体方法。视惑指视物颠倒紊乱的证候。视惑有两种情况：①眼本身无病，而突然视物眩惑，颠倒紊乱，多由过喜、过怒等一时精神散而引起，待精神恢复正常，此证便消失，见于《灵枢·大惑论》。②自视的异常改变。如视正为斜、视定为动、视小为大、视一为二，视赤为白等，见于清·黄庭镜《目经大成》，属目妄见范畴。

（李　翔）

biàn shénguāng zìxiàn

辨神光自现（syndrome differentiation of photopsia） 对神光自现进行辨证的具体方法。神光自现指眼外观如常，自视眼前一片白光闪掣，如电光火焰，时发时止，悠然而过。又称神光自见、电光夜照。历代医家对本证认识较为统一：如明·傅仁宇《审视瑶函》：“此症谓目外自见神光出现，每如电光闪掣，甚则如火焰霞明，盖时发时止，与瞻视有色者不同。乃阴精亏损，清气怫郁，玄府太伤，孤阳飞越，而兴欲散，内障之重者。”可见于高度近视、视网膜脱离。

（李　翔）

biàn guānghuá yùndà

辨光华晕大（syndrome differentiation of halo vision） 对光华晕大进行辨证的具体方法。光华晕大指目视发光物体，而产生彩环的现象。多见于绿风内障及眵泪黏稠之外障眼病。证名见明·王肯堂《证治准绳·杂病》。类似于西医之虹视。多因实火热邪发越于上所致。

（李　翔）

yìzhèng

翳证（syndrome differentiation of nebula in cornea） 翳证有狭义与广义之分，新翳证与宿翳证之别。狭义的翳指黑睛混浊，广义的翳包括黑睛与晶珠的混浊。古代眼科医籍（如晋·皇甫谧《百症赋》）中将黑睛和晶珠的混浊统称为翳，现专指黑睛上的混浊，可呈点状、树枝状、地图状或虫蚀状等。翳对视力影响的程度，主要取决于翳的部位，大小厚薄则在其次。翳遮瞳神则视力明显受损，翳在黑睛边缘，虽略大而厚，但对视力影响较小。

（李　翔）

xīnyìzhèng

新翳证（syndrome differentiation of new nebula in cornea） 黑睛混浊，呈灰白色，表面粗糙，边界模糊，具有发展趋势，伴有不同程度的目赤疼痛、畏光流泪者。如聚星障、花翳白陷、凝脂翳等。相当于西医学之角膜炎症性病变。临床上，黑睛新翳须辨别表里虚实，严密观察其发展变化。新翳有表里之分。黑睛新翳，多因外感，亦易传变。一般而言，外感早期，星翳初起，稀疏色淡，浮于黑睛，抱轮微赤者，属聚星障，轻者其邪可从表而解；若邪盛正实，尤其内热素盛者，外邪易入里化热，可致星翳连缀成片，翳色黄白，多见溃陷，白睛混赤，此属花翳白陷，须及时治疗，防止病变继续扩大或向纵深发展；若感受邪毒，则发展迅速，翳满黑睛，状如凝脂而成凝脂翳，如不及时抢救，极易穿孔。而翳生日久，不见进退者，为正虚邪衰之象。另外，黑睛新翳还可受邻近病变影响而生，且常波及黄仁与瞳神。新翳有虚实之分。实证常为肝风热邪，虚证多因肝肾阴亏、阴火上炎。此外，外伤也可致翳。如在新翳病轻而浅时期，及时治疗，尚能使翳部分消退，甚至大部去除；若日久邪气已定，则成宿翳而药物难以奏效。新翳痊愈后，轻者可消散，重者转为宿翳。

（李　翔）

sùyìzhèng

宿翳证（syndrome differentiation of old nebula in cornea） 黑睛混浊，表面光滑，边缘清晰，无发展趋势，不伴赤痛流泪者。为黑睛疾患痊愈后遗留的瘢痕。宿翳一名见于清·黄庭镜《目经大成》，相当于西医学之角膜瘢痕。根据宿翳厚薄浓淡程度及与黄仁有无黏连的不同，分为冰瑕翳、云翳、厚翳、钉翳、斑脂翳。

（李　翔）

bīngxiáyì

冰瑕翳（syndrome differentiation of ice nebula in cornea） 宿翳之菲薄透明光滑者。其形状菲薄，透明光滑，如冰上之瑕。类似于西医之云翳。冰瑕翳分两种情况：①又称冰瑕障、冰壶秋月。明·王肯堂《证治准绳》：“薄薄隐隐，或片或点，生于风轮之上。其色光白而甚薄如冰上之瑕。若在瞳神傍侧者，视亦不碍光华。若掩及瞳神者，人看其病不觉，自视昏眊渺茫。”②水晶障翳症之别称。明·傅仁宇《审视瑶函》："眼内障如水晶色，厚而光滑且清白，瞳子隐隐内中藏，视物蒙如云雾隔。……其名有三：曰水晶，曰玉翳浮满，曰冰瑕翳。"

（李　翔）

yúnyì

云翳（syndrome differentiation of cloudy nebula in cornea） 色白而薄，状如蝉翅、浮云者。自然光线下即可见，类似于西医之斑翳。云翳一名见于清·吴谦《医宗金鉴·眼科心法要诀》。

（李　翔）

hòuyì

厚翳（syndrome differentiation of thick nebula in cornea） 厚而色白如瓷者。类似于西医之角膜白斑。

（李　翔）

dīngyì

钉翳（syndrome differentiation of nail nebula in cornea） 黑睛生翳，根脚如钉深入，目赤疼痛，牵连头额，羞明泪出的病证。钉翳一名见于《银海精微》。亦作丁翳、钉翳根深、钉头翳、钉翳障。指黑睛宿翳与黄仁黏着，瞳神倚侧不圆，类似于西医之粘连性角膜白斑。

（李　翔）

bānzhīyì

斑脂翳（syndrome differentiation of adherent leucoma） 蟹睛结疤于风轮之侧的病证。斑脂翳一名见于明·王肯堂《证治准绳·杂病》。指黑睛宿翳与黄仁黏着，瞳神倚侧不圆，类似于西医之粘连性角膜白斑。

（李　翔）

mó

膜（syndrome differentiation of membrane on the ocular surface） 自白睛或黑白际起障膜一片，或白或赤，逐渐向黑睛中央蔓延的病证。膜一名出自《神农本草经》卷二。轻者膜薄色淡，尚未掩及瞳神；重者膜大而阔，赤厚如血肉堆积，淹没整个黑睛。一般以血丝疏密和红赤的浓淡不同，又有赤膜和白膜之分。膜遮瞳神则视力明显受损。

（李　翔）

chìmó

赤膜（syndrome differentiation of red membrane on the ocular surface） 眼生障膜，其血丝红赤稠密。又名红膜。赤膜出自清·吴谦《医宗金鉴》，其主要表现为自白睛或黑白际起障膜一片，膜上赤丝密集，红赤明显，逐渐向黑睛中央蔓延。多因肝肺风热壅盛，脉络瘀滞所致。

（李　翔）

báimó

白膜（syndrome differentiation of thin membrane on the ocular surface） 眼球前端的一层透明的膜。白膜一名见出《神农本草经》卷二。白膜主要表现为自白睛或黑白际起障膜一片，膜上赤丝稀疏，红赤不显，逐渐向黑睛中央蔓延。多为肺气虚。

（李　翔）

mùchì

目赤（syndrome differentiation of red eye） 双眼或单眼白睛部位发红的表现。又称赤眼、白睛红赤。出自《素问·五常政大论》。清·张璐《张氏医通》卷八："目赤有三，一曰风助火郁于上；二曰火盛；三曰燥伤肝。"一般因风火邪毒入侵者，多见目赤肿痛；肝热上攻者，多见白睛红赤，或抱轮红甚；肝肺阴虚者，多见白睛淡红，视物昏蒙。应结合眼部及全身病情辨证论治。目赤辨证根据部位分为以下数种：胞睑红赤、眦部红赤、白睛红赤、抱轮红赤、白睛混赤、赤丝虬脉、血翳包睛。

（李　翔）

bāojiǎn hóngchì

胞睑红赤（syndrome differentiation of red eyelid） 胞睑发红，或伴肿胀、疼痛、发痒、湿烂等的表现。如胞睑红肿如桃，灼热疼痛，或兼有硬结、脓头而拒按，多为脾胃积热，热毒壅盛；胞睑肿胀骤起，微红而痒，多为外感风邪；胞睑红肿湿烂，多为湿热熏蒸；胞睑肿胀、黯红青紫，多为气滞血瘀。

（李　翔）

zìbù hóngchì

眦部红赤（syndrome differentiation of canthal congestion） 眦部发红的表现。眦部红赤性质有虚实之别，部位则分大眦赤、小眦赤。两眦属心，红赤属火，心气盛则火炎，火炎则气血上壅，经脉不利，郁于眦部，表现为两眦红赤刺痛，眵黏干结；心阴不足，虚火上炎，可见眦部微赤，痒涩不舒，虚烦失眠；眦部赤烂，多为湿热为患。

（李　翔）

biàn báijīng hóngchì

辨白睛红赤（syndrome differentiation of conjunctival congestion） 为双眼或单眼白睛发红的表现。其有广义、狭义之分，广义者根据部位、深浅等不同，分为白睛红赤、抱轮红赤、白睛混赤，狭义者指白睛浅层发红。

（李　翔）

báijīng hóngchì

白睛红赤（conjunctival congestion） 双眼或单眼白睛浅层发红的表现。白睛红赤位于白睛浅层，起于周边，颜色鲜红，呈树枝状，推之可动。点用0.1%肾上腺素后，红赤消失，相当于西医之结膜充血。主要见于暴风客热、天行赤眼、金疳等白睛浅层病变。暴发白睛微赤，泪多清稀，多外感风寒；白睛红赤，眵泪并作，多外感风热；白睛红赤如火，为肺经实热或三焦热盛；红赤隐隐，多肺经虚热；赤紫肿胀，多热毒壅结。

（李　翔）

bàolún hóngchì

抱轮红赤（ciliary hyperemia）

环绕黑睛周围的白睛红赤，赤环如带，压之红赤不退，推之血丝不移的表现。抱轮红赤位于白睛深层，环绕黑睛周围，颜色紫黯，呈放射状，推之不动。点用0.1%肾上腺素后，红赤不消失，相当于西医之睫状充血。主要见于聚星障、花翳白陷、混睛障、瞳神紧小等病变。抱轮红赤，羞明流泪，多肝胆湿热；抱轮微红，目昏泪出，多阴虚火旺。

（李　翔）

báijīng hùnchì

白睛混赤（mixed conjunctival congestion）　白睛红赤（狭义）与抱轮红赤同时存在的表现。相当于西医之混合充血。主要见于凝脂翳、绿风内障、瞳神紧小等病变。

（李　翔）

chìsī qiúmài

赤丝虬脉（hyperemia of conjunctival capillaries）　以白睛出现赤丝纵横，或赤紫蟠曲、粗细不一，经久不消为主要表现的眼病。赤丝虬脉一名见于明·傅仁宇《审视瑶函》，又称赤丝乱脉。多因血络瘀滞所致。椒疮、粟疮一类病症，常有赤丝虬脉出现。其他如长期风沙刺激、睡眠不足、用眼过度或嗜酒过甚等，均可致白睛上血络扩张，发生赤丝虬脉。也有因眶内肿块挤压，血络瘀阻所致。

（李　翔）

xuèyì bāojīng

血翳包睛（syndrome differentiation of vascular nebula）　赤脉从四周蔓延整个黑睛的赤膜下垂重症。血翳包睛一名见《银海精微》。又称彩云捧日。相当于西医之全角膜血管翳。常并发于椒疮，并由赤膜下垂演变，或因化学药物烧伤而来。患眼红痛沙涩，视物昏蒙，或畏光、流泪。多系肝肺风热壅盛，心火内炽，瘀血凝滞所致。若赤膜侵及黑睛，怕热羞明，沙涩刺痒，甚则疼痛，舌红苔黄，脉浮数，此为风轮风热证；而黑睛满布血翳，甚则堆积如肉，白睛混赤，畏热羞明，目珠疼痛，口苦咽干，舌红苔黄，脉数，则属风轮热毒证。

（李　翔）

mùzhǒng

目肿（syndrome differentiation of alpebral edema）　眼目肿胀的表现。可表现在胞睑、两眦、白睛和黑睛。①胞睑肿：胞睑红肿如桃，灼热疼痛，或胞睑红肿而兼有硬结、脓头而拒按，多为脾胃积热、热毒壅盛，兼有瘀滞；胞睑肿胀骤起，微红而痒多泪，常为外感风邪；胞睑红肿湿烂，多为湿热熏蒸；胞睑青紫肿胀，多为气滞血瘀；胞睑虚肿如球，皮色光亮，不红不痛，多属脾肾阳虚，水气上泛。②两眦肿：内眦突发红肿高起，疼痛拒按，多为风热上攻，心火炽盛。③白睛肿：白睛红赤肿胀，多为风热犯肺，肺热壅盛；白睛赤紫肿胀，多为肺经实热，血热壅结；白睛肿胀不红，状如鱼泡，多为肺失宣降，气机壅滞。④黑睛肿：黑睛水肿，雾状混浊，多为肝胆火炽，风火攻目，或肝郁气逆，痰火上壅，阳亢风动所致。

（李　翔）

mùtòng

目痛（syndrome differentiation of ophthalmalgia）　眼疼痛的感觉。目痛辨证重点有以下内容。①目痛辨阴阳：外障眼病引起的目痛常为涩痛、磅痛、灼痛、刺痛，多属阳证；内障眼病引起的目痛常为酸痛、胀痛、牵拽痛、眼珠深部疼痛，多属阴证。另外，午夜至午前作痛为阳盛；午后至午夜疼痛为阴盛。②目痛别虚实：暴痛属实，久痛属虚；持续疼痛属实，时发时止属虚；痛而拒按属实，痛而喜按属虚；肿痛属实，不肿微痛属虚；赤痛难忍为火邪实，隐隐作痛为精气虚；痛而躁闷为肝气实，痛而恶寒为阳气虚。③目痛分部位：目痛连及巅顶后项，属太阳经受邪；目痛连及颞颥，为少阳经受邪；目痛连及前额鼻齿，为阳明经受邪；眼前部痛多为外障眼病，眼深部痛常见于内障眼病，而眼珠转动时痛则应考虑是否为目系猝病。④目痛有寒热：痛而喜冷属热，痛而喜温属寒。⑤目痛理病机：目赤磅痛、灼痛伴眵多黏结，多为外感风热；头目剧痛，目如锥钻，为头风痰火，气血瘀阻；目珠胀痛，多为气火上逆，气血郁闭；眼内灼痛，为热郁血分；眼珠刺痛，为火毒壅盛，气血瘀滞；眼珠深部疼痛，多为肝郁气滞或阴虚火旺；隐隐胀痛，多阴精不足，阳亢于上；稍加注视即感眼胀，多脾肾不足，精不上承或阳亢之象。胀痛多为五风内障，其中如隐隐胀痛为黑风或青风内障；胀痛如突为绿风内障。

（李　翔）

mùyǎng

目痒（syndrome differentiation of eye itching）　眼睑边、眼眦内发痒，甚至痒连睛珠，痒如虫行，

痒极难忍，但睛珠完好，视力正常的表现。又称眼痒。目痒一名见宋·王怀隐《太平圣惠方》卷三十三。目痒有因风、因火、因湿与因虚等不同，但临床上以风邪引起者居多。目痒迎风痒极，无风则减，为感受风邪；目赤而痒，迎风尤甚，多为外感风热；睑弦赤烂，眵泪交加，瘙痒不已，或胞睑内颗粒肥大，痒如虫行，多为脾胃湿热兼风邪、风湿热三邪蕴结或虚火入络，邪气行动所致；痛痒兼作，红赤肿甚，多为邪毒炽盛；痒涩不舒，时作时止，多为血虚生风。目病将愈而痒者，多为邪退火息，气血渐复。另外，尚有邪退火息，气血得行，脉络通畅而痒者，须明辨之，不可作为病态。

（李　翔）

mùsè

目涩（syndrome differentiation of ocular dryness and uneasy felling） 眼干燥滞涩或似异物入目般涩痛不适的表现。目涩一名见隋·巢元方《诸病源候论》卷二十八。目涩有目沙涩与目干涩之分。①目沙涩：指眼觉涩，有异物感。见《银海精微》，又称磣涩。目沙涩疼痛，畏光流泪，多为外感风热，或肺热壅盛，或肝胆火炽，或为异物入目所致；症见眼内沙涩外，多伴有羞明流泪，红赤痒痛等。常见于外障眼病。②目干涩：指眼干燥少津，涩滞不适，易感疲劳。又称目枯涩。常由肝肾阴亏，肝虚血少，肺阴不足，阴虚火旺等引起。

（李　翔）

chī

眵（syndrome differentiation of eye secretion） 眼分泌出的黄色或者白色黏稠物。俗称眼屎。目眵一名见《西方子明堂灸经》："阳白主目眵。"眼眵为外障眼病的一个常见的伴发症状，多属热。眵多硬结为肺经实热，眵稀不结为肺经虚热，眵多黄稠似脓为热毒炽盛，目眵胶黏或呈黏丝状，多为湿热所致。

（李　翔）

lèizhèng

泪证（syndrome differentiation of tear） 以流泪为主要表现的证候。泪根据其表现有热泪、冷泪、眵泪之分。而按性质又有虚实之别。热泪、眵泪多实，冷泪多虚。

（李　翔）

lěnglèi

冷泪（syndrome differentiation of cold tear） 以目无赤痛翳障而经常流泪，泪水清稀且有冷湿感为主要表现的眼病或症状。冷泪一名出自《银海精微》。冷泪主要表现为眼部局部不红不痛，但经常有泪流出，迎风时更甚，眼泪较清稀而不黏稠，如久流失治，会两目昏暗，难辨物色，此证多起因于肝肾两虚，又复感外邪所致，凡精血衰败，或悲伤哭泣过久者，较易患之。迎风冷泪，多为肝血不足，风邪外引；冷泪长流或目昏流泪多为气血两虚、肝肾不足，椒疮及鼻部疾病引起排泪窍道阻塞，亦可造成。

（李　翔）

rèlèi

热泪（syndrome differentiation of hot tear） 以泪液灼热为主要表现的眼病或症状。狭义的热泪多伴目睛红赤、肿痛、羞明等，广义者分迎风热泪、热泪、无时热泪。①迎风热泪：指不论季节遇风则流热泪的病证。见明·王肯堂《证治准绳·杂病》。本病多由肝肾津液不足，窍虚不密风邪引泪外出而致。②热泪（狭义）：目中多泪，泪下热感，或泪热如汤，常伴目睛红赤、肿痛、羞明等证。多因风热外袭、肝肺火炽、肝经风热或肝火炽盛、热毒上攻、血热瘀滞，或肝肾阴虚、虚火上炎及异物入目所致，异物入目应清除异物。③无时热泪：即热泪无时常流。多由阴精亏损，虚火上炎引起。

（李　翔）

chīlèi

眵泪（syndrome differentiation of tears with mucopurulent secretion） 即眼眵、泪液相混，稠如浊酒豆浆。《银海精微》有"肺经实热故目眵泪出而不绝也"的记载。如眵泪胶黏，多湿热蕴结；火邪为病，眵多黄稠或干结。

（李　翔）

mùpiānxié

目偏斜（syndrome differentiation of strabismus） 目珠偏离正位，失其常态，双眼注视目标时，呈现一眼部位左右或上下偏斜的表现。根据目珠偏斜的方向及程度，分别称为眼偏视、通睛、神珠将反、瞳神反背、坠睛、目仰视等。此病类似于西医之斜视。如双眼自幼偏斜，视力低下，多因先天禀赋不足，或屈光不正所致；如目珠转动灵活者，常伴有近视或远视，多由婴幼儿时脾气虚弱，约束失权所致；若一眼或两眼目珠骤然偏斜，向某些方向转动受限，兼见头痛目眩，恶心呕吐，视一为二，但视物尚清晰者，常由风热、风痰等所致；因外伤所致者，多因目络瘀滞引起。

（李　翔）

mùtū

目突（syndrome differentiation of exophthalmos） 目珠突出于眼眶的表现。又称珠突出眶、目珠子脱出。此病类似于西医之眼球突出。如眼珠胀痛突起，转动受限，白睛红赤肿胀，多因风热火毒上攻于目；双侧眼珠突起，如鹘鸟凝滞，多为肝郁气滞，目络滞涩；或素体阴虚，肝阳上亢所致；眼珠骤然突出眶外，与头位改变有关，多因眶内血络受损，血溢络外；单眼渐进性突出，常为眶内肿瘤所致。

（李　翔）

mùxiàn

目陷（syndrome differentiation of endophthalmos and atrophy of eyeball） 眼珠向后缩陷入眼眶的表现。又称珠陷。此病类似于西医之眼球内陷或眼球萎缩，眼球内陷是眼球以外的原因所导致，而眼球萎缩则是眼球缩小和随同发生的睑裂缩小所引起的眼球位置后退。眼球内陷多因肾津亏虚或津液耗损，或眶内瘀血机化所致；眼珠萎缩塌陷，多因眼珠破损，眼内容物外溢，或因瞳神紧小失治误治而成。

（李　翔）

mùshùn

目瞤（syndrome differentiation of eyelids twitch） 胞睑不能自控的搐惕瞤动或胞睑频频眨动，不能自主的现象。目瞤包括两种情况：①胞睑不能自控的搐惕瞤动，又称胞轮振跳、睥轮振跳，俗称眼皮跳，类似于西医之眼轮匝肌痉挛。多因久病过劳等损伤心脾，血虚筋肉失养而瞤动；或因肝脾两虚，血虚生风，虚风内动，牵拽胞睑而振跳。②胞睑频频眨动，不能自主，又称目劄，多见于小儿。常由饮食不节，脾虚肝旺所致；或因肺阴亏虚，虚火上炎而发。

（李　翔）

chēnmù

瞋目（syndrome differentiation of staring angrily） 眼睛瞪大呈愤怒状的表现。此病类似于西医之眼球突出。

（李　翔）

mùmíng

目瞑（syndrome differentiation of heavy eye） 眼睛闭着不想睁开的病症。多见于发热而心烦、眩晕，患者欲闭目求得一时安静的状态。《素问·六元正纪大论》："其病眩掉目瞑。"多由精气不足、邪热内盛或痰浊中阻所致，见于热病、眩晕等病证。亦可见于病危之时，《难经·二十四难》："三阴气俱绝者，则目眩转、目瞑，目瞑者为失志；失志者，则志先死，死，即目瞑也。"

（李　翔）

mùyáng

目扬（syndrome differentiation of glaring eye） 怒目圆睁，炯炯逼人之状。《灵枢·论勇》："勇士者，……怒则气盛而胸张，肝举而胆横，眦裂而目扬，毛起而面苍。"类似于西医之眼球突出。

（李　翔）

mīmù

眯目（syndrome differentiation of foreign body in eyes） 眯目分以下两种情况。①指异物入眼，存留在角膜、结膜之上而产生的病证，又称飞尘眯目、眯目飞扬证。宋·王怀隐《太平圣惠方》卷三十三："眯目者，是飞飏诸物、尘埃之类，入于眼中，粘睛不出。"其治法宜及时取出异物。②指上、下眼睑微合之状。

（李　翔）

nèiyǎn biànzhèng

内眼辨证（syndrome differentiation of intraocular disease） 对内眼病患者进行辨证的具体方法。内眼组织包括黄仁、晶珠、神膏、目系、视衣等，属中医瞳神范畴，内眼病为中医之内障眼病。内眼辨证主要包括辨黄仁病变、辨晶珠病变、辨神膏病变、辨目系病变、辨视衣病变。

（李　翔）

biàn huángrén bìngbiàn

辨黄仁病变（syndrome differentiation of iridopathy） 对黄仁病变患者进行辨证的具体方法。辨黄仁病变主要从以下几个方面。①辨黄仁色泽：其色因人种而异，我国多为黑褐色。辨别黄仁色泽是否黄亮如金色或晦暗如泥土，是否变薄而泛白，黄仁之上有无血络增生。②辨黄仁纹理：正常者纹理分明。辨别黄仁纹理是否肿胀或萎缩而纹理不明。③辨黄仁展缩：正常者展缩灵敏，黄仁展则瞳神大，黄仁缩则瞳神小。辨别其展缩是否灵敏，是否迟钝或已丧失展缩功能。④辨黄仁结节：正常者无结节。辨别黄仁有无结节增生，结节的多少、大小形态。⑤辨黄仁缺损：正常者无缺损。辨别黄仁有无缺损，缺损程度、方位、大小。⑥辨黄仁粘连：正常者无粘连。辨别黄仁与黑睛或晶珠之间有无粘连，粘连的多少、方位；黄仁与黑睛粘连者，为黄仁前粘连；黄仁与晶珠粘连者，为黄仁后粘连。⑦辨黄仁膨隆：正常者无膨隆，黄仁与黑睛的距离有无变浅或加深；辨别黄仁是否向前膨突隆起使黄仁与黑睛的距离变浅，有此症者易发黑风内障、绿风内障；辨别黄仁是否向后后退使黄仁与黑睛的距离变深，有此症者常伴黄仁震颤、晶珠后脱位。⑧辨黄仁震颤：正常者，当眼珠转动时黄仁无震颤。当眼珠转动时黄仁震颤者常有晶珠脱位。黄仁病变主要表现为黑睛后壁附着物、神水混浊、黄仁肿胀，纹理不清，色泽晦暗，瞳神紧小或干缺、严重者伴有黄液上冲，可见瞳神边缘与晶珠粘连，甚至有膜样物覆盖在瞳神与晶珠表面。常因肝经风热、肝胆火热、风热湿邪、湿热或虚火上攻黄仁及久病伤阴或素体阴亏、久病体弱或过用寒凉而黄仁失养所致。

（李　翔）

biàn jīngzhū bìngbiàn

辨晶珠病变（syndrome differentiation of lens disease）　对晶珠病变患者进行辨证的具体方法。晶珠病变主要表现为晶珠混浊。老年人多为肝肾亏虚、精血不足，或肝热上扰，脾虚气弱所致；并发于其他眼病者，多为肝胆火炽，或湿热内蕴，邪气上犯所致。此外，头、眼部外伤及先天禀赋不足也可引起。

（李　翔）

biàn shéngāo bìngbiàn

辨神膏病变（syndrome differentiation of vitreous disease）　对神膏病变患者进行辨证的具体方法。神膏病变主要表现为神膏混浊。神膏呈尘状、丝状或网状混浊，眼内有炎症性病变或病史者，多为湿浊上犯，肝胆热毒，或肝肾阴虚、虚火上炎引起；神膏呈棕黄色点状、条状或团块状混浊，眼内有出血性病变或病史者，多为热伤目络，气滞血瘀；神膏呈丝状、蜘蛛状混浊，或白色雪花样混浊，眼底有退行性病变者，多为肝肾亏虚，或肺肾不足，或气阴两虚，或气血虚弱所致。

（李　翔）

biàn mùxì bìngbiàn

辨目系病变（syndrome differentiation of optic neuropathy）　对目系病变患者进行辨证的具体方法。目系类似于视神经等，在眼底可视部分为视盘。①视盘色泽变红、隆起、边界模糊者，初起多为肝经风热上扰，火性炎上，熏灼目系所致，或为肝经郁热，血热成瘀，脉络瘀阻，血行障碍而成，或为肝郁气滞，肝气上逆，气血郁闭引起。②视盘微红、境界稍模糊，病程较长者，多为肝肾阴亏，虚火上炎。③视盘色泽变淡或蜡黄、边界欠清，多为肾阳不足，肝肾亏损，目络滞涩，或阴虚火旺，灼伤目系所致；而视盘色泽变淡或蜡黄、边界清楚者，常为血虚不能上荣于目引起。④视盘颜色苍白、边界清楚、视网膜血管变细，多为肾虚、肝血不足，或气血俱虚不能濡养目系，或肝郁血虚、目络瘀滞、目系失养所致；而视盘淡白、境界模糊者，多为余邪未清，目中玄府瘀滞。⑤视盘水肿，高起呈蘑菇状（排出颅内占位病变），多为气郁血阻，或痰湿郁遏，气机不利，或肾阳不足，命门火衰，水湿积滞于目系所致。

（李　翔）

biàn shìyī bìngbiàn

辨视衣病变（syndrome differentiation of retinopathy）　对视衣病变患者进行辨证的具体方法。

基本内容　视衣病变包括出血、水肿、渗出、增殖性病变、退行性病变、色素沉着、视网膜血管的改变、黄斑区的改变、脉络膜的改变、眼底组织的缺损等。

出血　由于血液运行受阻，或脉络损伤所致者，多为火热致病，热邪犯血，脉络受损，或气机失调，如气滞、气虚、气逆等，使血不循经，溢于络外，或瘀血阻滞脉络等引起；此外，头、眼部外伤，损伤目络，亦可引起视网膜出血。视网膜出血多见以下五种情况。①视网膜出血早期，血色鲜红成片，或呈火焰状，位于视网膜浅层者，为视网膜前出血，多属火热灼络，迫血妄行，血溢络外所致，或阴虚阳亢，虚火灼络。②视网膜少量而反复出血者，以阴精亏虚，虚火上炎居多。③视网膜出血，血色暗红，呈小片状或圆点状，位于视网膜深层者，多属瘀热在里，热邪深入，灼伤脉络所致。④视网膜上新旧出血混杂，反复难止者，多因血瘀所致，常伴有视网膜静脉极度充盈、迂曲、怒张，呈紫红色，或因脾气虚弱，统摄失权，或阴虚火旺，虚火上炎，或气血两虚、血不循经，或正虚邪留，痰瘀互结，或过用寒凉之品，寒凝血滞。⑤视网膜出血日久，血色暗红，或变白色机化物者，多为气机失利，血凝不行，气滞血瘀，郁结不散，郁而成积。

水肿　多因经络痞涩、水气停滞，或气血蕴郁，脾肾虚衰，或瘀血化水，发为水肿。常分为以下几种情况。①痰证所致水肿：多为水湿积聚或湿滞成痰。②血液循环障碍所致水肿：多为气郁血阻。③视网膜后极部弥漫性水肿：初起多属肝热；若病程较长，水肿经久不消，多为肾阳不足，命门火衰，生化功能失调所致，即所谓寒胜则浮。④外伤所致视网膜水肿：多为气滞血瘀。⑤局限性水肿：可由肝郁气滞，脾虚有湿，脏腑热盛，阴虚火旺所致；或因脉络瘀滞，血瘀水停引起。⑥弥漫性水肿：多因脾肾阳虚，水湿上犯。

渗出　①新鲜渗出：多为肝胆火炽，湿热蕴蒸，阴虚火旺所致。②陈旧性渗出物，或机化物形成：多为痰瘀互结，气滞血瘀，或肝肾不足所致。③软性渗出：渗出物色呈淡黄，如点如片，多为肝热或脾运不畅所致，或肾水上泛引起痰湿蕴聚，或肝气郁结，气滞血瘀所致。④弥漫性渗出：多属脾肾阳虚，升降失司，浊气上泛。⑤陈旧性硬性渗出物：渗出物边界清楚、色白晶亮、病变较久，多为瘀滞结聚不化或痰湿蕴结。

增殖性改变　①凡出血性眼底疾病引起的增殖性改变，多属气血凝滞久郁成积。②凡炎性渗出所致增殖性改变，多属痰湿凝聚。③视网膜上新生血管，多属气血瘀滞所变生。④视网膜色素变性，多为血瘀湿滞或肝肾不足。

视网膜脱离　多因肝肾不足或湿热蕴结所致。

视网膜退行性病变　多因肝肾亏虚，气血不足，视衣失养。

色素沉着　多属肾阴亏虚，或命门火衰。

视网膜血管的改变　①视网膜血管扩张、迂曲色紫者，为血行不畅、气滞血瘀，或脏腑热盛，血热夹瘀；若呈蜡肠状，色呈紫黯，多为寒凝气滞或血瘀。②视网膜血管阻塞，多为气滞血瘀，或气虚血瘀，或痰热上壅所致；视网膜静脉瘀阻，兼见视网膜水肿，有放射状出血，血管迂曲扩张，多为心火上炎，火灼脉络；或愤怒暴悖，肝气上逆，血随气上，气血郁闭。③视网膜末梢小血管扩张或呈毛细血管瘤者，多为阴虚火旺，虚火上炎，郁遏孙络变生而成。④视网膜动脉阻塞呈白线条状者，多因气滞血瘀，痰浊停滞于脉中，或为肝风内动，风痰上壅脉络。⑤视网膜动脉血管变细或粗细不均、弯曲扭转者，多因肝风内动或血虚生风所致。⑥视网膜动脉血管变细，反光增强，或呈铜丝状、银丝状者，多因肝阳上亢，痰阻血瘀。⑦视网膜动、静脉血管皆变细，并伴有视神经乳头颜色变淡或苍白，多为气血不足，或肝肾亏虚，虚中夹瘀。

黄斑区的改变　①黄斑区水肿与渗出：水肿多为肝郁犯脾，水湿停聚；若水肿经久不消，多属脾肾不足，气化失职，水湿停滞；渗出多为痰湿结聚，气滞血瘀，或郁热伤津，热搏血结致瘀而成；湿热熏蒸、化火上炎，或脾虚复感风邪，或阴虚火旺，均可引起水肿渗出。②黄斑区出血：多为劳伤心脾、脾虚失统、气不摄血，或因火热炽盛、灼伤目络、迫血妄行，或因外伤目络、血溢络外。③黄斑色素沉着或变性：多为肝肾不足，脾肾亏虚，气血不足，或虚中夹瘀所致。

脉络膜的改变　①脉络膜渗出：若呈弥漫性灰白色混浊，或边界不清的灰黄色病灶，稍隆起者，多为血瘀痰阻。②脉络膜出血：颜色棕黑，稍隆起，酷似黑色素瘤者，多为血热成瘀。③脉络膜退变：脉络膜血管怒张，呈橘黄色或大小不等，边缘清楚类圆形的白色萎缩斑，周围有色素堆积者，多属心肾亏损，精血俱虚。

眼底任何组织的缺损　均属先天禀赋不足。多属肝肾不足或脾肾不足。

（李　翔）

yǎnbìng liùjīng biànzhèng

眼病六经辨证（differentiation of six meridians of eye disease）

根据太阳、阳明、少阳、太阴、少阴、厥阴六经所系脏腑病理变化导致的眼部症状及六经循行途径病症进行眼病辨证的方法。

历史沿革　源自周朝·周文王姬昌《周易》，形成于东汉·张仲景《伤寒论》，现代·陈达夫《中医眼科六经法要》将《伤寒论》六经辨证学理运用于眼科范畴，在脏腑经络理论基础上，融五轮辨证、八廓辨证、八纲辨证、脏腑辨证、卫气营血辨证等方法于一体创立的中医眼科辨证理论——眼病六经辨证。该理论根据眼病证候表现及与脏腑、经络的相关性，将临床眼病分别归属于太阳目病、阳明目病、少阳目病、太阴目病、少阴目病、厥阴目病范畴，具有提纲挈领，执简驭繁，辨证全面的特点。

基本内容　眼病六经辨证方法及理论由陈达夫教授首创，在《中医眼科六经法要》里，以《伤寒论》六经提纲结合眼部显示的六经证型，构成眼科各经提纲，并根据六经所系脏腑的病变引起有关眼病的理论来归纳眼病，并按伤寒六经分证命名。在探讨眼病过程中，从六经的证型来分析主病所在经脉及牵涉的其他经脉，或从六经追寻到脏腑，或从脏腑搜索到六经，在此过程中八纲辨证理论贯彻于始终，其六经证候均以阴阳、表里、寒热、虚实进行论述，邪在经络则出现表证，邪在脏腑则出现里证，表证须分表虚、表实，以确定其解肌、发汗治法，里证须辨其里寒、里热，以确定其扶阳或养阴，同时还将五轮八廓学说、卫气营血理论有机地结合在中医眼科六经辨证方法中，成为中医眼科近现代的理论创新，对推动中医眼科学学术思想和临床治疗学的发展有重要意义。

临床指导意义　中医眼科六经辨证，将伤寒六经辨证学理论融入眼科，在运用于临床指导认识眼病表里寒热虚实的同时，还根据眼组织属性，分别与六经相统属，对内眼瞳神疾病的辨证论治发挥了极其重要的作用。

（周华祥）

tàiyáng mùbìng

太阳目病（tai yang syndrome of eye disease） 外邪侵犯太阳经脉所致眼部疾病。太阳经脉包括足太阳膀胱经、手太阳小肠经，主一身之表。外邪侵袭人体，太阳首当其冲，其病以表证居多，病变部位以白睛为主。临床证型主要有太阳伤风证和太阳伤寒证。

太阳伤风证 外邪侵袭，营卫不和，卫外失固，肌表疏泄。临床表现为起病急骤，白睛红赤，大眦震廓血丝较粗，或从上而下者特甚，自觉沙涩痒痛，或黑睛星点翳障。全身兼见微恶风汗出，鼻鸣，头顶或头项痛，脉浮等，可用桂枝汤为主方加减治疗。

太阳伤寒证 外邪侵袭，卫阳被遏，营卫郁滞不通，肌表致密。临床表现为起病突然，白睛血丝淡红，无眵，畏光，涕泪频流。全身兼见恶寒无汗，头痛项强，两眉骨痛，脉浮紧等，可用麻黄汤为主方加减治疗。

（周华祥）

yángmíng mùbìng

阳明目病（yang ming syndrome of eye disease） 太阳目病未愈，外邪内犯传于阳明经脉，或外邪直中阳明经脉化热而致眼部疾病。阳明经脉包括手阳明大肠经和足阳明胃经。病变部位多在胞睑、目眶、白睛等处。临床证型主要有阳明经证和阳明腑证。

阳明经证 胞睑红肿，或白睛红赤，乾坤两廓尤甚，血丝粗大，色红紫黯，畏光疼痛，热泪如汤，全身兼见前额疼痛，口干欲饮，苔黄脉洪等，可用白虎汤为主方加减治疗。

阳明腑证 胞睑红肿胀硬，白睛红赤紫黯，眼眶疼痛，目珠前突。全身兼见大便秘结，舌红苔黄，脉洪数等，可用桃仁承气汤为主方加减治疗。

（周华祥）

shàoyáng mùbìng

少阳目病（shao yang syndrome of eye disease） 外邪侵犯少阳经脉所致眼部疾病。少阳居半表半里之位，包括手少阳三焦经和足少阳胆经。因少阳与厥阴互为表里，故临床病变常相互影响。病变部位多在神水、黄仁。临床证型主要有少阳表证和少阳里证。

少阳表证 外眦兑廓血丝较甚，或抱轮红赤，目珠坠痛，畏光多泪。全身兼见口苦咽干，两耳闭气，胁肋胀痛，苔薄黄，脉细弦等，可用小柴胡汤为主方加减治疗。

少阳里证 白睛抱轮红赤，或白睛混赤，神水混浊，或风轮内不明洁，或黄液上冲，或瞳神干缺，眼痛羞明，目力下降。全身兼见口苦咽干、便结，舌红苔黄，脉弦等，可用龙胆泻肝汤为主方加减治疗。

（周华祥）

tàiyīn mùbìng

太阴目病（tai yin syndrome of eye disease） 外邪侵犯太阴经脉所致眼部疾病。太阴包括手太阴肺经和足太阴脾经。病变部位多在眼睑、白睛及瞳神内，临床证型主要有太阴表实证、太阴里实证、太阴里虚证。

太阴表实证 胞睑红肿而硬，白睛红赤肿胀，梗痛羞明，眵多黄稠，舌红苔白，脉浮数等，可用桑菊饮或银翘散为主方加减治疗。

太阴里实证 若胞睑红硬、干烂结痂，白睛色黄，或视衣充血水肿，全身兼见口干便燥，溺黄，苔黄，脉数等，为太阴里实证湿热偏盛者，可用茵陈蒿汤为主方加减治疗。若眼睑内硬核渐生且不红不痛，或白睛结节高起而暗红，疼痛拒按，或视衣黄白色水肿、渗出，全身兼见头晕胸闷，食少纳呆，舌淡苔腻者，为太阴里实证痰湿偏盛，可用二陈汤或三仁汤为主方加减治疗。

太阴里虚证 头痛如裹，胞睑浮肿软弛，湿烂色白，流泪湿痒，或胞睑虚肿如球，或视衣水肿经久不消，视物变形、变小等。全身兼见腹满食少，便溏，四肢不温，舌淡苔薄，脉细等，可用理中汤或苓桂术甘汤为主方加减治疗。

（周华祥）

shàoyīn mùbìng

少阴目病（shao yin syndrome of eye disease） 外邪侵犯少阴经脉所致眼部疾病。少阴包括手少阴心经和足少阴肾经。病变部位多在内外眦、睛珠和瞳神内，临床证型主要有少阴里虚证和少阴里实证。

少阴里虚证 眼外观端好但视物模糊，自觉眼前黑花飞舞，夜视不见或青盲，瞳神内可见睛珠混浊，视盘颜色苍白，视衣污秽等，全身兼有头晕耳鸣，腰膝酸软，乏力欲睡，夜尿清长，苔薄白，脉细等，可用驻景丸加减方为主方加减治疗。若两眦血轮红赤，或瞳神紧小如针眼或瞳神干缺如锯齿，视物昏蒙，眼前黑花飞舞，全身兼见咽干口渴，头通如锥，舌红少苔，脉细弦等，可用知柏地黄丸为主方加减治疗。

少阴里实热证 外眼端好，眼前自觉有阴影飘动后视力骤降，血灌瞳神后部，神膏混浊，舌红苔黄脉数，初期可用生蒲黄汤为主方加减治疗，必要时可选用桃红四物汤或血府逐瘀汤为主方加减治疗。

（周华祥）

juéyīn mùbìng

厥阴目病（jue yin syndrome of eye disease） 外邪侵犯厥阴经脉所致眼部疾病。厥阴包括手少阴心包经和足厥阴肝经。病变部位多在黑睛、瞳神，临床证型有厥阴里虚证和厥阴里实热证。

厥阴里虚证 妇女经前眼痛欲裂，或磣涩发痒，或黑睛生翳，口中酸涩，巅顶痛，舌红，苔薄黄，脉细弦者，可用丹栀逍遥散为主方加减治疗。

厥阴里实热证 眼胀痛、黑睛外伤或黑睛生翳如聚星障、花翳白陷、凝脂翳甚至蟹睛疼痛，全身可兼见头顶疼痛，口苦，舌红，脉弦等，可用石决明散为主方加减治疗。若头痛如劈，眼胀欲裂，黑睛混雾，瞳神散大，视力骤降，全身兼见恶心欲呕，舌红苔黄脉弦者，可用绿风羚羊饮或羚羊钩藤汤为主方加减治疗。

（周华祥）

yǎnbìng zhìfǎ

眼病治法（eye disease treatment） 应用中药辨证内服或行点眼、洗眼、钩割、熨烙、拨障术等外治法，治疗眼病的方法统称中医眼病治法。眼为视觉器官，居人体上部，其功能、结构、病理、生理既各具特点，又与脏腑、经络、气血等整体有不可分割的关系，故中医眼病治法，必须内外兼顾。《黄帝内经》“内取外取，以求其过，”义同内治外治并重，内治以调整脏腑、平衡气血阴阳为主，外治以疏通经络、驱邪祛病为宜，是中医眼科治疗眼病的特点。

历史沿革 中医药眼病治疗有悠久历史，《山海经》中记有植楮等治目药物，《淮南子》则记有“梣木”，即秦皮治疗眼病，书中还载有“灼烙术”治眼病方法。《黄帝内经》集先秦医学大成，为中医临床各科的发展奠定了基础，其中有针刺治目痛及禁忌的记载《神农本草经》中有防治眼病的药物 80 多种，如用空青、决明子、芡实治青盲，以瞿麦、秦皮、贝子治目翳等；至晋代已有手术治目瘤的记述。唐·姚思廉（《梁书》·卷二十二·列传第十六）开始有金针拨障术的记录，至隋唐已出现专门的眼科医籍，如唐·王焘《外台秘要》《龙树菩萨眼论》《陶氏疗目方》、唐·孙思邈《千金方》等，有关眼病治疗的内、外治法逐渐增多，渐趋完备。金针拨障术、钩割劆洗法、洗眼熏眼法、熨烙法、眼病针灸、气功导引等外治法又有发展，在宋·王怀隐《太平圣惠方》、宋·太医院编《圣济总录》、《银海精微》、《秘传眼科龙木论》等医著中均有十分丰富的眼病治疗内容。至明清时代，中医眼科进一步发展，元·倪维德《原机启微》，明·王肯堂《证治准绳》、明·傅仁宇《审视瑶函》、清·黄庭镜《目经大成》等医著中有大量眼病内、外治法的资料。

中医眼科进入近现代，随着科学技术的发展及现代仪器设备的充实，丰富了眼病辨证论治的内容，提高了临床诊疗水平，改进了传统手术方法，针灸、药物及中西医结合治疗疑难眼病取得了初步成果，一批中医治疗眼病的内服、外用药物获得国家批准进入临床，丰富了中医眼病治疗的内容。

临床指导意义 上述中医眼病治法有各自不同特点及临床适应证，应根据不同眼病的辨病与辨证结果加以选择运用。内治旨在调整脏腑、平衡阴阳、调和气血以治其本；外治则直达病所，去患存真。强调内治，重视外治，兼顾针灸、推拿、气功等，是中医眼科治法的主要特点。

（佘杨桂 刘求红）

yǎnbìng nèizhìfǎ

眼病内治法（internal treatment of eye disease） 通过内服药物调理脏腑功能、平衡阴阳气血以治疗眼病的方法。其为中医眼科的主要治疗方法之一。内治法主要有眼病祛风法、眼病清热法、眼病祛湿法、眼病滋阴法、眼病理血法、眼病补益法、眼病疏肝法、眼病散结法、清肝明目法、开窍明目法、退翳明目法等。

历史沿革 内治法以中医整体观为指导，以辨证为依据，在中医治疗上占有主要地位。中医眼科内治法是在中医内科内治法的基础上发展来的。秦汉时期已有用中药治疗眼病的记载。西汉《淮南子》中有用梣木即秦皮治眼疾，《神农本草经》中记有空青、决明子、芡实治青盲。至隋唐已有专门的眼科医籍。唐·王焘《外台秘要》《龙树菩萨眼论》、唐·孙思邈《千金方》等有关眼病治疗的方剂药物逐渐增多，如《千金方》列载方 71 首，最早提出用羊肝以治雀目，宋以后随着眼科列为专科。宋·王怀隐《太平圣惠方》《秘传眼科龙木论》等医籍中有十分丰富的眼病内治内容。在治疗理论上，金元四家寒凉派刘完素、攻下派张从正、温补派李东垣、养阴派朱丹溪等各自提出了有特点的辨证论治理论，丰富发展了眼科的病因、病机和治疗方面的内容；明清两代，随着对眼病认识深度、广度的深入，元·倪维德《原机启微》、明·王肯堂《证治准绳》、清·傅仁宇《审视瑶函》、清·黄庭镜《目经大成》等医著有大量眼病内治方剂及药物。进入近现代，随着眼科技术发展及现代仪器设备的使用，中医眼科在整体辨证及眼病微观辨证的基础上，一批中医治疗眼病的内服药物已获国家批准进入临床，内治法的内容更加丰富。

临床指导意义 内治法在全身辨证论治与眼部辨病的基础上，结合五轮八廓辨证，内障微观辨证以遣方用药，既是内障眼病的主要治疗方法，也是外障眼病的主要治疗措施，是中医眼科的主要治疗方法。大多数内障眼病即瞳神疾病如瞳神紧小、瞳神干缺，圆翳内障初期，绿风内障，青风内障，暴盲，云雾移睛，青盲，高风内障等均以内服方药为主。外障眼病中胞睑疾病、两眦疾病、白睛疾病、黑睛疾病等可内服结合外治法治疗。眼外伤、风牵偏视、突起睛高可配合内治法以提高巩固疗效。辨证论治时应注意以下几点。①辨病与辨证相结合，既要立足全身的辨证论治、运用八纲、病因、脏腑等辨证方法，又要重视眼局部的辨病及微观辨证，结合五轮八廓以辨翳膜、眵泪、痛痒，在此基础上遣方用药是眼病内治的特点。②掌握每类治法的宜忌如暴风客热，有热重于风，风重于热，风寒化热者，在用方上要有偏重。③内治法与外治法相结合，部分眼病用内治法即可治愈，部分眼病则需内治、外治结合运用或在眼病的某一阶段以内治为主，外治为辅，而另一阶段则以外治为主，辅以内治。只有灵活运用才能取得好的疗效。④注意饮食宜忌，在辨证内服中药治疗的同时，注意饮食起居，肥甘厚腻助湿生痰、烟酒辛辣助火生热、寒凉生冷阻抑阳气。

（余杨桂　刘求红）

yǎnbìng qūfēngfǎ

眼病祛风法（method of dispersing wind for eye disease）

选用具有疏散风邪为主要功效的方药，治疗风邪所致眼病的治法。常用眼病治法之一，主要适用于风邪侵袭引起的眼病，根据临床祛风法又分祛风清热、祛风散寒、祛风通络、祛风止痒、祛风理血等不同治法。①祛风清热法：适用于风热犯目所致的外障眼病，临床表现为眼表之痒、涩、灼、泪、眵及胞睑红疹、白睛赤脉、星翳初显等。外障眼病以风热最多见，故祛风清热法应用最广。常用药有桑叶、菊花、薄荷、桔梗、木贼、蝉蜕、蒺藜等。代表方如散热消毒饮子、祛风散热饮子、羌活胜风汤、新制柴连汤、白薇丸、银翘散、栀子胜奇散。②祛风散寒法：适用于风寒入侵引起的眼病，可见眉心作痛、泪多难睁、泪冷眵稀，眼感紧涩不爽，睑硬睛疼，或胞睑虚浮，白睛淡红等。常用药有荆芥、防风、羌活、麻黄等。代表方如四味大发散。③祛风通络法：适用于风中经络所致上睑下垂、风牵偏视等病证。常用药有羌活、僵蚕、白附子、胆南星、法半夏等。代表方如正容汤、排风散。④祛风止痒法：适用于风邪侵袭，邪气充行于睑眦腠理之间而致目痒，甚则痒若虫行者。常用药有川芎、羌活、防风、荆芥等。代表方如驱风一字散。⑤祛风理血法：适用于血虚生风所致胞轮振跳，或风热壅目，血气凝滞所致的眼目红肿者。常用药有当归、红花、川芎、防风、荆芥穗等。代表方如当归活血饮、加减四物汤、除风益损汤。

（寋文渊）

yǎnbìng qīngrèfǎ

眼病清热法（method of dispersing heat for eye disease）

选用具有寒凉、清热降火为主要功效的方药，治疗火热之邪所致眼病的治法。常用眼病治法之一，根据临床清热法又分为清热解毒、清热凉血、清肝明目、清心泻热、通脾泻胃、清肺泻热及清理虚热等不同治法。①清热解毒法：适用于眼病属热毒炽盛者。如漏睛之红肿热痛、黑睛疾病之白睛混赤、瞳神紧小之黄液上冲、眼内炎之眼球突出、眼丹之胞睑高度红肿等，或伴发热口渴、舌红苔黄、脉数。常用药有金银花、野菊花、连翘、大青叶、板蓝根、蒲公英、紫花地丁等。代表方如内疏黄连汤、银花解毒汤、眼珠灌脓方、五味消毒饮、黄连解毒汤、普济消毒饮、仙方活命饮。②清热凉血法：适用于火热炽盛，迫血妄行所致的视衣出血、血灌瞳神、白睛溢血等。常用药有玄参、生地黄、牡丹皮、赤芍、紫草等。代表方如犀角地黄汤、退热散。③清肝明目法：见清肝明目法。④清心泻热法：适用于心经火热所致眦部充血、漏睛疮、翼状胬肉等病证。常用药有黄连、栀子等。代表方如导赤散、洗心汤、竹叶泻经汤。⑤通脾泻胃法：以通腑泻便和清热泻火药物组方，荡涤实热火毒与瘀血达到止痛退赤的作用，治疗火毒炽盛，腑实秘结，瘀滞内停，如胞睑红赤肿痛、睑弦赤烂、黑睛溃烂、黄液上冲等眼病。常用药有石膏、知母、大黄、芒硝等。代表方如通脾泻胃汤、防风通圣散、凉膈连翘散、内疏黄连汤。⑥清肺泻热法：

适用于肺热亢盛所致白睛红赤，或结热为疳、眵多泪热等症。常用药有黄芩、桑白皮、栀子等。代表方如泻肺饮、泻肺汤、桑白皮汤。⑦清理虚热法：见眼病滋阴法。

（蹇文渊）

yǎnbìng qūshīfǎ

眼病祛湿法（method of eliminating dampness for eye disease） 选用具有芳香、淡渗、苦寒、健脾等为主要功效的方药，治疗湿邪所致各种眼病的治法。常用眼病治法之一，主要适用于湿邪外侵或湿浊内蕴所致的内、外障眼病，如胞睑痒、肿、湿烂，白睛污秽，黑睛溃陷，神膏混浊，视衣水肿等。针对临床不同适应证又分清热除湿、健脾渗湿、温化水湿等不同治法。①清热除湿法：适用于湿热引起的眼病。如睑弦、胞睑红赤湿烂，白睛污黄带红，抱轮红赤，黑睛溃烂，或神水、神膏混浊，视衣水肿，瞳神紧小迁延难愈等。常用药有黄连、木通、滑石等。代表方如除湿汤、抑阳酒连散。②健脾渗湿法：适用于脾虚不能运化水湿，湿邪中阻或为痰饮而引起的眼病。如胞睑浮肿、视物昏蒙，视瞻有色，眼前黑影如蚊蝇飞舞，眼内水肿渗出。常用药有豆蔻、砂仁、茯苓等。代表方如参苓白术散。③温化水湿法：适用于因阳虚气化失常，水湿停聚引起的眼病，如视瞻昏渺、视瞻有色、青盲、云雾移睛等内障眼病，如胞睑浮肿，视衣水肿、渗出等。常用药有附子、白术等。代表方如苓桂术甘汤、真武汤。

（蹇文渊）

yǎnbìng zīyīnfǎ

眼病滋阴法（method of nourishing yin for eye disease） 选用具有甘咸寒凉、滋阴为主要功效的方药，通过滋养阴液、清降虚火，治疗阴液亏损、虚火上炎所致眼病的治法。常用眼病治法之一，主要适用于阴虚火旺所致白涩病、黑睛翳障、瞳神干缺、视瞻有色等，如白睛隐隐红赤，黑睛星翳乍隐乍现，翳陷不敛而少赤痛，瞳神干缺，或有瞳神散大，眼压增高，或视衣出血等，并伴有口苦口干，潮热颧红，手足心热，心烦易怒，盗汗，舌红苔黄，脉细数等。在具体应用时，需进一步辨证，如黑睛生翳，抱轮红赤，烦躁易怒，属肝经虚火；两眦血丝稀疏，心烦失眠，属心经虚火；白睛淡红，鼻干咽燥，属肺经虚火；瞳神干缺，眼底反复少量出血水肿，咽干耳鸣，腰膝酸软，属肾经虚火等。常用药有生地黄、玄参、知母、黄柏等。代表方如滋阴降火汤、知柏地黄汤、养阴清肺汤。

（蹇文渊）

yǎnbìng lǐxuèfǎ

眼病理血法（method of regulating blood circulation for eye disease） 选用具有理血为主要功效的方药，治疗出血性眼病的治法。常用眼病治法之一，主要适用于各种眼部出血症。根据临床症状不同又分止血法、活血化瘀法及活血利水法等。其中止血法又常分为凉血止血、益气止血、活血止血、活血化瘀、活血利水等。①凉血止血法：适用于白睛溢血、血灌瞳神、视衣出血等。其中凉血止血法由清热药及凉血止血药组方，治疗由于热邪深入营血，迫血妄行而溢于络外的眼病，此类眼部出血常见于天行赤眼、血灌瞳神、出血性暴盲及脉络阻塞性暴盲等。常用药物有白茅根、大蓟、小蓟、墨旱莲等。代表方如宁血汤。②益气止血法：由益气摄血药组方，治疗因气虚不摄、血溢络外的出血性眼病，气虚不摄血的眼病多为眼内出血，其血色较淡，血量较多，持续难止。常用药物有黄芪、荆芥炭等。代表方如归脾汤加藕节、荆芥炭、血余炭。③活血止血法：由活血化瘀及止血药物组方，用于脉络瘀血引起的出血，如眼外伤出血及脉络瘀阻所致之眼内出血，在出血期皆可应用此法。常用药物有生蒲黄、三七等。代表方如生蒲黄汤。④活血化瘀法：由活血化瘀的药物组方，改善血行，消散瘀滞。适用于各种血脉阻滞，血流不畅，或瘀血停聚的内、外障眼病及眼外伤，如眼部胀痛刺痛，胞睑青紫肿硬，肿块结节，白睛赤脉粗大；内障之视衣萎缩、变性、脉络阻塞、缺血、溢血；眼外肌的麻痹、外伤或各种眼内手术后等。常用药有桃仁、红花、泽兰、益母草、川芎、丹参、刘寄奴、赤芍、丹皮、牛膝、乳香、没药、五灵脂、苏木、穿山甲、鸡血藤、血竭等。代表方如桃红四物汤、血府逐瘀汤、归芍红花散、补阳还五汤、祛瘀汤。⑤活血利水法：选用活血化瘀、利水渗湿为主要作用的药物，用于治疗眼部血水互结或血瘀水停证，如胞睑瘀肿，白睛出血肿胀，血灌瞳神，眼内渗出、水肿、出血，五风内障及其术后，视衣脱离术后等。常用药有桃仁、红花、赤芍、川芎、丹参、当归、牛膝、泽兰、益母草、茯苓、猪苓、车前子等。代表方如桃红四物汤合四苓散、生蒲黄汤合猪苓散。

（蹇文渊）

yǎnbìng bǔyìfǎ

眼病补益法（method of tonifying for eye disease） 选用具有补益作用为主要功效的方药，通过补养脏腑气血、调适阴阳，治疗各种虚证的内障眼病与外障眼病的治法。常用眼病治法之一，主要适用于各种虚证所致的内、外障眼病，根据临床症状不同又常分为益气养血、补益肝肾等治法。①益气养血法：由补益气血的药物组方，改善气血虚弱证候而达到明目作用的治法。适用于各种原因引起的气血不足的慢性内、外障眼病，如肝劳之久视眼胀、上睑下垂之睁眼乏力、黑睛翳陷之视物渐昏、圆翳内障之视瞻昏渺、视衣脱离术后之视瞻有色、青盲、青风内障、高风内障等。常用药有党参、白术、山药、黄芪、熟地黄、当归、白芍、何首乌、阿胶、桑葚、甘草等。代表方如芎归补血汤、八珍汤、益气聪明汤、参苓白术散、补中益气汤、归脾汤、十全大补汤。②补益肝肾法：由补益肝肾作用的药物组方，消除肝肾亏虚证候而达到明目作用的治法。适用于肝肾亏虚的慢性内外障眼病，如肝劳之目乏神光、黑睛翳障之眼内干涩、圆翳内障之视物昏花、青风内障之瞳神散大、青盲之视瞻昏渺、视衣脱离术后之神光自现、高风内障之目不见物、黄斑病变之视瞻有色等。常用药有熟地黄、枸杞子、女贞子、覆盆子、沙苑子、菟丝子、楮实子、补骨脂、仙茅、仙灵脾等。代表方如杞菊地黄丸、三仁五子丸、加减驻景丸、左归丸、右归丸。

（宴文渊）

yǎnbìng shūgānfǎ

眼病疏肝法（method of soothing the liver for eye disease） 选用具有疏肝解郁、调理气机为主要功效的方药，治疗肝气郁滞所致内障眼病与外障眼病的治法。常用眼病治法之一，主要适用于肝气郁滞，目窍不利所致的急、慢性内、外障眼病，如青风内障、绿风内障、视瞻昏渺、暴盲等内障等，其症状可有目赤胀痛、眉棱骨痛、视物模糊甚或视力剧降、瞳神散大、眼压升高等，全身症见胸闷，胁胀，嗳气，咽部似有物阻，性急易怒，情绪波动难于自制，月经不调，脉弦等。疏肝理气法能改善或消除肝气郁滞证候，直接或间接地促使眼部脉络和畅，气血运行有序而达到退赤、消肿、降眼压、明目的目的，若肝气郁结，久而化火，可酌加清火之品，以清肝解郁；肝郁兼有气血虚弱者，则配伍养血健脾药；若肝郁日久，气滞血瘀致眼病缠绵者，则配伍活血化瘀药。常用药有柴胡、香附、青皮、佛手、川楝子、郁金等。代表方如逍遥散、柴胡疏肝散。

（宴文渊）

yǎnbìng sànjiéfǎ

眼病散结法（method of dissipating mass for eye disease） 选用具有化痰软坚、导滞祛瘀散结为主要功效的方药，治疗痰瘀结聚所致内障眼病与外障眼病的治法。常用眼病治法之一，适用于各种痰湿互结，气血瘀滞所致的内、外障眼病，如胞睑肿核，白睛结节隆起，眼内水肿、渗出、机化条膜形成等。若眼部结肿为气血凝结者，需配伍理气活血药物；为痰湿结成者，配伍祛湿化痰药物；若属阳气虚弱，津液不运而结聚者，则配伍温阳补气药；若属阴虚有热，津液被灼，煎熬而成者，则配伍养阴清热药物。常用药有牡蛎、昆布、夏枯草、陈皮、半夏、枳实、三棱、莪术等。代表方如化坚二陈丸、温胆汤、消瘰丸。

（宴文渊）

qīnggān míngmùfǎ

清肝明目法（method of clearing the liver and improving vision） 选用具有清肝明目为主要功效的方药，治疗肝火上炎所致眼病的治法。常用眼病治法之一，主要适用于肝胆火热所引起的眼病，如凝脂翳、瞳神紧小、绿风内障等，其症状可见羞明流泪，抱轮红赤，黑睛生翳，黄液上冲，目珠疼痛等，全身症见急躁易怒，心烦不眠或多梦，口苦口干，便秘，尿短黄，或胁肋灼痛，衄血吐血，妇女月经量多、超前，舌红苔黄，脉弦数等。常用药有龙胆草、黄芩、栀子、决明子、青葙子、秦皮、大黄等。代表方如龙胆泻肝汤、凉胆丸、当归散。

（宴文渊）

kāiqiào míngmùfǎ

开窍明目法（method of opening orifices and improving vision） 选用具有开窍为主要功效的方药，以治疗目窍闭塞所致内、外障眼病的方法。常用眼病治法之一，主要适用于窍道闭塞导致的内、外障眼病，如黑睛翳障、五风内障、暴盲、青盲等。外障眼病，邪自外客，治疗应因势利导，可采用辛散的药物，升阳通窍，如清·马化龙《眼科阐微》提到“先宜通窍为主，窍通则气血流行，补养退翳之药方能入也”。内障眼病的治疗过程中，可先祛邪通窍而后补，也可祛邪开窍与补益扶正同步进行。常用药有石菖蒲、麝香、麻黄等。代表方如通窍活血汤、麻黄附子细辛汤。

（宴文渊）

tuìyì míngmùfǎ

退翳明目法（method of relieving nebula to improve vision） 选用具有消障退翳为主要功效的

方药，以促进黑睛翳障的消散、减少斑翳的形成，恢复黑睛晶莹之性，达到增进视力的治疗方法。黑睛质地清莹明澈，稍受损伤，便可失其常态而影响视力，如外受六淫之邪毒，内因脏腑功能失调，或为物所伤等，均可致黑睛新老翳障。

理论依据 以翳命名的眼病，早在《黄帝内经》中就有提及，如"赤风瞳翳""赤风气肿翳"，《神农本草经》中列"治目翳淫肤赤白膜药"；隋·巢元方《诸病源候论》有"目肤翳候""睛盲有翳候"之病名，《龙树菩萨眼论》提出"眼热翳生"及"目得凉药而翳自灭"的病机及治则。在《秘传眼科龙木论》中，以"翳"命名的眼病包括黑睛及晶珠疾病，至明代傅仁宇始将"翳"定位于黑睛，列为外障眼病，而晶珠混浊则列为"内障"眼病。但直至清末，中医医籍中的"翳"的定位仍有混淆。当今中医眼科将"翳"限定于黑睛混浊，并将其分为"新翳"与"宿翳"两类。治疗方法则有内治法及外治法两大类。有时则需内外结合，正如《审视瑶函》中指出"至于外症有翳，单服药而不点，如病初起，浮嫩不定之翳，服药亦或可退，若翳之结成，服药虽不发不衰，但恐不点，翳必难除，必须内外兼治，两尽其妙，庶病可愈矣"。指出了内治与外治的关系，元·倪维德《原机启微·治翳障诸方》指出翳膜之疾有气血虚实、夹痰夹热、阴火动湿之不同，临证时需详辨翳之老嫩、动静、部位、颜色、形态，伴有脉症，选用相应方药，配合外点药物，方能受到较好疗效。如黑睛聚星障、花翳白陷、凝脂翳等，其治法可参见黑睛疾病之相关条目。

适应证 主要用于眼病之黑睛翳障，多以退翳明目中药为主配伍组方，临证需详察翳之病因、老嫩、部位、颜色、形态及所伴症状而遣药组方。

临床应用 中医治翳之常用药物：①祛风退翳药。如蝉蜕、蛇蜕、木贼、防风、羌活、荆芥穗等，多用于风湿、风寒、风热所致目翳，通过发散使目翳消退或配入其他退翳方中作为佐使。②清热退翳药。如秦皮、瞿麦、青葙、决明子、石决明、菊花、谷精草、千里光、夜明砂、望月砂、熊胆粉等，用于风热、风火热毒所致目翳，通过清热祛风控制翳的发生发展；滋养退翳药。如沙蒺藜、白蒺藜、生地、蕤仁、枸杞子、密蒙花、珍珠粉等，多用于邪退体虚，新翳向宿翳变化阶段。③收敛退翳药。如石燕、石蟹、乌贼骨、五味子、凤凰衣、炒刺猬皮、醋炒香附等，多用于黑翳如珠、蟹睛之类久不愈合者。④活血退翳药。如归尾、赤芍、丹皮、茺蔚子、桃仁、红花之类，用于目翳兼有血瘀、血热以及眼外伤者，通过活血消散以促进黑睛翳障吸收。以上述各类中药为主配伍组方。常用方剂简介如下。

祛风退翳剂 如万应蝉花散、消翳汤。栀子胜奇散。因风邪致翳者用消翳汤；夹湿者用万应蝉花散；夹热者用栀子胜奇散。

清热退翳剂 如谷精草汤、菊花决明散、芩连退翳汤、蝉花散等。因心火致翳，兼夹肝热者用谷精草汤；因风热致翳，余邪未清者用蝉花散。

扶正退翳剂 如四物退翳汤、滋阴退翳汤、海藏地黄散等。四物退翳汤用于血虚致翳；滋阴退翳汤为火热伤阴致翳，为火退而阴未复；海藏地黄散则为黑睛翳障，阴虚而余热不清之选方。气虚或久病气虚致翳可用补气退翳方，或在退翳方中适加补气药；黑睛变性混浊以肝肾虚多见，可选补肝退翳方或三花五子丸加减。其他退翳剂如退翳逍遥散、黄芪白芷散、消疳退云散、消毒拔翳汤、望月丸、洗肝散、五蜕散、退云丸等。多用于一些特殊兼症目翳，如退翳逍遥散用于因肝郁或妇女经期目翳；黄芩白芷散用于血热而兼风火致目翳；消疳退云散用于脾虚疳热而致翳；痘疹致翳兼有热毒者用消毒拔翳汤；麻疹致翳疹退翳留者用望月丸加减；外伤血瘀或血热致翳凝而不散者加洗肝散加减；黑睛穿孔黄仁突出久不愈合用调气汤加减；五蜕散、退云丸为退翳通用方，可制成丸散剂方便长期服用。

退翳明目外用剂 可配合点眼法，常用剂型有水剂、散剂、膏剂。如用于黑睛新翳的千里光眼药水、熊胆眼药水、外障眼药水、鱼腥草眼药水、八宝眼药、拨云散眼药；用于宿翳的翳障散、马应龙八宝眼膏、消朦眼膏等。黑睛翳障年深日久者，无论内服药物或外用滴眼剂、散剂或眼膏，均难收效。明之王肯堂，清之黄庭镜等历代眼科医家均认为"不必言及医药"，属难治之症，需行角膜移植术治疗。

（余杨桂 刘求红）

yǎnbìng wàizhìfǎ

眼病外治法（external treatment of eye disease） 将中药制成某种剂型，直接用于眼部或利用器具在患处施术以治疗眼病的方法。用药物制成各种剂型施于眼部者，如眼药水、眼药粉、眼药膏、中药煎水熏洗、药物捣烂外敷等；用器械对眼病患处施治者，如钩割、针法、劆洗、熨烙等。此为眼病外治的主要内容。此外，尚有并不针对眼局部的治疗措施，如摩顶法、发疱法、嗃鼻法、药枕法、针灸法、导引按摩法等。外治方式方法多种多样，适应范围十分广泛，与内治法同等重要，是中医眼科的特色治疗方法。

历史沿革 中医外治眼病的历史悠久，早在西汉《淮南子》《神农本草经》中记载有眼病外洗的中药；汉·托名华佗《中藏经》、汉·托名华佗《华佗神医秘传》记载有外用药方；晋代已有手术割目瘤的记载。至唐代，金针拨障术及钩割、劆洗、熨烙等已普遍使用，唐·王焘《外台秘要》、唐·孙思邈《千金方》、隋唐间《龙树菩萨眼论》等医著中不但有眼科药物外治的方法经验，还有多种剂型如散剂、水剂、膏剂、洗剂、熨剂等记录。至宋元明清，中医眼科外治法已有长足发展，《秘传眼科龙木论》、明·王肯堂《证治准绳》、元·倪维德《原机启微》《银海精微》、明·傅仁宇《审视瑶函》、清·黄庭镜《目经大成》等医籍中介绍了包括金针拨障术在内的各种眼部手术、外治方法及经验、手术器械及外治法用具。外治法能使药物直达病所，或以手术、手法直接施治于病部，具有用药少、局部浓度高、全身副作用少的特点，某些外障眼病，单用外治法就可治愈，部分眼病则可多种外治方法同用，亦可配合内治法，内外同治，标本兼顾，相得益彰。

临床应用 根据不同眼病的辨病与辨证结果及疾病发病阶段，结合医生对各种治法的掌握程度和患者对该治法的接受程度加以选择运用。一般简单的病种，使用一种治法即可见效，如滴眼法用于暴风客热；多数眼病需要选择两种以上治法，如椒疮需劆洗加点眼法，胬肉攀睛需选钩割法加灼烙法、滴眼法等方能巩固疗效。部分眼病需内治与外治相结合。在选择治疗方法时，应注意以下4点：①辨证与辨病相结合施治，外治也是中医整体观念下指导进行辨证论治，应根据病程的阶段、病情的轻重缓急及寒热程度灵活选择适当的治法与方药。②使用熏洗法、洗眼法、熨烙法等外治方法时应注意药液的温度及刺激性，注意不要灼伤皮肤黏膜。点眼法药量不宜过多，玻璃棒头宜光滑勿擦伤角膜。③钩割法、劆洗法、熨烙法等应谨慎操作以免伤睛，劆洗一次未尽者，可数日后重刮，不可一次面积过大、过深。④结合内治以提高巩固疗效。

（余杨桂 刘求红）

diǎn yǎnyào fǎ

点眼药法（topical eye medication） 将眼药水、眼药膏、眼药粉（散）点于眼内，以达到清热解毒、消肿止痛、去腐生肌、退翳明目等治疗眼病的方法。

理论依据 我国早在唐·王焘《外台秘要》中就有用绵缠杖子头（类似于棉签）点眼药置于内外眦的记载，敦煌医书是敦煌莫高窟中保存的我国汉、晋、唐、宋时代中医药学的珍贵遗产，记载有不少运用眼药水剂、散剂、膏剂治疗眼病的方法。《秘传眼科龙木论》对点眼药的方法及注意事项有所描述，点眼药之时应端坐于密室，然后用铜箸点少许药放入眼内，点毕以两手对按鱼尾二穴，次合眼良久才渐渐开眼，并认为夜卧点药则不必按此法，同时指出点眼药时勿坐当风之处以避风邪。元代山西省芮城永乐宫壁画中就有“点眼图”，图中女性眼病患者端坐于折叠凳上，施药者左手扶住患者头部，右手持点药棒将药点向患者右眼（图1）。至明·傅仁宇《审视瑶函》书中专设“点服之药各有不同问答论”一节，对点眼药的有关事宜做出详细描述，对点药用工具、方式、次数、用量、时间均有介绍。工具如犀簪、骨簪之类，手法上医者需轻手，徐徐投药，患者点药后仰面闭目不动等。并对何种情况下点眼药，何种情况下点眼药与内服药同用均有说明。

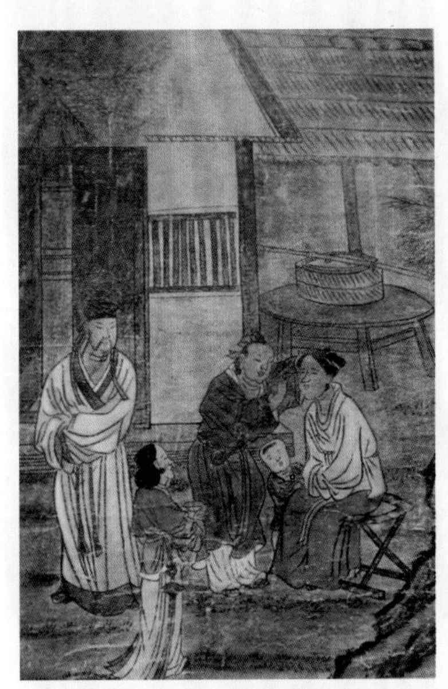

图1 元·永乐宫壁画中点眼图（陕西医史博物馆藏）

适应证 为中医眼科常用的药物外治法之一，凡胞睑溃烂，白睛红赤肿痒，黑睛生翳起膜等均可用之。

临床应用 点眼药常用剂型有水剂、散剂、膏剂、丸剂、锭剂，历代医籍中有散见记载。明末·李芝鹿传授，后经多人整理刊刻《异授眼科》对眼外用药的性味、炮制已有较系统介绍，如研药粉法、配药膏法，特别对眼膏配置较详尽，其工艺流程与目前中医制药法大致相同。在点药部位上则明确将药点于大眦。外用点眼药分为以下3类。

水剂　包括滴眼剂与洗眼液，滴眼剂的制作一般采用水煮醇沉法，将药物加工煎煮二次，过滤后取滤液加乙醇使杂质沉淀出去，滤液经回收乙醇后适当浓缩至所需浓度，调整pH及渗透压，再精滤澄清。眼药水在古代中医文献中记载较少，敦煌医方中以水剂滴眼的方剂有七首。目前仍用的化铁丹眼水是根据《异授眼科》中的治内障云翳神效方配制而成的，此外如鱼腥草眼液、熊胆滴眼液、千里光眼水等都为常用中药滴眼剂。眼药水多具消红肿、去眵泪、止痛痒、除翳膜之功效，常用于胞睑、白睛、黑睛、两眦的外障眼病。洗眼剂的相关内容可参见条目“冲洗法”。

眼膏　眼膏的组成包括基质与药物，基质必须纯净细腻，稠度适宜，常用基质如黄凡士林、羊毛脂、液状石腊，中医也有用蜂蜜、蛋黄油的。药物经提取、精制、浓缩成稠膏状，最后用研和法或热熔法与基质混合均匀。如白敬宇眼膏、光明眼膏等。膏剂具有作用时间长、药效持久的特点，宜于亚急性及慢性眼病，适用范围与滴眼剂大致相同。

散剂　中国药典规定，眼用散剂须通过200目筛以减少刺激，配制药物、用品、成品需经灭菌处理。一般是先将药物粉碎，冰片、牛黄等用干粉粉碎法，炉甘石、朱砂等用水飞法，制成极细粉末后混匀过筛，如八宝眼药、涩化丹等。点眼药粉散剂有消红肿、去翳障、止痛痒的功效，常用于椒疮、黑睛翳障等。④丸剂或锭剂，将所需药物精制成丸或锭剂，用时以清水或人乳浸泡磨汁点眼。丸散剂及锭剂因对局部刺激性较大，已少用于临床。

注意事项　①滴眼液：要保持清洁，已混浊、变色者禁用，药液勿放置过久，以免影响疗效。同时应用二种滴眼液时，须间隔10~20分钟，滴眼时滴管勿接触患者眼部及睫毛等。②眼药膏、点眼药粉：配制要精细，一次用药不可太多，尽量避免点药后出现碜涩疼痛，以使患者接受，勿将药物直接点于黑睛之上，以防药物对黑睛的刺激。③点眼用具：特别是其头部应光滑无菌，医者或患者之手勿触及用具头部或药物，以免造成污染。

（余杨桂　刘求红）

dī yǎnyàoshuǐ fǎ

滴眼药水法（application of eyedrop）

将药物配制成水剂、溶液或混悬液直接滴于眼睛局部的治疗方法，是眼科外治法中最常用的给药途径，多由清热解毒、祛风活血、明目退翳的中药制成，有单方亦有复方，简称滴眼法。

理论依据　在古代，常将洗眼药液制成膏、散，用时再配制成水剂用于点眼，如《银海精微》中有治疗烂弦风的记载，先用黄连等药制成末，将小盅装水入药末于内，再于饭上蒸过，再用于点眼、洗眼。点眼药水的工具多样，有用细棉裹杖子头蘸液点眼，有用鸡翎点眼，如“将鸡子槟榔磨冷水，将鸡翎点，亦能退翳”。这是将羽毛管制成点眼管。至于用眼药水瓶当是近现代的事。

适应证　眼药水具有简便易用、容易吸收、作用快及易为患者接受的优点，适用于外障眼病中的大部分眼病，如天行赤眼，暴风客热，瞳神紧小，黑睛星翳，胬肉攀睛及绿风内障，青风内障，圆翳内障，眼外伤等。

临床应用　点眼药水的方法：将药物配用的水溶液、油溶液或混悬液直接滴于眼部，滴时嘱患者取坐位或卧位，双目上视，头略后仰，医者或患者本人用左手向下轻轻拉开患者下睑，右手持滴管或滴瓶，将药水滴于下方穹窿处或大眦角处1~2滴，然后放松下睑，轻提上睑，使药液充分、均匀分布于眼内，轻轻闭目1~2分钟，一般每天3~4次，对病情重者可增加次数。

注意事项　①滴眼药前细心查看药瓶上标签，注意药名及眼别，避免滴错。如滴入眼液有一定毒性，滴后可用手指轻压睛明穴下方1~2分钟，以防药液通过泪窍流入鼻腔，导致吸收过多。②滴药时，注意勿将药液直接滴于黑睛上，滴管或滴药瓶嘴也不要接触病人眼部及睫毛，以免引起眼部不适。同时使用两种滴眼液时，中间间隔5~10分钟为宜。③定期更换与消毒滴管或药瓶嘴，以免药液因污染造成损害。

（余杨桂　刘求红）

tú yǎnyàogāo fǎ

涂眼药膏法（application of eye ointment）

本法是将眼药制成膏剂，直接涂于眼内或皮肤局部以治疗眼病的方法，是中医眼科临床常用的给药方法及剂型。常与水剂相互配合使用，互为补充。

理论依据　外用眼膏治疗眼疾的记载源远流长，据汉·托名华佗《中藏经》所载佛手膏由“乳香、硇砂、麝香、当归、黄连、白矾、青盐、白砂”蜜制成，用治眼生翼膜、胬肉、赤脉及冷热泪下等症。《秘传眼科龙木论》中记有常用制膏诸药蜜、蜡、脂等的制法及入膏中的药材炮制法，并载历代眼用膏剂如神仙照水膏、柏竹沥膏等十多种，详细记录了冀州郭家明上膏的组方、制法及适用证。《银海精微》中“治诸眼一切点眼膏药”，其中的“千金胜极膏”治眼痛风湿难睁诸症，是一种可点眼又能外贴太阳穴的的眼膏。古代眼膏多可两用，而近现代才出现专用于点眼的胶管型眼药膏。

适应证 胞睑疾病中的针眼、胞生痰核、椒疮、粟疮、睑弦赤烂、风赤疮痍；两眦疾病中的赤脉传睛、胬肉攀睛、漏睛疮；白睛疾病中的金疳、白涩症、白睛溢血、火疳；黑睛疾病中的聚星障、花翳白陷恢复期、宿翳等。

临床应用 眼药膏具有作用时间长，且宜于夜晚睡前使用，性能较稳定而保存时间长、便于携带保存等优点，同时还有润滑和保护眼球的作用，其临床适应症与滴眼药水剂、粉剂基本相同。

注意事项 ①一般膏药剂较适用于黑睛疾病之恢复期，急性期多用水剂为宜。②涂眼膏时注意用具或眼膏管嘴不要触及黑睛及眼睫毛等，勿使眼膏污染，抽去玻璃棒之类用具时，切勿在黑睛表面擦过，以免伤及。

（余杨桂　刘求红）

diǎn yǎnyàofěn fǎ

点眼药粉法（application of eye powder）　将药物配制成粉剂直接点于眼睛局部或病灶处的治疗眼病的方法。

理论依据 药粉是古代眼科外治法中常用的剂型，早在晋·葛洪《肘后备急方》中即有紫贝齿、珍珠制成散剂治目痛的介绍。眼药粉多由祛风解毒、收湿敛疮、活血化瘀、退翳明目等中药材制成，其中不少是矿物、贝类药。《秘传眼科龙木论》中“点眼药诀”，对点眼药粉的药性、用法、注意事项均有论及，并在“合药矜式”中记载了药物的炮制法。明·傅仁宇《审视瑶函》“点眼药法”则对点药的时间、医者与患者的姿势、药量及适应证作了说明，其中对制眼药中常用药“炉甘石粉”的炮制工艺十分详细。中医眼科传统的点眼工具为铜簪、骨簪、银筋、犀簪，或者用小瓷瓶。

适应证 适用于眼睑皮肤疖肿，胬肉攀睛，瞳神紧小，黑睛星翳恢复期，火疳，圆翳内障等眼病。

临床应用 眼药粉具有保存时间长、给药次数少、直接作用于病所、维持较长疗效的优点，使用时以“细棉裹小棒 ”或清洁消毒的眼用小玻璃棒头沾生理盐水或点眼液挑蘸适量药粉，一般约半粒芝麻到一粒芝麻大小，医者用手指轻轻撑开患眼上、下睑，将药物轻置于大眦处，嘱患者闭目片刻，若是胬肉、翳膜者亦可置于患处。点时患者可用手指按鱼尾穴数次以助气血运行。眼药粉要求无菌制备，其细腻程度必须过 9 号 200 目筛，以置舌上毫无渣涩感为度，点入眼内则清爽舒适为宜。平常以小瓷瓶分装备用。

注意事项 ①用药前要细心核对瓶上药名标签及需治眼别；②注意玻璃棒头部必须光滑，点药时不要触及黑睛，尤其黑睛生翳时尤需慎重；③点药先宜少量，点些微若目无不适则可按半粒至一粒芝麻大小蘸点。

（余杨桂　刘求红）

xūnxǐfǎ

熏洗法（fumigation and washing therapy）　用药物煎汤，趁热在患部熏蒸、淋洗和浸浴的方法。熏法是利用药液煮沸后的热蒸汽蒸腾上熏眼部，洗法是将煎剂滤清后淋洗患眼或趁药物温热时用纱布或棉花蘸药液洗涤患处。一般多是先熏后洗，合称熏洗法，是中医眼科传统外治方法之一。

理论依据 熏洗法除由于药物的温热作用，可使眼局部气血流畅、疏邪导滞外，尚可通过不同的药物，直接作用于眼部，达到疏通经络、退红消肿、收泪止痒等效果。我国早在唐代就有用熏洗法治疗眼病的记载，唐·孙思邈《千金要方》中用于洗眼、渍目、熨目、熏目、外涂的 14 方中，熏眼、渍目均与熏洗有关，如用青羊肝细切置于铜器内煮后熏眼等。《银海精微》中应用更为广泛，如“大患后生翳，用苦桃叶、侧柏叶、菊叶、柳叶熏洗……”，对“突起睛高”则“洗以白芷、细辛、当归、苍术、麻黄、防风”对“小儿疹痘”，可“取益母草煎汤熏洗”；对“胎风赤烂”，“其儿亦用三黄汤熏洗”。可见药物熏洗法不但用于成人，亦用于小儿眼病。至清代，熏洗的方法仍然是眼科重要的外治法之一。清·马云从《眼科阐微·卷之二》论述其机理为“熏洗以开毛窍，令经络中邪气外散，正气好复”。现北京故宫博物院藏有清代太医院熏眼器，由白银熏锅与红木熏筒组成。药物在熏锅中加热，药气通过熏筒向上以熏治眼疾（图 1）。

适应证 适用于胞睑红肿、羞明涩痛、眵泪较多的外障眼病。

临床应用 临床上根据不同的病情可选择适当的药物煎成药汁，也可将内服药渣再度煎水制成熏洗剂。使用前，在煎药锅或盛药的器皿上置一盖板，硬纸板或薄木板均可。盖板上开一洞，洞

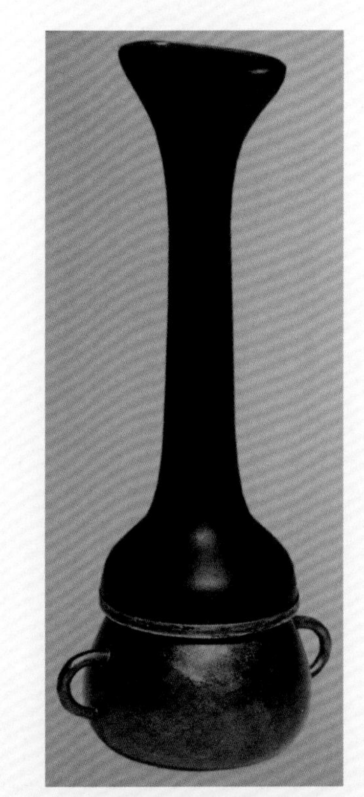

图1 清代太医院熏眼器（故宫博物院藏）

口大小与眼眶大小一致，双眼熏洗时可开两个相同的洞。药物煎成后，用盖板覆盖在药锅或盛药的器皿口上，将患眼对准洞口，以药液之热蒸汽蒸熏患眼。如属胞睑疾患，闭目即可；如属眼珠疾患，则要频频瞬目，使药力达于病所。此外，也可将煎好的药液趁热倒入脸盆内，然后用布单将脸盆口盖严，勿使热气外泄，中央部开一圆孔，患者取端坐姿势，向前微微弯腰，面向药汤，两眼微闭，对准洞口熏目；或将煎好的药液趁热装入保温瓶内，以患眼对准瓶口先熏，待药液降温至不烫手时，可用消毒棉花或纱布蘸药液频频热洗患眼；也可用洗眼杯盛温热药液，患者先低头，使洗眼杯口紧扣在患眼上，接着紧持洗眼杯随同抬头，不断开合眼睑，转动眼球，使眼部与药液接触。如患眼分泌物过多，应更换新鲜药液多洗几次。熏洗完毕后，用清洁干毛巾轻轻擦干眼部，然后闭目休息5~10分钟。

眼科常见疾病结合使用熏洗疗法通常收效甚佳。例如：天行赤眼、暴风客热者，可用蒲公英、菊花，煎汤熏洗，每日2~3次，或用苦参、杏仁、胆矾，共研末，放碗内，冲入开水250毫升，先熏后洗。黑睛翳障患者，可用血竭、儿茶、山柰、自然铜、铜绿，将药物加水煎汤并过滤去渣，趁热熏患眼，每日3~5次，7日为1疗程；黄液上冲者，可用金银花、菊花、蒲公英、紫花地丁、防风、荆芥、薄荷（后下）、生地、板蓝根、大青叶，上药煎汤趁热熏患眼约20分钟，每日2~4次，7日1疗程。偷针疮急性发作，可用冬桑叶、白菊花、杏仁、连翘、桔梗、薄荷、生甘草、鲜芦根，共加水煎汤，熏洗患眼，1日3次。此外，眼部熏洗还可治疗麦粒肿，用桑叶、菊花、金银花、黄连、防风、归尾、赤芍等中药煎汤熏洗。有关洗眼部分，见冲洗法。

注意事项 ①熏眼煎剂蒸汽温度不宜过高，以免烫伤，但也不宜过冷而失却治疗作用。②洗剂必须过滤，以免药渣入眼，同时，一切器皿、纱布、棉球及手指必须消毒，尤其眼睛有陷翳者，用洗法时需更慎重。③眼部有新鲜出血或患有恶疮者，忌用本法。

（余杨桂　刘求红）

fūyǎnfǎ

敷眼法（eye compress therapy）

将药物直接敷于眼的患部或相关穴位，用以治疗眼病的方法。分为冷敷、热敷和药物敷，是中医眼科传统外治方法之一。

理论依据 唐·孙思邈《千金要方》中已有用鸡蛋及冷水敷眼的记载，宋·太医院编《圣济总录》于眼目门中记“若肝经虚寒，则目多昏暗泪出之候，古方用温熨之法，盖欲发散血气，使之宣流尔”。温熨即热敷法，古代眼科手术后，亦有用药物贴敷者，如明·傅仁宇《审视瑶函·封眼法》即载有针拨内障术后，用半老芙蓉叶晒干为末，以凉水调匀敷眉棱骨及下眶，再用棉纸封贴药上的药物敷法。亦有冷敷法，如《审视瑶函·封眼法》卷之三记水淋法治眼珠肿胀突出，以“新汲凉井水沃眼中，频频换水”。至《银海精微》治“血灌瞳人”症，除内服中药外，“或生地黄、芙蓉根捣烂，每贴三症，通呼用之，或葱、艾熨亦可”，是用药物敷熨以止血散血。清代已有制成眼贴以治眼疾的，如元《明目至宝》有贴眼药6方。其中治眼热赤肿疼痛者以大黄、白矾、朴硝为末，水调作成饼状，贴太阳穴，是药物敷的发展应用。

适应证 ①热敷能疏通经络，畅通气血，疏邪导滞，以达到散瘀、止痛、消肿、散结的目的。适用于外伤瘀血、肿痛、白睛红赤、睑生针眼等外障眼病，一般眼外伤24小时后的眼睑赤紫肿痛及较陈旧的白睛溢血或血灌瞳神者亦可用此法。②冷敷具有散热凉血，止血定痛，清心宁神等作用，适宜于眼部之赤肿痛甚者或眼睑、眼眶外伤后24小时内皮下新鲜出血，但皮肤完整无破裂者。③药物敷适用于外眼炎症，尤其是化脓性炎症，如眼睑、泪器、眼眶等部位的炎症，还有眼挫伤的瘀肿疼痛等。

临床应用 包括以下3个方面。

热敷　热敷一般又分湿热敷和干热敷两种。①湿热敷法，先用凡士林或抗生素眼膏涂于眼睑皮肤面上，呈薄薄一层，然后用消毒毛巾或纱布数层放于热水或药液内浸湿，取出后拧半干，待温度适中，以不致烫伤皮肤为度，敷于眼部，可反复多次的置于热水中以使外敷物保持一定热度，每次敷20分钟左右，每日2~3次。亦可用热水袋或玻璃瓶装热水，外裹湿毛巾作湿热敷，可使热度持久，减少更换。②干热敷法，用热水袋或玻璃瓶装热水，外裹薄毛巾，置于眼睑皮肤面上即可。中医眼科亦用生盐、葱白、生姜、艾叶、吴茱萸等温寒散邪之药炒热，布包趁热敷熨患眼或太阳穴、百会穴、涌泉穴等，能散寒湿、通气血，用于阴寒内感的头眼疼痛、外伤瘀滞不散等。干热敷法与熨法类似，见熨眼法。本法简便易行，疗效较好，临床上常用。

冷敷　可用冰袋、冷水或冷药液毛巾敷眼。每次10~15分钟，每日2~3次。

药物敷　敷药时先将所需药物研为细末，视不同病情及部位选用凡士林、蜂蜜、香油、醋、茶水、冷开水、人乳、姜汁、鸡蛋清、蛋黄油等作赋形剂，将药末调成糊状或膏状，涂抹或贴敷于眼睑表面或太阳穴等处。也可选用新鲜药物如鲜地黄、白萝卜、芙蓉花叶或根皮，洗净捣烂外敷，或将鲜药捣碎取汁浸湿纱布敷之，亦有用药物煎剂作温热敷者。如敷药部位靠近眼周，敷药前先于结膜囊内涂上抗生素眼膏，并盖以消毒纱布。敷法多为一天一次，具有药效维持时间长，药物品种与来源广泛，药物作用多种多样，疗效较好，制备和使用简便易行等优点。

注意事项　①热敷时注意温度适宜，既要有一定热度，又要避免烫伤。化脓性感染已成脓者及新鲜的出血不能用本法，如热敷后红肿蔓延增剧者，立即停止。②冷敷法有凝滞气血之弊，只可暂用，不宜久施。用于24小时之内气血瘀滞者，可辅用此法以止血止痛。24小时后则应改用热敷活血化瘀。皮肤有破口者，勿施此法。③药物敷者敷药切勿入于眼内，敷药如已干枯，必须更换；凡溃破而多脓者，勿使敷药阻塞溃口以免排脓不畅。

（余杨桂　刘求红）

yàowùfū

药物敷（medicine dressing therapy）　选用具有清热解毒、舒筋活络、活血化瘀、祛风止痛等中药直接洗净、捣烂或制成干粉调以水、蜜等敷贴于患眼或附近相关穴位的一种外治法。其属于敷眼法中之一类。

理论依据　明·傅仁宇《审视瑶函·封眼法》中即载有针拨内障术后，用半老芙蓉叶晒干为末，以凉水调匀敷眉棱骨及下眶，再用绵纸封贴药上的药物敷法，并载有玉龙丹等5种敷眼诸药方。《银海精微》中对血灌瞳仁、眼痒难忍、胞肿如桃诸般赤眼均有药物敷法。如治眼赤肿痛，用大黄、荆芥、郁金、薄荷、朴硝、没药，上均为末，用姜汁调或加葱根捶烂，和药贴太阳穴。至元《明目至宝》有贴眼药6方，是药物敷的发展应用，在药物敷眼方法上有新鲜药物敷、干药粉末调成糊膏状贴敷，亦有药物煎剂温热敷多种。

适应证　适用于多种外障眼病，如针眼、胞生痰核、漏睛疮、暴风客热等，亦用于眼部挫伤的青紫肿胀者。

临床应用　外障眼病多选用清热解毒、消痈散结、活血止痛药物，所用药物应新鲜、清洁、无变质、无明显刺激性及毒性，如鲜地黄、白萝卜、芙蓉花、芙蓉叶、芙蓉花根、蒲公英叶、蒲公英根等直接捣烂外敷；常用于外伤瘀肿者多为活血止痛、消肿散瘀药物，如鲜大黄、香附子、桃仁、生姜、芙蓉叶等。如用干药物调成糊状敷眼时，应注意保持局部湿润为度。药物敷不宜直接涂于眼内，应先涂眼药膏于眼内后闭目，将外敷药置于消毒纱布上再外敷。

注意事项　①所用外敷药物必须保证新鲜、无毒、无变质、无刺激性。②外敷药物切勿进入眼内，以免损伤黑睛、白睛等。③禁用动物类如生青蛙、生蜈蚣等用于敷眼。

（余杨桂　刘求红）

yùnyǎnfǎ

熨眼法（eye fomentation therapy）　选用适当药物加热，或掌心搓热熨眼，或用器物加热后对患处或相关穴位进行温熨以治疗眼病的方法。与干热敷有相似之处，其作用是通过在局部加温所用药物，使患处气血流畅、玄府通利、濡养充旺，有驱邪外达、宣通止痛、散瘀消肿之功。

理论依据　早在《素问·气血形志篇》中就记有熨引疗法，隋·巢元方《诸病源候论》在"目暗不明候"中则介绍了两手相摩令热熨眼的治疗保健法，唐·孙思邈《千金要方》中记载用大豆炒热，在痛患处温熨以治眼病的简要方法。宋·沈括、苏轼《苏沈良方》中有熨眼法，"上盛热汤满器，铜器尤佳，以手掬熨眼，眼紧闭勿开"。宋元间《秘传眼科龙木论》中，对金针拨障术后的头眼疼痛治疗中，有用炒盐温熨法治疗的记载，是熨眼法配合眼手术后治疗的一种运用。陕西宝鸡市周原博物馆藏西周“熨石”，是古人用于熨治疾患的工具（图1）。

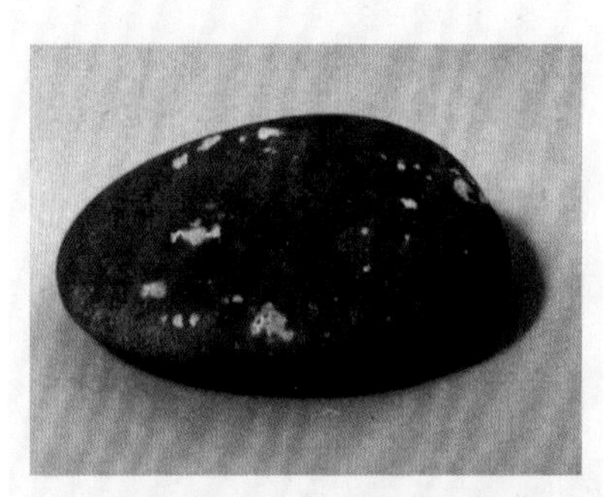

图1 熨石（宝鸡市周原博物馆藏）

适应证 熨法有温经散寒、温通气血、止痛明目等功效。常用于阴寒内盛或气血凝滞的头眼疼痛，眉棱骨痛，外伤瘀肿疼痛，目系暴盲，瞳神干缺，五风内障之寒凝气滞的辅助治疗。

临床运用 常用的熨法有以下几种：①热熨法。用绢、棉、布等包裹炒热的盐、艾叶、葱白、吴茱萸、姜等，或包裹炒热、蒸热、煨热的配制中药，趁热熨于患处，如胞睑、眼眶、太阳穴、百会穴等；亦可以盛热汤或药液于器物如铜器中进行熨目。②手熨法。即宋·太医院《圣济总录》中所载，用两手相摩或以两手相互摩擦致热后揉熨于目的方法，多用于保健。③贴熨法。以生地黄和粟米饭研烂和匀，或以煮熟鸡蛋贴熨于患部。④眼贴或眼罩。近现代有用金属粉、金属氯化物、纤维素酶加明目中药粉做成的眼贴或眼罩，开封后会自动发热至一定温度，再贴眼上，使用方便，但注意用正规生产的产品，看明其保健功效及宜忌。

注意事项 ①熨眼法应注意保持一定的温度同时不烫伤患处，一般以40℃左右温度为宜，可先在手背上试用，特别对儿童更需注意。②如直接对眼部温熨，患者应当闭目，凡患处溃破者勿用此法。

（余杨桂 刘求红）

chōngxǐfǎ

冲洗法（irrigation therapy）

将中药煎液或生理盐水清洁眼部的常用治疗方法，又称洗眼法，包括结膜囊冲洗法和泪道冲洗法。

理论依据 洗眼法很早就应用于眼科临床，唐·孙思邈《千金要方》中就记有仰卧洗目的洗眼法。不同的外障眼病，采用不同的中药煎汁清洗。如《银海精微·卷上》中治疗两睑粘睛：“烂痒者洗以碧天丹，每日侵晨用桑白皮入盐熏洗，或大寒后不落桑叶名为铁扇子煎洗极妙；或菊花叶煎汤洗亦可。”“天行赤眼者，……治法：此症再不可劆洗，只用童子小便煎黄连露宿温洗，日进五遍，以解恶毒之气。”强调具有传染性的眼病不可劆洗而需多次洗眼去毒；“暴露赤眼生翳者，与天行赤眼同理，天行赤眼者，能传染于人，暴露赤眼但患于一人而无传染之症。……洗以黄连、当归、防风、菊花、侧柏、赤芍药、薄荷、荆芥之类。”“暴风客热与暴露赤眼同也，……宜服酒调散补肝汤，用搜风煎洗服。”指出内服与外洗相结合；“漏眼脓血，……可洗以桑白皮”“痒极难忍者，……侵晨洗以盐汤，或入桑白皮、防风、荆芥、薄荷之类。”“胎风赤烂，……其儿亦用三黄汤熏洗，点以时药可也。”详细地介绍了多种外障眼病的洗眼用药。至明·傅仁宇《审视瑶函》，其中记述用洗眼金丝膏治赤膜下症的方法。“治远年近月，翳膜遮睛，攀睛胬肉，昏暗泪多，瞻视不明，或风气攻注，睑生风粟，或连眶赤烂，怕日羞明，隐涩难开。……每用一丸，安净盏内，沸汤泡开，于无风处洗，药冷，闭目少时，候三两时辰，再煨热，根据前洗，一丸可洗三五次。”这是以已制成药用沸汤泡开洗眼，使临床应用更加方便。此外，对小儿洗眼的药物及方法也有介绍，如“小儿初生下，眼不开者，由产母过食辛热等物，致成斯疾。治法当以熊胆少许蒸水洗眼上，一日七次”。对洗眼次数已有规定。此外，对儿童洗眼工具亦有记述，如清·马化龙《眼科阐微·卷之三》中“如小儿一岁至七岁眼症，取药一条入酒盅内，加水些须，化乳汁，新羊毛笔蘸药汁，洗眼内外，一日夜数次，洗完避风”。即以新羊毛笔蘸液外洗的方法。

适应证 ①结膜囊冲洗法：以中药药液或生理盐水直接冲洗结膜囊，适用于结膜囊异物、眵泪较多的白睛疾病、眼化学伤和眼手术前准备等，目的是清除结膜囊内的眼眵、异物和化学性物质等，达到祛除病邪、疏通气血、退红消肿等作用。②泪道冲洗法：以生理盐水或中药药液冲洗泪道的方法。目的是探测泪道是否通畅及清除泪囊中积存的分泌物，适用于流泪症、漏睛、内眼手术前、泪道探通术前、泪道激光治疗前的常规准备及泪囊鼻腔吻合术前、后检查。冲洗时患者取坐位或仰卧位。

临床应用 古代有淋洗或用细绵蘸洗液或用细绵裹杖子头（棉签）蘸洗液洗涤等方法。现代通常采用的结膜囊冲洗法有洗眼壶冲洗法、吊桶式冲洗法、洗眼杯冲洗法以及喷水式保健洗眼器冲洗法等，但常用为前两种。

用盛有中药药液或生理盐水的洗眼壶或吊瓶的胶管来冲洗，患者取坐位或仰卧位。如取坐位，使患者头略侧向患侧并稍仰起，将受水器紧贴患侧颊部；如取仰卧位，则将受水器紧贴患侧耳前皮肤（由患者或助理人员接住），以免洗眼液污染衣服。冲洗时，距眼 2~3 厘米，先洗眼胞外部，然后用拇食二指轻轻拨开上、下胞睑，冲洗液渐渐由下眼胞皮肤移到眼内，嘱患者向左右、上下各方向转动眼球，以便充分冲洗。如眼分泌物较多或有异物存留在胞睑内面者，则须翻转上、下胞睑，暴露胞睑内面及穹窿部，彻底冲洗。冲洗完毕，用消毒纱布或棉球揩干眼周围，然后除去受水器。小儿冲洗时，采用卧位，固定头部再冲洗。

泪道冲洗先用蘸有 0.5%~1%地卡因滴眼液或盐酸丙美卡因滴眼液的短棉签，置于眼内眦部上、下泪小点之间，请患者闭眼夹持棉签 2~3 分钟后去除棉签，或用 0.5%~1%地卡因滴眼液点眼 2 次，或盐酸丙美卡因滴眼液点眼 1 次，2~3 分钟后，嘱患者头稍后仰，医者以左手食指将患眼下胞睑拉向颞下方，并固定于下眶缘处，使泪小管变直拉紧，充分暴露下泪小点，若泪小点过小者，可先用泪点扩张器扩张。继而右手将盛有生理盐水或药液并套有专用的泪道冲洗针管的注射器冲洗泪道，先将针头垂直插入下泪点中 1~2 毫米，然后转向水平位进入泪小管 5~6 毫米，将冲洗液缓缓注入泪道。若遇阻力，不可用力强行通过。在注入液体后，可询问患者是否感觉咽喉部有液体流入，如果是婴幼儿则可观察其是否有吞咽动作。冲洗泪道后滴用抗生素滴眼液 1 次。若冲洗液全部顺利进入鼻咽部，则表示泪道通畅，否则可根据冲洗液从上、下泪点反流时，及有无分泌物的情况，判断泪道阻塞的部位。如鼻泪管狭窄者，冲洗时有一定的阻力，大部分冲洗液从上泪点反流，仅少量冲洗液通过；鼻泪管阻塞者，则冲洗时阻力很大，鼻咽部无水，冲洗液主要从上泪点反流；若鼻咽部无水，冲洗液自原泪点或上泪点射出，或进水阻力很大，则可能为泪小管阻塞；若冲洗时，从泪小点返流出黏液脓性分泌物，则为漏睛症。

注意事项 ①洗眼液温度一般以微温为宜，洗眼时，冲洗液不能直接冲于黑睛上，动作应轻巧、稳准，不能压迫眼球，尤其对黑睛溃疡更应注意，以免造成黑睛穿孔。②如用中药煎汁洗眼，应先将煎汁过滤去渣，待微温后才使用。若患眼赤热焮痛者，则可待药液冷却后再使用。③冲洗时眼壶位置应适中，太高易使水液四溅，太低则壶嘴接触睫毛易造成污染。洗眼时，如一眼天行赤眼需冲洗双眼时，应先洗健眼，再洗患眼。勿使冲洗之秽浊液溅入健眼或医护人员眼内，医护人员在冲洗患眼前后均应清洁手，以免传染他人。④若取仰卧位洗眼，受水器一定要紧贴患侧耳前皮肤，以免冲洗液外流或流入耳内，亦可预先塞一个干棉球于耳内。⑤泪道冲洗前应向患者及家属解释泪道冲洗的目的及做法，以取得理解，冲洗泪道时要细心稳准，切勿粗暴强通，以免造成假道；冲洗时针头勿顶住泪小管内壁，否则可能造成液体推注困难而误诊。⑥急性泪小点炎症、急性泪囊炎者禁忌冲洗泪道。

（余杨桂　刘求红）

xiùbífǎ

嗅鼻法（nose-insufflating therapy） 将药物研成细粉，吹入或自行吸入鼻腔内。又称搐鼻法。其可反射性地引起喷嚏，使之涕泪交流，去尽浊污，以达到引邪外出以治疗眼病的方法，属古代中医眼科药物外治法之一。

理论依据 目为至高之窍，外感风寒、风热之邪最易受犯，鼻为肺窍，眼与鼻相通，嗅鼻后涕泪并出，邪亦随之而散，故本法具有宣通肺气，疏散外邪，通窍治病的作用。清·吴师机《理瀹骈文》指出："大凡上焦之病，以药研细末，嗅鼻取嚏发散为第一捷法。不独通关、急救用闻药也。……前贤治伤寒、中风、伤风、时疫、温症、喉风、赤眼、牙痛等症，皆有嗅药，亦使病在上者从上出也。"可见嗅鼻法是治疗包括眼疾在内的上焦病的一种中医传统治法。在眼科医籍中，元·倪维德《原机启微》对淫热反克之病，风热不制之病等用"嗅鼻碧云散"嗅鼻，《银海精微》以"嗅鼻散"治目风热，肿赤难开。明·傅仁宇《审视瑶函》在"嗅鼻碧云散"的方解中认为，以鹅不食草解毒为君，青黛去热为佐，川芎大辛除邪破留为使，升透之药，比喻为"开锅盖法"，欲使邪毒不闭，令有出路。

适应证 主要治疗偏正头风、眉骨眼眶疼痛及眼部风热鼻塞、红赤眵泪、涩痒疼痛的外障眼病。

临床应用 其操作方法简述如下：①患者先含水于口中，将嗅鼻药为细末，以小管盛药如粟米大小，吹入鼻中。②口中不含水，直接将药末吹入鼻中或自己将药末嗅入鼻中；③将药物搓揉碎烂之后塞入鼻腔内，如用新鲜鹅不食草捣烂后塞入鼻腔内。每日1~3次，视病情而定。本法简便易行，但有刺激性，引起涕泪较多或有喷嚏，一般可作为辅助疗法而与其他内治、外治法配合使用。

注意事项 有黑睛病变欲溃破、眼内出血、高度近视、视衣脱离等病者忌用本法，以防有变。

（余杨桂 刘求红）

liánxǐfǎ

劆洗法（sickling-washing method）

用锋针或表面粗糙之器物轻刺/刮患部然后用水冲洗的一种治法。因劆后常需洗去其邪毒瘀血，故称为劆洗法。中医眼科亦将其归入开导法。

理论依据 劆法之名见于唐·王焘《外台秘要》，提出以锋针微刺或以灯芯草微刮患部的方法，宋·王怀隐等《太平圣惠方》论眼病二卷中介绍了针、割、钩、劆。而劆洗之名最先见于我国现存最早的眼科专著《秘传眼科龙木论》，该书记载了睑生风粟外障、胞肉胶凝外障、鸡冠蚬肉外障等眼病的劆洗治法。并专门设有"钩割针劆法"一节。如《秘传眼科龙木论·卷之四》曰："鸡冠蚬肉外障，……此疾宜令钩割劆洗熨烙，然后宜服抽风汤，除热茺蔚丸即瘥。"为内、外治并用而提升疗效；"睑生风粟外障，……此眼切宜三五度劆洗出血，去除根本即瘥。"指出部分眼疾需多次治疗才能根治之。"胞肉胶凝外障，……里边宜令针出血，然后劆洗瘀血，服细辛汤，磨翳散效。""眼痒极难忍外障，……切宜劆洗去瘀血，火针针阳白太阳二穴，后服乌蛇汤、还睛散、马兜铃丸即瘥。"是劆洗配合针刺及内服中药的综合治疗方法。至《银海精微·卷上》治疗胞肉胶凝"肉结厚者宜劆洗至肉平净方止"；治疗胞肉生疮"有疮处仍用劆洗，点以清凉及重药"；治疗睑生偷针"此症番转睑皮，劆洗瘀血，点用清凉散"；治疗拳毛倒睫"先宜劆洗瘀血，后用竹片夹起眼皮，灸四五壮为妙，使毛生向外，其疾瘳耳"。已提出用翻转胞睑、劆至病灶肉平净方止及配合竹夹治拳毛倒睫的具体治疗方法。宋·太医院编《圣济总录·眼目门》曰："凡目赤肿硬，泪出难开，疼痛不可忍，……宜先劆洗，除去毒血，次服药攻治。""凡目胞内胶凝者……宜针破出血，次劆洗去瘀血，加汤药攻治。""凡睑生风粟者……宜劆出恶血，除去根本。"可见，历代医家对劆洗法已有较深的认识，并广泛应用于治疗眼疾，近代中医眼科常用的海螵蛸棒磨擦法治疗椒疮，亦属于劆洗法之一。

适应证 具有祛瘀消滞、散邪泄毒、疏通气血的作用。适用于胞睑内面有瘀积或有粗糙颗粒的疾患，如胞睑肿硬、椒疮、粟疮、胞肉胶凝、鱼子石榴、鸡冠蚬肉、睑停瘀血等。

临床应用 因直接针对局部病灶施术，具有药物难以达到的祛瘀泄毒的作用，还因在劆法后形成新鲜创面，使局部用药更易吸收，直达病变组织，取得更快、更好疗效。

具体操作方法：局部滴0.5%~1%地卡因滴眼液或盐酸丙美卡因滴眼液作表面麻醉后，翻转胞睑，充分暴露睑内面，用消毒后的锋针或特制的海螵蛸棒之类器物轻刺或轻刮睑内的瘀积或粗大颗粒，或用龙须草、灯芯草滚刮患处，以微出血，细小颗粒平复为度，劆毕用生理盐水或消炎滴眼液点眼冲洗瘀血，涂上抗生素眼膏，遮盖纱布数小时或一天，每周一次，可反复数次至粟粒基本消失为止。海螵蛸棒摩擦法治疗椒疮颗粒累累者，将海螵蛸制成约0.5厘米×3.5厘米扁棒状，棒端呈鸭嘴形，用黄连水煮沸消毒，方法如前述。

注意事项 ①暴风客热、天行赤眼、天行赤眼暴翳、凝脂翳、聚星障禁用此法。②劆洗时须细心、准确，切勿损伤白睛或黑睛。③劆洗时使用的锋针、海螵蛸或草类等器械须经严格消毒。④劆洗时须掌握适度，避免胞睑内面过度创伤。

（余杨桂 刘求红）

gōugēfǎ

钩割法（hook-cutting therapy）

将生于眼珠表面的赘生物以钩针挽起，用刀或铍针再行割除的一种中医眼科传统手术方法。

理论依据 明·王肯堂《证治准绳》谓"钩者，钩起之谓，割者，割去也"是对钩割法的生动描述。据明·傅仁宇《审视瑶函》记载，此法起于华佗，但有文字记述是晋书中有关晋司马师患目瘤而施手术割治之法。隋·巢元方《诸病源候论》有"割目后除痛止血侯"。唐·孙思邈《千金要方》中有治疗"白膜侵睛"用钩针钩挽，再行割去的明确记载。《龙树菩萨眼论》中对钩割法的手术适应证、方法及注意事项已有阐述；至宋·王怀隐等《太平圣惠方·卷二十二》中有眼钩刺针劆法，提出对两眦头之"息肉"可用针钩起，再以铍针割取干净或以缝衣细针，穿线牵起，铍针割后再施火针熨烙之法。上述"白膜侵睛"及"眦头息肉"即"胬肉攀睛"。明·葆光《葆光道人眼科龙木集》中对钩割法之使用宜忌均有记述，认为钩割一法，不宜在早上空腹时施行，以免患者晕闷，术时需有人扶住患者头部。到明·傅仁宇《审视瑶函》一书，对钩割法的适应证、禁忌证、手法及注意事项已有较为系统的论述。认为本法为开泄郁滞、涤除瘀积之法，必须辨明病症、病处之筋脉浮浅才可施行。术时手力须视病之轻重，指出大眦之红肉即今之泪阜，不能随便钩割。

适应证 适用于胬肉攀睛、鸡冠蚬肉，鱼子石榴，赤脉虬筋，睥肉粘轮等病症。而这类多属于药物难于奏效的外障眼病。

临床应用 以胬肉攀睛为例简述钩割法的具体操作，在《审视瑶函》及清·黄庭镜《目经大成》中附有手术用器械图式，其钩割方法为：术前以明矾水或粉蘸于胬肉上，切勿粘染于白睛及黑睛上，待胬肉皱起时，用锋利针或钩针穿入胬肉下挑起胬肉，横于上、下眼睑间担定，然后用铍刀或锄刀从中分离锄至黑睛边缘，小心分离附于黑睛上之胬肉，亦可用细丝线穿过胬肉下方，拉紧两端线头在胬肉与黑睛表面移动分离胬肉头部，再用刀割或用小剪刀剪断（图1）。同时指出，分离要干净，要断其根，如胬肉色红者须行烙术，令其不复发。强调不要在空腹时施术，以防晕倒，术中注意不要误伤黑睛或误剪大眦头，术后勿冲风冒日，宜服清热活血疏风煎剂，禁食腥发辛辣之物。现代中医眼科在器械及手术方法上有不少改进，但其基本手法应宗于此。至今仍然是中医眼科使用的外治法之一。

注意事项 ①钩割时需避免损伤正常组织，尤其不能损伤黑睛，深浅要适宜；②清晨空腹或过劳后不宜手术，以防晕倒；③与烙术相结合以防止复发；④配合点眼、内服综合治疗，禁食腥发辛辣之物。

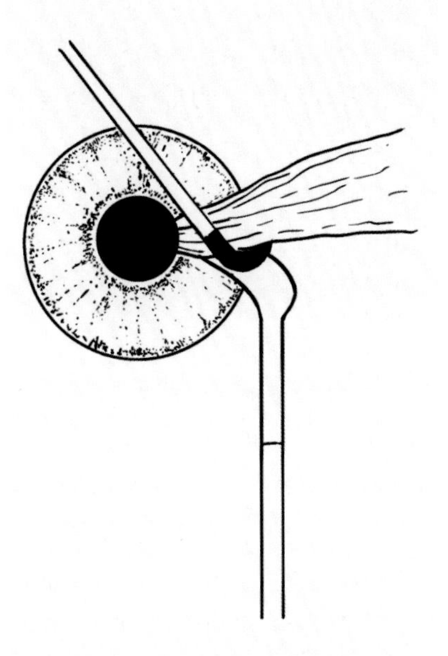

图1 胬肉攀睛钩割图

（余杨桂 刘求红）

yùnlàofǎ

熨烙法（fomentation and cauterization therapy） 以药物熨敷及火针熨烙治疗眼病的手术疗法。熨法是以药物加热，或掌心擦热，或用器物加热后放置于患部熨敷，或在患部来回移动的治疗方法，与干热敷有相似之处，具有热敷、按摩、药治的综合作用；烙法是用特制之烙器或火针加热后烧灼患眼病变部位的治疗方法，可单独使用亦可与“钩割法”合用。熨烙法是中医眼科较有特色的传统治疗方法之一。

理论依据 历代医籍均有熨烙法预防及治疗眼疾的记载，唐·孙思邈《千金要方》中有治眼病用大豆炒热，在痛处更互熨之的简易疗法，宋·王怀隐《太平圣惠方》记载不少熨方，如其中记载的“熨眼方”，是将中药捣罗为散，入铜器中，于饭甑上蒸热，以布裹熨眼。宋·太医院编《圣济总录》眼目门中有“熨烙”专节，记有用贴熨地黄膏方治目赤肿痛，掌心熨法治目暗，用汤器熨法以温通气血，治阴寒内盛或气血凝滞之头目疼痛、外伤瘀肿等。

关于“烙法”的记载首见于西汉《淮南子》中“目中有疵，不害于视，不可灼也”，灼就是烙法，说明当时已有用灼烙法治疗眼病。至宋元《秘传眼科龙木论》记述了用以熨烙的工具平头锥。此后，《圣济总录》《银海精微》、明·王肯堂《证治准绳》、明·傅仁宇《审视瑶函》对熨烙法的适应证、操作方法、禁忌证及注意事项均有叙述。

适应证 熨法常用于阴寒内盛或气血凝滞的头眼疼痛，外伤瘀肿疼痛，瞳神紧小，暴盲等。烙法可用于胞睑疾病如残风湿烂诸症中久溃不愈者，椒疮形成瘢痕兼有颗粒粟样累累，经劆洗术后，黑睛溃疡经久不愈者，胞生痰核术后形成肉芽等。但主要用于胬肉攀睛、眼部赘生物经钩割术之后烙其残端以止血及防止复发。

临床应用 ①熨法有温经散寒、温通气血、止痛明目等功效，可用干毛巾裹热水袋熨眼部，亦可用生盐、艾叶、葱白、吴茱萸、生姜、川椒、桂枝等温经散寒之品炒热，布包热熨眼部或相关穴位，宜保持一定温度，以不烫伤为宜，每次熨20分钟左右。②烙法有去腐生新、止血收敛的作用，在传统割烙术的基础上，中医眼科创造了“蚕蚀性角膜溃疡割烙术”，是在患眼局麻下，沿黑睛边缘将球结膜剪开一周，分离到距黑睛5~6毫米处，剪除结膜下组织，溃疡缘与健康黑睛间作斜面刮除，将烧红的大头针灼烙出血点及迂曲血管以封闭之，在距黑睛4毫米处将游离结膜与巩膜板层缝合，涂抗菌素眼膏包眼。每天换药至10天后拆线。

注意事项 ①熨法应注意保持一定温度同时不烫伤患处，一般以40℃左右温度为宜，时间在15~20分钟，可先在手背上试用，特别对儿童更需注意。②凡患处有溃破者勿用此法。③烙法勿太过，温度不宜过高，手法要轻而速度要快，可将烧红的烙器先在纱布或棉球上试烙一下，以免烙伤正常组织及造成穿孔等并发症。

（余杨桂 刘求红）

zhēnfǎ

针法（needle therapy） 用针刺眼部相关穴位或特定部位以达到治疗眼病的方法。其属于针灸法的一种，包括三棱针法及铍针法。

理论依据 经络为运行全身气血、联络脏腑器官、沟通表里、贯穿上下之通路，把人体有机的连接成统一的整体。《灵枢·口问》篇："目者，宗脉之所聚也。"《灵枢·邪气脏腑病形》篇中提到"十二经脉，三百六十五络，其气血皆上于面而走空窍，其精阳气上走于目而为之睛"。这说明眼与脏腑之间是由经络连接贯通的，从而维持、发挥眼的正常视觉功能。在十二经脉中，手三阳经止于头部，足三阳经起于头部，手三阳与足三阳在头面交汇，故"头为诸阳之会"。从经络循行路径，手足三阳经脉均与眼部直接联系，手少阴心经、足厥阴肝经亦与眼直接相关。《素问·皮部论》主要论述了十二经脉在皮肤上的分属部位，经皮肤上所见络脉的色泽，可知何经受邪和疾病的性质，所谓"凡十二经脉者，皮之部也，别其分部，左右、上下、阴阳所生，病之始终"。上述内经中的论述是眼病针法的理论基础。

适应证 三棱针法及铍针法的适用证多为眼之风热、实火热眼病。铍针法可用于眼睑痰核、成脓疮疖、胬肉攀睛等。

临床应用 ①凡眼部红肿疼痛、羞明流泪，如针眼、暴风客热、黑睛生翳均可用三棱针法中的放血疗法或挑治法。②凡眼睑痰核、成脓疮疖、胬肉攀睛等可用铍针法切刮或排脓，其具体运用可参见相关条目内容。

注意事项 ①注意局部皮肤之清洁消毒。②操作宜谨慎细心，特别黑睛胬肉用铍针割除时慎勿损破黑睛。③注意饮食宜忌，施术前后不吃辛辣肥甘厚腻，不宜饮酒嗜烟。④在辨证论治基础上结合内治法。

（余杨桂 刘求红）

sānléngzhēn fǎ

三棱针法（three-edged needle therapy） 用三棱针刺破穴位或特定部位皮肤使其出血以泄邪毒的治疗方法。其包括放血疗法和挑刺疗法。

理论依据 在中医眼科文献中，放血疗法又称开导法，刺络放血疗法是刺破浅小血脉使之出血泻热、泄逐邪毒。《灵枢·官针》中所记"络刺""赞刺""豹纹刺"当属这种治法。所谓"刺络者，刺小络之血脉也""赞刺者，直入直出，数发针而浅之出血""豹纹刺者，左右前后针之，中脉为故，以取经络之血者"。有关"开导法"的记述在明·王肯堂《证治准绳·开导说》及明·傅仁宇《审视瑶函·开导之后宜补论》中，均认为开导法的作用是攻邪，常用于眼周及头部穴位。挑刺疗法是用三棱针将特定部位皮肤上的反应点或皮肤红点处皮肤挑破，挤出少许黏液或血水，或皮下纤维样组织以治眼病。《灵枢·官针》所述"半刺"多属这一治法，"半刺者，浅内而疾发针，无针伤肉，如拔毛状，以取皮气"。《证治准绳·杂病·七窍门》云："世传眼眦初生小疮，视其背上即细红点如疮，以针刺破，眼时即瘥，名偷针。实解太阳经结热也。"这是以挑刺背部皮肤红点以治针眼的记载。

适应证 适用于外障眼病中之实证、热证，甚或黑睛新翳、暴风客热、头风损目。

临床应用 三棱针法有攻逐邪毒、泄热破瘀之作用，可达消肿、止痛、退赤的目的。但只宜暂用，不宜重施，因病而异，常选太阳穴、耳尖部、指尖部、丝竹空等。先消毒清洁局部皮肤，用三棱针在选定穴位或部位点刺以放出少量血液，点刺不宜过深，以免出血太多，一般亦不必压迫止血，让其少量出血后自止。如针眼治疗择用放血疗法，适用于针眼未成脓而属热毒者，可选在耳尖、合谷、太阳穴用三棱针点刺放血，每日一次。如针眼反复发作属脾胃伏热者，则可选针挑法，在背部肺俞、膏肓俞或肩胛区附近寻找皮肤上红点或粟粒样小点，一个或数个，在局部清洁消毒后以三棱针挑破皮下细絮样物或少许黏液，隔日一次，可多次。在临床上，可结合辨证内服方药以取得更好疗效。

注意事项 ①三棱针施治时应清洁消毒局部皮肤，特别南方夏季炎热，身体多汗时。②施针不宜过深以免出血过多，中病即止，不可多次在一个部位施术。③辨证结合内治。

（余杨桂 刘求红）

pízhēn fǎ

铍针法（stiletto needle therapy） 用铍针割刺眼部赘生物或挑除异物的治疗方法。

理论依据 铍针之锋末如剑，两面有刃，可割、可刺、可劆。属中医外科传统割法中使用的器具，明·陈实功《外科正宗》中有“开割铍针喉针行第一百五十六”，记述了铍针的改进及使用要点，“铍针，古之多用马衔铁为之，此性软不锋利，用之多难入肉，今以钢铁选善火候铁工造之，长二寸，阔二分半，圆梗扁身，剑脊锋尖，两边芒利。用之藏手不觉，入肉深浅自不难也，如脓深欲其口大，直针进而斜针出，划开外肉，口则大矣”。这是疮疖成脓切开排脓时的操作手法。

适应证 应用于切割胬肉及眼睑部痰核、已成脓之针眼疮疖；劆刮眼睑内粟疮、椒疮；挑除白睛、黑睛、睑内之灰尘异物。

临床应用 宋·太医院编《圣济总录·眼目门·钩割针劆》中已记录了其在眼科的使用方法，“凡眼上肿，睑皮里有核如米豆大，渐长如梅李大者，内有物如脓，或似桃胶，此皆风热所致也，可针破捏去之即瘥。”“凡两头有赤脉及息肉者，宜钩起，以铍针割去令尽，未尽更割，以尽为度，或以缝衣细针穿线，口衔线头牵起，别以铍针向目中割之。”介绍用铍针割去胞生痰核及翼状胬肉的方法。

注意事项 ①铍针两面有刃而锋利，使用中应谨慎操作，以尽为度，不宜过之，特别是在治疗胬肉攀睛、黑睛异物时，慎勿伤及眼珠。②铍针常与劆洗、熨烙等外用法合用，亦须辨证内服汤药，以增疗效。

（余杨桂　刘求红）

jīnzhēn bō nèizhàng shù

金针拨内障术（cataractopiesis with metal needle therapy） 在圆翳内障成熟期，通过针拨手术将晶状体拨至瞳孔内下方，以改善患者视力的手术疗法。

理论依据 金针拨内障术最早见于唐·王焘《外台秘要·出眼疾候一首》记有：“宜用金篦决，一针之后，豁若开云，而见白日。”以后宋·王怀隐、陈昭遇等《太平圣惠方·开内障眼论》对金针拨内障术阐述比较详细。《秘传眼科龙木论》中有“针内障眼法歌”，《银海精微》中有“开金针法”，清·张璐《张氏医通》中有“金针开内障论”。《太平圣惠方》和《秘传眼科龙木论》都明确了手术部位在外眦部。元·倪维德《原机启微》对手术麻醉和针具、进针部位进行了明确。明·傅仁宇《审视瑶函》首先提出“拨眼八法”，但未详述八法内容。清·黄庭镜《目经大成》中首创针拨内障手法，总结为八法：“一曰审机，患者以冷泉洗眼毕，正襟危坐椅上，靠定头项，勿令转动，两手搦珠，心无妄想，如拨左眼，医师用左手大指、食指分开眼皮，即就二指捺住白睛，次用右手大指、食指、中指执针，令紧而直，无名指略按眼眶，遮可动而察轮，静而观廓。二曰点睛，针锋就金位，去风轮与锐眦相半，正中插入，毫发无偏，随用疾逆泻荣，徐顺补卫。三曰射覆，针锋深入无碍，即近黄精，慢慢斜回针柄，会须进不招愆，退而得所。四曰探骊，针泊黄精，如意应用，使不晕不悸，不妨直自内寻，横从外觅。五曰扰海，神龙既见，雾雨潜兴，闭目片刻，则风雷自息。然后重载云头，轻收虹脚。六曰卷帘，障虽拨落，开手自能上去，必加力掉下又放上来，务期上而不高，下而到底。七曰圆镜，翳净用针斡与金井中央，周遭浣涤，细看睛内，神水清澈，颜色指动，一一映照，自尔远可识人，近能鉴物。八曰完璧，回针将障送至护睛水内尽处，迟迟出针之半，少息再出，恐障复完还原位，切莫缓在半日，急于一刻。此八法是大概。”由于历史条件所限，未能得以发展、提高。

适应证 适用于老年性成熟期或近成熟期白内障，尤以核性白内障为宜，特别是年迈体弱，或伴有某些慢性病，接受其他白内障手术有一定困难的患者。

操作方法 主要包括以下3个步骤。

术前准备　充分散瞳达8mm直径以上，其他均按内眼手术常规准备。

术中注意点　①眼球麻醉要充分。②切勿给眼球加压。③切口要求内口一定要大于外口。④进针时针头要在晶状体和虹膜睫状体的间隙中进入前房。⑤不要用针的侧面压迫晶状体表面。以上是防止过多的玻璃体外溢、切口断裂、虹膜根部离断、睫状体挫伤、晶状体囊膜破裂等并发症的关键。

具体操作　术者坐于术眼同侧的前面，助手站在患者的左（右）后方。先用缝线牵引下睑，助手拉钩轻提上睑。

切口　用固定镊挟住角膜缘6点处结膜组织，牵引眼球转向鼻上侧。在角膜缘处4~5点外4毫米处，用三角形刀片垂直刺穿眼球壁，做一长2.5~3毫米与角膜缘平行的切口。

拨障　断晶状体悬韧带顺序如下：①断颞下方4~6点处悬韧

带，持拨障针使凹面向下，垂直插入切口约3毫米后，针头朝向12点，于睫状体与晶状体间轻摆前进，达瞳孔缘12点处，将针头凹面贴住晶体，向下绕过赤道部拨断4~6点处悬韧带。②断颞上方韧带，将拨障针转到晶状体后下方放平针头，相当于瞳孔区1/3处，自鼻侧向颞侧做水平摆动，划破玻璃体前界膜，然后转针凹面向下，退出1/2许重新进针到晶状体前1~4点近赤道部，压晶体向后下侧倾倒。③断鼻上方悬韧带，将针头进入晶状体前9~10点处，压其向后下倾倒，以断9~12点悬韧带。晶状体成水平位时，拨障针再一次划破玻璃体前界膜。④断鼻下方悬韧带完成拨障，将拨针凹面抱住晶状体鼻上方9~10点处赤道部，使12点处向颞下转移到眼球内颞下方之睫状体平坦部和视网膜锯齿缘附近，保留6点处附近之悬韧带不断。

出针　起针后晶状体不再浮起时即可出针。整复球结膜切口，使其覆盖巩膜切口。结膜下可适量注入激素及抗生素，扩瞳，单眼包扎。

注意事项　①拨障针进入切口如有阻力感，要考虑到切口过小，或睫状体平坦部未被切穿，或切口处有结膜组织带入。②断颞下方韧带，拨针在越过晶状体下方赤道部时，针头切勿超过6点处过多，以保持6点处附近韧带不断，否则术毕，晶体成游离状态，将随体位改变而移动，会影响上方视野。③在划破玻璃体前界膜时，密切注意拨针不能伸入眼内过深，以免碰伤睫状体或视网膜锯齿缘。④偶尔发现被拨下之晶体，随擦拭切口的棉签上下浮沉波动，乃说明晶体颞侧悬韧带部分游离在切口外，可用棉签卷擦或用剪刀将其剪断，晶状体都能下沉到预定位置，否则要重新进针将其拨下。

术中并发症及处理　①内障浮起：晶体位置过高，是由于某些方位的悬韧带未断所致，须重复上述拨障手法。②晶状体破裂：为手术操作方法不当造成，立即停止拨障，改为针拨套出术，见针拨套出内障术。③虹膜睫状体出血：多由睫状体切口小于巩膜切口所致，在进针时造成撕裂伤引起出血。引起前房出血时，须将拨障针立即后退，纠正针头位置。④玻璃体外溢：压迫眼球所致。

术后护理　术毕后可步行回病房。枕头略高平卧，普食，生活自理。双眼同时手术者，须予照顾。瞳孔未缩小到正常前不宜低头，以免玻璃体脱入前房，术后每天换药一次，点抗生素、激素眼药水，刺激症状较重者，加点1%阿托品眼药水，一般术后第3天可以去敷料，第5天可以试配镜和出院，一个月可以正式配镜。

术后并发症　①继发青光眼：主要是因为术后瞳孔区玻璃体疝阻滞了房水的正常通道，引起眼压升高所致。为了防止玻璃体疝的形成，术中必须在瞳孔区下1/3处划破玻璃体前界膜。如已经出现继发性青光眼，用扩瞳剂充分散瞳，局部滴用激素，应用降眼压药物，如治疗无效，可采用划破玻璃体前界膜的手术方法。②虹膜睫状体炎：常由于晶状体皮质过敏引起。其特点是房水中有较多的浮游细胞，小块状皮质碎片，玻璃体不同程度的混浊。如果皮质不多，可以口服菊花决明散，或抑阳酒连散等。全身和局部可用激素，局部用散瞳剂等。也可采用前房穿刺，或从原切口处吸出皮质。③眼内出血：很少发生。如果出血仅限于前房，较易吸收。出血在玻璃体腔内，吸收缓慢。开始宜用除风益损汤，加凉血止血药，几天后出血已止可用血府逐瘀汤，后期酌加软坚散结药物。④切口裂开：极少发生。可采用表面麻醉，进行切口修补。⑤术后感染：发生时间大都在术后2天至5天，常在后房或玻璃体内先发生感染，有条件者可进行结膜囊细菌培养及药敏试验。

临床应用　随着白内障手术的不断进步，金针拨内障术已停止使用。

（接传红　高健生）

zhēnbō tàochū nèizhàng shù

针拨套出内障术

（couching and hitching therapy for cataract）　用特制的白内障套出器及粉碎器，取出全部内障，以恢复患者视力的手术方法。也称为白内障针拨套出术。古代治疗圆翳内障的手术方法之一，在金针开内障的基础上发展而成。

理论依据　著名眼科专家、中国中医科学院唐由之研究员在金针拨障术基础上创立的白内障针拨套出术。其拨障手术方法与金针拨内障术大体相同。为了克服针拨术后可能发生的并发症，在继承“针锋就金位，去风轮与锐眦相半正中插入，毫发无偏”和“针拨八法”的基础上，于1968年设计了白内障针拨套出术，1969年开始应用于临床。此法用特制器械将拨下的晶状体从切口套出，就避免了由于脱落的晶状体存积于眼内可能引起的诸多并发症。且不受晶状体成熟程度的限制，适应于成熟期、近成熟期、过熟期的老年性白内障。此法具有不损伤房角，术后能保持瞳孔形圆、正中等优点。唐由之教授经过15年临床实践和基础理论研究，总结了采用了白内障针拨套出术治疗1467例白内障患者的临床资料，对手术的近、远期的矫正视力，术中、术后并发症，手术的适应证及优缺点等进行了分析。结果表明手术效果较好。并认为“去风轮与锐眦相半正中插入，毫发无偏”的手术部位是科学的，经睫状体平部进行内眼手术是安全的，为内眼手术提供了新的手术途径。

适应证 适应于老年性白内障，对某些先天性、外伤性、并发性白内障和一些晶状体脱位的病例以及抗青光眼外引流手术后又合并白内障者也可适用，因在颞下方手术，不影响上方的滤过结构。但对高度近视，玻璃体液化或眼底有视网膜脱离病史，或另一眼有视网膜脱离者慎用。玻璃体有机化条索者禁用。

操作方法 具体如下。

术前准备 术前充分散瞳达8mm直径以上，不服降眼压药物，其他均按内眼手术常规准备。

术中注意点 见金针拨内障术。

具体操作 将上、下睑以缝线拉开，充分暴露全角膜及颞下方结膜和巩膜。

切口 用结膜牵引镊挟住角膜缘4~5点外3毫米处结膜组织，牵向鼻上方，使结膜与巩膜错位。在角巩膜4~5点外4毫米处作一平行于角膜缘切口，达巩膜半层深约0.3毫米，长约5毫米，扩大结膜切口。以9-0号尼龙线作巩膜切口前后唇预置缝线。用小刀片从原切口切穿眼球壁，长2.5~3毫米，出刀时刀刃略向上挑，使切口内侧略大于外口。放松预置缝线，以免玻璃体溢出。

拨障 与针拨内障该步骤方法相同，须保留6~9点处的悬韧带，使晶状体呈30°~45°的倾斜。再将切口扩大到7毫米左右，注意保证睫状体切口不小于巩膜切口。

入套 轻提预置缝线，持关闭套口的套出器伸入切口，到达瞳孔缘上半部的虹膜之下，和已倾倒的晶状体之前，当套出器全部入眼，助手立即交叉预置缝线，关闭切口。张开套口，此时晶体1点左右处赤道部通常顺势滑入套口，趁势在角膜缘7点距2~3毫米处以斜视钩轻压巩膜推晶状体入套，缓慢关闭套口，待晶状体1/2以上进入套口后，关闭套口至一半左右，将套口转向角膜中央，打开套口，用斜视钩在套口相对应的角膜上轻推，待晶状体全部进入套内完全关闭套口。

出套 将套口转回6点处，使与切口平行，向外轻拉，当闭合的套口露出切口外1/2时，即将套出器柄转向颞上，继续出套的同时可逐渐打开套口，使全部套口露在切口外。

取白内障核 用白内障粉碎器，闭合上下两唇，垂直插入套出器的乳胶套内约1厘米。向左回旋90度，然后分开两唇，各抵乳胶套之两侧壁，晶体被迫移位于粉碎器两唇之间。轻轻关闭粉碎器到手上有晶状体核被挟住的感觉时为止，将粉碎器转回到伸入时的位置，向外取出晶体核。如取出不多，可重复一次。套出器全部取出时，迅速抽紧结扎巩膜切口后唇之缝线。清理切口，剪除嵌于切口之玻璃体，并用拨针轻轻按摩巩膜切口，使之平复，连续缝合球结膜切口，结膜下注射抗生素及激素，点1%的阿托品膏，单眼包扎。

注意事项 ①在巩膜半层切开时，切勿用力过重，以免切穿。否则在作巩膜预置缝线时，容易发生玻璃体外溢和缝针损伤睫状体组织，并将其色素及肌纤维从针孔带出，若发生这种情况必须重缝，以免加重术后反应。②在做巩膜预置缝线时，前后唇两针缝线必须对准，结扎松紧适度，以免切口错位、缝线松脱等影响愈合。③取白内障核时，粉碎器伸入乳胶套内不宜过深，两唇向左右张开时不应过大，以防乳胶套破裂。

术中并发症 ①晶状体破裂：若出现在术中，将晶体核套出后，拉紧巩膜缝线，然后吸出皮质。②虹膜睫状体出血：睫状体平坦部的切口小于巩膜切口时，在进套出器时容易将睫状体推挤撕裂，引起睫状体出血，或因套出器在眼内的位置不当，挤压睫状体与虹膜组织，也会造成出血。③玻璃体外溢：在进套出器时推挤巩膜切口后唇，巩膜预置缝线牵拉不当，引起玻璃体外溢。

术后护理 若术中经过顺利，术毕回病房后，枕头略高平卧，普食，生活自理。如术中有并发症或双眼同时手术者，须卧床，减少活动。瞳孔未缩到正常前不宜低头，以免玻璃体脱入前房，术后每天换药一次，点抗生素、激素眼药水，刺激症状较重者，加点1%阿托品眼药水，术后5~6天去结膜缝线，巩膜缝线埋藏于结膜下不拆。2个月后可以配戴眼镜。

术后并发症 继发性青光眼、虹膜睫状体炎、眼内出血等，见金针拨内障术。

临床应用 随着白内障手术的不断进步，针拨套出内障术已停止使用。

（接传红）

yǎnkē gǔdài zhìliáo qìxiè

眼科古代治疗器械（ancient treatment instruments for eye disease） 中医眼科手术治疗眼病的历史久远，如《淮南子》记“烧灼术”治目病；唐·房玄龄等人合著《晋书》记医割治景帝“目瘤疾”；唐·姚思廉《梁书》记慧龙道人用“金针拨障”治费太妃目疾等。明·傅仁宇《审视瑶函》认为“钩割针烙之法，肇自华佗”并指明“针非砭针之针，乃针拨瞳神之针”。隋唐时期，金篦术（金针拨障术）、钩割熨烙术、劆洗术、倒睫拔除术等已渐次开展，并达到一定水平，且有配制假眼的记载。有关各种手术治疗眼疾的内容，散见于各种医籍中。经过宋金元及明清几代医家的发展完善，对眼科手术的适应证、手术方法、禁忌证、围手术期的中医药治疗等已具相当水平。但对古代手术治疗所用器械的形状、制作方面的记述比较零散、简单。今择其要，介绍于下（图1）。

金针 又称金篦，金鎞。东·晋郭璞《方言》指“箭镞广长而薄镰者”。唐代文献中已有“金篦决目”的各种记载，王焘《外台秘要》明确记有对白内障的治疗“此宜用金篦决，一针之后，豁若开云，而见白日”，至《龙树菩萨眼论》已称为“金针拨障术”。《审视瑶函》对金针的材质记载“金为五金之总名，铜铁金银皆是也，本草云，马铁无毒，可作针”。并有“煮针法”即消毒方法。其制造方法是柄以紫檀花梨木头或以犀角为之，长二寸八、九分。如弓丝粗。两头钻眼，深三、四分，用上好赤金子，抽粗丝，长一寸，用干面调生漆嵌入柄眼内，外余六分许，略尖，不可大锋利，恐损瞳神。以鹅毛管套收，平日收藏匮内。临用时始取出之。而《秘传眼科龙木论》的记载中拨障金针型号有4种，针型主要区别在针头部分的粗细长短不同，说明当时医师针对各种类型白内障，相应制造了多类“金针”以应对手术需要。除拨障金针外，尚有点眼药用的“骨针”、开导针刺用的“三棱针”及“毫针”，以及锋末如剑，用于胬肉攀睛剖割的铍针、小锋针、天字针等。中医眼科使用的金针是由“针灸九针”发展分化而来，还是由印度随同“金针拨障术”一起传入，迄无定论。中国考古出土有西周青铜针、战国铜质砭针、西汉金银医针等，经考证为针灸用针，未见确认为拨障金针的实物。

钩 又称钩针，唐·孙思邈《备急千金要方》“治人马白膜漫

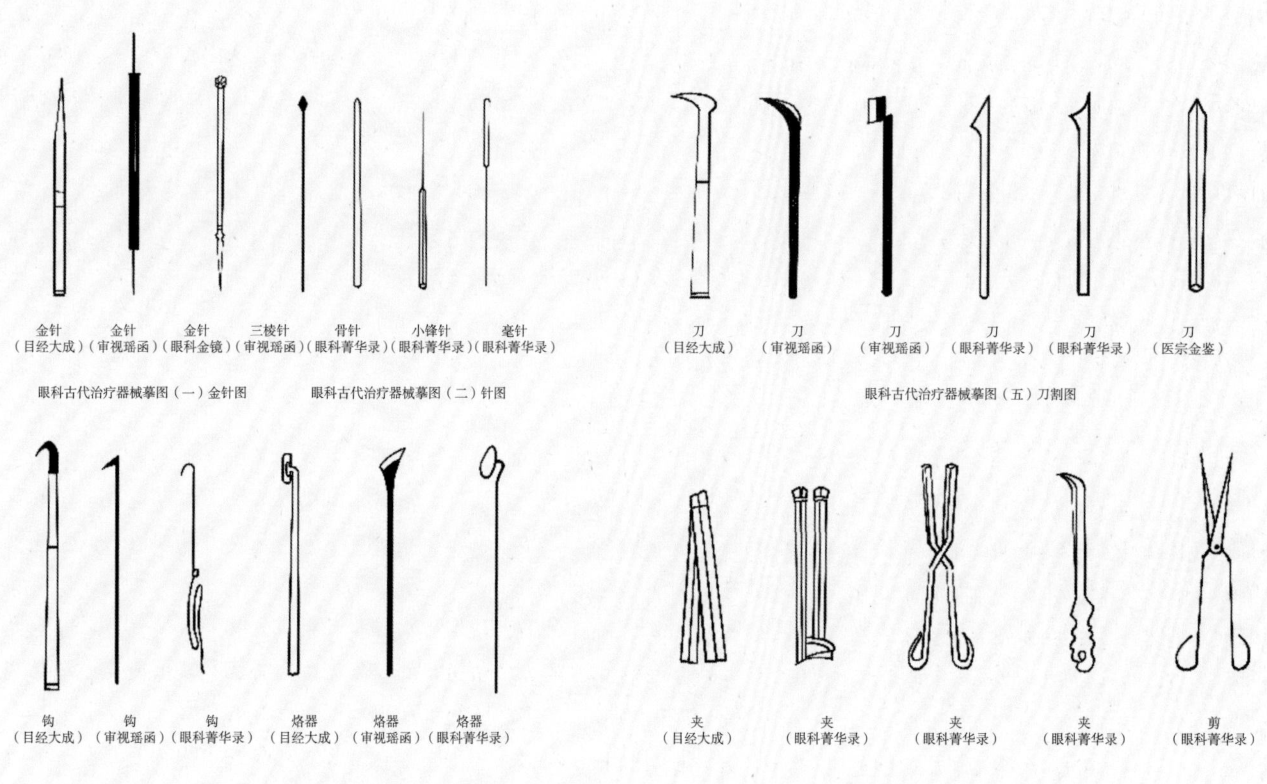

图1 眼科古代治疗器械

睛方"，谈钩割手法时"以鸡翎截之……钩针钩挽之，"《秘传眼科龙木论》列"钩割针镰法"，亦载"息肉宜钩起以铍针割取之"，至《银海精微》已明确"胬肉攀睛"宜用钩割术，谓"实者小钩为钩，钩起剪断此宽，……若乍发不宜钩剪"。可见钩针在中医眼科中主要是与割、剪配合使用的一种器具。故清·黄庭镜《目经大成》中说其"割胬肉攀睛帮刀用之"。现代·上海千顷堂书局《眼科菁华录》中记载"钩用全银造成，长二寸，末用丝线系之。除胬肉血筋用之"，眼科医著中所附钩图有多种，主要是钩头与柄的角度及弯曲程度不同。

刀 又称割器，用于剖割、破疣放脓等，是中医眼科手术中使用广泛的器械，如《晋书》记载的"帝目有瘤疾，使医割之"，唐·孙思邈《备急千金要方》中记载的以钩割法治疗包括胬肉在内的"眼珠赤白膜"术，《审视瑶函》"割攀睛胬肉手法"中用"锄刀"分离，再用刀割或小花剪剪断的记述，清末明初·刘耀先《眼科金镜》中以小眉刀割治胞生痰核，清·施世德《眼科正宗原机启微》中用眉刀治"疣病"等，说明刀有多种，用途各异，《眼科菁华录》中谓由"钢铁造成，长二寸半"。

烙器 又称灼烙器，为使用历史久远的一种传统中医器械。其使用可追溯至西汉，《淮南子》中有"目中有疵，不害于视，不可灼也"的记述，说明当时已用灼烙法治眼疾。唐《外台秘要》中为防胬肉术后复发而用"灼烙法"，这一时期的灼烙用具多用针烧红灼之，如宋·太医院编《圣济总录·眼目门》"烧针烙法，右取平头针……"。至《秘传眼科龙木论》则记有用以熨烙的工具平头锥。在《目经大成》《审视瑶函》中均附烙器图，《眼科菁华录》中的烙器与《目经大成》中均谓"牙柄上俱用纹银造成"，对其用法记载十分详细，谓"至于烙，只能治残风弦烂，重而久不愈者，轻者亦不须。若障属血分，割如再长，务火烙以断之始平，且藉其能止血，不致亡阴"。

夹器 医籍记载中的钳、夹、镊器应属同一类型而用途稍有差异的器具，夹多由竹制成，而"镊子""钳"多由铜铁制成。早在《外台秘要》中，就有"眼有倒睫毛……，令一眼明人把镊子拔之。去倒睫毛，勿使毛断，连根去之"的记载。可见此类工具在眼科应用很早。首都博物馆藏有汉代两用镊子，长 13cm，一端为镊，另一端为药勺，足以证明镊子的制造使用很早。至《银海精微》在论治法时谓"先宜廉洗瘀血，后用竹夹夹起眼皮，灸四五壮为妙，使毛生向外"，是用夹法为主治内翻倒睫症。明《审视瑶函》对倒睫拳毛症、皮急紧小症均用"夹法"配合治疗，并设"夹眼法"一节，"用老脆薄笔管竹破开做夹，寸许，将当归汁浸一周时候……夹时先翻转上睑看过，倘有瘀滞，即导平。血尽方可行夹"。对夹子的材料、制作及夹法的注意事项均有详述。夹类器具主要是针对倒睫拳毛而设，钳、镊则"除拳毛、及竹木等屑入目用之"，尚有剔除眼内异物的功用。

剪 由钢铁制成，主要用于剪剥胬肉血筋之用，江阴市博物馆藏明代铁剪刀，经考证为手术器械，《眼科菁华录》中的剪图已与现代剪刀相差无几，《银海精微》《审视瑶函》均记载胬肉钩割术中使用剪及小花剪剪剥胬肉。

其他治疗器械 医籍中记载的古代眼科治疗器械尚有用于椒疮、粟疮等症的"铲"，即铲刀；用于"鱼子石榴症"划净"鱼子"的"月斧"；用于点眼的犀簪、骨簪、铜簪、铜筋，盛热汤熨眼的"铜器"，现北京首都博物馆藏有晋代瓷质洗眼杯，故宫博物院尚存有清太医院所用之洗眼用器具。

（余杨桂 刘求红）

yǎnbìng zhēnjiǔ fǎ

眼病针灸法（acupuncture and moxbustion for eye disease）

以针刺法或灸法治疗眼病的方法。亦称开导法。

历史沿革 早在《黄帝内经》中已有目下（承泣）、目外（瞳子髎）等眼部穴位的记载，及具体的眼病针灸的治疗方法，例如："邪气客于足阳跷之脉，令人目痛，从内眦始，刺外踝之下半寸所各二痏。"至晋·皇甫谧《针灸甲乙经》"足太阳阳明手少阳脉动发目病"篇，已记载了目中赤痛、青盲、目眩不能视、目不明、目中白膜等十余种眼病的针刺主穴。明·杨渊洲《针灸大成》及综合类医学著作如晋·葛洪《肘后备急方》、唐·孙思邈《千金方》、宋《圣济总录》、宋·王怀隐、陈昭遇等《太平圣惠方》等均有针灸治疗眼病的穴位及方法；眼科专著如《秘传眼科龙木论》、清·黄庭镜《目经大成》、清末明初·刘耀先《眼科金镜》等记述更详。金·张从正《儒门事亲·十形三疗》中，已有针灸治疗眼病的病案记录。

临床意义 针刺疗法实用、有效且无副作用，故眼科领域广泛应用，一些眼病针灸治疗配合药物疗效更快、更佳；也有一些眼病可以单纯应用针刺疗法治疗。针灸可以起到对眼部通经络、活气血、明目、退翳、止痛止痉、祛风散热、牵正振痿等作用。现代研究证实，针刺具有显著改善眼部各组织血液循环状况，调节眼肌功能，促进泪液分泌，调节眼压，增强视神经视网膜功能，保护高眼压状态下的视功能，提高大部分慢性眼病患者的视力等作用。

针刺疗法分针刺及灸法，眼科应用以针刺疗法为主。眼科针刺疗法分体针、耳针、穴位注射、头皮针、梅花针、刺血等几类。针刺及灸法主要施术部位是穴位，眼病治疗常用的穴位如下。

眼病常用穴位 包括眼周穴位、全身穴位和耳部穴位。

眼周穴位 具体如下。

承泣 在眼球与眶下缘之间，目正视，瞳孔直下0.7寸，紧靠眶缘缓慢直刺0.5~1.5寸，不宜提插捻转。主治目赤肿痛、流泪、夜盲、青盲、口眼㖞斜、眼睑瞤动及诸多内障。

睛明 在目内眦头上方1分处。嘱病人闭目，轻推眼球向外，在眼球与鼻骨间凹陷处缓缓进针0.5~1寸，不宜提插。主治迎风流泪，目眦痒痛，目赤肿痛，目生翳障，胬肉攀睛，能近怯远、夜盲、色盲、小儿雀目疳眼及诸多内障。

上睛明 在睛明穴上数分，主治基本同睛明。此穴疼痛及出血倾向较睛明为轻，故可代替或与睛明穴交替使用。

攒竹 在眉头内侧凹陷中。向下斜刺0.3~0.5寸。主治眉棱骨痛跳、胞睑下垂、迎风流泪、白睛红赤、目眩目痛、眼珠疼痛、视物模糊、能近怯远等。

鱼腰 在眉正中，下对瞳孔处。平刺0.5寸。主治眉棱骨痛、眼睑瞤动下垂、目珠偏斜、口眼㖞斜、目赤肿痛、黑睛星翳等。

球后 在眶下缘外1/4与3/4交界处。沿眶下缘从外下向内上，向视神经孔方向缓刺。主治高风内障、青盲、视瞻昏渺及诸多内障。

阳白 在眉中点（鱼腰）上1寸。向下平刺0.5~0.8寸。主治胞睑振跳、上睑下垂、开睑无力，目外眦痛，多眵、雀目等。

丝竹空 在眉梢处的凹陷中。平刺0.3~0.5寸。主治眼睑瞤动、倒睫、目眩头痛、视物昏花。

四白 在瞳孔直下1寸，当眶下孔凹陷中。直刺0.2~0.3寸。主治目赤痒痛、流泪、黑睛生翳，以及口眼㖞斜、眼睑瞤动、头痛目眩、能近怯远、视物无力等。

瞳子髎 在目外眦旁0.5寸，眶骨外缘凹陷中。向后平刺或斜刺0.3~0.5寸。主治目赤、目痛、目痒、迎风流泪、多眵、目生翳膜、青盲、远视不明等。

印堂 在两眉头连线的中点。向下平刺0.3~0.5寸。主治上睑下垂、斜视、目赤肿痛、头眼疼痛等。

太阳 在眉梢与目外眦连线中点处旁开1寸凹陷中。直刺或斜刺0.3~0.5寸。主治风牵斜视、口眼㖞斜、目赤肿痛、目眩目涩、青盲、夜盲等诸多内外障眼病。

颧髎 在目外眦直下，颧骨下缘凹陷处。直刺0.3~0.5寸。主治口眼㖞斜、胞睑振跳、迎风流泪等。

全身穴位 具体如下。

巨髎 瞳孔直下，与鼻翼下缘平齐处，直刺0.3~0.5寸。主治口眼㖞斜，眼睑抽动、青盲、远视不明等。

地仓 在口角外约0.4寸，直刺0.2寸或向颊车方向平刺0.5~0.8寸。主治昏夜不见，胞轮振跳、口眼㖞斜、目不得闭等。

颊车 在耳垂前下方，用力咬牙时隆起的咬肌高点处；或开口取穴，在下颌角前上方一横指凹陷中。直刺0.3~0.4寸，或向地仓方向斜刺0.7~0.9寸。主治口眼㖞斜、胞睑振跳。

迎香 在鼻翼外缘中点，旁开0.5寸，当鼻唇沟中，直刺0.1~0.2寸，或斜刺0.3~0.5寸。主治口眼㖞斜、白睛红赤、怕日羞明、鼻塞流泪。

听会 在耳屏间切迹前，听宫穴下，下颌骨髁状突后缘，张口凹陷处取穴。直刺0.5寸。主治口眼㖞斜、目眩泪出、目视不明。

角孙 在耳壳上角之凹陷处。平刺0.3~0.5寸，可灸。主治胞睑及白睛红肿、目生翳膜、紧涩难睁、干涩昏花、视一为二等。

翳风 在耳垂后方，下颌角与乳突之间凹陷中。直刺0.8~1.2寸，可灸。主治口眼㖞斜、赤白翳膜、畏光流泪、头痛目眩、目昏视渺、视一为二及诸多内障。

完骨 在乳突后下方凹陷中。直刺0.5~1寸，可灸。主治目泣泪出、目视不明及诸多内障眼病，本穴可与风池穴交替应用。

天牖 在乳突后下方，胸锁乳突肌后缘，平下颌角处。直刺0.8~1寸。主治目视不明、视一为二、青风内障、暴盲等。

头临泣 在阳白穴直上，入发际0.5寸处。平刺0.5~0.8寸，可灸。主治头眼疼痛目赤多眵、流冷泪等。

目窗 在头临泣穴后1寸。平刺0.5~0.8寸，可灸。主治外眦赤痛、目生白翳、青盲、远视不明等。

风池　在胸锁乳突肌与斜方肌之间凹陷中，平风府穴处。向对侧眼睛方向斜刺 0.8～1.2 寸，可灸。主治头痛目眩、流泪、目内眦痛、目珠斜视、上睑下垂、视一为二、视物变形变色、暴盲、青盲、夜盲、圆翳障内障、视物昏花、绿风内障、青风内障等诸多疾患。

曲鬓　在耳上偏前入鬓发 1 寸，平角孙穴处。向后平刺 0.5～0.8 寸。主治目外眦痛、目赤肿痛。

脑空　在风池穴直上 1.5 寸。平刺 0.5～0.8 寸。主治头痛风眩、眼胀目瞑、视物不见、诸风内障。

风府　在后发际正中直上 1 寸。正坐位伏案，头微前倾，项肌放松，向下颌方向缓慢刺入 0.5～1 寸。主治头眼疼痛、目赤肿痛、黑睛星翳、视一为二。

脑户　在风府穴直上 1.5 寸。平刺 0.5～0.8 寸。主治目赤肿痛、畏日羞明。

后顶　在强间穴直上 1.5 寸。平刺 0.5～0.8 寸，可灸。主治偏头痛、目眩。

百会　在后发际正中直上 7 寸。平刺 0.5～0.8 寸。主治头痛、目暴赤肿、涩痛难开及各种内障视力下降者。

前顶　在百会穴前 1.5 寸。平刺 0.3～0.5 寸，可灸。主治头风目眩、雀目。

上星　在前发际正中直上 1 寸。平刺 0.5～0.8 寸，可灸。主治迎风流泪、目赤肿痛、视物昏蒙。

神庭　在前发际正中直上 0.5 寸。平刺 0.3～0.5 寸，可灸。主治头痛目眩、目赤肿痛、黑睛生翳、羞明流泪、小儿雀目。

神聪　在百会穴前后左右各旁开 1 寸。平刺 0.5～0.8 寸。主治脑瘫失明、眼睑抽搐。

翳明　在翳风穴后 1 寸。直刺 0.5～1 寸。主治圆翳内障初起、高风内障、青盲、暴盲、近视、远视、视一为二。

天府　在上臂内侧腋前皱襞下三寸，位于肱二头肌外侧沟中。直刺 0.5～1 寸，可灸。主治目眩昏渺、远视肓肓。

太渊　在手腕桡侧横纹头凹陷处。直刺 0.2～0.3 寸。主治大小眦处赤脉、疼痛羞明、黑睛生翳。

商阳　在手食指桡侧，离指甲角 0.1 寸许，向上斜刺 0.2～0.3 寸，可灸。主治青盲。

二间　在食指桡侧指掌关节前凹陷处，直刺 0.2～0.3 寸，可灸。主治目昏不见，口眼㖞斜、睑缘赤烂、羞明畏光。

合谷　在第一、二掌骨中间之凹陷处。直刺 0.5～0.8 寸，可灸。主治偏正头风、口眼㖞斜，迎风流泪、暴赤肿痛、眼生翳膜、小儿雀目、诸多内外障眼病。

曲池　在屈肘横纹桡侧端凹陷处。直刺 0.8～1 寸，可灸。主治目赤肿痛、视物昏花。

臂臑　在曲池与肩髃的连线上，曲池穴上 7 寸处，直刺 0.5～1 寸，或斜刺 0.8～1.2 寸，可灸。主治青盲、目涩不适、外障生翳。

神门　在掌骨后根，腕骨与尺骨相接处内侧凹陷中。直刺 0.3～0.4 寸，可灸。主治头晕目眩、视物昏花、视无为有、电光夜照诸症。

前谷　在手小指第二节末端和第三节前端相接外侧横纹端，握拳取穴。直刺 0.2～0.3 寸。主治目中生翳、目痛泪出、目胀欲脱。

后溪　在第五指掌关节后尺侧横纹尖处，仰手握拳取穴。直刺 0.5～0.8 寸，可灸。主治目生翳障、头目疼痛、流泪、眦烂痒痛。

腕骨　手背尺侧，豌豆骨前凹陷中，赤白肉际处。直刺 0.3～0.5 寸。主治目赤生翳、迎风冷泪。

养老　在腕后一寸陷中，即尺骨小头桡侧凹陷中。向肘方向斜刺 0.3～0.5 寸，可灸。主治内障初起、视物昏花、青盲。

承光　在五处后 1.5 寸。平刺 0.3～0.5 寸。主治青盲、远视不明、眩晕目痛、目生翳膜。

玉枕　在后发际正中直上 2.5 寸，旁开 1.3 寸。平刺 0.3～0.5 寸，可灸。主治目痛、视力骤降、近视。

天柱　在后发际正中直上 0.5 寸，旁开 1.3 寸，当斜方肌外缘凹陷中，直刺或斜刺 0.5～0.8 寸，不可向上方深刺，以免伤及延髓。主治目赤肿痛、视一为二及诸多内障，本穴可与风池穴交替应用。

中渚　在手掌第四与第五掌指关节间，掌骨小头后缘之凹陷中，当液门后 1 寸，握拳取穴。直刺 0.3～0.5 寸，可灸。主治目眩头痛、目生翳膜、视物不明。

大骨空　在手大指背侧指关节横纹中点，屈指骨陷中。以灸为主。主治风弦赤烂、目赤肿痛、目珠涩痛、怕日羞明、黑睛星翳、绿风内障、视昏。

小骨空　在手小指背侧，近侧指间关节横纹中点处。以灸为主。主治目赤肿痛、目翳、迎风流泪、烂弦风等。

内关　在腕横纹上 2 寸，掌长肌腱与桡侧腕屈肌腱之间。直刺 0.5～1 寸，可灸。主治神光自现、目视不明、云雾移睛、偏头痛、目偏视、青风内障、绿风内障等。

外关　在腕背横纹上2寸，桡骨与尺骨之间，与内关相对。直刺0.5~1寸，可灸。主治迎风冷泪、风弦赤烂、暴赤肿痛、能近祛远、目生翳膜、隐涩难开、视一为二等。

肝俞　在第九胸椎棘突下，旁开1.5寸。斜刺0.5~1寸，可灸。主治目赤生翳、眦赤痛痒、泪出多眵、目睛上视、雀目、视物昏暗及诸多内障眼病。

三焦俞　在第一腰椎棘突下，旁开1.5寸。直刺0.8~1寸，可灸。主治肝肾不足、视瞻昏渺、雀目、青盲。

肾俞　在第二腰椎棘突下，旁开1.5寸。直刺0.5~1寸，可灸。主治目昏头眩、视物昏蒙、青盲、能近祛远、能远祛近、色盲及诸多内障眼病。

足三里　在犊鼻穴下三寸，胫骨之外约1寸。直刺1.5~2寸，可灸。主治胞轮振跳、上睑下垂、视物无力、视一为二、眼睑疖、青盲等诸多内障眼病。

三阴交　在内踝直上三寸，胫骨后缘凹陷中。直刺0.5~1寸，可灸。主治肝、脾、肾三阴不足、上胞睑启举乏力、视物昏蒙及多种内障眼疾。

解溪　在足背踝关节前的横纹中点，当踇长伸肌腱与趾长伸肌腱之间凹陷处。直刺0.4~0.6寸，可灸。主治面目浮肿、头痛目眩、目赤生翳。

申脉　在外踝下缘中点凹陷中。直刺0.3~0.5寸，可灸。主治视物昏蒙、口眼㖞斜、目内眦痒痛、目赤肿痛、目偏视。

太溪　在内踝高点与跟腱水平联线中点处凹陷中。直刺0.5~0.8寸，可灸。主治视物昏蒙、目干涩。

照海　在内踝尖直下1寸凹陷中。直刺0.3~0.5寸，可灸。主治目赤肿痛。

光明　在外踝高点上5寸，腓骨前缘处。直刺0.5~1寸；可灸。主治目痒目痛、目生翳膜、高风雀目、青盲及各类内障。

阳辅　在外踝高点上4寸，腓骨前缘稍前处。直刺0.5~1寸，可灸。主治外眦赤痛、偏侧头目痛、畏光流泪。

丘墟　在外踝前下方，趾长伸肌腱外侧凹陷中。直刺0.5~0.8寸，可灸。主治目赤肿痛、目生翳膜、目视不明。

足窍阴　在第四趾外侧趾甲角旁约0.1寸。浅刺0.1寸或点刺出血。主治目赤肿痛、目眩。

大敦　在足大趾外侧趾甲角旁约0.1寸。斜刺0.1~0.2寸。主治暴盲、眼内血证、绿风内障等。

行间　在足背第一、二跖间缝纹端。直刺0.5~0.8寸，可灸。主治流泪羞明、目瞑不欲视、口眼㖞斜、肝虚雀目、青盲等。

太冲　在足背第一、二跖骨之间距行间穴约1.5寸凹陷中。直刺0.5~0.8寸，可灸。主治口眼㖞斜、目赤肿痛、目翳等。

曲泉　在屈膝内侧横纹头上方凹陷中。直刺1~1.5寸，可灸。主治目痛、目痒涩、瞳神紧小、绿风内障、青风内障。

气海　在脐下1.5寸。直刺0.5~1寸，可灸。主治气虚视物昏花诸证。

膻中　在胸骨中线上，平第四肋间隙。平刺0.3~0.5寸，可灸。主治视物昏花、目赤流泪。

关元　在脐下3寸。直刺0.5~1寸，可灸。主治各类虚性内障、视物昏花、目干涩、高风内障等。灸之具有眼部保健作用。

命门　在第二腰椎棘突下凹陷中。直刺0.5~1寸，可灸。主治视瞻昏渺、高风内障、青盲、雀目、目睛直视等。

大椎　在第七颈椎棘突下。斜刺0.3~0.5寸，可点刺放血或刺络拔罐，亦可灸。主治眼睑抽搐，胞轮振跳、目赤流泪、风赤疮痍、青盲、诸风内障、视瞻昏渺、劳伤虚损目昏等。

耳部穴位　具体如下。

眼　在耳道五区的正中。主治眼睑、两眦、结膜、角膜、虹膜的急性炎症、青光眼、眼底病及青少年近视、远视、弱视等。

眼底动脉　在耳垂三区下方中点。主治眼底血管栓塞及炎性病变等。

眼底　在耳垂二区上方中点。主治眼底急慢性及陈旧性病变等。

目2　在屏间切迹后下。主治外眼的急性炎症、青光眼、屈光不正及弱视等。

目　在屏间切迹前下。主治外眼的急性炎症、青光眼、屈光不正及弱视等。

内分泌　在屏间。主治泡性结膜炎、过敏性眼睑皮肤炎、结膜炎、青光眼、眼底病等。

脑　在对耳轮的内侧面。主治麻痹性睑外翻、上睑下垂、视路及视神经的病变等。

肺　在心穴的上、下及后方，呈马蹄形。主治结膜、巩膜的急慢性炎症、眼底视网膜、黄斑部水肿等。

皮质下　在对耳轮的内侧面。主治同脑穴。

肾上腺　在下屏尖。主治眼底病、屈光不正及弱视等。

心　在耳甲腔中央。主治缺血性视神经病变、视网膜血管病变、近视、弱视等。

胃　在耳轮脚消失处。主治

上睑下垂、麦粒肿、前房积脓等。

脾 在肝穴的下方，紧靠对耳轮缘。主治上睑下垂、麦粒肿、睑腺炎、眼底病、近视等。

眼睑 在屏上切迹同水平的对耳轮上，耳轮穴内侧，主治上睑下垂、麦粒肿、睑腺炎、睑缘炎、眼睑痉挛、麻痹性睑外翻等。

肝 在胃与十二指肠穴的后方。主治角膜、虹膜、视神经的急慢性炎症近视、弱视等。

肾 在对耳轮下脚下缘，小肠穴直上。主治老年性白内障、眼底病、近视等。

交感 在对耳轮下脚端。主治葡萄膜炎、青光眼、眼底病、近视等。

角膜 在三角窝，近对耳轮上脚中点。主治角膜病变。

视神经 在对耳轮上脚末端。主治视神经的病变等。

目内眦 在耳轮结节上方的耳舟部，指穴旁。主治急慢性泪囊炎、泪道狭窄、翼状胬肉、内斜视等。

晶状体 在对耳轮上脚与对耳轮下脚之间。主治白内障等。

泪囊 在耳轮上，靠近对耳轮上脚末端。主治急慢性泪囊炎、泪道狭窄等。

耳尖 即耳轮向耳屏对折时，耳郭上面的顶端处。主治红眼，及外感风热、肝阳上亢引起的目赤肿痛等，常点刺放血。

（杨 光）

yǎnbìng zhēnfǎ

眼病针法（acupuncture therapy for eye disease） 针对眼病使用的针刺治疗方法。依据使用的针具及施术部位不同，眼病针法可分为体针、耳针、头皮针、梅花针等，各有特点及适应病症。临床上以体针为主，亦常各种针法联合应用。

体针疗法 是根据辨证论治的结论在穴位上用毫针进行针刺治疗，以疏通经络，调理脏腑，畅旺气血，达到扶正祛邪，解除病痛的目的。

理论依据 目为五脏六腑精华之所聚，诸多经脉起止或经过眼及眼周，脏腑病变经由经络上达于目而导致眼病，而眼部疾患亦可通过针刺相应病变脏腑的经络、穴位进行有效治疗。另外，“诸脉者结束于目”，眼部血络丰富而周密，各类眼病无论其病因之虚实寒热，俱可造成眼局部经络阻滞、气虚紊乱；一些顽固性疾病，久病入络，眼部气滞血瘀尤为严重，针刺眼局部穴位可疏调目络，行气活血，与药物疗法配合加速眼病痊愈。

适应证 各类内外障眼病。

临床应用 应用针刺疗法治疗眼病的取穴原则，一是辨证取穴，即根据“五脏六腑之精气皆上注于目”的理论，以脏腑经络的生理病理理论及针灸学的经络穴位理论为基础，根据临床表现，辨明寒热虚实进行全身选穴，根据具体辨证施以相应补泻手法。二是局部取穴，即主要采用头面部穴位进行治疗。治疗内障眼病更注重辨证取穴，纠正脏腑寒热虚实；外长眼病更注重局部取穴，以驱邪通络，取效迅捷。临床应用时要根据具体情况灵活掌握，多数情况下需要局部取穴和辨证取穴相结合。

注意事项 《黄帝内经》有“刺面中溜脉，不幸为盲”的记载。眼部组织娇嫩，痛觉敏感，眶内血管丰富，容易出血，眼球壁如被刺破还可引起眼内出血、视网膜脱离、外伤性白内障等，所以眶周穴位针刺操作时一定要认穴准确，针具不宜过粗（以直径0.12~0.25毫米为宜），手法轻巧熟练，一般不施捻转提插手法；出针时要按压针孔数分钟以防出血。一旦出现皮下或眶内出血，应冷敷后加压包扎，除皮肤青紫外一般不会造成损伤或加重病情，也不会影响针刺的疗效。

耳针疗法 是在耳郭穴位或压痛点用毫针或环针（揿针）进行针刺，或以子实类物质（如王不留行、绿豆等）按压刺激以治疗眼病的方法。此法操作方便，治疗范围较广。

理论依据 耳穴具有调理全身脏腑气血、止痛等作用。耳部涉及眼的穴位（或治疗区）有20余个，针刺及刺激这些穴位可治疗、缓解眼病。

适应证 青少年近视、针眼、上睑下垂、白涩证及其他伴有疼痛的眼病

临床应用 病人取坐位，选准穴位或用毫针柄轻轻触压耳郭找出压痛点，常规消毒后，用针对准耳穴或压痛点快速进行针刺捻转，以患者感到剧烈疼痛又能忍受为度。可留针1~2小时，间歇进行捻转。或用特制环针埋穴，但时间不宜过长，一般3~5日为1疗程，疗程之间可间隔5~7日。或用细小质硬之子实类药物，粘在胶布上贴压耳穴，嘱患者每日自行揉按数次，3~7日为1疗程。

注意事项 针刺时勿刺穿耳郭；有耳郭冻伤或耳郭有炎症者、有习惯性流产的孕妇，均不宜用耳针。对年老体弱、高或低血压、心脏病患者，手法宜轻，留针时间要短，且针刺前后要适当休息，以防意外。

头皮针疗法 在头皮特定治疗区域采用沿皮刺手法治疗疾病的疗法。

理论依据 依据现代医学关

于大脑皮质层功能定位理论，对眼器官在脑特定区域（后脑枕叶）的头皮投影区进行针刺，具有改善眼功能的作用。针刺部位称为视区，在枕外粗隆突水平线上，旁开枕外粗隆1厘米，向上引平行于前后正中线之4厘米的带状区域。

适应证　主要用于治疗视神经萎缩，视网膜色素变性、癔病性黑蒙等。

临床应用　取坐位或侧卧位均可，选好针刺区，常规消毒，用0.25毫米×4毫米的毫针，平刺于头皮下，捻转进针，勿刺至骨膜。达到该深度后快速捻转，不做提插。使局部有明显麻胀痛针感后，留针15~30分钟，其间再捻转2次。

注意事项　头皮有炎症及过敏者不宜针刺；起针后用棉球压迫针眼数分钟，以防出血。

梅花针疗法　梅花针法在眼科的应用。

理论依据　根据经络理论，十二经脉及络脉循行于各自体表的分布区域称为皮部，在皮部行针刺治疗具有通经活血、祛瘀止痛、振奋经气、透邪外出等功能。因皮部刺激并非某个穴位的“点”，而是经络末梢在体表的“面”，故针刺刺激选用集丛的针具进行浅表的扣刺，故又称皮肤针疗法。

适应证　适用于治疗多种眼病，如结膜炎、斜视、上睑下垂、麻痹性睑外翻、近视、白内障，青光眼、视神经萎缩、视网膜色素变性等。

临床应用　针刺部位主要为头部、颈部、眼部和脊背部。①头部：沿督脉、膀胱经、胆经由前发际至后发际之各自之区域，两侧头部由上向下之区域。②颈部：沿胆经的循行，耳后、颈项两侧之区域。③眼部：从眉头沿眉毛向眉梢部；由目内眦经上眼睑至瞳子髎；由目内眦经眶下缘至瞳子髎。④脊背部：脊柱两侧膀胱经之第一线；脊柱两侧膀胱经第二线。操作时运用腕部上下活动和针柄的弹性使梅花针在叩刺部位上点刺。叩刺手法分轻、中、重3种。轻刺用力轻，针尖接触皮肤的时间越短越好；重刺用力稍大，针尖接触皮肤的时间可稍长；中刺用力介于轻重之间。

注意事项　皮肤有各类病损者不宜；操作时针尖起落要与被刺部位皮肤平面呈垂直方向，即针要垂直弹下，又垂直弹起，防止针尖斜刺和向前后左右拖拉起针，以减少疼痛和出血；用力要均匀，即叩刺的速度要均匀，弹叩幅度一致，防止快慢不一，用力不匀。

放血疗法　又称三棱针疗法，是以三棱针在选定的穴位上点刺放血，或点刺后结合拔罐，达到泻热祛邪、疏通经络气血壅滞之目的，以治疗眼病的方法。

适应证　各类实证热证眼病，如针眼、风赤疮痍、眼丹、瞳神紧小、绿风内障急性发作期等。

临床应用　内障眼病点刺穴位多选相应经络的井穴及阳明经、肝经、胆经穴等；外障眼病尚可选耳尖、太阳、大椎等。选穴后局部常规消毒，医者左手拇、食指捏起或按定穴周皮肤，右手持三棱针快速点刺穴位皮肤，深1~3毫米，令流出或挤出少许血液。刺络拔罐者，即点刺后按常规拔火罐方法在该处拔罐，令流出适量血液（0.5~3毫升）。治疗后擦净皮肤。

注意事项　体弱者、孕妇不宜。嘱患者治疗后局部暂勿沾水。

（杨　光）

yǎnzhōu xuéwèi zhùshèfǎ

眼周穴位注射法（periocular acupoint injection for eye disease）　在特定的穴位上注射药物以达到治疗眼病的疗法。亦称水针疗法。

理论依据　此疗法具有穴位治疗与药物治疗的双重作用。对穴位行药物注射，注射时的针刺及药物的刺激作用强于单纯穴位的针刺治疗，加之药物吸收后的药理作用，对一些常规治疗疗效不佳的重症、久病患者亦能有一定疗效。

适应证　适用于各类内障眼病，如视网膜动脉阻塞、玻璃体混浊、视神经萎缩、陈旧性脉络膜视网膜炎、视网膜色素变性、缺血性眼病、上睑下垂等。

临床应用　选用具有活血化瘀、通络或营养类的药物，如当归注射液、复方丹参注射液、红花注射液、三七注射液、麝香注射液、黄芪注射液、复方樟柳碱注射液及维生素 B_1、维生素 B_{12} 注射液等。常用穴位有：太阳穴（或颞浅动脉旁）、阳白穴、四白穴、球后穴等。也可适当选用与眼相关的全身穴位，如脾俞、肾俞、足三里、三阴交等。操作：每次根据病情选具有针对性治疗作用的穴位1~2个；穴位局部常规消毒后，用注射器吸取药液后刺入穴位，缓缓推注药液。每穴每次注射药物0.5~2毫升。每日或隔日1次，10次为1疗程，间隔5~7天后行下一疗程治疗。

注意事项　孕妇、年老体弱、对药物过敏者不宜施术。

（杨　光）

yǎnbìng jiǔfǎ

眼病灸法（moxbustion therapy for eye disease）　针对特定眼病使用艾灸进行眼病治疗的方法。

早在晋·皇甫谧《针灸甲乙经》已有“瞶目䀮䀮，少气，灸手五里，左取右，右取左”的记载。唐·孙思邈《千金方》中有“眼暗，灸大椎下，数节第十，当脊中”“眼急痛，不可远视，灸当瞳子上入发际一寸”“治风痒赤痛，灸人中”等记述。现代临床有核桃皮灸、雷火灸等应用于青少年近视、干眼、视疲劳等眼病。但本法在眼科应用较少，盖因眼含神水、神膏，阴柔充盈，为体阴用阳之窍，又居高位，最易为热邪所伤，故有眼部禁灸之说。因此灸法治疗较适宜用于虚寒证，施灸部位主要在肢体、躯干。眼周施火灸易使患者产生恐惧，操作不慎极易伤眼，故如非必需，眼周施灸应谨慎。

（杨 光）

yǎnbìng guāshāfǎ

眼病刮痧法（cutaneous scraping therapy for eye disease） 使用牛角或玉石，按照中医的经络来循经，进行刮蹭，从而达到治疗眼病目的。刮痧疗法治疗眼病是传统的自然治疗手段与方法。

理论依据 刮痧依据经络理论中孙络、皮部等学说，对所治疗部位具有舒通经络，活血泻热，祛风散邪等作用。

适应证 适用于眼科热证、实证，如小儿疳积上目、暴风客热、各类新翳、针眼等；亦可用于干眼、青少年近视等。

临床应用 施术部位：如患者全身热象明显，可在背部沿膀胱经自上而下刮治；全身无明显热象者，可在眼周、头部施术，如环眼周、额部、太阳穴等处。施术时医者用手指或硬币、角质或玉质刮痧板、汤匙等在患者皮肤上刮出细小如沙的红点（小出血点）。刮痧工具可蘸温水、菜油、香油、专用刮痧润滑剂等，干则再蘸。每个部位重复刮治施术7~9次。需重复刮治者，可相隔3~5天再次施术。

注意事项 每次治疗以施术部位出现紫红色痧点为度，勿造成皮肤破损；施术时患者体位要舒适放松，并注意勿受风寒；体质虚弱、孕妇、皮肤有破损等不宜刮痧。

（杨 光）

yǎnbìng dǎoyǐnfǎ

眼病导引法（physical and breathing exercise for eye disease） 以一定的肢体运动、特定的呼吸方式、意念及穴位按摩相配合治疗、预防眼病的方法。导引术是古代沿流的一种健身、防病祛病的方法。常用的导引法有五禽戏、八段锦、易筋经等；简单的眼病导引法为：静坐或平卧，身体及思想放松，闭目，平稳呼吸，待手掌有温热感或搓热手掌后熨目、揉按眼周穴位。每次10~20分钟，每日一次。导引法适用于慢性内障眼病、老年眼病、视疲劳及手术后恢复等情况的辅助治疗，亦可用于眼病预防及保健。导引法锻炼应持之以恒才有效，不能一蹴而就。

（杨 光）

yǎnbìng tiáohù

眼病调护（nursing for eye disease） 眼病后的调养与护理。患眼病后的调护与治疗同样重要，关乎疾病的转机与预后。古代虽无专门关于调护的论述，但在许多医家诊疗眼病的著作中常有提及，如《秘传眼科龙木论》中就提出眼病及眼手术后“切须将息，大忌淫欲嗔怒”“卧时好眼安着枕上”等。《医方类聚·龙树菩萨眼论》中亦记载了许多眼疾后的饮食起居等方面的注意事项，如“善自将息，细看禁忌，慎护之”“师治二分，自治八分，如纵性自在之人……无烦救疗耳”对金针拨障等手术也提出术前、术后的调护知识。我国民间亦有“三分治，七分养”的说法。调护不当，不但增加患者痛苦，疾病恢复迟缓，且容易复发。

自《中医眼科学》（高等医药院校教材 第五版）将“眼病的护理与预防”专设为一章，改变了过去医家著作中重治疗、轻调护，只在各个疾病中附带提出调护知识的习惯。其后各版教材《中医眼科学》《中西医结合眼科学》均将“眼病的调护”或“预防与护理”专列章节。眼病调护一般包括眼病情志调护、眼病饮食调护、眼病用药调护及导引锻炼、适寒温、调起居等内容。

（杨 光）

yǎnbù tiáohù

眼部调护（eye care） 眼睛的调养保护。古代虽无专门著作，但在各类眼病的论著中时有论述，一些养生保健书籍中亦时有记载。早在《黄帝内经》中就有久视伤血的记载；唐·孙思邈《千金方》中更详细列举了诸多眼部养护事项：“生食五辛，接热饮食，热食面食，饮酒不已，房室无节，极目远视，数看日月，夜视星火，夜读细书，月下看书，抄写多年，雕镂细作，博弈不休，久处烟火，泣泪过多，刺头出血过多，……并是丧明之本。”“驰骋田猎，冒涉风霜，迎风追兽，日夜不息者，亦是伤目之媒也。”从古今类似记载中可以概括眼部调护主要包含规避邪气、调和情志、饮食宜忌、起居得宜、戒烟慎酒、慎用目力等几方面。

规避邪气 《素问·上古天真论》曰：“虚邪贼风，避之有时。”许多眼科疾病由外感邪气引起，清·黄庭镜《目经大成》论目病十二因大部分为外因。因此，眼部保养当尽量避免外邪侵袭，因头为巅顶、目窍至高，而风之性善走，火之性上炎，故眼部尤易受风邪、热邪侵犯，许多医家有“目不因火不病”之说。养护当注意避免迎风而行、冒寒处暑、过度日晒、向火烟熏等。还当注意时疫疠气流行时少去公共场所，不游泳，勤洗手，不揉眼等，避免天行赤眼等眼疾。

调和情志 喜、怒、忧、思、悲、恐、惊等七情过度则为致病内因，眼病中特别是内障眼病多由七情内伤所致，《秘传眼科龙木论》认为情志致病为眼病内因：“病者喜怒不节，忧思兼并，致脏气不平，郁而生涎，随气上厥，逢脑之虚，侵淫眼系，荫注于目，轻则昏涩，重则障翳，眵泪胬肉，白膜遮睛，皆内所因。”可见保持心情舒畅愉悦，情志平和为眼目保健的重要因素。

饮食忌宜 调理饮食，使脾胃功能正常，则气血生化有源，眼目营养充分，胞睑开合自如有力，目系得养而视物清晰；脾升胃降，则积滞湿浊之气不由内生，神水、神膏清亮。故金·李东垣《脾胃论》言：“饮食入胃，先行阳道，而阳气升浮也。浮者，阳气散满皮毛；升者，充塞头顶，则九窍通利也。”某些食物对眼有特殊营养作用，可适当食用，如蓝莓、枸杞子、坚果类等。

起居得宜 按时休息，可使日间用眼的疲劳得以缓解恢复，熬夜则伤神耗血，有害于目。长时间连续阅读、看电子屏幕等，则“久视损目，肝血不足，以致见物不明”，故阅读等应每 30 分钟左右望远数分钟。

戒烟慎酒 烟酒对眼均有一定伤害，特别是过度饮酒，更使目系受损，甚至引起暴盲、青盲以致失明，尤当避免。

慎用目力 古籍中也常记载房事过度不利于眼部保养。适当热敷眼部有助于改善眼部供血、缓解疲劳，有一定预防眼疾作用。

（杨 光）

yǎnbìng qíngzhì tiáohù

眼病情志调护（emotional nursing for eye disease）

通过加强或诱导良性情志，有效抵消或制约喜怒忧思悲恐惊等不良情志，促进眼病恢复并预防眼病发生、加重的方法。

理论依据 眼病与情志变化关系密切，心情舒畅、情志平和则气机升降有序，眼部气血和畅，有利于早日康复。若七情内伤则气机紊乱、脏腑失调、经络阻滞，五脏六腑之精气不能上达于目而不利于眼病恢复。过喜伤心，郁怒伤肝，忧思伤脾，恐惧伤神，悲则伤肺，分别与目之五轮对应，各有伤害，如西晋·皇甫谧《针灸甲乙经》曰：“夫志悲者惋，惋则冲阴，冲阴则志去目，志去则神不守精，精神去目，涕泣出也。”特别是内障眼病，发病大多与情志有关，加之病后忧思、恐惧，受影响最多为肝脾肾三脏。肝郁则目窍郁阻，如肝火旺则上炎于目最易加重暴盲、绿风内障、瞳神紧小等证；肝肾不足则目系失养，青盲、青风内障等更难痊愈；脾虚湿困，痰湿内停，上犯于目会加剧视瞻昏渺、视瞻有色、云雾移睛等病情；五志化火最易上炎于目引起或加重目科血证。

适应证 有情志异常的眼病，临床主要见于内障眼病，如青风内障、绿风内障、暴盲、视瞻昏渺、瞳神紧小、上睑下垂、视一为二、突起睛高等。

临床应用 调护疏导情志是眼病康复过程的重要措施，可以通过谈话、听音乐、参加适当文娱体育活动及专科心理辅导等方式达到令患者平和、乐观、积极的情志状态。亦可根据五行生克理论，诱导患者以相胜情绪克制不良的过度的有害情绪。

（杨 光）

yǎnbìng yǐnshí tiáohù

眼病饮食调护（diet nursing for eye disease）

以食物和饮料来调养护理眼病。正确的饮食宜忌有利于眼的健康，可减轻疾病，辅助药效，促使疾病早愈，并有助于防止复发。人之气血有赖饮食经脾胃后天之本化生，气血上行滋养目窍则目明。相反，若饮食匮乏，或脾胃虚弱，气血匮乏而不能充养目窍，则目暗不明，且易患眼疾。正如金·李东垣《脾胃论》所言：“夫脾胃不足，皆为血病。是阳气不足，阴气有余，故九窍不通。”另外，饮食偏颇亦非所宜，如过度强调素食，营养有缺亦可能损害眼目，如明·戴元礼《证治要诀》所言：“有因茹素致目少光，或成雀目。盖食能生精，亏之则目无所资而减明。”而饮食过度，积滞于中焦，则变生浊气，且聚湿生痰，均可上泛目窍为病。当罹患某些眼疾时，更应注重饮食忌宜，《备预百要方》云：“男女老少眼疾所忌，……吃生五辛木麦葵等。”一般属热证、实证时当忌辛辣、油炸、肥腻食物，多食水果蔬菜等清润之品。属虚证、寒证时忌寒凉冷滑之物，宜食温补之品。又故患眼病时饮食以富于营养而又易于消化为佳，宜品类杂而多样，主食蔬菜均衡，荤素搭配，水果干果兼有。另外有“诸子明目”之说，即适当食用坚果、枸杞子、女贞子、覆盆子、蓝莓等子实类食物有益于眼目健康。

（杨 光）

yǎnbìng yòngyào tiáohù

眼病用药调护（medication nursing for eye disease） 使用药物来调理治疗眼病的方法。眼病的恢复主要依靠药物，因此药物之调护十分重要，调护得当，药物作用可以得到最大发挥，则治疗事半功倍，使眼病得以早日痊愈。反之则可能影响疗效，甚至产生或加重毒、副作用。

外用眼药之调护 外用药主要有眼药水与眼药膏及外用中草药。①眼药水和药膏点药前首先要核对眼药名称，以免错点。②应洗手以避免交叉感染。③注意分清患眼及健眼，切勿错点。需双眼均点药时先点健眼或较轻眼。④如眼部有明显分泌物时应先擦洗干净后再点药。⑤药水或药膏应点入下眼睑内，不要直接接触眼组织，点药后轻提上眼睑，闭眼 3~5 分钟。⑥部分眼药（如阿托品）点后应按压内眼角 3 分钟，避免流入鼻腔引起其他不良反应。⑦外用中草药熏洗、热敷时，要注意温度适宜，开目熏蒸、闭目敷贴，并避免药渣进入眼内。原则上当日煎药当日使用，次日再换新药。

内服眼药之调护 口服药物应严格遵照医嘱服用，药量及疗程不可自行随意增减。①眼科中药大多轻清上行，因此不宜久煎（补益药除外）。②大部分眼科药应饭后服用，以借食后热力上达于目。③急性眼病宜服汤剂，每日分 2~3 次服，以起效迅速、药力持续。④慢性眼病则宜丸、散、膏、丹等成药，缓图其功，且因相对方便而患者易于坚持服用。⑤汤剂一般宜温服，成药宜温开水送服，部分眼病根据医嘱可以菊花水等为引。

（杨 光）

yǎnkē yǎngshēng

眼科养生（eye health） 对人体视觉器官（眼）的养护。明·傅仁宇《审视瑶函》：“内则清心寡欲，外则惜视缄光。盖心清则火息，欲寡则水生，惜视则目不劳，缄光则膏常润；脏腑之疾不起，眼目之患则不生，何目疾之有……古之圣贤，保之有方，守之有道，缄舌含光，清心塞听，以养天真。则存德养身，不但目之无病，而寿亦延纪矣。”指出了养护眼睛当用眼适度，闭目能涵润神膏；脏腑健康则眼病不生；眼与全身关系密切，身体健康，精气血津液充足流畅，有益于维持正常视觉，养生亦养眼，养眼即延寿。

（路雪婧 赵 新）

yǎn bǎojiàncāo

眼保健操（eye exercise） 通过按摩推拿眼周腧穴，以达到改善眼疲劳和预防近视的保健方法。原北京医学院（现北京大学医学部）体育教研室主任刘世铭于 1963 年自创全国第一套眼保健操，20 世纪 60 年代陆续在部分地区推广。后经多次简化、改进，由教育部等 10 部委向全国推广应用。2008 年 9 月，北京市教委、市卫生局推出新版眼保健操，并陆续向全国推广。

理论依据 根据眼与脏腑的关系，眼的正常功能离不开经络运行气血、调节阴阳。眼保健操通过按摩眼部周围穴位，增强眼周血液循环，促进气血运行，调节、放松眼睛，缓解眼疲劳。

适应证 所有近距离用眼者。

临床应用 眼保健操共有 3 种版本，摘录如下。

1972 年版 第一节：揉天应穴（攒竹穴下三分，即在眉头正下方，靠眼眶内侧的位置），以左右大拇指螺纹面接左、右眉头下面的上眶角处。其他四指散开弯曲如弓状，支在前额上，按揉面不要大，做八个八拍。第二节：挤按睛明穴（目内眦角稍上方凹陷处），以左手或右手大拇指与示指按鼻根部，先向下按，然后向上挤，一按一挤共一拍，做八个八拍。第三节：按揉四白穴（双眼平视前方时，瞳孔直下，当眶下孔凹陷处），先以左、右示指与中指并拢，放在靠近鼻翼两侧，大拇指支撑在下颌骨凹陷处，然后放下中指，用示指在面颊中央按揉，做八个八拍。第四节：按太阳穴（外眼角与眉梢之间向后约 1 寸处）及轮刮眼眶，蜷起四指，以左、右大拇指螺纹面按住太阳穴，以左右示指第二节内侧面轮刮眼眶上、下一圈，先上后下。上侧从眉头开始到眉梢为止，下侧从内眼角起至外眼角止，轮刮上下一圈计四拍，做八个八拍。

2008 年版之一 第一节：按揉耳垂眼穴、脚趾抓地，用双手大拇指和示指的螺纹面捏住耳垂正中的眼穴，其余三指自然并拢弯曲。伴随音乐口令，用大拇指和示指有节奏地揉捏穴位，同时用双脚全部脚趾做抓地运动，每拍一次，做四个八拍。第二节：按揉太阳穴、刮上眼眶，用双手大拇指的螺纹面分别按在两侧太阳穴上，其余手指自然放松、弯曲。伴随音乐口令，先用大拇指按揉太阳穴，每拍一圈，揉四圈。然后，大拇指不动，用双手示指的第二个关节内侧，稍加用力从眉头刮至眉梢，两个节拍刮一次，连刮两次。如此交替，做四个八拍。第三节：按揉四白穴，用双手示指螺纹面分别按在两侧穴位上，大拇指抵在下颌凹陷处，其余手指自然放松、握起，呈空心拳状。随音乐口令有节奏的按揉穴位，每拍一圈，做四个八拍。第四节：按揉风池穴（头额后面大筋外缘有凹陷处，大致与耳垂平行），用双手示指和中指的螺纹面分别按在两侧穴位上，其余三指自然放松。随音乐口令有节奏地按揉穴位。每拍一圈，做四个八拍。第五节：按头部督脉穴：双手曲状按压在头部督脉穴上四次，从前往后，手指放松。随音乐每拍按揉一次，做四个八拍。

2008年版之二 第一节：按揉攒竹穴（眉毛内侧边缘凹陷处），用双手大拇指螺纹面分别按在两侧穴位上，其余手指自然放松，指尖抵在前额上。随音乐口令有节奏地按揉穴位，每拍一圈，做四个八拍。第二节：按压睛明穴，用双手示指螺纹面分别按在两侧穴位上，其余手指自然放松、握起，呈空心拳状。随音乐口令有节奏地上下按压穴位，每拍一次，做四个八拍。第三节：按揉四白穴，用双手示指螺纹面分别按在两侧穴位上，大拇指抵在下颌凹陷处，其余手指自然放松、握起，呈空心拳状。随音乐口令有节奏地按揉穴位，每拍一圈，做四个八拍。第四节：按揉太阳穴、刮上眼眶，用双手大拇指的螺纹面分别按在两侧太阳穴上，其余手指自然放松，弯曲。伴随音乐口令，先用大拇指按揉太阳穴，每拍一圈，揉四圈。然后，大拇指不动，用双手示指的第二个关节内侧，稍加用力从眉头刮至眉梢，两个节拍刮一次，连刮两次。如此交替，做四个八拍。第五节：按揉风池穴，用双手示指和中指的螺纹面分别按在两侧穴位上，其余三指自然放松。随音乐口令有节奏地按揉穴位，每拍一圈，做四个八拍。第六节：揉捏耳垂、脚趾抓地，用双手大拇指和示指的螺纹面捏住耳垂正中的眼穴，其余三指自然并拢弯曲。伴随音乐口令，用大拇指和示指有节奏地揉捏穴位，同时用双脚全部脚趾做抓地运动，每拍一次，做四个八拍。

注意事项 操作时要闭眼，指甲要剪短，手要洗净，用手指螺纹面轻缓按揉，以感到疫胀为度。如面部有疮疖等，可以暂停操练，待愈后再做。

（路雪婧 赵 新）

yǎnbìng yùfáng

眼病预防（eye disease prevention）

通过适宜的饮食起居、情志调摄、加强锻炼及安全防护等达到预防眼病发生、发展的方法和思路。预防即防患于未然，中医学早在《黄帝内经》中就提出了“圣人不治已病治未病”的预防思想。明·傅仁宇《审视瑶函·识病辨症详明金玉赋》进一步提出了“目之害者起于微，睛之损者由于渐，欲无其患，防制其微”的早期治疗思想。根据前人经验和当代实践，眼病的预防着重注意以下几方面。

饮食有节，起居有常 饮食规律，不可暴饮暴食，亦不可偏嗜，以免损伤脾胃；平素少食炙煿及膏粱厚味，以免蕴成脾胃湿热；平日可用食疗防治眼病，如用猪肝、葱白、鸡子煮服；不正常的活动、不适当的用眼，可使身心、视觉受到损害，生活起居、工作学习、文体活动都要适当安排而有规律。

避免时邪，调和情志 若四时不正之气侵犯机体，可致多种眼病，尤以外障眼病为多。避免时邪，须顺应四时，适其寒温，锻炼身体，以增强体质；喜、怒、忧、思、悲、恐、惊七种情志活动过激，脏腑受伤，气机郁滞能引起眼疾。七情和畅，愉快乐观，方能百脉和畅，脏腑安和，眼疾少生或不生。

讲究卫生，保护视力 个人要养成良好的卫生习惯；医护用的检查器械、药品、敷料等要注意消毒，以免相互传染。从小要养成良好的用眼习惯。

注意安全，防止外伤 眼外伤可以造成视力严重障碍，甚至完全失明，因此注意安全，加强防护，防止外伤，是保护视力的关键性措施。

优生优育，防微杜渐 临床上不少眼病具有遗传性，如*胎患内障*、*高风内障*等。这些疾病不仅影响患者的生存质量，加重患者的经济负担，甚至还会危及生命。因此，从优生学、预防学的角度而言必须提倡优生优育，严禁近亲结婚，以最大限度减少遗传性眼病的发生。

已病防变，瘥后防复 已病防变指眼病发生后，应及早治疗，将其消灭于萌芽时期，防止病情进一步加剧，变生他证。许多眼病经过积极治疗可基本痊愈，但稍有不慎又有复发的可能。一些眼病，在临床治愈后，若调摄失宜均有复发的可能，因此瘥后防复有着极其现实的意义。积极做好眼病的预防，能达到事半功倍的效果。

（路雪婧 赵 新）

bāojiǎn jíbìng

胞睑疾病（disease of eyelid）

以胞睑红肿热痛，生疮溃脓，睑弦赤、烂、痒、倒睫，睑内面血脉红赤模糊，条缕不清，颗粒丛生，肿核如豆或胞轮振跳，胞睑下垂等为主的一类疾病。属于外障范畴，一般较易治疗，预后良好，但失治或误治，也可变生其他并发症，甚至造成严重后果，故临床不容忽视。

简述 胞睑为目眶的卫外屏障，具有保护眼珠的作用。中医眼科学的“胞睑”相当于西医学的“眼睑”。胞睑为肉轮属脾胃，故眼睑疾患多与脾胃有关，如饮食失宜，脾胃受损，湿热内生；或脾胃虚弱，运化不足，脏腑精气不能上运于目；或脾不运湿，外受风邪，风湿热三邪合而客于胞睑均可导致胞睑疾病发生。

研究范围 胞睑疾病根据发病部位和性质的不同包括眼丹、眼痈、风赤疮痍、睑弦赤烂、针眼、胞生痰核、椒疮、粟疮、睑内结石、睥翻粘睑、倒睫拳毛、目劄、胞轮振跳、上胞下垂等。

疾病表现及特点 由于胞睑位置的关系，易受六淫外邪尤其是风邪的侵袭而发病。内因方面，由脾胃功能失调等，也常引起胞睑疾病。若内外合邪，则更易发病。胞睑还容易受物理性损伤及化学性灼伤，以及临近组织病变的波及。

病位为胞睑、两眦、白睛、黑睛；多外感六淫之邪为主，实证为多；或由气血痰湿凝结、阴虚火旺等引起；外症较明显，如红赤肿痛、羞明流泪；多病急，变化快；治疗较易。

辨治要点 临床上在审辨局部证候的同时，应结合全身证候追溯病因、病机，以便从本治疗。治疗时既要重视脾胃，亦须注意祛除外邪。如属风热外袭者，以祛风清热治法为主；属脾胃热毒上攻者，当以泻火解毒治法为主；属于湿热上攻者，以清热利湿治法为主；属于风湿热合邪上攻者，当以疏风清热利湿治法为主等。多配合外治，必要时采取手术治疗。对某些传染性的胞睑病，如椒疮等，应重视预防，避免传播。

发展趋势 此病一般较易治疗，但失治、误治也可变生他证，如眼睑的化脓性感染严重者或处理时挤压患部，细菌或毒素可通过静脉向眶内和颅内扩散，故临床施治不可忽视。此外，注意眼睑卫生，切忌搔抓；宜少食辛辣燥热之品；除去各种诱因。

（周华祥）

zhēnyǎn

针眼（hordeolum） 胞睑边缘生疖，形如麦粒，红肿痒痛，易成脓溃破的眼病。此病名首见于明·王肯堂《证治准绳·杂病·七窍门》。隋·巢元方《诸病源候论·目病诸侯》对其症状做了简明的载述：“人有眼内眦头忽结成疱，三五日间便生脓汁，世呼为偷针。”可单眼或双眼发病。类似于西医学之睑腺炎，又称麦粒肿。眼睑睫毛毛囊或其附属的皮脂腺感染，称为外睑腺炎或外麦粒肿；若是睑板腺感染，称为内睑腺炎或内麦粒肿。

病因病机 此病多因风热之邪客袭胞睑，气血不畅，或过食辛辣炙煿，脾胃积热，上攻胞睑，营卫失调，气血凝滞所致；亦可因脾胃虚弱，余邪未清，蕴伏之邪夹风上扰而反复发作。

诊断要点 ①胞睑局部痒肿疼痛。②眼部检查：胞睑边缘扪及麦粒样硬结，压痛拒按。

鉴别诊断 此病需与胞生痰核相鉴别，此病病位多在近睑缘或睑内，有触痛之硬结，红肿焮痛明显，常化脓溃破，病势急。胞生痰核病位在眼睑皮下，可触及圆形肿核，与皮肤不粘连，不红不痛，一般不化脓，病势缓。

辨证分型 发病虽与患者自身卫外不固有关，但致病多因风、热、湿邪而起，故辨证常见风热客睑证、热毒壅盛证和脾虚夹实证等。

风热客睑证 初起胞睑局限性肿胀，痒甚，微红，可扪及硬结，压痛；舌苔薄黄，脉浮数。

热毒壅盛证 胞睑局部红肿灼热，硬结渐大，疼痛拒按，或白睛红赤肿胀嵌于睑裂；或口渴喜饮，便秘溲赤；舌红苔黄，脉数。

脾虚夹实证 针眼屡发，或针眼红肿不甚，经久难消，或伴见面色萎黄，倦怠乏力，小儿偏食，纳呆，便结。舌质淡，脉细无力。

治疗 治疗原则为未化脓者，内外合治，促其消散；已化脓者，切开排脓；同时应注意防止复发。治疗包括内、外治法和针刺疗法。内治主要应用疏风清热、消肿散结、健脾益气、扶正祛邪等法，尚需结合全身症状综合调治。

内治法 ①风热客睑者，治宜疏风清热、消肿散结，方选银翘散加减。②热毒壅盛者，治宜清热解毒、消肿止痛，方选仙方活命饮加减。若病变位于下睑者，加知母、石膏清泻胃热；硬结生于眦部者，加淮木通、淡竹叶清降心火；有脓未溃者，加皂角刺、没药消肿溃坚。③脾虚夹实者，治宜健脾益气、扶正祛邪，方选四君子汤加减。硬结难消，红肿不甚者，加海藻、昆布软坚散结。

外治法 外治法包括滴眼药水、涂眼药膏、湿热敷、手术治疗。①滴眼药水：抗生素滴眼液，每日4~6次。②涂眼药膏：睡前涂抗生素眼膏。③湿热敷：适用于初期，局部湿热敷，可促进血

液循环，以助炎症消散。④手术：脓已成者，应行麦粒肿切开引流排脓术。外麦粒肿在眼睑皮肤面切开，切口与睑缘平行；内麦粒肿则在睑结膜面切开，切口与睑缘垂直。

针刺疗法　①针刺：取穴攒竹、丝竹空、血海、太冲、合谷；每次选 2~3 穴，每日 1 次。②针挑：在肺俞、膏肓俞，或肩胛区皮肤，找出一个或数个反应红点，用毫针或三棱针挑破，挤出黏液或血水。③点刺：在耳尖、耳垂、耳背用针点刺放血 0.1~0.2ml，每日 1 次。

预防调护　注意眼睛局部卫生，不用脏手或不洁手帕揉眼；不要偏嗜辛辣、焦燥、肥甘之品，注意调节饮食；切忌挤压排脓，否则可造成脓毒扩散，出现危重症。

转归预后　此病病程较短，可有自愈倾向。

（王育良）

bāoshēng tánhé

胞生痰核（chalazion）　胞睑内生硬核，触之不痛，皮色如常的眼病。又称疣病、睥生痰核。此病名首见于民国·撰者不详《眼科易知》。清·黄庭镜《目经大成·痰核》对其症状做了详细的载述："艮廓内生一核大如芡实，按之坚而不痛，只外观不雅，间亦有生于下睑者……翻转眼胞，必有形迹，一圆点，色紫或黄。"明·傅仁宇《审视瑶函·睥生痰核症》曰："凡是睥生痰核，痰火结滞所成。"类似于西医学之睑板腺囊肿，又称霰粒肿，是睑板腺的慢性肉芽肿性炎症。可单眼或双眼发病。可单个发生，亦可新旧数个交替存在，一般病程进展缓慢。

病因病机　此病多因脾失健运，聚湿生痰，上阻胞睑脉络；或恣食炙煿厚味，脾胃蕴热，灼湿生痰，痰热互结，以致气血与痰热混结于睑内，隐隐起核。

诊断要点　①眼睑皮下可触及大小不一的圆形肿核，按之不痛，与皮肤不粘连。②眼部检查：睑结膜面有局限圆形病灶；呈紫红色或灰蓝色；若囊肿自行溃破，在睑内形成肉芽肿，有磨擦感。

鉴别诊断　见针眼。

辨证分型　发病多因风、湿邪而起，故辨证常见痰湿阻结证、痰热蕴结证。

痰湿阻结证　眼睑皮下可触及肿核，压之不痛，推之可移，皮色不变，与皮肤不粘连；若肿核较大者，眼睑有重坠感，睑结膜面呈灰蓝色；舌淡苔白，脉缓。

痰热蕴结证　眼睑肿核处皮色微红，相应的睑结膜面呈紫红色，舌红苔黄，脉滑数。

治疗　治疗原则为肿核小而无症状者可暂不治疗，待其自行吸收；大者以药物促其消散；若不能消退，宜手术切开刮除。内治主要应用化痰软坚散结、清热化痰散结等。

内治法　①痰湿阻结者，治宜化痰软坚散结，方选化坚二陈汤加减。②痰热互结者，治宜清热化痰散结，方选黄连温胆汤加减。可加僵蚕、花粉以增强散结之力；睑内紫红显著者，加丹皮、栀子清热凉血。

外治法　包括滴眼药水、湿热敷、手术治疗。①滴眼药水：若睑内紫红或有肉芽时，可点抗生素滴眼液，每日 4~6 次。②局部按摩或湿热敷：适用于此病初起，可促其消散。③手术：硬核大或已溃破形成肉芽肿者，宜在局部麻醉下行霰粒肿刮除术。肿核较大影响外观或压迫眼球者，宜手术切开刮除。手术时常规消毒患眼，在局部麻醉下用睑板腺囊肿夹夹持住囊肿部位眼睑并翻转，于睑结膜面做与睑缘垂直的切口，切开睑结膜并向两侧分离暴露囊肿壁，将囊肿完整摘除。若术中囊肿壁已破，务必将囊肿内容物刮净，并彻底剪除囊壁。

预防调护　若系老年人，术后复发且迅速增大者，需做病理检查以排除肿瘤；注意饮食调护，食辛辣煎炸不宜太过。

转归预后　此病病程较长，部分患者可自愈。

（王育良　刘　彦）

jiāochuāng

椒疮（trachoma）　胞睑内面颗粒累累，色红而坚，状若花椒的眼病。此病名见于明·王肯堂《证治准绳·杂病·七窍门》。明·傅仁宇《审视瑶函·椒疮症》对其病症及病位均做了描述："此症生于睥内，红而坚者是。有则沙擦难开，多泪而痛。"对其并发症的认识先于此病，唐·王焘《外台秘要·卷第二十一》中有载倒睫眼，《秘传眼科龙木论·眼赤膜下垂外障》中载有赤膜下垂等并发症。类似于西医学之沙眼。此病的发生与环境卫生、个人卫生、生活条件等有关。多双眼发病，病程较长，可迁延数年，具有传染性。

病因病机　此病多因外感风热毒邪或内有脾胃积热，内外邪毒上壅胞睑，脉络阻滞，气血失和，与邪毒瘀积而成。

诊断要点　①上睑结膜及上穹窿部有滤泡、乳头增生与血管模糊。②裂隙灯下可检查到角膜血管翳，特别在角膜缘上同时见有因滤泡生长后消退而遗留下来的瘢痕小凹。③上穹窿部和上睑结膜出现条状或网状瘢痕。④结膜刮片发现包涵体，或荧光抗体染色、酶联免疫测定等方法检测发现沙眼衣原体抗原。在第一项基础上，兼有其他三项之一者，即可诊断为沙眼。

鉴别诊断 此病需与粟疮相鉴别。粟疮常双侧发病，滤泡多见于下穹窿部和下睑结膜，滤泡圆而规则，较小，大小一致，整齐成行，或散在，无融合倾向，呈半透明状。结膜充血并有分泌物，不出现肥厚，数年后自愈。无瘢痕，无角膜血管翳。椒疮滤泡色红而坚，有角膜血管翳。

辨证分型 致病多因风、热邪而起，故辨证常见风热客睑证、热毒壅盛证、血热壅滞证。

风热客睑证 眼微痒不适，干涩有眵，睑内微红，有少量红赤颗粒，或见赤脉下垂；舌红，苔薄黄，脉浮数。

热毒壅盛证 眼灼热痒痛，羞明流泪，沙涩难睁，眼眵较多，睑内脉络模糊，红赤明显，颗粒丛生，并见粟粒样颗粒，赤脉下垂；舌质红，苔薄黄，脉数。

血热壅滞证 眼内刺痛灼热，沙涩羞明，眵多流泪，胞睑厚硬，眼睑重坠难开，睑内红赤明显，颗粒累累，疙瘩不平，或有白色条纹，黑睛赤膜下垂或血翳包睛；舌质红，苔薄黄，脉数或弦。

治疗 此病当内外兼治。轻症可以局部点药为主，重症则宜配合内治，必要时还需辅以手术。及时处理并发症。治疗包括内、外治法和其他疗法。内治主要应用疏风清热、退赤散结、活血化瘀等法。

内治法 ①风热客睑者，治宜疏风清热，方选银翘散加减。眼干涩较重加沙参、麦冬等养阴生津。②热毒壅盛者，治宜清热解毒、除风散邪，方选除风清脾饮加减。若睑内红赤较重、颗粒较多，可酌加金银花、蒲公英、板蓝根、丹皮、赤芍等增强清热解毒、凉血退赤之功；眼痒沙涩较甚，加僵蚕、白蒺藜以疏风止痒。③血热瘀滞者，治宜清热凉血、活血化瘀，方选归芍红花散加减。若胞睑厚硬，睑内红赤明显，颗粒累累较重者，可酌加生地、丹皮以助凉血散瘀退赤之功；若沙涩羞明、眵多流泪较重者，可加金银花、蒲公英、板蓝根等增强清热解毒之功；若黑睛赤膜下垂严重或黑睛生翳者，可加决明子、木贼、蝉蜕以退翳明目。

外治法 包括滴眼药水、涂眼药膏等。①滴眼药水：0.1%利福平眼药水、磺胺类的眼药水滴眼。②涂眼药膏：睡前应用抗生素眼膏，常用的有0.5%红霉素、0.5%四环素眼膏等。

其他疗法 海螵蛸棒摩擦法、滤泡压榨术。

预防调护 大力开展沙眼普查和防治工作；加强公用事业、集体生活单位的卫生管理，加强对旅馆、游泳池、理发店等服务行业的卫管理，注意个人卫生；医护人员在接触患者之后必须彻底洗手，以防交叉感染。

转归预后 此病病程较长，迁延不愈易导致并发症发生。

（王育良　施立新）

sùchuāng

粟疮（follicular conjunctivitis）

以眼睑内面泡样颗粒丛生，色黄而软，状如粟米为主要表现的眼病。类似于滤泡性结膜炎。

病因病机 脾胃湿热，复受风邪，风邪与湿热相搏，壅阻于胞睑而发。

诊断要点 ①睑结膜有滤泡。②结膜刮片检查见中性粒细胞，上皮细胞胞浆内见包涵体。

鉴别诊断 见椒疮。

辨证分型 致病多因湿、热邪而起，故辨证常见湿热壅阻证、湿热兼风证。

湿热壅阻证 睑内沙涩磨痛，眵多胶结，羞明流泪，睑内红赤，颗粒累累，色黄而软，大小均匀，排列整齐，白睛红赤；可伴有腹胀、纳呆、便溏，舌黄腻，脉濡数。

湿热兼风证 眼灼热磨痛，痒涩不适，眵多胶结，羞明流泪，胞睑肿胀，睑内及白睛红赤，睑内黄白色颗粒累累；舌红苔薄黄，脉数。

治疗 包括内治法和外治法。内治主要应用祛风清热利湿等法。

内治法 ①湿热壅阻者，治宜清热利湿，方选甘露消毒丹加减。若睑内红赤磨痛眵多胶结者，可加黄连、菊花、银花以清热解毒；白睛红赤者，加赤芍、地骨皮、桑白皮清热退赤；若腹胀、纳呆、便溏明显，加厚朴、苍术、薏苡仁等健脾燥湿。②湿热兼风者，治宜祛风清热除湿，方选除风清脾饮加减。湿热较重者，去生地、玄参、大黄、玄明粉，酌加苦参、地肤子、木通等除湿通络；痒涩较甚者，加蝉蜕、白蒺藜等祛风燥湿止痒；白睛红赤者，加丹皮、赤芍、地骨皮、桑白皮清热凉血退赤。

外治法 包括滴眼药水、涂眼药膏等。①滴眼药水：局部应用衣原体敏感药物治疗，可用0.1%利福平或15%磺胺醋酰钠滴眼液点眼，睡前用0.5%红霉素或四环素眼膏涂眼，连用4周以上。②涂眼药膏：睡前应用抗生素眼膏。

预防调护 加强卫生知识；产前检查及积极治疗孕妇的衣原体性宫颈炎等生殖道衣原体感染，

是预防新生儿包涵体性结膜炎的关键；注意个人卫生，加强游泳池等公共事业的卫生管理。

转归预后 此病病程较易迁延不愈。

（王育良 施立新）

jiǎnxián chìlàn

睑弦赤烂（marginal blepharitis）

因风湿热邪蕴结，以致胞睑边缘赤肿溃烂，刺痒灼痛为临床特征的外障眼病。此病名见于1962年广州中医学院主编《中医眼科学讲义》。历代医家对此病病因病机、临床症候和治疗方法的研究较为深入，如根据疾病的不同阶段，或不同病因，或不同症候，冠以不同的病名；认为风湿热是主要病因，赤烂是主要临床症候。如《黄帝内经》就有眦疡的记载。隋·巢元方《诸病源候论》提出目赤烂眦和目胎赤的病名，还描述了婴儿患本病的原因和症候，认为目胎赤是"人初生洗目不净，令秽汁浸渍于眦，使睑赤烂，至大不瘥，故云胎赤"。宋·太医院编《圣济总录》称此病为目赤烂或风赤眼，认为其病因与风邪关系密切。明·王肯堂《证治准绳》根据此病病因风、湿、热的偏盛，以及病变形态和部位的不同，分别冠以迎风赤烂、风沿赤烂、风沿烂眼、眦赤烂等病名。明·王肯堂《证治准绳》还根据其不同的病因、病机和临床证候，提出不同的治疗方法。清·黄岩《眼科纂要》以除湿汤治疗此病湿热型，疗效显著，至今仍应用于临床。此病多见于农村，常双眼发病，病情顽固，易反复发作，或缠绵难愈。素有近视、远视，营养不良、睡眠不足、常年接触化学物质以及有不良卫生习惯者，易患此病。西医学的溃疡性睑缘炎、鳞屑性睑缘炎、眦部睑缘炎等疾病病变过程可出现与本病症相类似的证候。

病因病机 脾胃蕴热，复受风邪，风热合邪触染睑缘，伤津化燥；脾胃湿热，外感风邪，风、湿、热邪相搏，循经上攻睑缘而发病；心火内盛，风邪犯眦，引动心火，风火上炎，灼伤睑眦。

诊断要点 ①自觉睑弦或眦部灼热疼痛，刺痒难忍，可伴干涩羞明。②眼部检查：睑缘潮红，睫毛根部及睫毛间附有细小糠皮样鳞屑；睑缘红赤糜烂，结痂；两眦部红赤糜烂。

鉴别诊断 此病与风赤疮痍相鉴别：二者相同的皆有红赤湿烂等症；不同点是病位不同，睑弦赤烂病变部位仅限于睑缘或眦部睑缘，一般不波及眼睑皮肤。而风赤疮痍病变部位以眼睑及前额部皮肤为主，多不累及睑弦，并可出现黑睛生翳。

辨证分型 多因风、湿、热三邪合而为病，但临症时需根据邪气的偏胜而有所侧重，同时应配合外治法治疗，以求减少复发，彻底治愈。

风邪偏重证 睑弦白色鳞屑，容易脱落，刺痒灼热，干涩不适；舌红，苔薄黄，脉数。

热邪偏重证 睑弦红赤，脓血相兼，眵泪胶黏，疼痛流泪；大便干结；舌质红，舌苔黄腻，脉数。

湿邪偏重证 睑弦红赤溃烂，痛痒并作，眵泪胶黏，睫毛成束，或倒睫，睫毛脱落；舌质红，舌苔黄腻，脉数。

心火上炎证 眦部睑弦红赤糜烂，灼热刺痒，严重者眦部睑弦出血；小便黄短；舌质红，舌苔黄腻，脉数。

治疗 包括内治法、外治法和针刺疗法。内治主要应用祛风止痒、除湿清热等法，尚需结合全身症状综合调治。

内治法 ①风邪偏重者，治宜祛风止痒、兼清湿热，方选消风散加减。②热邪偏重者，治宜清热解毒、祛风除湿，方选菊花通圣散加减。③湿邪偏重者，治宜除湿清热、佐以祛风，方选除湿汤加减。④心火上炎者，治宜清心泻火，方选导赤散加减。

外治法 包括滴眼药水、熏洗。①滴眼药水：3%硼酸溶液、3%林可霉素或10%磺胺醋酰钠滴眼液滴眼，每日4次，或用0.25%四环素眼药膏、金霉素眼药膏等抗生素眼药膏涂于睑缘，每日2次。②熏洗：可将内服药渣煎水进行熏洗；或选白鲜皮、野菊花、蛇床子、苦参、土茯苓等煎水熏洗，每次20分钟，每日1~2次。熏洗前先将病变部位的痂皮或脓液清洗干净，充分暴露病变部位，熏洗完毕涂抗生素眼药膏。

针刺疗法 ①阳明燥热证常用穴位：丝竹空、攒竹、四白、合谷、风池、足三里等。②风湿热邪上犯证常用穴位：三阴交、血海、足三里、丝竹空、攒竹等。③心火炽盛证常用穴位：睛明、阳白、太阳、少冲、心俞等。每次选眼周穴位1~2个，远端穴位2~3个，每日1次，用平泻手法。

预防调护 保持眼部清洁，避免风沙烟尘刺激；注意饮食调节，勿过食辛辣炙煿之品。

转归预后 睑缘赤烂是眼科常见病和多发病，由于其反复发作，经久难愈，须长期规范治疗始能痊愈。

（王育良 白宇峰）

fēngchì chuāngyí

风赤疮痍（vesiculated dermatitis of eyelid）

以眼睑皮肤红肿灼痛，起水疱或丘疹，溃后糜烂胶黏，结痂脱落并遗留瘢痕为主要表现的眼病。此病名首见《秘传眼科龙木论》，“风赤生于脾脏家，疮生面睑似朱砂，乌珠洁净未为事，两年还有翳来遮”，认为是因风热生于脏故而得名，还指出此病发展过程可侵犯黑睛，“渐生翳膜，障闭瞳人”。明·王肯堂《证治准绳》、明·傅仁宇《审视瑶函》中则将此病归入湿热生疮症中，其所述的病因病机与风赤疮痍基本相同，《审视瑶函》还提出用内服加减四物汤，局部外搽中药的方法治疗此病。清·吴谦等编著的《医宗金鉴》进一步阐明此病的病因病机是脾经风热上攻所致，主张“宜急治之，久则恐生翳膜，遮盖睛瞳”。清·沈金鳌《沈氏尊生书》称为风赤疮疾，认为此病发生于胞睑，由风热所致，“由脾脏内热蕴结，两睑似朱砂而生疮”。另外，清·黄岩《眼科纂要》则将此病归属为由脾胃湿热引起的眼皮腐烂症。此病多见于中、老年患者，可累及青少年。可单眼或双眼发病。部分患者还兼有全身或颜面部皮肤的损害，病程时间长短不一。

病因病机 脾经蕴热，外感风邪，风热之邪循经上犯胞睑；外感风热邪毒引动内火，风火之邪上攻胞睑，以致胞睑皮肤溃烂；脾经湿热中阻，复感风邪，风湿热邪循经上犯，蒸腾腐灼胞睑。

诊断要点 ①患眼胞睑皮肤刺痒、灼痛。②眼部检查：胞睑皮肤红赤如朱、生水疱、溃破糜烂。

鉴别诊断 见睑弦赤烂。

辨证分型 此病为风、湿、热三邪合病，故疏风、清热、除湿是此病的基本治疗方法，临床上根据三邪的偏盛程度及病情的轻重缓急，予以疏风清热为主，或以清热除湿为主，或以清热解毒为主，或疏风、清热、除湿三法并重。同时配合眼局部外治和针刺疗法，治疗过程须注意病变是否向黑睛、瞳神传变。

脾经风热证 胞睑红赤，出现丘疹、小疱、刺痛、灼热、肿痛；多伴有发热、恶寒；舌苔薄黄，脉浮数。

脾胃湿热证 胞睑红赤作痒，灼热疼痛，疱疹或脓疱丛生，溃破糜烂渗出黏液；多伴有胸闷纳呆，大便秘结；舌质红，舌苔腻，脉滑数。

风火热毒证 胞睑红赤，疱疹群起，排列成簇，剧痛，或疱疹化脓溃破，或最后成痂而形成瘢痕，或变生黑睛星翳、瞳神紧小，甚或眼压升高；舌质红，苔黄燥，脉弦数。

治疗 治疗包括内治法、外治法和针刺疗法。内治主要应用清热除湿、疏风清热除湿等法，尚需结合全身症状综合调治。

内治法 ①脾经风热者，治宜疏风清脾、佐以除湿止痒，方选除风清脾饮加减。②脾胃湿热者，治宜清热除湿、佐以祛风止痒，方选除湿汤加减。③风火热毒者，治宜清热泻火、佐以祛风解毒，方选普济消毒饮加减。

外治法 包括滴眼药水、外搽。①滴眼药水：滴0.1%阿昔洛韦滴眼液，每日4~6次，以预防或治疗黑睛生翳。②外搽：云南白药合六神丸，加温开水调成糊状，涂于病变皮肤，每日2次。紫金锭加温水调成糊状，涂于病变皮肤，每日2次。

针刺疗法 按皮肤损害所在部位循经取穴：如合谷、曲池、内关、三阴交、阳陵泉、阴陵泉、足三里等，用泻法提插捻转2~3分钟，留针20~30分钟，每日1次。

预防调护 平素注意增强体质，精神舒畅，避免过劳及感冒；饮食宜清淡，忌食辛辣肥甘厚味。

转归预后 治疗得当，预后良好。但如病变累及黑睛、瞳神，形成星点翳障或瞳神紧小、瞳神干缺，则影响视力。

（王育良　白宇峰）

yǎndān

眼丹（eyelid cellulitis） 以胞睑硬节漫肿，肤色红赤如涂丹，疼痛拒按甚至痛如火灼，并可伴寒热头痛等全身症状为特点的眼病。病名见于南宋·刘昉《幼幼新书》。西医学眼睑丹毒、眼睑蜂窝织炎等属于此病范畴。对眼丹的认识历史悠久，文献内容丰富，但多见于中医儿科、中医外科等学科。宋元以前，主要从外科疮疡角度认识眼丹，南宋·刘昉《幼幼新书·丹候第一》谓“眼丹：眼卒然赤肿，生翳，至有十数翳者是也”。对其病因病机的认识即引述隋·巢元方《诸病源候论》相关理论：“风热毒气，客在腠理，热毒搏于血气，蒸发于外，其皮上热而赤，如丹之色，故谓之丹也。”金元·窦默《疮疡经验全书》，也将眼丹列入头面疮毒范围。至明代后期，受五轮学说影响，对眼丹的认识有了新的发展，与眼科学术理论及临床结合相对密切，如明末·申斗垣《外科启玄》即称：“凡眼胞属脾胃，谓之内输。如赤肿甚不作脓为之眼丹。”同期医家陈实功在《外科正宗》内，对眼丹病因病机、临床表现及治疗方法做了进一步阐述，对后世影响显著：“眼丹，脾经有风，胃经多热，共结为肿。风多者则浮肿易消，热甚者则坚肿难收。初起宜用金黄散敷之，有表症者荆防败毒散，里症者清胃散加大黄利之，如后不散，必欲作脓，宜换膏贴之，脓成者即针。”此后诸如《万氏秘传外科心法》《外科心法要诀》等所载内容基本同此。清代中期，中医眼科医家黄庭镜著《目经大成》，将其称为覆杯，为中医眼科专著中少数论及此病者：“此症目先赤痛多泪，后睑渐肿硬，如覆一酒杯于眶上者。是盖木不务德，以风胜湿，风胜必生火，火受风邪，又淫入土，湿因转而焦燥耳，故坚而色赤。”

病因病机 多因风热火毒之邪外邪，郁于胞睑肌肤，热毒壅遏，气血结聚而成；也可因颜面疮疡失治，毒邪蔓延，侵犯胞睑所致。

诊断要点 胞睑突发焮赤疼痛，漫肿质硬，表面光滑，色红如涂丹砂，并迅速向周边蔓延，其间夹有大小不等小疱疹；血常规检查可见白细胞总数及中性粒细胞比例增高。

鉴别诊断 此病应与针眼相鉴别：两者虽然皆为风热邪毒客于胞睑所致，但针眼病位在胞睑睑缘附近，病灶相对局限；眼丹病位在眼睑，赤肿弥散于整个胞睑，病势严重，若失治误治，病易传变而危及生命。

辨证分型 此病为风热火毒外袭所致，其临床表现与邪毒侵袭部位的深浅、正气的强弱等因素有关，发病时间、眼睑皮肤颜色、临床自觉症状等可作为辩证参考依据，常见辩证分型有4种。

风热外犯证 病症初起，胞睑红赤，漫肿疼痛；全身可兼见恶寒发热，头身疼痛，舌苔薄白，脉浮数。

热毒壅盛证 胞睑疼痛剧烈，焮热肿胀，赤如丹砂，皮色滑亮或间有水疱；全身可见憎寒壮热，口渴引饮，大便秘结，小便黄赤，舌红苔黄，脉洪数。

毒入营血证 胞睑焮热紫黯，疼痛难忍，漫肿难开；全身可见壮热烦渴，神昏谵语，舌红绛，苔黄燥，脉数。

正虚邪实证 病程迁延，日久不愈，胞睑肿硬，颜色晦暗；全身可见体弱面黄，少气懒言，神疲乏力，舌淡脉细。

治疗 此病发病急骤，进展迅速，病势凶险，需及时采取强有力治疗措施，必要时中西医结合，内外合治。热毒侵袭为此病主要原因，清热解毒为其基本治法，早期可酌情透邪外出。若有神昏谵语等热入营血之象，当清营凉血；若正虚邪恋者，当扶正生肌，托邪外出。

内治法 ①风热外犯者，治宜祛风清热解毒，可选用银翘散加蒲公英、紫花地丁等。②热毒壅盛者，治宜清热解毒，活血消肿，可选用内疏黄连汤或普济消毒饮加味。③毒入营血者，治宜清热解毒，凉血散瘀，可选用清营汤或犀角地黄汤合黄连解毒汤。④正虚邪实者，治宜益气养血，托毒排脓，可选用托里消毒散加减。

外治法 ①外敷：起病早期者，可用内服药渣煎水局部湿热敷；病情发展，可金黄散冷开水调敷。②皮肤坏死有积脓，可酌情切开引流排脓，并掺用九一丹。

预防调护 未成脓者，不宜过早切开；严禁用力挤压排脓，以防脓毒扩散，出现严重并发症；饮食宜清淡，忌食辛辣炙煿之品；此病失治可致邪毒蔓延而危及生命，须及时采取有效治疗措施，必要时中西医结合治疗。

转归预后 此病一般经过及时、规范治疗，大多预后较好；少数会变成他症。

（周华祥）

bāozhǒng rútáo

胞肿如桃（peach-like swelling of eyelid） 以胞睑高度红肿，壅肿如桃，疼痛等为主要临床表现的眼病。此病名首见于《银海精微》，该书认为此病“脾肺之壅热，邪客于腠理，致上下胞肿如桃，痛涩泪出”。但早在隋·巢元方《诸病源候论》已有记载，认为此病为“风邪毒气客于睑肤之间，结聚成肿，肿而睑合不开，故谓之封塞”。明·王肯堂《证治准绳·杂病·七窍门》又称肿胀如杯；清·黄庭镜《目经大成》在“覆杯二十九”和“蚌合三十”两个章节中亦有类似症状的描述。此病类似于西医学的眼睑重型炎性感染性水肿、眶蜂窝组织炎、全眼球炎等。

病因病机 多因风热毒邪客于肌肤之间，聚积成肿；恣食辛热炙煿，脾肺积热，上犯于胞睑肌肤；或因肝经实热，木火有余，传于脾土，上攻胞睑而发。

诊断要点 此病初起胞睑红肿尚轻，目痛稍缓，渐则胞睑赤肿加重，肿胀如桃，疼痛难睁眼，痛连目眶及额头，热泪频流，畏光怕热。若病情不能及时控制，继者白睛亦可赤肿高起，甚者黑睛溃烂，目珠前突，转动失灵。

鉴别诊断 此病主要和胞虚如球鉴别，胞虚如球者，胞睑虚肿浮起，皮肤如常，无赤痛硬块，以手指轻揉按压后能稍平复，但片刻后又肿复如初。此外，胞肿如桃还应与睑硬睛疼证鉴别，后者无论有障无障，但两睑坚硬而睛疼，伴随头痛者尤急。睑硬睛疼证若病情发展，亦可演变为胞肿如桃，正如《证治准绳》指出的："轻则内生椒疮，重则为肿胀如杯，瘀血灌睛等证。"

辨证分型 根据眼部症状轻重，结合全身症状，可分风热邪毒证、脾肺积热证及肝经实火证3种证型。

风热邪毒证 症见胞睑红肿如桃，睑闭开合困难，目赤畏光，流泪灼热，兼有身热恶风，头痛鼻塞；舌红，苔薄，脉浮数。

脾肺积热证 可见胞睑赤肿高起，白睛红赤，畏光目痛，热泪频流；兼有壮热头痛，口渴喜饮，溲赤便秘；舌红苔黄，脉数。

肝经实火证 肝经实火内攻，传脾犯胃，热壅胞睑、黑睛，可见胞睑肿硬，目珠疼痛拒按，泪热羞明，白睛混赤肿胀，黑睛溃烂；兼有头痛眩晕，面红目赤，口苦咽干，尿赤便秘；舌质红，舌苔黄腻，脉弦数。

治疗 根据病因、病情不同，可采用内治法或内外合治。西医类似此病如眼眶蜂窝织炎、眼睑重型感染都属危急眼病，如不及时查明病源和应用针对性强的抗感染药物治疗，一旦病情失控蔓延，可能危及生命。故对此病应根据发病特点借助现代生化检查尽早明确诊断和选择用药。

内治法 中医多按不同证型选方用药。①风热邪毒者，治宜疏风清热，方用散热消毒饮子加减。②脾肺积热者，治宜泻肺清热，凉血解毒，方用桑白皮汤选加连翘、蒲公英，赤芍等。③肝经实火者，治宜清热泻火，利湿消肿，方用龙胆泻肝汤加减。

西医检查如有感染病灶应及时选用对致病菌敏感的抗生素。

外治法 ①可用一绿散（芙蓉叶，生地黄各等份）或鲜蒲公英洗净捣烂贴敷胞睑上（切勿入眼内）。②胞睑病变累及白睛或黑睛时应及时加用抗生素眼药水或抗生素眼膏。

预防调护 养成良好的卫生习惯，若眼睑痛肿或眼部炎症感染，应及时请专科医师处治，胞睑痛肿感染切忌自行按压或挑刺挤破，以防感染扩散。一旦胞睑如桃，饮食上应避免腥辣刺激性食物，多喝温水，起居按时，避免过劳。

转归预后 此病及时控制感染，全身辨证结合局部外障辨证用药可以控制病情并获痊愈。

（韦企平）

bāoxū rúqiú

胞虚如球（ball-like edema of eyelid） 以胞睑肿胀，不红不痛，皮色正常，虚软如球为主要表现的眼病。此病类似西医的眼睑血管性水肿，肾小球肾炎性眼睑水肿及营养不良性水肿等。病名见于明·王肯堂《证治准绳·杂病·七窍门》，该书称其为脾虚如球，谓"目脾浮肿如球状也。目尚无别病"。此后明·傅仁宇《审视瑶函》也专列脾虚如球症。清·黄庭镜《目经大成》则称其为悬球，认为"此症目不赤痛，但上睑虚起若球，久则始有火，睑或红，或内生赤脉"。

病因病机 因脾虚气弱，运化失职，水湿积聚，浊气上泛，或聚湿成痰，上犯胞睑，均可致上胞浮肿；有因久病体亏，年老体弱或饮食失调等，导致气血亏损，运行无力，胞睑虚肿；或因素体阳虚，久病伤肾，年老精亏，房劳过度等致脾肾阳虚，脾虚湿阻，肾虚水泛，导致水邪上逆，泛滥于胞睑。

诊断要点 ①胞睑肿胀，皮色正常或发白，按之虚软无压痛。②眼部自觉症状不明显，但可有伴随胞睑肿胀的某些全身性疾病的相关症状。③起病缓，多数为双眼发病。

鉴别诊断 胞虚如球应与胞肿如桃相鉴别，两者同属肉轮之病，脾主肌肉，中医眼科五轮学说认为上、下胞睑属肉轮，由脾所主。前者以脾气虚弱或气血亏虚为主，多双眼同病，既无自觉疼痛，又无按压疼痛。后者胞睑红肿，硬痛拒按，白睛红赤，或生翳膜，属血分之实证。

辨证分型 中医辨证可分脾虚气弱证、心脾两虚证及脾肾阳虚证。

脾虚气弱证 胞肿如虚球，皮色正常，喜按，睁眼乏力；兼有面色少华，神疲懒言，食少便溏；舌淡，苔白，脉细。

心脾两虚证 胞睑虚软如球，启闭无力；兼有神烦健忘，气短懒言，面色㿠白；舌质淡红，苔薄白，脉细无力。

脾肾阳虚证 胞虚如球，皮色发白；或兼面部浮肿，倦怠无力，腰膝酸痛，小便清长，时有畏寒；舌质淡胖嫩，脉细弱无力。

治疗 主要以内治为主。此病治疗前应根据全身症状选择必要的血、尿生化检查，排除肾脏疾病所致胞虚如球。

内治法 ①脾虚气弱者，治宜补中益气、升阳举陷，方选补中益气汤加减。②心脾两虚者，治宜益气养血、健脾养心，选助阳和血汤为主，可加蔓荆子、柴胡升阳开窍，清轻上行；若全身症状多时，可用当归补血汤为基础方，酌情随症加减中药调治。③脾肾阳虚者，治宜补肾助阳，益气举陷，方选肾气丸加党参、黄芪、柴胡。

预防调护 避免过劳，加强体质锻炼，预防感冒，调整膳食结构，纠正偏食，补充富含营养和易消化食物。对有过敏体质者应避免接触变应原和忌食易过敏食品。

转归预后 此病一旦发生，应排查有否变应原及肾源性疾病。若无前述病因病原，只要辨证准确，用药适时，均可缓解或治愈此病。

（韦企平）

shàngbāo xiàchuí

上胞下垂（blepharoptosis）

上睑提举无力或不能正常抬起，以致睑裂变窄，胞睑部分或全部遮盖瞳神而影响视力的眼病。属西医的上睑下垂范畴。此病在正常头位平视时常看不全眼前方物体，需借助仰头使瞳孔显露，以便视物，故隋·巢元方《诸病源候论·目病诸候》称其为睢目，该书还因其多由风邪客于胞睑引起，又称侵风。鉴于此病属外障，发病时观察其不同病情程度，又可分别称眼睑垂缓（宋·太医院编《圣济总录》）、胞垂（《银海精微》）、眼皮下垂（清·王锡鑫《眼科切要》）等。清·黄庭镜《目经大成》中称上胞下垂重症者为睑废，该书对其症状描述生动，即“忽闻客自远方来，手攀上睑向明开”。上胞下垂严重者要以手抬起眼皮方能视。

病因病机 多因先天禀赋不足，命门火衰，致脾阳不足，胞睑发育不全，胞睑乏力而不能上提；有因脾气虚弱，阳气不升，胞睑约束无力等导致胞睑下垂；或因脾虚运化水湿受阻，聚湿生痰，复感风邪，风痰阻络，胞睑筋脉迟缓不用而下垂。此外，胞睑外伤、肿物、胞生痰核等也可导致上胞下垂。西医将上睑下垂分为先天性和获得性两大类。先天性者多因动眼神经核或提上睑肌发育不良所致，常为双眼发病；获得性者常见病因包括外伤致提上睑肌损伤、动眼神经麻痹、交感神经疾患、重症肌无力、上睑先天性肿胀，以及颅内肿瘤或眼睑新生物等。

诊断要点 此病胞睑不红不痛，通常两眼自然睁开向前注视时，上胞遮盖黑睛上缘超过2mm，有不同程度睑裂变窄，或上胞遮盖部分瞳神，注视时需仰首皱额以助开睑，甚则需以手抬起眼皮方能视物。

鉴别诊断 ①此病有先天与后天之分，发病可为单侧，亦可为双侧。诊断前应详细询问病史，包括家族史、胎产史及有无外伤、脑部感染史等，明确先天还是后天性上睑下垂。②对后天性上睑下垂，应鉴别是真性还是假性上睑下垂，如眼睑本身疾病或眼睑肿胀肥厚所致，包括眼睑肿瘤、泪腺炎性肿胀、眼睑淀粉样变性、重症沙眼、外伤性上睑撕裂或损伤上睑提肌等均可引起机械性上睑下垂；又如上睑缺乏正常支撑如小眼球、眼球萎缩或内陷、老年性眼皮松弛或眶隔变薄使眶脂肪脱出等导致的假性上睑下垂。③在排除前述各种机械性或假性上睑下垂后，应进一步鉴别后天性真性上睑下垂的病因，这类上睑下垂多可获得相关病史及其他症状。如重症肌无力引起的上睑下垂存在晨轻暮重，疲劳和向上注视时上睑下垂加重，有时可出现“颤搐”现象，注射新斯的明后上睑下垂程度减轻。动眼神经麻痹性上睑下垂可伴随眼球运动受限，瞳孔中度散大及复视等。交感神经麻痹如霍纳（Horner）综合征，多见上睑下垂伴有同侧瞳孔缩小，眼球内陷，面部无汗，皮肤潮红等。

辨证分型 中医辨证分为3种证型，包括先天不足证、脾虚气弱证及风痰阻络证。

先天不足证 自幼双眼上胞低垂，提举乏力，睑裂变窄，视物时要抬头举额，扬眉张口，或以手提上睑方能视物；全身可伴疲乏无力，面色无华，畏寒肢冷，小便清长；舌质暗，苔薄白，脉较沉细。

脾虚气弱证 上睑提举乏力，遮盖部分瞳神，晨起或休息后减轻，午后或劳累后加重。严重者，眼珠转动不灵，视一为二，全身常伴有神疲乏力，气短懒言，食欲不振，甚至吞咽困难等；舌质淡，苔薄白，脉弱。

风痰阻络证 通常中老年人多见，多单眼突然上胞下垂，眉额酸胀，可伴有目珠转动失灵，目偏视，视一为二；全身可有恶心，头晕，泛吐痰涎；舌质红，苔厚腻，脉弦滑。

治疗 可分内治法、外治法和针刺疗法，对各种不同病因的上胞下垂，除按病因选加不同药物治疗外，均可用中医辨证分型用药。

内治法 ①先天不足者，治宜温肾健脾、益气升阳，方用右归饮加党参、黄芪、白术等。②脾虚气弱者，治宜补气健脾、升阳举陷，方选补中益气汤化裁，若兼乏力神疲，食欲不振者，可加山药、砂仁等温中健脾。③风痰阻络者，应祛风化痰、疏经通络，方选正容汤加减，若目偏视明显，眼珠转动失灵，宜方中加川芎、当归、丹参等养血通络药。

外治法 包括针刺疗法和其他治疗。通常对先天所致者，或外伤性上胞下垂经中药和针灸治疗半年以上仍无效的，宜手术治疗。

针刺疗法 先天不足，命门

火衰者可选攒竹、行间、太溪、涌泉，用补法行针，脾虚气弱者针足三里、三阴交、阳白，灸脾俞、气海、神阙等；风痰阻络者可针风池、丰隆、太冲、百会及申脉等。每日或隔日 1 次，10 次为 1 个疗程。

其他治疗　若服汤药不便或病情顽固，疗程长者，可根据不同证型选加补中益气丸、肾气丸、归脾丸等代替汤剂服用。

预防调护　先天性上睑下垂患儿，因自幼正常视觉发育被剥夺，经手术矫正上睑下垂后，若有形觉剥夺性弱视，应及时进行弱视训练，以防终身弱视，影响今后学习和就业。后天获得性上睑下垂部分是因高血压、糖尿病等微血管病变形成血栓，导致动眼神经麻痹所致，故对有高血压病、糖尿病家族史者，或已查明上睑下垂和血管栓塞性疾病有关者，除治疗上睑下垂外，应注意忌烟慎酒，少食高脂肪性食物。

转归预后　根据不同病因采取中医辨证论治结合针刺疗法或选择不同路径（如提上睑肌缩短或折叠术、额肌或阔筋膜悬吊术等）手术治疗，均可取得较好疗效。但肌源性（如重症肌无力）或神经源性（如动眼神经麻痹及交感神经麻痹等）上睑下垂应请相关科室会诊，确定适宜的治疗方案，或进一步查明病因，以便对因治疗，取得更好疗效。

（韦企平）

bāolún zhèntiào

胞轮振跳（blepharospasm）

胞睑不由自主地牵拽跳动，不能自行控制的眼睑病。类似于西医的眼睑痉挛。此病名见于现・康维恂《眼科菁华录》。明・王肯堂《证治准绳》称其为脾轮振跳，又名目睛瞤动，该书记载："谓目脾不待人之开合，而自牵拽振跳也。乃气分之病，属肝脾二经络牵振之患，人皆呼之风，殊不知血虚而气不顺，非纯风也。"此后明・傅仁宇《审视瑶函》和清末民国初・刘耀先《眼科金镜》等书均继承前贤病名，《眼科金镜・目睛瞤动症》中描述此病"曲直动摇，风之象也。瞤动者，目睛战栗而动，不自主也"。

病因病机　肝脾气血亏虚，血虚生风，虚风上扰胞睑而发病。久病或过劳等耗损气血，血虚胞睑筋肉失养而拘挛瞤动不足，或因年老肝肾阴亏，不能制约肝阳，肝阳亢极动风，肝风内动，胞轮振跳。西医认为眼睑痉挛可分眼病性眼睑痉挛、面神经刺激性眼睑痉挛及特发性眼睑痉挛。

诊断要点　胞睑振跳不能自主控制，可牵及眉际或面颊，时作时止；在过劳、久视、情绪波动或睡眠不足时跳动更加频繁，休息后或情绪稳定后症状可以减轻或消失，重者振跳频繁，甚则伴口角牵动。有上述症状者，即可诊断胞轮振跳。

辨证分型　中医辨证分为 3 种证型，包括血虚生风证、心脾两虚证及肝风内动证。

血虚生风证　胞睑振跳不休，可牵拽面颊，眉紧肉跳；伴有头晕目眩，面色少华；舌质淡红，苔薄，脉细弦。

心脾两虚证　胞睑振跳，时疏时频，劳累、紧张或失眠时加重；可伴心烦失眠，怔忡健忘，食少体倦；舌质淡，脉细弱。

肝风内动证　常为中老年人，除胞睑振跳，牵拽面颊或口角外，多伴随头胀耳鸣，烦躁易怒，甚者语言不利，肢麻震颤等；舌红，苔薄，脉弦细。

治疗　内治法配合针刺疗法。由于此病病因不同，同为胞轮振跳，若能在明确病因的基础上再对因治疗，可取得更好的疗效。如角膜炎、虹膜睫状体炎、眼外伤等作为患者正常保护性反射的过激表现而出现的胞轮振跳，若能及时治愈眼病，可使胞轮振跳缓解或恢复。又如面神经刺激性胞轮振跳，多伴随面肌阵发性抽动，应联合神经内科或神经外科制订适宜的治疗措施。

内治法　①血虚生风者，治宜养血息风，方用当归活血饮加减。②心脾两虚者，治宜补益心脾，方用归脾汤加减。③肝风内动者，治宜平肝息风、补益肝肾，方用天麻钩藤饮加减。

针刺疗法　可选攒竹、头维、阳白、四白、丝竹空、眉冲、血海、足三里、行间等穴，用补法，每日或隔日 1 次；也可用梅花针点刺患眼睑及眶周区，配合眼睑及眶周按摩。

预防调护　避免内伤七情，注意劳逸结合，增强体质，预防外感。

转归预后　此病若能及时查明病因，对因治疗可取得满意疗效。对特发性眼睑痉挛者，通常病情顽固，尤其精神紧张时病情易加重或复发，应内外结合、针药协同，配合心理疏导，可能会缓解症状，减少复发。

（韦企平）

mùzhá

目劄（frequent blinking）

以胞睑频频眨动为主要临床特征的眼病。又称目扎，其两者意思和发音相同。此病名首见于明・傅仁宇《审视瑶函・目劄》，该书称"目劄者，肝有风也。风入于目，上下左右如风吹，不轻不重而不能任，故目连劄也。"该书中还特别提出目劄可由雀目、发搐、受惊等多种病因造成。近年来出版的不同版本《审视瑶函》均称其目扎，而清末·刘耀先《眼科金镜》则称此病为目眨。其他类似病称目连札（清·陈复正《幼幼集成》），小儿两目连劄（清·马化龙《眼科阐微》）及小儿劄目（现代·康维恂《眼科菁华录》）等。西医将频繁眨眼归因于角膜或结膜炎症刺激、泪液分泌不足的干眼症、营养障碍如维生素A缺乏引起的结膜、角膜上皮干燥及角膜上皮点状脱落等。

病因病机 小儿偏食或饮食不节，脾胃受损，脾虚肝旺，气血津液不能濡养目珠；燥邪犯肺伤津，目珠失润；肝肾阴亏，虚火上炎，泪为肝液，生化乏源，加上虚火灼煎，津液不足以润泽目珠。亦有各种外眼疾病如椒疮、白涩症、时复症及黑睛膜翳均可引起连连目眨，其他如情志太过，惊恐悲泣，皆可导致。

诊断要点 ①双眼胞睑频频眨动，不能自主。②轻者外观如正常人，重者可兼见白睛红赤或干燥无光泽，或有黑睛生星翳。③多见于小儿，但各年龄组均可罹患。

鉴别诊断 主要与保护性生理反射性胞睑眨动和病态性不能自控的频频眨眼相鉴别。前者可因倒睫、异物、结石，白睛或黑睛炎症反应及室外强光、冷风或异味气体刺激引起的一过性或短暂性瞬目反射，前述病因消除，胞睑眨动可明显缓解或消除。后者多以神经系统为主的病态性胞睑眨动，有的可伴随嘴角不自主抽动。

辨证分型 中医辩证可分3种证型，包括脾虚肝旺证、燥邪犯肺证及阴亏火炎证。

脾虚肝旺证 胞睑频频眨动，眼轻度涩痒不舒、畏光，常喜揉眼，可有黑睛生星翳；兼有饮食偏嗜，纳差形瘦，烦躁易怒；舌质淡，苔薄，脉细数或弦细。

燥邪犯肺证 胞睑眨动不能自控，眼干涩不适，白睛微红或红赤，黑睛无光泽或有细小星翳；兼见咽鼻干燥，便秘；舌红少苔，脉细数。

阴亏火炎证 胞睑频频眨动，眼干涩痛，白睛微红无光泽，黑睛生星翳；兼有咽干口燥，健忘耳鸣，失眠多梦，五心烦热；舌红少苔，脉细数。

治疗 根据不同病因选用内治法或外治法，或内外合治。

内治法 ①脾虚肝旺者，治宜健脾、清热消积，方用肥儿丸加减。②燥邪犯肺者，治宜养阴清热润澡，方用养阴清肺汤加减。③阴亏火炎者，治宜滋阴降火，方用知柏地黄汤化裁。对服中药不便者可酌情选用中成药治疗，如小儿健脾化积口服液，口服，适用于儿童脾虚肝旺证；养阴清肺丸，口服水蜜丸，用于燥邪犯肺证；杞菊地黄丸或知柏地黄丸，口服水蜜丸，用于阴亏火炎证。

外治法 ①剔除眼内异物或结石，手术矫正内翻倒睫。②滴眼药水：干眼者可用玻璃酸钠类人工泪液滴眼。若眼内有炎症，应加用抗生素类眼药水滴眼，晚上睡前可涂抗生素眼药膏。

预防调护 避免眼外伤，及时治疗眼表炎性病变，纠正不良饮食习惯，补充富含维生素A的瓜果蔬菜，忌食辛燥煎炸类食品。

转归预后 若能及时处治引起目劄的病因如剔除眼内异物或结石，手术矫正内翻倒睫，消除白睛或黑睛炎症等，一般预后良好。病因不明或和神经、精神因素相关者，需联合神经科治疗和心理疏导缓解并恢复病情。

（韦企平）

dàojié quánmáo

倒睫拳毛（trichiasis and entropion）

睫毛倒向睑内，卷曲乱生，刺扫眼珠的病症。西医称为倒睫。此病早在唐·王焘《外台秘要》即有记载，称为倒睫毛，又称倒睫拳挛。不同时代古籍分别还称内急外驰之病，拳毛倒睫。倒睫拳毛则出自《秘传眼科龙木论》。清·黄庭镜《目经大成·倒睫三十六》中记载："内急外弛，皮宽弦紧，睫渐拳倒，未免泪出，频频拭擦不已，毛愈刺入，遂扫成云翳。"对其发病过程及所致后遗症描述生动、确切。此病多为椒疮病情进展加重的后患或烧伤后胞睑挛缩，睑缘内翻所致。

病因病机 多因恣食辛辣厚味，嗜酒油腻肥甘，脾胃湿热内生，积于胞睑，致使筋肉紧缩，睫唇内收，睫毛倒入；又因肺虚，风热毒邪外袭，客于肺经，而致睫毛脱落或乱生；椒疮失治，或睑弦赤烂，眼睑烧伤等皆可导致此病。

诊断要点 椒疮、粟疮、睑弦赤烂、眼烧伤或胞睑其他疾病过程中，出现患眼畏光刺痛，睫毛倒生或胞睑内翻后睫毛成排内生者，即可诊断此病。

鉴别诊断 临床应与睥急紧小相鉴别，睥急紧小同样可因椒疮、粟疮、化学烧伤等延误治疗后引起；但倒睫拳毛治疗不当，或病情重者也可导致睥急紧小，说明后者情况更为严重，且临床鉴别并不难，见睥急紧小、。

辨证分型 中医辨证分为2种证型，包括风热外袭证和脾胃湿热证。

风热外袭证 多为椒疮、粟

疮未愈，可有羞明泪热，刺磨难睁眼，睑弦卷曲，睫毛倒入，白睛发红，全身症状可不明显，或有舌红苔薄白，脉浮偏数。

脾胃湿热证　泪粘多眵，碜涩难开，胞睑赤烂，睫毛乱生或成束倒入；可兼见脘腹痞闷，舌苔黄腻，脉濡数。

治疗　包括内治法和外治法。此外，此病是椒疮、粟疮、睑弦赤烂、眼烧伤等多种眼病的并发症或后遗症，故积极治疗原发病，预防其发生更为重要。

内治法　①风热外袭所致者，治宜疏风清热、凉血散瘀，方用加味活血饮。②脾胃湿热所致者，治宜清热除湿、疏风散瘀，选用除风清脾饮。

外治法　可用抗生素眼药水和眼膏滴眼，或鱼腥草眼药水及双黄连眼药水滴眼。倒睫仅几根者，可电解拔除；倒睫多而重者宜尽早手术根治；若倒睫已经导致黑睛溃疡，应在尽快清除病因前提下，坚持应用抗生素和/或抗病毒眼药水，直至病情恢复。

预防调护　重症胞睑内翻，睫毛拳曲成排，刺刷睛珠，可导致黑睛浑浊或溃烂，严重危害视力，应尽快在控制感染的同时手术矫正胞睑内翻。要养成良好个人卫生，尽早积极治疗椒疮及睑弦赤烂等病，及时矫正屈光不正，接触化学材料或工业操作中要严格遵循规章程序，以防烧伤、烫伤，酿成此病。

转归预后　此病及时治疗，预后良好；若已经造成睫毛刺伤后黑睛生翳，终将残留不同程度的视力下降。

（韦企平）

fēngqiān chūjiǎn

风牵出睑（ectropion）

下睑感受风邪，眼皮紧急而向外翻出的病症。相当于西医的眼睑外翻，通常是下眼睑外翻。西医病因可包括老年性睑外翻及瘢痕牵拉性（多见于化学烧伤后）、麻痹性及机械性因素均可能导致睑外翻。病名首见于《银海精微》。在晚清·邓雄勋《眼科启明》中亦有风牵出睑的专节论述。而元·危亦林《世医得效方》中称其为风牵睑出。不同古代医籍中又称风吹出睑及地倾等。

病因病机　因风邪侵袭，胞睑受邪，筋拽皮紧而向外翻出；或因脾胃积热，复感风邪，壅毒于睑，皮急肉壅所致，如《银海精微》谓："风牵出睑者，脾胃受风，壅毒出胞睑之间。睑受风而皮紧，脾受风则肉壅，此皮紧肉壅，风牵出睑，泪出汪汪，无分四季，此土陷不能堤水也。"

诊断要点　此症轻则下睑微倾向外，重则外翻而露出赤肉，且烂，多眵多泪，因其泪水浸渍而易致睑弦赤烂，若目闭不全而致暴露赤眼生翳等。

鉴别诊断　此病与口眼㖞斜相鉴别，两者虽同因风邪侵袭所致，但后者症见皮肉松缓及口眼㖞斜。老年人因眼皮松弛而见胞睑轻微翻出者，不属本条范畴。

辨证分型　中医辨证分为2种证型，包括风邪中络证和脾胃积热证。

风邪中络证　筋拽皮紧而下睑外翻，黑睛及睑内干燥，流泪，舌淡苔白，脉弦。

脾胃积热证　睑内壅肉红赤，眵泪胶黏，便秘溺赤，舌红苔黄，脉数。

治疗　根据不同病情采用内治法、外治法或针刺疗法。

内治法　①风邪中络者，治宜祛风通络为主，方用正容汤或胜风汤。②脾胃积热，复感外邪者，治宜通腑清热散邪，方用黄芪汤，酌加黄连、夏枯草、菊花、僵蚕、白芷等。

外治法　古人曾用劆洗法去其瘀血，再翻转睑内熨烙三五度，继则服黄芪汤内治取效。

针刺疗法　可取穴睛明、攒竹、承泣、太阳、瞳子髎、合谷、足三里。现代西医采用手术矫正眼睑外翻。治疗过程中要对外翻而暴露黑睛的患眼按时滴人工泪液和必要的抗生素眼药膏并遮盖患眼，以防变证发生。

预防调护　养成良好个人卫生，积极治疗椒疮及睑弦赤烂等病，接触化学材料或工业操作中要严格遵循规章程序，以防烧伤、烫伤，酿成此病。

转归预后　此病及时治疗，根据病情内外合治，则预后良好。

（韦企平）

pìjí jǐnxiǎo

睥急紧小（blepharophimosis）

上下胞睑紧缩，目窍渐自变小的病症。西医称为睑裂狭小。病名首见于明·王肯堂《证治准绳·七窍门》，但在金元间·李东垣《兰室秘藏》中已经有两目紧急缩小之名，又称眼棱紧急、皮急紧小、皮紧缩小等；清·黄庭镜《目经大成》则简称为皮急，并形象地描述为"此症谓上下胞渐自紧小，甚者小如枣核，眼将合矣"。

病因病机　多因先天发育、椒疮、粟疮、倒睫拳毛等延误治疗；或因倒睫拳毛反复滥施手术，胞睑皮肉过损，拘急挛缩所致；亦有因气血不足，胞睑筋肉失于濡养而拘急缩小者，或脾虚气弱，阳气不能升发而致。

诊断要点　自觉眼皮紧急，干涩难开，眼睫无力，睑裂缩小，甚则小如枣核，翻转胞睑比较困难或胞睑内瘢痕广泛，开闭均困难或闭合不全；白睛红赤，严重者黑睛有血管翳垂生或向黑睛中央区伸入覆盖。

鉴别诊断 此病出生后即有者为先天发育所致，临床因椒疮、粟疮、睑弦赤烂或化学烧伤、烫伤等均可能导致睥急紧小，故睥急紧小为前述病症的并发症或病情严重阶段，临床根据病史和不同体征易于鉴别。

辨证分型 中医辨证分为2种证型，包括精血不足证和脾虚气弱证。

精血不足证 自觉眼皮紧急，干涩难开，胞睑无力，睑裂缩小，目渐昏昧，泪少不润，眼干皮紧，视物乏力。

脾虚气弱证 临床兼有胞睑乏力升举，体倦懒言，舌质淡胖，脉细弱。

治疗 包括内治法和外治法。

内治法 ①精血不足者，治宜益精养血、升阳开窍，方用养血升阳汤。②脾虚气弱者，治宜益气健脾、升阳举陷，方用神效黄芪汤去白芍酸收之药，加柴胡、当归。

外治法 若病情重，睑裂缩小至遮盖视线，或因胞睑瘢痕挛缩，内翻倒睫磨损黑睛者，均应尽早采用手术治疗，并滴用抗生素眼药水和眼膏，以防继发感染。

预防调护 注意改善卫生条件，及时治疗椒疮、睑弦赤烂等眼疾。工作中避免外伤、化学烧伤，并学会化学烧伤发生时的自救措施（如就地取材，用净水冲洗化学烧伤眼）；调整饮食，忌烟酒、大料、葱、蒜、韭菜及生冷硬物等。

转归预后 若能有效控制或治愈椒疮、睑弦赤烂，或者及时合理处置化学烧伤、烫伤等，可以减少睥急紧小的发生。一旦发生此病，则应尽快结合内治和外治疗法，缓解或阻止病情发展，减少视力损害。

（韦企平）

pìròu zhānlún

睥肉粘轮（symblepharon） 上、下胞睑内面与白睛之外膜相粘连，此病在明·王肯堂《证治准绳》中记载谓："目内睥之肉，与气轮相粘不开，难于转运。"又称练睛、睑粘睛珠。此病多并发于椒疮、粟疮、胞肉胶凝及睥急紧小诸症。西医称为睑球粘连。此病多因脾胃湿热，胞睑受风邪侵袭，热邪蒸腐，湿邪浸淫，使胞睑、白睛皆受邪气侵蚀，久积不散，而致两睑睥内及睛珠红赤湿烂，胞睑内面与白睛逐渐粘连，两目日渐紧小；亦有因目病不当劆洗而强行之；或眼珠被酸碱烧伤之后，使胞睑内睥与眼珠创面血肉相接，久则气血凝定，黏着不开。治疗方面，因脾胃积热所困，外因风热相感者，症见目赤痒涩，甚则怕日羞明，疼痛流泪，大便秘结，舌红苔黄，脉滑数。治宜疏风清热、泄脾达邪，方用泄脾汤，或菊花通圣散。无大便秘结者，去芒硝、大黄。外滴西瓜霜合剂，或10%黄连眼药水。如部分粘连者，可用玻璃棒分离后，涂以眼药膏。久则病邪已去，红赤痛泪均止，惟睥轮粘着不解，目珠运转艰难者，已非针药之力所能及者应手术治疗，并配合局部滴用抗生素眼药水及人工泪液。

（韦企平）

pìfān zhānjiǎn

睥翻粘睑（ectropion adhere to the eyelid） 眼皮外翻粘于睑外皮肤，难以复转。西医指胞睑外翻并粘连于外翻侧胞睑皮肤，西医无专门病名称呼。此病见于明·王肯堂《证治准绳》，书中称："乃睥翻转贴在外睑之上，如舌舐唇之状，乃气滞血涌于内，皮急系吊于外，故不能复转。"又称眼皮翻出、皮翻粘睑。清末民国初·刘耀先《眼科金镜》则称为胞翻粘睑症。多因胞睑自病，如痈疽、眼丹、睑漏等症之后遗瘢痕；或因胞睑外伤、烧伤后导致气血凝滞，肌腠结瘢收缩，而牵吊翻睑于外。可通过以下症状进行诊断：眼皮反翻贴于外睑之上，色红如舌舐唇之状，时时流泪，或迎风泪出，并因胞睑不能闭合而变生他证，如白睛红赤，黑睛生翳，异物容易入目等。且可因泪液浸渍而致睑弦赤烂、风赤疮痍，此病可与风牵睑出相鉴别，后者因风邪所中，致睑肤松弛，其睑外翻未成粘肤，亦无结瘢可见。此症用针药难以奏效，唯用手术治疗。古人多用劆劘开导之法。

（韦企平）

jiǎnnèi jiéshí

睑内结石（conjunctival lithiasis） 胞睑内表面生长白色或黄白小颗粒，质地坚硬如石，甚则锭露而出的病症。此症早在《龙树菩萨眼论》中已有记述，书中称："若眼忽单泪出者，涩痛者，亦如眯著者，名粟子疾，后上睑生白子如粟粒，极硬，沙刺之然也。可翻眼皮，起针拨去粟子、恶血，服冷药即瘥。"又称目中结骨、胞生风粒。相当于西医学的结膜结石。多因风热客于脾经，壅于胞睑，郁久化热，轻症无自觉症状，绽露高出，坚硬如细石者，则磨擦目珠，沙涩难忍，甚则目珠疼痛。翻转胞睑，可见胞内生起白点，或黄点，如脓似浆，重则结成硬粒，如芝麻粒之形。嵌在胞内，或高出胞内表面，可以一粒独见，亦可数粒丛生。此与睑生粟疮不同，粟疮虽为黄色但较软，发病累累成片，伴紫瘀肥厚，并以刺痒眼眵为主。治疗方法为表面麻醉下，用已消毒的三棱针或注射针头剔除后，局部点抗生素眼药水或眼膏，必要时遮盖1天即可。

（韦企平）

liǎngzì jíbìng

两眦疾病（disease of canthi）

发生于目眦及邻近组织的病变统称，为常见多发的外障眼病。

简述 两眦属五轮中的血轮。内应于心，心与小肠相表里，故两眦疾病常与心和小肠有关。由于在紧靠内眦上下胞睑的弦部，各有泪窍一个，为泪液排泄的孔窍，而泪为肝之液，肝肾同源，故流泪症与肝肾亦有密切关系。

研究范围 主要包括泪液、泪窍、两眦及邻近组织的病变。相当于西医学之泪器病及眦部结膜炎性与变性疾病，如溢泪症、泪道狭窄或阻塞、慢性泪囊炎、急性泪囊炎、结膜炎、翼状胬肉等。

疾病表现及特点 两眦疾病为外障眼病，一般不影响视力，临床以眦部病症及泪液排泄异常为主要表现，症见两眦红赤糜烂、赤脉传睛、胬肉攀睛、迎风流泪或泪液长流、泪窍沁脓、大眦红肿溃脓等。

发展趋势 两眦疾病若能审因论治，内外结合，多能奏效；若失治误治，病情亦易变化加重，如流泪日久不愈，泪窍阻塞，郁久成脓，可病发漏睛；漏睛复感邪毒，或恣食辛辣炙煿，又可骤发漏睛疮；漏睛疮溃破脓出形成漏管，则为大眦漏；再如两眦赤膜，渐侵黑睛，可至胬肉攀睛，甚者遮蔽瞳神，影响视力。

（洪　亮）

liú lèi zhèng

流泪症（dacryorrhea）

泪液经常溢出睑弦而外流的眼病。有热泪与冷泪之分，热泪的特点是泪水灼热黏稠，多为外障眼病症状之一；冷泪的特点是泪水清冷稀薄，目无赤痛翳障。类似西医学之泪溢症，多因泪点位置异常，泪道狭窄或阻塞或泪道排泄功能不全等引起。中医古代对流泪症有较多文献记载，如隋·巢元方《诸病源候论·目病诸候》中有“目风泪出候”“目泪出不止候”，将流泪症分为风邪所伤引起的迎风流泪与脏气不足所致的无时流泪。《银海精微》有“迎风洒泪”与“充风泪出”的论述，将流泪分为冷泪与热泪。明·王肯堂《证治准绳·杂病·七窍门》对流泪症叙述更为详细，将流泪分为迎风冷泪证、迎风热泪证、无时冷泪证和无时热泪证等。流泪症临床主要指冷泪。

病因病机 多因肝血不足，泪窍不密，风邪外袭而致泪出；或因气血不足，肝肾亏虚，不能约束其液而流泪，亦有因椒疮或鼻部疾患侵及泪窍，导致泪道狭窄或阻塞，泪不下渗而外溢。

诊断要点 ①眼不红不痛，亦无翳障，常不由自主泪液外流，轻者表现为迎风流泪，即遇风则泪出，无风则泪止；重者表现为无时流泪，即无论有风无风，泪水长流。②眼部检查作泪道冲洗，泪道通畅，或通而不畅，或泪道不畅，但均无黏液或脓汁自泪窍溢出。

鉴别诊断 临床上西医将泪溢分为功能性泪溢与器质性泪溢。功能性泪溢的特点是泪道通畅而流泪，器质性泪溢的特点是泪道狭窄或泪道阻塞不通而流泪，流泪症主要为功能性泪溢。

辨证分型 中医辨证为虚多实少，包括肝血不足证、气血不足证和肝肾两虚证3种证型。

肝血不足证　患眼无赤痛翳障，迎风流泪，或兼见头晕目眩，面色少华，舌质淡苔薄白，脉弦细。

气血不足证　患眼不红不痛，泪水长流，兼见神疲乏力，面色无华，不耐久视，舌质淡苔薄白，脉细弱。

肝肾两虚证　患眼无红痛，泪水清冷稀薄，兼见头晕耳鸣，腰膝酸软，偏阴虚者，舌红少苔，脉弦细；偏阳虚者，舌淡苔白，脉细弱。

治疗 对于功能性泪溢，宜内治法及针刺疗法；对器质性泪溢，则必须手术治疗，如泪道探通术或泪道激光成形术等。

内治法　①肝血不足者，治宜补养肝血、祛风散邪，方用当归养荣汤或止泪补肝散加减。②气血不足者，治宜益气养血、收摄止泪，方用八珍汤或河间当归汤加减。③肝肾两虚者，治宜补益肝肾、固摄止泪，偏阴虚者，用左归饮或杞菊地黄丸加减；偏阳虚者，用右归饮或金匮肾气丸加减。

针刺疗法　①功能性泪溢可选用睛明、攒竹、太阳、风池、合谷、太冲等穴。若冷泪较多者，可用温针，即将针用火热烧，待温后再针。②久流冷泪，可灸迎香、天府、肝俞；肝虚迎风流泪不止，可灸双侧睛明、风池、临泣。

预防调护 外出戴防护眼镜，避免或减少风沙、烟尘对眼部的刺激；局部按摩睛明、攒竹、太阳、四白等穴，有助于改善流泪症状。

转归预后 对于泪道未阻而流泪者，通过中医辨证论治及针刺疗法，病情大多能改善或痊愈，预后较好；对于泪道阻塞而流泪者，药物及针刺疗法无效，则必须手术治疗，但术后亦有再次发生阻塞者。

（洪　亮）

lòujīng

漏睛（chronic dacryocystitis）

内眦部常有黏液或脓汁自泪窍外漏。古代眼科文献对漏睛的记载颇多，隋·巢元方《诸病源侯论·目病诸侯》将此病称为目脓漏疾，文中指出："风热客于睑眦之间，热搏于血液，令眦内结聚，津液乘之不止，故脓止不尽，谓之脓漏。"宋·王怀隐《太平圣惠方·治眼脓漏诸方》提及脓漏俗称为漏睛。元·倪维德《原机启微》将此病称为热积必溃之病，对其病变特点及病因描述更为详细，谓"其病隐涩不自在，稍觉眊矂，视物微昏，内眦穴开窍如针目，按之则沁沁脓出，有两目俱病者，有一目独病者……"认为此病为邪热久伏膀胱经所致，并提出竹叶泻经汤为治疗的主方。明·王肯堂《证治准绳·七窍门》称为窍漏，若漏处无红赤，脓液清稀或呈青黑色，痒痛日轻夜重者为阴漏。《秘传眼科龙木论》称为漏睛脓出。

漏睛类似西医学之慢性泪囊炎，常为椒疮的并发症之一。由于此病病程较长，内眦部脓汁不尽，对眼珠的安全构成严重威胁，若眼珠外伤或行内眼手术，则易被毒邪侵袭而发生凝脂翳，黄液上冲等严重病变。

病因病机 多因风热外侵，停留泪窍，积伏日久，溃而成脓；或因心有伏火，脾蕴湿热，循经上攻内眦，积聚成脓，浸渍泪窍；或因椒疮及鼻部疾患，导致泪道阻塞，邪热久伏，郁而成脓所致。

诊断要点 ①患眼隐涩不舒，常流泪不止，拭之又生，内眦部常有黏液或脓汁积聚。②眼部检查：内眦部皮色如常；或微有红赤，或见内眦部睛明穴下方微有隆起，按之可见黏液或脓汁自泪窍沁沁而出。③冲洗泪道多有阻塞，有黏液或脓汁自泪窍返流。

鉴别诊断 此病应与流泪症相鉴别，流泪症以泪液外溢为主，按压内眦部睛明穴下方或做泪道冲洗无黏液或脓汁自泪窍流出；而漏睛不仅流泪，而且内眦部常有黏液或脓汁积聚，按压睛明穴下方或做泪道冲洗有黏液或脓汁自泪窍溢出。

辨证分型 此病为邪毒久伏所致顽固性眼病，辨证以局部症状及检查为主，结合参考全身情况，常见风热停留证和心脾湿热证2种证型。

风热停留证　患眼隐涩不舒，流泪不止，内眦部皮色如常，或睛明穴下方微显隆起，按之不痛，但有黏液或脓汁自泪窍沁沁而出，或时觉有涎水粘睛。

心脾湿热证　患眼内眦部微红，常有黏稠脓液自泪窍溢出，浸渍睑眦，拭之又生，小便黄赤，舌红苔黄腻，脉濡数。

治疗 此病应内治法与外治法相结合，对日久不愈者，可考虑手术治疗。

内治法　①风热停留者，治宜疏风清热，方用白薇丸加减。②心脾湿热者，治宜清心利湿，方用竹叶泻经汤加减。

外治法　①局部点用中药清热解毒制剂滴眼液，如熊胆滴眼液、鱼腥草滴眼液等，或点用抗生素滴眼液。②用中药清热解毒之剂煎液过滤冲洗泪道，或用抗生素溶液冲洗，待脓净1周后，可试行泪道插管或泪道激光成形术。③药物治疗无效者，应手术治疗，如泪囊鼻腔吻合术、泪囊摘除术、内窥镜下泪道探通术等。

预防调护 对椒疮及鼻部疾患，应及时治疗，以减少或防止此病发生；实施眼部手术前，应冲洗泪道，排除此病以免威胁眼球安全；此病外治点药前，应先按压内眦部，将黏液及脓液排净，然后点药，以便药达病所；忌食辛辣炙煿等燥烈之品，以免引发漏睛疮。

转归预后 此病若及时中西医治疗，内治与外治相结合，大多效果较好，病可痊愈；但若经久失治，脓汁长存，对眼危害较大，一旦眼部外伤或行内眼手术，常易致邪毒内侵而引发严重眼病。

（洪　亮）

lòu jīng chuāng

漏睛疮（acute dacryocystitis）

内眦部睛明穴下方突发红肿高起，灼热疼痛，继之溃破出脓的眼病。由于此病发病部位同漏睛，又出现红肿热痛溃脓等疮疡的特征，故名漏睛疮。类似于西医学之急性泪囊炎，多为单眼患病，常由漏睛演变而来，亦可突然发生。漏睛疮见于清·吴谦《医宗金鉴·外科心法要诀》，书中对其病位、病因、病变特点做了详细描述："此证生于目大眦，由肝热风湿病发于太阳膀胱经睛明穴。其穴之处，系藏泪之所。初起如豆如枣，红肿疼痛，病势虽小，根源甚深。"明·王肯堂《证治准绳·杂病·七窍门》将此病溃后成脓者，称为大眦漏；若漏处红赤肿胀，脓汁黄赤且稠，疼痛日重夜轻者为阳漏。

病因病机 多因心经蕴热，或素有漏睛，热毒内蕴，复感风邪，风热搏结引起；或因素嗜辛辣炙煿，心脾热毒壅盛，循经上攻目内眦，气血瘀滞，结聚成疮，热盛肉腐成脓而溃。

诊断要点 ①此病发病较急，内眦部睛明穴下方突发红肿疼痛，热泪频流。重者全身常伴有恶寒、发热、头痛等症。②眼病检查：内眦部睛明穴下方皮肤红肿高起，肿核隆起渐大，灼痛拒按，重者红肿波及患侧鼻梁及面颊，胞睑亦红肿难睁，白睛红赤肿胀。若脓已形成，用手指触摸有波动感，溃后脓汁流出，红肿消退，亦有疮口难敛，脓汁常流而形成瘘管者。部分患者耳前或颌下可触及肿核，并有压痛。③实验室血常规检查可见白细胞总数及中性粒细胞比例增高。

鉴别诊断 ①此病应与漏睛相鉴别，漏睛为常流泪不止，内眦部有黏液或脓汁积聚，多无红肿疼痛，发病较缓；此病多由漏睛演变而成，内眦部睛明穴下方突发红肿热痛，发病较急。②同时此病由于发作时眼部红肿范围较广，常波及胞睑及颜面，故还应与生于内眦部的针眼及胞肿如桃相鉴别。鉴别的要点在于漏睛疮红肿压痛的中心部位是在睛明穴下方，而不是在胞睑。此外，做泪道冲洗亦有助于鉴别，漏睛疮多泪道阻塞，而其他胞睑疾病泪道通畅。

辨证分型 中医辨证宜局部辨证与全身辨证相结合，常见风热上攻证、热毒炽盛证和正虚邪留证3种证型。

风热上攻证 患眼内眦部睛明穴下方突发红肿热痛，热泪频流，或兼见恶寒发热，头痛，舌红苔薄黄，脉浮数。

热毒炽盛证 患眼内眦部睛明穴下方红肿高起，疼痛拒按，热泪频流，甚者红肿波及患侧鼻梁及颜面，睑肿难睁，全身可兼见头痛身热，口干心烦，小便黄赤，大便干结，舌红苔黄，脉数。

正虚邪留证 患眼内眦部睛明穴下方微红微肿，轻度压痛，但不溃破，或溃后漏口难敛，脓汁稀少，长流不止，全身兼见身疲乏力，面色皖白，舌淡苔薄，脉细弱。

治疗 未成脓者，以消散为主，已成脓者，应切开排脓，内治与外治相结合。

内治法 ①风热上攻者，治宜疏风清热、消肿散结，方用驱风散热饮子加减。②热毒炽盛者，治宜清热解毒、消瘀散结，方用黄连解毒汤加减。③正虚邪留者，治宜补气益血、托里排毒，方用托里消毒散加减。

外治法 ①局部点用中药清热解毒制剂滴眼液或抗生素滴眼液。②局部皮肤用紫金锭研末调汁外涂，或用如意金黄散软膏外涂，亦可用新鲜芙蓉叶、野菊花、马齿苋、紫花地丁等清热解毒的中药洗净捣烂外敷。③已成脓者，宜切开排脓，顺着面纹切，并置放引流条，每日换药，待脓尽伤口愈合。④若已形成瘘管者，可行泪囊摘除术并切除瘘管。

西医治疗 早期常用抗生素，局部消毒。晚期则会手术切开引流（脓液），再抗菌、消毒。

预防调护 素有漏睛者，应尽早彻底治疗，并忌食辛辣炙煿等燥烈之品，以免引发漏睛疮；此病位处危险三角区，急性发作时不可挤压患处，以免脓毒扩散，加重病情。

转归预后 此病若诊断明确，及时治疗，大多能迅速控制病情，若失治误治，不仅目症加剧，而且全身亦可引起严重并发症。

（洪　亮）

chìmài chuánjīng

赤脉传睛（red vessel spreading to black of eye） 以赤脉起自两眦，传向黑睛的眼病。起于大眦者，称为大眦赤脉传睛；起于小眦者，称为小眦赤脉传睛。类似于西医学之眦部结膜炎、慢性结膜炎。早在唐·孙思邈《千金要方》与宋·王怀隐《太平圣惠方》中，就有“治目热眦赤，生赤脉侵睛方”“治眼小眦生赤脉方”“治眼大眦生赤脉方”的记载。《银海精微》对赤脉传睛的病因、病变特点及治疗均描述较为详细，书中指出：“赤脉传睛之症，起于大眦者，心之实也。”“小眦赤脉传睛者，心之虚也。”“日积月累，筋脉大者，宜用小锋针挑断。”

病因病机 多因恣嗜五辛，脾胃蕴热，或肝郁化火，上犯于心，心经蕴热，郁于两眦而发；或因劳瞻竭视，或思虑过度，或房室不节，精血暗耗，心阴亏损，虚火上炎，壅于眦部所致。

诊断要点 ①两眦微痒，沙涩不舒，视力一般不受影响。②眼部检查可见眦部皮肤红赤，眦头部赤脉显露，多呈树枝状，渐向白睛蔓延，或粗或细，或红或淡或紫。③赤脉发于两眦，渐向白睛蔓延，一般不侵及黑睛。

鉴别诊断 临床应与赤丝虬脉，眦帷赤烂相鉴别。赤丝虬脉发于白睛任何部位，赤脉纵横虬蟠迂曲。眦帷赤烂虽发病两眦，但其重在眦部睑缘皮肤潮红，糜烂刺痒为主。

辨证分型 由于两眦属心，心火上炎，侵及两眦，故赤脉传睛与心关系密切，但辨证有虚实之分。

心经实火证　患眼两眦赤脉粗大鲜红，横贯白睛，痒涩刺痛，眵多干结，头痛烦热，口干咽燥，或口舌生疮，大便燥结，小便黄赤，舌尖红苔黄，脉数。

心经虚火证　患眼两眦赤脉淡红，细小稀疏，微痒不舒，或兼见心烦少寐，口干咽燥，舌红少苔或少津，脉细数。

治疗　宜内治法与外治法相结合。

内治法　①心经实火者，治宜清心泻火，方用泻心汤合导赤散加减。②心经虚火者，治宜滋阴清热，方用补心汤或天王补心丹加减。

外治法　局部点用熊胆滴眼液，或珍珠明目滴眼液等。

预防调护　忌食辛辣炙煿等燥烈之品，以免加重内热；勿操劳过度，劳瞻竭视，以免耗损阴精。

转归预后　此病若辨治得当，内治与外治相结合，病可痊愈；若辨治不当，则病情顽而难愈。

（洪　亮）

nǔròu pānjīng

胬肉攀睛（pterygium）

眦部生三角形肉膜，横贯白睛，攀侵黑睛。病名首见于《银海精微》，书中对其病名及临床特点记载较详细，其中指出："此症者，脾胃热毒，脾受肝邪，多是七情郁结之人，或夜思寻，家筵无歇，或饮酒乐欲，使三焦壅热，或肥壮之人，血滞于大眦，胬肉发端之时多痒，因乎擦摩，胬肉渐渐生侵黑睛。"元·倪维德《原机启微》将此病称为奇经客邪之病，认为阳跷脉受邪可生胬肉，在治疗方面主张内治无效则宜手术治疗。明·傅仁宇《审视瑶函》在"割攀睛胬肉手法"一文中指出对胬肉治疗"若点眼服药不能退者，必至侵遮黑睛，恐碍瞳神，须用割法施治为妙"。清·张璐《张氏医通·七窍门》对此病的特点及治疗亦做了描述："胬肉攀睛证，多起于大眦，如膜如肉，渐侵风轮，甚则掩过瞳神，初起可点而退，久则坚韧难消，必用钩割"。此病又称胬肉侵睛外障、蚂蝗积证、肺瘀证。若胬肉薄而泛白，不易发展者，则名内泛。

病因病机　多由心肺蕴热，风热外袭，内外合邪，热郁血滞渐生胬肉；或因嗜好烟酒，过食辛辣炙煿之品，脾胃积热，壅滞于目眦；或因忧思劳怒，五志过极，气郁化火，心火上炎，克伐肺金，上壅于目；或因劳欲过度，肾精亏虚，心阴暗耗，水不制火，虚火上炎，肺络瘀滞所致。此外，由于睑裂部位暴露在外，长期受风沙烟尘刺激及强光照射，均可加速胬肉的发展。

诊断要点　①初起无明显不适，或患眼微痒微涩，随着病情进展，痒涩加重，畏光流泪，若胬肉过大遮盖瞳神则影响视力。②眼部检查：睑裂眦部白睛上生肉膜，渐渐变厚，有血丝相伴，红赤高起，而成胬肉，渐渐攀向黑睛。一般从眦角开始，多呈三角形状，其横贯白睛的宽大部分称体部，攀向黑睛的尖端称为头部，横跨黑睛边缘的部分称为颈部。③临床将胬肉病变情况分为进行期与静止期。若胬肉头尖体厚，红赤显著，发展迅速，每可侵及黑睛中央，甚者遮盖瞳神者，属于进行期；若胬肉头钝圆而薄，体亦菲薄如蝇翅，色白或淡红，发展缓慢，多停留在黑睛边缘者，则属于静止期。

鉴别诊断　此病应与赤脉传睛、黄油证、流金凌木相鉴别。①赤脉传睛，虽亦发于眦部，但只有赤脉丛生，无翼状胬肉攀向黑睛。②黄油证，生于白睛，呈淡黄色隆起，状如脂膜，无赤丝攀附，不痒不痛，无发展变化，不影响视力。③流金凌木，为白睛与黑睛表面之间呈膜状或条索状粘连者，多由眼珠外伤，尤其是酸碱腐蚀伤或黑睛边缘病变后形成，部位不定，不限于两眦，不红不痛，亦无发展趋势。

辨证分型　中医辨证宜辨虚实，常见心肺风热证、脾胃实热证、心火上炎证和阴虚火旺证4种证型。

心肺风热证　患眼胬肉初生，渐渐长出攀向黑睛，赤丝密集，涩痒畏光，生眵流泪，舌红苔薄黄，脉浮数。

脾胃实热证　患眼胬肉头尖体厚，红赤显著，生长迅速，眵多黏结，兼见口渴欲饮，尿赤便结，舌红苔黄，脉数。

心火上炎证　患眼胬肉头尖高起，红赤体厚，生长迅速，眼痒涩刺痛，兼见心烦多梦，或口舌生疮，小便赤热，舌尖红苔黄，脉数。

阴虚火旺证　患眼胬肉淡红菲薄，眼痒涩间作，时轻时重，口干心烦，舌红少苔或少津，脉细数。

治疗　对胬肉初期较小者，可用药物治疗，内治法与外治法相结合，控制其发展；对胬肉较大，发展迅速，侵及黑睛中央者，则必须手术治疗。

内治法　①心肺风热者，治宜祛风清热，方用栀子胜奇散加减。②脾胃实热者，治宜清脾泻热通腑，方用泻脾除热饮加减。③心火上炎者，治宜清心泻火，方用泻心汤合导赤散加减。④阴虚火旺者，治宜滋阴降火，方用知柏地黄丸加减。

外治法 ①局部点用清热解毒制剂滴眼液或抗生素滴眼液，糖皮质激素滴眼液，以消除胬肉炎症，控制胬肉发展，改善眼部症状。②对胬肉较大，发展迅速，侵入黑睛者，宜手术治疗，可用中医割烙术，不仅方法简便易行，而且疗效好，复发率较低；亦可选用西医胬肉切除术、胬肉切除加结膜瓣转移修补术、胬肉切除加羊膜移植术、胬肉切除加干细胞移植术等。

预防调护 避免强光与风沙烟尘等理化刺激；忌烟酒及辛辣炙煿之品，以免加速胬肉发展；胬肉手术后再次复发者，不宜即行手术，应稳定半年后再考虑手术。

转归预后 此病若诊断明确，治法得当，内治法与外治法相结合，药物与手术治疗相结合，大多预后较好，病获痊愈，但亦有部分患者术后胬肉再次复发，甚者形成睑球粘连者。

（洪 亮）

liújīn língmù

流金凌木（pseudopterygium） 以白睛某处有膜状或索状之物侵入黑睛表面为主要表现的眼病。相当于假性翼状胬肉。因膜状物起于白睛，侵附黑睛，白睛属金，黑睛属木，故名流金凌木。病名见于清·黄庭镜《目经大成》，该书对此病的特点做了较详细描述：“此症目无甚大弊，但三处两处似膜非脂，从气轮而蚀风轮，故曰流金凌木。状如胬肉攀睛，然色白而薄，位且不定。”类似西医学之假性胬肉，多由眼珠外伤，尤其是酸碱腐蚀伤或黑睛边缘病变后形成。

此病临床应与胬肉攀睛相鉴别。胬肉攀睛为眦部生有三角形肉膜，横贯白睛，攀附黑睛，多有赤丝相伴；而此病为白睛有灰白色膜，部位不定，不限于眦部，无丝脉牵附，侵及黑睛边缘。此病不红不肿，亦无发展趋势，由于通常只有头部和黑睛粘连，故可用探针在其肉膜之下顺利通过，而胬肉攀睛与周围组织全面黏着。

此病一般不需治疗，但若影响美观，可考虑手术切除。

（洪 亮）

huángyóuzhèng

黄油证（pinguecula） 眦部与黑睛之间的白睛有淡黄色隆起，状如脂膜的眼病。病名见于明·王肯堂《证治准绳·杂病·七窍门》，该书对此病的病因及特征做了精辟描述：“生于气轮，状如脂而淡黄浮嫩，乃金受土之湿热也，不肿不疼，目亦不昏，故人不求治，无他患，至老只如此。”此病多由肺脾湿热引起。生于睑裂部白睛表面，黑睛内外侧，呈淡黄色隆起，状如脂膜，浮嫩微皱，状如三角形，尖端向着眦角，但不与眦角相连，亦无赤丝攀附，不痒不痛，不侵及黑睛，不影响视力，亦无其他不适。

类似于西医学之睑裂斑，多由阳光、烟尘、风沙等环境影响而引起的球结膜变性斑，见于成年人及长期户外工作者。

此病临床应与胬肉攀睛、流金凌木相鉴别。胬肉攀睛为眦部生三角形肉膜，有赤丝攀附，横贯白睛，攀侵黑睛。流金凌木为白睛与黑睛之间有膜状或条索状物，其色白而薄，自白睛附着黑睛，方位不定。

此病一般不需治疗，若斑体较大，影响美观，可考虑手术切除。

（洪 亮）

báijīng jíbìng

白睛疾病（disease in white of the eye） 白睛所罹患疾病统称为白睛疾病，属外障眼病，属于眼科常见病、多发病，一般预后良好，但由于其与黑睛、胞睑、两眦、瞳神等部位相邻，仍应积极治疗，防其传变，免生恶候。

根据发病部位和性质的不同，包括暴风客热、天行赤眼、天行赤眼暴翳、脓漏眼、时复症、痒若虫行、金疳、火疳、白睛溢血、白睛青蓝、白涩症、神水将枯、状如鱼胞、形如虾座、腐皮遮睛等。

白睛疾病大多起病急，发展快，主要临床表现为目痒目痛，碜涩灼热，生眵流泪，或见目珠干涩；眼部检查可见白睛红赤、肿胀、溢血，结节高隆，胬肉赘生等；其中白睛红赤、眵泪增多是其最常见的临床表现。

白睛在五轮中属气轮，内应于肺，肺与大肠相表里，故白睛疾病多责之于肺和大肠。白睛暴露于外，易受风热外邪及疫疠之气侵袭，内因多为肺失治节，宣发失职，肃降不利。临床上内外合邪，相搏于目，是导致白睛疾病发生的常见病因；此外，大肠结热，肺气不降，亦可导致白睛疾病。临床辨证应局部结合整体，辨其表里虚实。治疗白睛疾病首当理肺，复其治节。实证常用疏风清热、泻火解毒、通腑导滞、除湿止痒、凉血退赤等法；虚证则多用养阴润肺、益气生津等法。同时，注意局部治疗方法的运用。白睛疾病除内治法外，亦应强调外治法，如滴眼、熏洗、药敷、针刺等法，必要时应配合使用西医药物，如抗生素、糖皮质激素类滴眼液滴眼。另外，白睛上四正四隅，隶属八廓，内应六腑，六腑受病亦可上犯于白睛，致白睛红赤，可使相应廓位赤脉明显，因此白睛上的不同部位的赤脉有时可按八廓辨证，分经论治。

白睛疾病是常见的外障眼病，一般预后良好，若病情较重，迁延失治，金乘肝木，可引起黑睛病变，故临证时需详加诊察，注意鉴别；部分白睛疾病甚至可能病及瞳神，危及视力。暴风客热、脓漏眼、天行赤眼、天行赤眼暴翳等白睛疾病具有不同程度的传染性、流行性，临证时应注意预防隔离。

（周春阳）

bàofēng kèrè

暴风客热（fulminant wind-heat invasion）

猝然感受风热之邪的侵袭，而致白睛暴发以红赤肿胀、灼热痒痛、眵多黏稠为主要特征的眼病。又称暴风、暴风客热外障、暴疾风热外障，俗称暴发火眼。发病迅速，双眼先后或同时发病，症状多在发病后 3~4 天表现最明显，发病 1~2 周后痊愈，预后良好。若失于调治，则病情迁延，或发生黑睛星翳。此病多发于盛夏或春秋之季，可散发，也可通过毛巾、水、手等为传播媒介而流行于学校、幼儿园、家庭等集体场所。类似于西医学的急性细菌性结膜炎等病。《龙树菩萨眼论》即有记载，称此病为暴风，病因乃是“暴风客入于肺所致使”，症状为“白睛中胀起，覆乌珠，及上下眼肿痒或痛”。此后《秘传眼科龙木论·暴风客热外障》对此病症状记载颇为详细，描述此病“初患之时，忽然白睛胀起，都覆乌睛和瞳人，或痒或痛，泪出难开”。《银海精微》将此病称为暴风客热，对其病因与《秘传眼科龙木论》记述相似，皆谓此病系肺经受毒，风不散，久则发热攻入眼中。明·王肯堂《证治准绳·杂病·七窍门》中则指出，此病除因外客风热邪气外，尚应考虑内因，其文曰“此乃素养不清，躁急劳苦，客感风热，卒然而发也，……乃风热夹攻，火在血分之故”。明·傅仁宇《审视瑶函》则明确提出此病与天行赤眼病因有别，称“此症非天行赤热，尔我感染”。

病因病机 由风热之邪侵袭，客于内热阳盛之体，内外合邪，风热相搏，客留肺经，上犯白睛，猝然发病。

诊断要点 ①此病发病急骤，自觉眼部刺痒交作，碜涩疼痛，灼热流泪，眵多黏稠，全身可见恶寒发热，头痛鼻塞，便秘溲赤等症。②双眼同时或先后发病，或有此病接触史。③眼部可查见胞睑红肿，白睛壅赤，甚者状如虾座，眵多黏稠。严重者可附有灰白色伪膜，拭后又生。

鉴别诊断 此病与天行赤眼相鉴别：二者均发病急骤，有白睛红赤，刺痒交作，碜涩疼痛，眵泪较多等症，预后均好；但天行赤眼乃因猝感疫疠之气，传染性强，易广泛流行，其病自觉畏光明显，同时多见白睛点片溢血、一过性黑睛星翳等症。

辨证分型 多因风热之邪侵袭，客留肺经，上犯白睛，猝然发病，故辨证根据此病特点，局部结合整体，详辨风重与热重，或风热并重之不同。

风重于热证 痒涩刺痛，羞明流泪，眵多黏稠，胞睑肿胀，白睛红赤；可伴有头痛鼻塞，恶风发热；舌质红，苔薄白或微黄，脉浮数。

热重于风证 目痛灼热，怕热畏光，热泪如汤，眵多黄稠，胞睑红肿，白睛红赤壅肿明显；全身兼见口渴烦躁，溲赤便秘；舌质红苔黄，脉数。

风热并重证 患眼焮热疼痛，刺痒较重，恶热畏光，泪热眵结，白睛红赤肿胀；兼见头痛鼻塞，恶寒发热，口渴思饮，便秘溲赤；舌质红苔黄，脉数。

治疗 包括内治法、外治法和针刺疗法。内治法以祛风清热为基本治则，外治法可用清热解毒中药点眼或熏洗。

内治法 ①风重于热者，治宜疏风解表、兼以清热，方选银翘散加减。若白睛红赤明显，可加野菊花、丹皮、紫草等药以清热解毒、凉血退赤；目痒多泪明显，可加桑叶、白蒺藜、蔓荆子等药以疏风清热止泪。②热重于风者，治宜清热泻火、兼以疏风，方选泻肺饮加减。白睛赤肿浮壅较甚者，重用桑白皮，酌加葶苈子、桔梗等药以泻肺利水消肿；白睛红赤明显，可加丹皮、生地等药以清热解毒、凉血退赤；大便秘结者，可加生大黄、芒硝等药以通腑泻热。③风热并重者，治宜祛风清热、表里双解，方选防风通圣散加减。若热毒偏盛，去麻黄、川芎辛热之品，加金银花、蒲公英、野菊花等药以清热解毒；若刺痒较重，加蝉蜕、白蒺藜、蔓荆子等药祛风止痒。

外治法 包括滴眼药水和熏洗。①滴眼药水，予清热解毒类眼药，如鱼腥草滴眼液，必要时可配合抗生素滴眼液或眼膏点眼。②熏洗，可选用蒲公英、紫花地丁、野菊花、黄连、黄芩、连翘等清热解毒之品，煎水熏洗患眼。

针刺疗法 ①针刺以泻法为主，选穴合谷、曲池、攒竹、丝竹空、睛明、瞳子髎、风池、太阳、外关、少商等，每次选 3~4 穴，每日 1 次。②点刺放血：酌选眉弓、眉尖、太阳穴、耳尖等穴点刺，放血2~3滴，每日1次。③耳针：选眼、肝、目2、肺等穴，留针20~30分钟，每日1次。

预防调护 一眼患病，睡时可取患侧卧位，以免眵泪惹及另眼；禁忌包眼，以免邪毒郁遏；医护人员在接触患者后，应注意洗手消毒，以防交叉感染；对急性期患者用过的洗脸用具及医疗器皿应严格消毒，防止传染；患者平素应注意个人卫生，不用手揉擦眼部，可用流动水洗脸。

转归预后 此病发病1~2周后痊愈，预后良好，不遗留黑睛翳障，不危害视力。

（周春阳）

nóng lòu yǎn

脓漏眼（gonococcal conjunctivitis） 以发病急剧，胞睑及白睛高度红赤壅肿，眵多如脓，易引起黑睛生翳溃破为主要特征的眼病。此病传染性极强，且发病急骤，进展迅速，双眼多同时受累，常因合并黑睛损害、致黑睛溃陷而严重危害视力，乃至眼球，预后较差。此病病名在中医眼科古籍中未有确切记载，近代根据其病症特点，眼部眵多如脓，漏出不止，称为脓漏眼。1986年出版的全国高等院校教材《中医眼科学》中将脓漏眼附在暴风客热之后，其后历版高等院校教材沿用此病名，并单列讲述。此病相当于西医学之超急性细菌性结膜炎，主要为淋菌性结膜炎，传染性极强、破坏性很大。成人淋菌性结膜炎主要是通过生殖器-眼接触传播而自身感染，或他人生殖器分泌物传染所致；新生儿则主要通过母体产道炎性分泌物直接感染。

病因病机 因外感疫毒之邪，致肺胃邪毒炽盛，夹肝火升腾，攻冲于目而发病。

诊断要点 ①有淋病史或接触史，新生儿患者母亲有淋病性阴道炎。②此病发病急骤，患眼碜涩疼痛，灼热羞明，热泪如涌，眵多似脓。成年患者潜伏期为10小时至3天，常有排尿困难、尿痛、尿急、尿血等症状。新生儿患者多在出生后2~3天发病，症状与成年人相似而较重，发热明显；3~5天后，可见大量脓性眼眵外溢，拭之即有，部分患者合并黑睛溃烂，严重者黑睛穿孔，形成蟹睛，甚至珠内灌脓；2~3周后，脓性眼眵减少，胞睑内红赤肥厚、粟粒丛生、白睛轻度红赤，可持续数月。此外，全身检查常在耳前扪及肿核，压之痛增，可有淋菌性尿道炎或阴道炎。③眼部检查：胞睑及白睛高度红赤壅肿，大量脓性眼眵。④实验室检查：眼分泌物涂片或结膜刮片发现淋球菌。

鉴别诊断 此病应与暴风客热相鉴别。二者均发病迅速，有传染性，白睛红赤、眵多；暴风客热无淋病史或相关接触史，自觉症状及胞睑、白睛红赤壅肿相对较轻、眼眵相对较少，一般不发生黑睛溃烂，分泌物涂片或结膜上皮细胞刮片不见淋球菌。

辨证分型 根据此病发病及演变特点，局部结合整体，可分为火毒炽盛证、气血两燔证、余热未尽证3种证型。

火毒炽盛证 眼部灼热疼痛，羞明难睁，眵多黄稠，拭之又生，白睛红赤，浮壅肿胀，黑睛星翳，或见睑内有点状出血及假膜形成；兼见发热恶寒，溲赤便秘；舌质红苔薄黄，脉数。

气血两燔证 眼部灼热疼痛剧烈，胞睑及白睛浮肿，赤脉深红粗大，眵多成脓，源源不断，黑睛溃烂，甚则穿孔；兼见身热头痛，口渴咽痛，小便赤痛，大便秘结；舌质绛红苔黄，脉弦数。

余热未尽证 病后数日，脓性眼眵减少，灼痛减轻，干涩不舒，睑内红赤粟粒丛生，白睛微红，黑睛翳障；舌质红苔薄黄，脉细数。

治疗 此病发展急骤，变化迅速，病势凶险，应全身与局部治疗相结合，紧急救治，并需配合全身及时使用足量抗生素急救治疗，常用青霉素、头孢曲松钠。

内治法 ①火毒炽盛者，治宜泻火解毒、行气利水，方选普济消毒饮加减。白睛红赤明显，加生地黄、牡丹皮、紫草清热解毒、凉血退赤；白睛浮壅肿胀较甚，加葶苈子、枳壳下气行水；黑睛生翳，可加夏枯草、谷精草清热退翳。②气血两燔者，治宜泻火解毒、气血两清，方选清瘟败毒饮加减。白睛赤脉深红粗大明显，可加紫草以增凉血活血之功；眵多成脓较甚，酌加金银花、紫花地丁、败酱草清热解毒；黑睛溃烂者，加夏枯草、青葙子、石决明清肝退翳；口干咽痛者，加天花粉、葛根清热生津；便秘溲赤明显，加生大黄、车前子通利二便。③余热未尽者，治宜清热消瘀、退翳明目，方选石决明散加减。宜去方中羌活、大黄，加川芎活血消瘀；黑睛遗留翳障明显者，加密蒙花、谷精草、珍珠母以增明目退翳之效。

外治法 包括洗眼、滴眼药水等。①洗眼，可用金银花、野菊花、紫花地丁、败酱草、蒲公英等清热解毒之品煎水外洗，每日2~3次；用3%硼酸液或1∶10 000的高锰酸钾溶液冲洗结膜囊，直至脓性眼眵减少或消失。②滴眼药水，予清热解毒类眼药，配合抗生素滴眼液滴眼。若黑睛

溃烂、瞳神紧小者，阿托品滴眼液或眼膏散瞳。

预防调护 患者应隔离，并彻底治疗；与患眼接触的医疗器械须严格消毒，若单眼患病，应用透明眼罩保护健眼；新生儿出生后，应常规应用抗生素滴眼液，必要时点用1%硝酸银溶液。

转归预后 此病发病迅速，但病程可能持续数月始能痊愈，如黑睛受累，可致黑睛生翳，影响视力。如失治误治，可能2~5天内变生黑睛窥破、珠内灌脓等恶候，危及视力，甚至眼珠。

（周春阳）

tiānxíng chìyǎn

天行赤眼（epidemic red eye）

外感疫疠之气，以白睛暴发红赤，可迅速传染并引起广泛流行为主要特征的眼病。俗称红眼病。此病多发于夏秋之季，起病急骤，常累及双眼，传染性较强，可广泛流行。类似于西医学的流行性出血性结膜炎，为病毒感染所致。《秘传眼科龙木论》将此病称为天行后赤眼外障，明·王肯堂《证治准绳·杂病》又称天行赤热症，《眼科统秘》则称为天行暴赤。《银海精微》称为天行赤眼，论述也最为详细，指其病因为“天地流行毒气”，并明确指出其传染性，“能传染于人，一人害眼传于一家，不论大小皆传一遍”，其症为“肿痛沙涩难开”，在治疗上除内服外点外，还指出此病不用劆洗，对预后则指“虽肿痛之重，终不伤黑睛瞳仁也”。《证治准绳·杂病》对此病病因除强调天时流行热邪之气外，还指出“而人或素有目疾，及痰火热病，水少元虚者，则尔我传染不一”。

病因病机 多因猝感疫疠之气，上犯白睛，或肺胃蕴热，兼感疫毒，内外合邪，上攻于目，疫热伤络，故而突发白睛红赤。

诊断要点 ①起病迅速，传染性强，易广泛流行，多双眼同时或先后发病。②自觉患眼砂涩灼痛，畏光流泪，眼眵清稀。全身可兼见头痛发热、咽喉肿痛、四肢酸痛等症。③眼部检查：白睛红赤，可呈点片状溢血。④耳前或颌下可扪及肿核。

鉴别诊断 此病与暴风客热相鉴别：二者均发病急骤，有白睛红赤，刺痒交作，砂涩疼痛，眵泪较多等症，预后均好；但暴风客热乃因猝感风热邪气，虽可流行，但不如此病传染性强，其病眵多黏稠，白睛虽红赤但难见点片溢血、一过性黑睛星翳等症。

辨证分型 根据此病特点和病程的不同，局部结合整体，辨证为初感疠气证和热毒炽盛证。

初感疠气证 患眼灼热刺痒，砂涩疼痛，羞明流泪，眼眵稀薄，胞睑微红，白睛红赤有点片状溢血；伴见发热头痛，鼻塞流涕，耳前颌下可扪及肿核；舌质红苔薄黄，脉浮数。

热毒炽盛证 患眼灼热砂痛，热泪如汤，胞睑红肿，白睛红赤，片状溢血；口渴引饮，头痛烦躁，耳前颌下肿核按之疼痛，便秘溲赤；舌质红苔黄，脉数。

治疗 此病系感受疫疠之气所致，疫热之毒属阳邪，故清热之中宜加泻火解毒之品；疫热伤络，白睛溢血，酌加凉血止血之品；外治可用清热解毒中药点眼、熏洗，配合针刺疗法。

内治法 ①初感疠气者，治宜疏风清热，方选驱风散热饮子加减。方中可酌加金银花、黄芩、蒲公英、板蓝根等以增强清热解毒之功；白睛红赤、溢血严重，酌加牡丹皮、生地黄、紫草清热凉血退赤。②热毒炽盛者，治宜泻火解毒，方选普济消毒饮加减。白睛红赤壅肿明显，加生石膏、知母、桑白皮清泻肺胃之热；白睛溢血严重，加紫草、牡丹皮、赤芍清热凉血；黑睛生星翳者，酌加蝉蜕、木贼、石决明散邪退翳。

外治法 包括滴眼药水和熏洗。①滴眼药水，予清热解毒类眼药，或抗病毒滴眼液。②熏洗，可选用蒲公英、紫花地丁、野菊花、黄连、黄芩、连翘等清热解毒之品，煎水熏洗患眼。

针刺疗法 见暴风客热。

预防调护 患者的用具及医疗器皿应严格消毒，防止传染；禁忌包眼，以免邪毒郁遏；医护人员注意洗手消毒，以防交叉感染；流行区域人员尽量避免出入游泳池等公共场所，以免感染。

转归预后 此病发病1~2周后痊愈，预后良好，一般不遗留黑睛翳障，不危害视力。

（周春阳）

tiānxíng chìyǎn bàoyì

天行赤眼暴翳（epidemic red eye with acute nebula）

因感受疫疠之气，突发白睛红赤，继之黑睛生翳，且会传染流行的眼病。又称大患后生翳、暴赤生翳。此病双眼同时或先后发病，可散发，也可传染流行，病程较长，重者迁延数月。类似于西医学的流行性角膜结膜炎，由腺病毒感染所致。病名首见于明·徐春甫《古今医统大全》，指此病“因运气所加，风火淫郁，大概患眼赤肿，泪出而痛，或致头额俱痛，渐生翳障……”《银海精微》称为大患后生翳，认为此病“与天行赤眼同一症也”，但“天行赤眼只一候或七日愈矣，虽同，无生翳之患”，指出了二者的区别。清·吴谦《眼科心法要诀》将此病称为暴赤生翳，指其症状为“赤肿、热泪、羞明、痒”。

病因病机 外感疫疠毒邪，内兼肺火亢盛，内外合邪，肺金凌木，侵犯肝经，上攻于目而致病。

诊断要点 ①发病迅速，双眼同时或先后罹患。②患眼自觉砂涩疼痛，灼热羞明，眵稀泪多，视物模糊。③眼部检查：初起胞睑微肿，泪多眵稀，白睛红赤壅肿，耳前及颌下扪及肿核并有压痛；7~10天后，病情发展，黑睛出现星翳，多位于黑睛中央；黑睛星翳可持续数月之久，以后逐渐消退。

鉴别诊断 此病与天行赤眼相鉴别：二者均发病急骤，由疫疠毒邪所致，有传染性，见白睛红赤，刺痒交作，砂涩疼痛，泪多眵稀等症；但天行赤眼为病初一过性黑睛星翳，不遗留瘢痕，预后良好，而此病病久星翳簇生，可致宿翳，影响视力。

辨证分型 多因猝感疫疠之气，上攻于目，致白睛红赤、黑睛生翳并见，肺肝同病为其特点，辨证局部结合整体，可辨为疠气犯目、肝火偏盛、余邪未清等证。

疠气犯目证 患眼涩痒刺痛，畏光流泪，眼眵清稀，胞睑微肿，白睛红赤浮肿，黑睛星翳；伴有头痛发热、鼻塞流涕；舌质红苔薄白，脉浮数。

肝火偏盛证 患眼砂涩刺痛，羞明流泪，视物模糊，黑睛星翳簇生，抱轮红赤；兼见口苦咽干，便秘溲赤；舌质红苔黄，脉弦数。

余邪未清证 患眼目珠干涩不爽，白睛红赤渐退，但黑睛星翳未尽；口干咽燥，干咳少痰；舌红少津，脉细数。

治疗 包括内治法、外治法和针刺疗法。此病白睛、黑睛同时受累，肺肝同病，治疗应肝肺同治，且不能因白睛红赤消退而忽视黑睛星翳的治疗，宜酌加退翳明目之药，否则会造成黑睛星翳迁延难愈。

内治法 ①疠气犯目者，治宜疏风清热、退翳明目，方选菊花决明散加减。白睛红赤浮肿明显，加桑白皮、金银花清热泻肺；黑睛星翳较多，可加蝉蜕、白蒺藜、木贼祛风退翳；涩痛流泪明显，可加连翘、荆芥穗、白芷清热疏风止泪。②肝火偏盛者，治宜清肝泻火、退翳明目，方选龙胆泻肝汤加减。可加蝉蜕、密蒙花、谷精草以增疏风清热退翳之功；畏光砂涩疼痛明显，可加夏枯草、白芷、决明子疏风清肝。③余邪未清者，治宜养阴祛邪、退翳明目，方选消翳汤加减。可加天门冬、麦门冬、沙参以助养阴生津之效；黑睛星翳伴畏光者，可加谷精草、石决明、乌贼骨清肝明目退翳。

外治法 包括滴眼药水和熏洗。①滴眼药水，予清热解毒类眼药，或抗病毒滴眼液。②熏洗，可选用大青叶、金银花、蒲公英、决明子、青葙子、野菊花等清热解毒退翳之品，水煎熏洗。

针刺疗法 见天行赤眼。

预防调护 见天行赤眼。

转归预后 病程较长，重者迁延数月，可因黑睛生翳，危害视力。

（周春阳）

shí fù zhèng

时复症（seasonal eye disease）

白睛红赤，目痒，年年至期而发，过期而愈，呈周期性反复发作的眼病。此病名首见于明·王肯堂《证治准绳·杂病·七窍门上》，谓此目病“或年之月，月之日，如花如潮，至期而发，至期而愈。”因此病患眼“非若常时小眼之轻，乃如虫行而痒不可忍也”，故亦属痒若虫行症之范畴。又由于患眼时感“忽然痒极难忍”的特征，《秘传眼科龙木论·眼痒极难忍外障》也有记载：“初患之时，忽然痒极难忍。”此病好发于青少年，男性居多，常双眼罹患，其病程可长达数年甚至数十年，随年龄增长逐渐减轻或自愈。类似于西医学之春季卡他性结膜炎。

病因病机 起病常因肺卫不固，风热时邪外袭，上犯白睛、胞睑，壅遏脉络，往来流行于胞睑肌肤腠理之间；或脾胃湿热，复感风邪，风湿热邪相搏，滞结胞睑、白睛所致。

诊断要点 ①双眼奇痒难忍，砂涩畏光，周期性发作，常在春夏发作，秋冬缓解。②眼部检查：胞睑内面排列似铺路卵石样的扁平颗粒丛生；白睛呈污红色或黄浊色；或见黑睛边缘出现灰黄色或黯红色胶冻样结节隆起。③实验室检查：结膜刮片可见嗜酸性粒细胞或嗜酸性颗粒。

鉴别诊断 时复症与椒疮相鉴别：二者在胞睑内面均有颗粒丛生，椒疮颗粒较小，色红而坚，愈后遗留瘢痕，目非奇痒难忍，无周期性发病的特点；重症可见赤膜下垂；时复症则颗粒较大，硬而扁平，如铺路之卵石样排列，双眼奇痒，有季节性发病和周期性发作的特点。

辨证分型 发病虽与患者自身卫外不固有关，但致病多因风、热、湿邪而起，故辨证常见风热壅目证和湿热夹风证。

风热壅目证 眼内灼痒，每于春暖季节发作，睑内有红色颗粒，排列如铺路卵石样。遇风吹日晒或近火熏灼之后，症情往往加重，舌红，苔薄白或黄，脉数。

湿热夹风证 眼内奇痒难忍，眵泪胶黏，胞睑沉重，白睛黄浊，舌红，苔黄腻，脉数。

治疗 此病预防重于治疗。由于发病与患者的体质有密切关系，外因仅为诱发因素，故在每年春夏发病前即应注意多防护，全身调理，增强体质。治疗包括内治法、外治法和针刺疗法。内治主要应用疏风清热、除湿止痒等法，尚需结合全身症状综合调治。

内治法 ①风热壅目者，治宜疏风清热、凉血消滞，方选加减四物汤加减；②湿热夹风者，治宜清热除湿、祛风止痒，方选除湿汤加减，若风邪较重，可酌加乌梢蛇、川芎、羌活、薄荷、蝉蜕、白藓皮等增强祛风止痒功效。

外治法 包括滴眼药水、熏洗和冷敷。①滴眼药水，予清热解毒类眼药，如金珍滴眼液，或加用细胞稳定剂，如色甘酸钠滴眼液，必要时短期配合糖皮质激素滴眼液，如地塞米松滴眼液。②熏洗，辨证选用祛风清热、除湿止痒的中药煎煮，取药液熏洗或湿热敷，也可以进行超声雾化。③冷敷，局部冷敷可减轻症状。

针刺疗法 取承泣、光明、外关、合谷等穴，每日1次，10次1疗程。

预防调护 避开可能的变应原，佩戴有色眼镜，避免强光刺激；忌烟酒，少食辛辣厚味之品；缓解期可益气健脾以故其本，对防止复发或减轻复发症状有积极的意义。

转归预后 此病病程较长，可随年龄增长逐渐减轻或自愈。

（廖品正）

yǎng ruò chóngxíng

痒若虫行（eye itching as a bug moving）

以眼部发痒为主症。类似西医学的过敏性结膜炎。古代有痒极难忍、眼内风痒等记载。《秘传眼科龙木论·眼痒极难忍外障》中说“此眼初患之时，忽然时时痒极难忍，此乃肝脏有风，胆家壅热冲上所使，切宜镰洗出瘀血，火针针阳白太阳二穴”，描述了此病起病突然，时时作痒的特点。宋·王怀隐《太平圣惠方》：“夫目痒急者，是风气客于睑眦之间，与血气津液相搏，使眦痒而泪出”，指出了此病症势急，症状为眼痒、流泪特点。明·王肯堂《证治准绳·杂病·七窍门上·目痒》，“非若常时小痒之轻，乃如虫行而痒不可忍也”。明·傅仁宇《审视瑶函》亦记载其病因及论治，并指出目痒是多种眼病都具有的症状，“为病不一，须验目上有无形证，决其病之进退，至如有障无障，皆有痒极之患，病源非一”。

病因病机 风邪夹热、或夹湿上犯于目，与气血津液相搏，而致目痒；或肝血不足，虚风内动发为目痒。

诊断要点 ①目痒若虫行，甚痒极难忍，或反复发作。②可见白睛红赤，或红赤不显。

辨证分型 发病多与风邪有关，风邪常夹热或湿上犯目系，亦可因肝血虚而风动，故辨证常见风邪侵袭证、风热袭目证、湿热夹风证和血虚生风证。

风邪侵袭证 眼痒，遇风加重，眼红赤不显，视力如常。

风热袭目证 双眼痒，迎风痒甚，有灼热感，舌红，苔薄白或黄，脉数。

湿热夹风证 眼内奇痒难忍，或痒若虫行，或口苦，舌红，苔黄腻，脉数。

血虚生风证 痒涩兼作，时作时止，失眠更甚，全身其他症状不明显，舌淡，苔白，脉细。

治疗 多从风论治，包括内治法和外治法。内治主要应用祛风散邪止痒之法。

内治法 ①风邪侵袭者，治宜祛风散邪止痒，方选驱风一字散加减。②风热袭目者，治宜疏散风热，散邪止痒，方选菊花散，或川椒方，若热重，可加牛蒡子、薄荷等辛凉之品。③湿热夹风者，治宜祛风清热，除湿止痒，方选除湿汤加减，可酌加白鲜皮、地肤子祛湿止痒。④血虚生风者，治宜养血息风，方选四物汤加味。

外治法 包括滴眼药水、熏洗和冷敷。①滴眼药水，可滴用清热眼液，如熊胆滴眼液等。或滴用抗组胺和肥大细胞抑制剂，色甘酸钠眼液、奥洛他定眼液等，重者短期配合糖皮质激素滴眼液。②熏洗，辨证选用祛风清热、除湿止痒的中药煎煮，取药液熏洗，也可以进行超声雾化。③冷敷，局部冷敷可减轻症状。

预防调护 避免揉眼，避开可能的变应原；忌烟酒，忌辛辣刺激之品。

转归预后 此病与个人体质有关，预后大多良好。

（宋剑涛）

jīngān

金疳（golden malnutrition of eye）

白睛表层突起形如玉粒之小泡，周围绕以赤脉。因病在白睛，白睛属肺，肺属金，故称为金疳。又称金疡。以单眼发病为多，亦有双眼同时或先后发病者。体质虚弱之人，每易反复发作。类似于西医学之泡性结膜炎。病名首见于明·王肯堂《证治准绳·杂病·七窍门》，指其“初起与玉粒相似，至大方变出祸患，生于睥内，必碍珠涩痛以生障翳，生于气轮者则有珠痛泪流之苦，……久而失治，违戒反触者，有变漏之患”。但该书对病因和治疗没有论及。其后，明·傅仁宇《审视瑶函·目疣》提出以泻肺利气兼以养阴的泻肺汤治疗此病。清·黄庭镜《目经大成》称此病为金疡，指其“玉粒生睛上”“生于气轮，状如金粟，粒数无定，眵泪涩痛”，以泻白散治之。

病因病机 此病生于白睛，多责之于肺。或因外感燥热，内客肺经，肺失宣发清肃之功，气机郁滞。气滞则血瘀，故白睛病生细小颗粒，周围绕有赤脉，患眼隐涩不适；或肺阴不足，虚火上炎，肺属金，金生水，肺阴不足，肾水无以滋生，水火不济，故而上炎，使白睛血络受迫，滞结为疳；或因脾胃失调，肺失所养。脾胃虚弱，运化无力，土不生金致肺失所养，肺气化不利，气滞血瘀，引发此病。

诊断要点 ①此病患眼隐涩不适，或微有疼痛及畏光，眵泪不多，一般无碍视力。②眼部可查见白睛表层灰白色形如玉粒之颗粒，大小不一，周围绕以赤脉，推之可移，颗粒部位不定，多为一个，也可多个。颗粒可于顶部溃破，形成凹陷，多于一周左右愈合，颗粒消失，不留痕迹。

鉴别诊断 此病与火疳相鉴别：二者均发于白睛，但金疳发于白睛表层，如玉粒样小泡隆起，周围绕以赤脉，推之可动，目痛较轻，眵泪不多，病程较短，不波及瞳神，一般不影响视力；而火疳发于白睛里层，呈紫红色结节样隆起，推之不移，目痛较剧，羞明泪多，病程较长，失治误治后可波及黑睛、瞳神，甚者影响视力。

辨证分型 此病发于白睛，位于气轮，归于肺经，辨证局部结合整体，可分为肺经燥热证、肺阴不足证和肺脾两虚证。

肺经燥热证 患眼涩痛畏光，泪热眵结，白睛上小泡样颗粒隆起，其周围赤脉怒张；兼有口渴鼻干，便秘溲赤；舌红苔黄，脉数有力。

肺阴不足证 眼部隐涩微疼，眵泪不结，白睛颗粒不甚高隆，周围血丝淡红，且病久难愈，或反复发作；兼有干咳，五心潮热，便秘等；舌质红，少苔，脉细数。

肺脾两虚证 白睛涩痛轻微，红赤不显，小泡反复难愈；兼全身乏力，便溏或便秘，食欲不振，咳嗽有痰，腹胀不舒；舌质淡，苔薄白，脉细无力。

治疗 此病位于白睛，属于气轮，故治肺为本。如病初起，治宜泻肺利气散结，使气畅血行；如反复发作，或缠绵不愈，则应润肺益气，复其宣发肃降之功；外治可用清热解毒中药点眼或熏洗。

内治法 ①肺经燥热者，治宜泻肺散结，方选泻肺汤加减。红赤重者，加赤芍、丹皮以凉血活血退赤，加连翘以增清热散结之功；若结节位于角膜缘者，加夏枯草、决明子以清肝泻火；大便秘结者，加大黄以泻腑清热。②肺阴不足者，治宜滋阴润肺、兼以散结，方选养阴清肺汤加减。目中津亏干燥者，加石斛、花粉清热生津；畏光流泪重者，加密蒙花、决明子、木贼清肝泻火。③肺脾两虚者，治宜脾肺双补，方选参苓白术散加减。可加防风、桑白皮、赤芍以退赤散结；小泡久不消散者，原方去甘草，加昆布、海藻软坚散结。

外治法 滴眼药水，用清热解毒类眼药，或以糖皮质激素滴眼液点眼。

预防调护 宜少食辛辣炙煿及油腻之品；积极寻找及治疗诱发此病的潜在性疾病，加强体育锻炼，增强体质，注意营养，适当补充各类维生素。

转归预后 此病预后良好，但可反复发病。

（高健生）

huǒgān

火疳（fire malnutrition of eye）

白睛里层有紫红色结节样隆起，且疼痛拒按的眼病。因系心肺两经实火上攻白睛，火邪无从宣泄，结聚克伐肺金而致，故称之为火疳，又称火疡。好发于成人，女性为多。且病程长，易反复，失治可波及黑睛及黄仁，甚至失明。类似于西医学之表层巩膜炎、前部巩膜炎。病名首见于明·王肯堂《证治准绳·杂病·七窍门》，指其“生于睥眦气轮，在气轮为害尤急，盖火之实邪在于金部，火克金，鬼贼之邪，故害最急。初起如椒疮榴子一棵，小而圆或带横长，而圆如小赤豆，次后渐大，痛者多，不痛者少。不可误认为轮上一颗如赤豆之证，因瘀积在外易消者，此则从内而生也”，对此病从病因、症状，以及鉴别诊断均有论述。其后，明·傅仁宇《审视瑶函·目疣》进一步指出：“火疳生如红豆形，热毒应知患不轻。两眦目家犹可缓，气轮犯克急难停，重则破漾成血漏，轻时亦有十分疼。清凉调治无疑惑，免致终身目不明”，对此病预后，尤其是偏漏、失明等并发症和不良预后作出补充。《银海指南》《目经大成》称为火疡，指其“初起如蓁椒，继如红豆蔻，生于内睑间，着气轮者为急”，治疗上“须黄连解毒汤”。

病因病机 此病生于白睛，多责之于肺。或因肺热亢盛，气机不利，以致气滞血瘀，滞结为疳，病从白睛而发；或因心肺热毒内蕴，火郁不得宣泄，上迫白睛所致；或因素患痹证，风湿久郁经络，郁久化热，风湿热邪循经上犯于白睛而发病；或因肺经郁热，日久伤阴，阴虚火旺，上攻白睛。

诊断要点 ①多发于青年女性，病程长，易反复发作。②症状轻者，患眼涩痛或局部疼痛，羞明流泪；重者疼痛剧烈，痛连眼眶四周，或眼珠转动时疼痛加剧，羞明流泪，视物不清等。③眼部可查见白睛深部向外突起一紫红色结节，其形或圆或椭圆，大小不等，推之不移，压痛明显，白睛混赤浮肿，隆起之结节可由小渐渐增大，周围布有紫赤血脉，一般很少溃破。④常致白睛青蓝或并发瞳神紧小、瞳神干缺，甚则偏漏。

鉴别诊断 见金疳。

辨证分型 此病发于白睛深层，位于气轮，以肺热蕴结为主，辨证局部结合整体，并结合病情演变，可分为肺热郁火证、心肺热毒证、风湿热邪攻目证，以及久病伤阴，虚火上炎证。

肺热郁火证 发病较缓，患眼疼痛不适，羞明欲闭，白睛局部结节隆起，色呈紫红，触按痛重；兼发热、口干、咽痛，甚则便秘等症；苔黄，脉数。

心肺热毒证 发病较急，患眼疼痛明显，羞明流泪，视物不清等症较重；白睛结节大而隆起，周围血脉赤紫怒张，压痛明显，病变多在睑裂部位；兼口苦咽干，便秘溲赤；舌质红，苔黄，脉数有力。

风湿热邪攻目证 白睛结节，色较鲜红，周围有赤丝牵绊，眼珠闷胀而疼，且有压痛感，自觉羞明流泪，视物不清；兼有骨节疼痛，肢节肿胀，胸闷纳减，病程缠绵难愈；苔白厚或腻，脉滑或濡。

久病伤阴，虚火上炎证 病情反复发作，病至后期，症见结节不甚高隆，血丝色偏紫黯，四周有轻度肿胀，压痛不甚明显，眼感痠痛，畏光流泪，视物欠清；兼口咽干燥，或有潮热颧红，便秘不爽；舌红少津，脉细数。

治疗 以泻肺热为本，且因邪热每多累及血分，所以治疗时应顾及血分，酌加活血散结之品。火疳后期，病人往往表现虚实兼杂。外治可用清热解毒中药点眼或熏洗。

内治法 ①肺热郁火者，治宜泻肺利气、活血散结，方选泻白散加减。热甚，可加金银花、连翘、浙贝清热散结；瘀甚，加玄胡索、郁金活血化瘀，散结消滞。②心肺热毒者，治宜泻火解毒、凉血散结，方选还阴救苦汤加减。临证应用时，可酌情减少细辛、羌活等辛温之药或药量。③风湿热邪攻目者，治宜祛风化湿、清热散结，方选散风除湿活血汤加减。红赤甚者，加丹皮、丹参凉血活血消瘀，加桑白皮、地骨皮清泻肺热；若骨节酸痛、肢节肿胀者，加豨签草、秦艽、络石藤、海桐皮祛风湿、通经络。④久病伤阴、虚火上炎者，治宜养阴清肺、兼以散结，方选养阴清肺汤加减。阴虚火旺者，去薄荷，加知母、黄柏、地骨皮滋阴降火；白睛结节日久，难以消退者，酌加丹参、郁金、夏枯草清热消瘀散结。

外治法 包括滴眼药水和熏洗。①滴眼药水，清热解毒类眼药，或抗生素滴眼液及糖皮质激素类滴眼液。合并瞳神紧小者，须以1%阿托品滴眼液或眼膏散瞳。②熏洗，可以内服药渣再煎水熏洗，减轻眼部症状，缩短病程。也可将内服药渣再煎水局部湿热敷。

预防调护 宜少食辛辣炙煿及油腻之品，戒烟戒酒，以免助热化火，伤阴耗液；积极寻找及治疗诱发此病的潜在性疾病，加强体育锻炼，增强体质，注意营养，适当补充各类维生素；注意起居，寒暖适中，避免潮湿。

转归预后 此病病程缠绵，易反复发作，如失治误治，常致白睛青蓝或并发瞳神紧小、瞳神干缺，甚则偏漏，并可危及视力。

（高健生）

báijīng qīnglán

白睛青蓝（blueish white of the eye）

指傍黑睛边缘的白睛深层某处，有紫蓝色或青灰色肿胀隆起，反复发作，日久该处白睛变成青蓝之色。类似于西医学深层巩膜炎及后期的巩膜葡萄肿。病名见于明·王肯堂《证治准绳·杂病·七窍门》。《审视瑶函》称此病为目珠俱青，曰："此症乃目之白睛忽变青蓝色也，……失治者，瞳神损而终身疾矣"。清·张璐《张氏医通·七窍门》也称目青。

病因病机 多因热毒火邪郁结白睛，而致白睛青蓝；或曾患火疳之疾，白睛红赤消退后，遗留紫蓝或青灰色斑于白睛之上；也可由全身疾患，如梅毒、结核等犯目引起。

诊断要点 ①初起自觉眼珠胀痛，畏光流泪，日久危及视力。②眼部检查：白睛深层、黑睛边缘形成隆起，周围紫红肿胀，有明显压痛。反复发作，患处白睛变薄，且变为青蓝之色。③单眼或双眼同时发病。

鉴别诊断 与白睛色素痣相

鉴别：二者均可在白睛见青蓝之色，但白睛色素痣虽在白睛见一处或多处青蓝之色，但白睛不赤不肿，无任何不适，视力无碍。

辨证分型 此病多由火疳传变，辨证除参考火疳外，也应考虑肺火亢盛，金乘肝木的传变关系，以及正邪交错，虚实兼杂，病程迁延，反复不愈等情况。辨证常见肝肺热盛和正虚邪衰证。

肺热亢盛证 自觉眼珠胀痛，畏光流泪；白睛深层、黑睛边缘形成隆起，周围紫红肿胀，反复发作，自黑睛边缘有白翳入侵，甚至波及瞳神，致瞳神紧小；口渴咽干，口苦耳鸣，烦躁易怒，苔黄，脉弦有力。

正虚邪衰证 其病日久，白睛肿赤渐消，但病变之处白睛变薄，色呈青蓝；可见气阴两虚或气血不足之全身兼症和舌脉表现。

治疗 应参考火疳之证治，且此病易传变和进展，亦应中西医综合救治，如有全身诱发疾病，应结合全身病治疗。

内治法 ①肺热亢盛者，治宜泻肺散结、清肝退翳，方选菊花决明散加减。②正虚邪衰者，治宜扶正祛邪、养肝退翳，方选消翳汤加减。

外治法 予清热解毒类眼药，如鱼腥草滴眼液。病情严重时应予散瞳剂，短期配合糖皮质激素滴眼液，如地塞米松滴眼液。

针刺疗法 取列缺、尺泽、合谷、曲池、攒竹、承泣、太阳等穴，每日1次，10次为一疗程。

预防调护 忌烟酒，少食辛辣厚味之品；积极治疗火疳，防其传变。

转归预后 此病病程漫长、可日渐加重，危及视力，甚则致盲或毁损目珠。

（周春阳）

bàolù chìyǎn shēngyì

暴露赤眼生翳（nebula due to exposed cornea） 眼睑闭合不全或完全不能闭合，白睛、黑睛暴露于外，引起眼赤肿痛、黑睛生翳的眼病。病名见于《银海精微》，谓此病：“（黑睛）暴露者痛而生翳”。清·张璐《张氏医通·七窍门》又称此病暴露赤眼症。类似于西医学之暴露性角膜炎。

病因病机 因先天或外伤等原因，致使胞睑缺损；面瘫口眼㖞斜，或瘢痕牵引，导致胞睑闭合不全；或眼眶肿物或全身疾病引起目珠突起，以致胞睑闭合不全。胞睑闭合不全，致使白睛、黑睛暴露于外、失于濡养，又受风热侵袭，或兼肝胆积热，上扰于目。

诊断要点 ①胞睑缺损或闭合不全。②自觉眼痒、眼涩，或眼痛、羞明流泪。③白睛红赤，黑睛生翳，甚则溃陷。④愈后黑睛遗留程度不一翳障，影响视力。

鉴别诊断 与天行赤眼暴翳相鉴别：二者虽均见眼赤肿痛、黑睛生翳，但天行赤眼暴翳乃尔我相传，广泛流行，眵稀而黏，胞睑闭合自如，发病后1~2周黑睛生翳；而此病可见胞睑不能闭合或闭合不全，可以此鉴别。

辨证分型 此病因眼睑闭合不全致白睛、黑睛暴露于外失于濡养，又受风热侵袭，或兼肝胆积热，上扰于目。

风热犯目证 胞睑不能闭合，眼干涩少津，涩痛微痒，白睛红赤，黑睛干燥、生翳，苔薄黄，脉浮数。

肝胆热盛证 胞睑不能闭合，羞明畏光，涩痛流泪，白睛黑睛暴露于外，白睛赤肿，黑睛星翳，甚则溃烂。头昏头痛，口苦咽干，舌红，苔黄，脉弦。

治疗 此病因眶内肿物或全身疾病引起者，首当治其主病；因胞睑缺损或瘢痕所致者，应行手术修复。内治主要辨证论治，应用祛风清热、清泻肝火等法。

内治法 ①风热犯目者，治宜祛风清热，方选桑菊饮加减，酌加车前子、蝉蜕等退翳之品；②肝胆热盛者，治宜清肝泻火，方选龙胆泻肝汤加减，若风邪较重，可酌加羌活、薄荷、蝉蜕等。

外治法 可予清热解毒类眼药，如鱼腥草滴眼液，必要时予抗生素滴眼液。

预防调护 积极治疗原发疾病，积极纠治胞睑闭合不全。

转归预后 此病多因黑睛生翳而遗留瘢痕，不同程度影响视力。如因失治误治，可致黑睛溃烂，甚则失明。

（周春阳）

bái sè zhèng

白涩症（dry eye） 以白睛不红不肿、自觉眼干、沙涩不适为主要症状的眼病。属于西医学中“干眼病”的范畴。明·傅仁宇《审视瑶函·卷之三·白痛·白涩症》首次描述了此病的主要症状、病机和治疗方剂：“不赤不肿，爽快不得，沙涩昏蒙，名曰白涩。”

病因病机 多因外感疫邪停留或余邪未尽，隐伏脾肺两经，阻碍津液之敷布；或日久风沙、尘埃侵袭或长期于空调房及近火烟熏等刺激，致肺卫气郁不宣，化燥伤津，肺阴不足不能上荣于目所致；或沉酒恣燥、肥甘厚味，致脾胃蕴结湿热，郁久伤阴而致；或劳瞻竭视、过虑多思、房劳太过致肝肾亏虚，精血暗耗，目失濡泽所致；或劳伤过度，体虚气衰，气机衰惫，不能敷布精微，充泽五脏、上荣于目致目失濡养。

诊断要点 ①患眼干涩不爽，沙涩不适。②眼部检查见赤脉隐隐，或可见黑睛点状荧光素染色。

鉴别诊断 与时复症相鉴别，二者均有赤脉隐隐，但此病以干涩不适症状为主，而时复症目奇痒难忍，周期性发病的特点。

辨证分型 辨证常见邪热留恋证、肺阴不足证、湿热伤阴证、肝肾阴虚证和气阴两虚证。

邪热留恋证 患暴风客热、天行赤眼之后期，目干涩痛，眵少羞明，轻微畏光流泪，白睛赤丝少而久不退，舌质红，苔薄黄，脉浮数。

肺阴不足证 目珠干燥乏泽，干涩、磨痛、口干鼻燥，大便干。舌红少津，脉细数。

湿热伤阴证 目珠干燥、干涩、疼痛、视物模糊，眼眵呈丝状，口黏或口臭，便秘不爽，溲赤而短，舌红或舌边齿印，苔黄微腻或黄厚腻略干，脉细濡数。

肝肾阴虚证 目珠干燥乏泽，干涩畏光，视物模糊，视疲劳，口干唇燥裂，失眠多梦，头晕耳鸣，舌质红，少苔或无苔，脉沉细。

气阴两虚证 目珠干燥失却莹润之泽，白睛微红皱褶，黑睛生翳，干涩磨痛，视物模糊，神疲乏力，口干舌燥，夜寐不实，舌淡少苔，脉细无力。

治疗 此病的治疗目标是促进泪液分泌和建立健康的泪膜环境，适当治愈形成上皮，重建眼表功能。完成以上目标需依赖多种途径。首先要消除引起眼干涩的一切诱因，此为治疗的关键及最佳方法。对于轻度干涩患者，局部使用人工泪液，结合中药辨证施治，调整机体内环境，必要时戴硅胶眼罩、湿房镜或潜水镜可获较好的临床效果。对重症患者，除局部治疗外，配合手术治疗及中药辨证施治，临床资料显示可达到一定的疗效。

内治法 包括中药治疗和西药治疗。

中药治疗 ①邪热留恋者，治宜清热利肺，方选桑白皮汤去泽泻、茯苓加金银花、薄荷以加强疏散外邪之力，方中桑白皮、黄芩清利肺气为主药，地骨皮甘淡而寒，泻肺中伏火为辅药，二者相伍，使肺热清而气机宣畅，佐以菊花、旋覆花加强清肺热之功，玄参、麦冬养肺阴以润燥，桔梗通阳开窍，开肺气之结，使津液得布，甘草调合诸药。②肺阴不足者，治宜养阴清肺、生津润燥，方选养阴清肺汤加减。③湿热伤阴者，治宜滋阴利湿、宣畅气机，方选三仁汤和二至丸加减。湿热瘀阻经络致关节疼痛胸闷不畅者加独活、羌活、枳壳、丹参等。④肝肾阴虚者，治宜滋补肝肾，方选杞菊地黄丸加减。心烦失眠者加柏子仁、炒枣仁养心安神。⑤气阴两虚者，治宜润肺益气养阴，方选沙参麦冬汤加减。

西药治疗 口服必嗽平、盐酸毛果云香碱或新斯的明，可以促进部分患者泪液的分泌，但疗效尚不肯定。

外治法 包括滴眼药水、保存泪液及手术治疗。

滴眼药水 可选用玻璃酸钠、羧甲基纤维素钠等人工泪液眼药水，每日 3~6 次，每次一滴，补充泪液。如黑睛点状上皮脱落，可使用重组牛碱性成纤维细胞生长因子眼药水，每日 4~6 次，每次一滴促进黑睛上皮修复。

保存泪液 ①戴硅胶眼罩、湿房镜或潜水镜，提供一密闭环境，减少眼表面空气流动及泪液的蒸发达到保留泪液目的。②绷带角膜接触镜（治疗性角膜接触镜，浸水软镜），对轻症患者，尤伴有丝状角膜炎的患者可收良效，但需保持镜片湿润状态。重症患者不配戴绷带角膜接触镜，因此类患者戴镜 5~10 分钟后，镜片即干燥脱落。

手术治疗 包括泪点缝合术、泪管栓塞术，自体游离颌下腺移植再造泪腺术及激光或热烧灼泪小点等。

预防调护 经常在电脑屏幕前工作的人员，宜将计算机的屏幕放低一些，使眼睛朝下看，减少睑裂的暴露面积从而使泪液蒸发减少；在电脑终端及长期在空调房工作的人员，要养成经常眨眼的习惯，每分钟眨眼最好 15~20 次，有利于眼表泪膜的形成；多食富含维生素 A 的食品，如胡萝卜、豆类、动物肝脏。少食辛辣煎炒及肥甘厚味之物，并戒烟慎酒；老年人可经常轻轻按摩眼球，促进结膜杯状细胞的分泌。

转归预后 病程较长，如注意预防调护可减轻症状，一般不会造成严重后果，预后较好。

（王育良 张传伟）

shénshuǐ jiāngkū

神水将枯（exhaustion of spirit water） 津液亏损，泪液极度减少，导致目珠干燥失泽，黑睛生星翳为主要表现的眼病。明·傅仁宇《审视瑶函》谓：“珠外神水干涩，而不莹润，……乃火郁蒸膏泽，故精液不清，而珠不莹润，汁将内竭，虽有淫泪盈珠，亦不润泽。”此病和西医学中干燥综合征的眼部表现相似。患眼严重的干涩不爽，沙涩不适。眼部检查见赤脉隐隐，或可见黑睛点片状荧光素染色。此病和白涩症同属西医学干眼的范畴，但神水将枯相较白涩症的眼干症状更为严重。具体内容详见白涩症。

（王育良　张传伟）

báijīng yìxuè

白睛溢血（hemorrhagic white eye）白睛表层血络受损，血溢络外，出现点或片状血斑，甚或遍及白睛的病症。此病多见于中老年人。类似于西医学之结膜下出血。由于出血鲜红，明·王肯堂《证治准绳·杂病·七窍门》称此病为色似胭脂症，谓其“白睛不论上下左右，但见一片或一点红血，俨似胭脂抹者是也”。也称白睛凝脂、血逆眼。

病因病机　起病常因热邪客于肺经，肺气不降，血热妄行；或素体阴虚或年老精亏，虚火上炎，灼伤脉络，血溢白睛；或剧烈呛咳，呕吐，眼部外伤，致使气逆上冲，目络破损而血溢络外；亦因酗酒过度，以及妇女逆经等，导致血不循经。

诊断要点　①此病自觉症状常不明显，目无肿痛，或有隐涩，不损视力，多为他人发现。②眼部检查：见某一区域或弥漫于整个白睛表面下点、片状出血斑。新鲜出血色鲜红，边界清晰，日久色变暗呈棕黄色。一般发病3日以内者出血可能有增加趋势，1~2周逐渐吸收消退。

鉴别诊断　与天行赤眼相鉴别。天行赤眼虽可有白睛表层下溢血，但其病乃双侧白睛突发赤肿，灼热刺痒，畏光流泪。而白睛溢血是患眼不痛不肿，出血发于不知不觉之中。

辨证分型　发病多与热邪客肺，或虚火灼络，血溢白睛。辨证常见热客肺经和阴虚火旺证等。

热客肺经证　白睛表层血斑鲜红；或见咳嗽气逆，痰稠色黄，口渴，便秘溲黄；舌质红，苔黄，脉数。

阴虚火旺证　白睛溢血，血色鲜红，反复发作；或见头晕耳鸣，颧红口干，五心烦热，少寐；舌质红，少苔，脉细数。

治疗　此病能自行消散，故临证用药主要针对病因，预防再发，重者初宜清肺凉血，后期血变紫黯时，可酌加通络散血之品，促其消退。

内治法　①热客肺经者，治宜清肺凉血，方选退赤散加减。②阴虚火旺者，治宜滋阴降火，方选知柏地黄丸加减。

外治法　此病初起24小时内宜冷敷，以控制出血；3日后改为热敷，以促进出血吸收。

预防调护　多次发病者，应积极寻找出血原因，并针对原发病进行治疗；也应避免用力过猛或眼部外伤。

转归预后　此病15天左右自行消散，不遗留他症，不害及视力，但可复发。

（周春阳）

zhuàng rú yúbāo

状如鱼胞（swim bladder on white of eye）白睛肿起，色白或淡红，形似鱼鳔的眼病。此病名见于明·王肯堂《证治准绳·杂病·七窍门》。明·傅仁宇《审视瑶函》称为状若鱼胞，云：“气轮肿起，不紫不赤，或水红，或白色，状若鱼胞。”清·张璐《张氏医通》称为状如鱼脬。类似于西医学的炎性球结膜水肿。其病自觉眼砂涩不舒，泪流难睁，白睛浮壅，肿胀高起，色白或色淡红。甚则白睛肿胀，高于黑睛。此病可因风热疠气犯目而起，治宜疏风清热消肿，方可用桑菊饮或泻白散加减；也可因外伤致脉络阻滞致病，治宜化瘀消肿，方可用桃红四物汤加减。上述证治同时，亦当治其主病。

（周春阳）

mù zhūguǎn

目珠管（follicle on white of eye）白睛表面突起透明小疱，不红不肿，状若晶亮之珠管的眼病。病名见于隋·巢元方《诸病源候论》，曰：“风热痰饮，渍于脏腑，使肝脏血气蕴积，冲发于眼，津液变生结聚，状如珠管。”类似于西医学结膜淋巴管扩张。此病或无症状，或自觉目砂涩，白睛无红赤，变生水疱，白而晶莹，状若珠管或串珠，无损视力，亦无大碍。此病多因风热、痰饮蕴结目络，或外伤之后目络瘀滞而致。珠管粗大，目砂涩症状明显者，可手术治疗。

（周春阳）

xíng rú xiāzuò

形如虾座（shrimp on white of eye）白睛红赤肿胀高起，甚者突出于胞睑之外，其形如虾的眼病。病名首见于明·王肯堂《证治准绳·杂病·七窍门》，曰：“因瘀滞已甚，血胀无所从出，遂致壅起，气轮状如虾座，甚则吐出睥外。”类似于今之球结膜高度充血水肿，如眶蜂窝组织炎、海绵窦血栓形成等。此病胞睑肿胀，难于闭合，甚至目珠外突。白睛红赤肿胀，露于睑外，甚则目珠直视，转动失灵。如黑睛受累，可损及视力。此病如因火毒炽盛而起，治宜泻火解毒，凉血散淤，可以清瘟败毒饮加减；由外伤直接导致，治宜活血化瘀消肿，方可用桃红四物汤加减。此病论治同时，应积极治疗其原发病。

（周春阳）

fǔpí zhējīng

腐皮遮睛（rotten membrane covering eye）目珠表面干硬无津，状如覆盖一层腐皮的眼病。

病名见于清·佚名《眼科捷径》，云："目睛上覆盖一层如豆腐皮，然不痛不痒，其皮干硬无津，极厚……，点药不化，服药无效。"类似于西医学实质性结膜干燥症。其病眼部干涩难耐，视物昏蒙，白睛微赤，表面粗糙，如蒙腐皮，黑睛混浊生翳，日久致盲。此病可因椒疮并发，阴液耗损，目珠失润；也因肝肾阴虚，津液亏耗，目失濡养而致病。若因阴液耗损，治宜养阴增液，方可用养阴清肺汤合增液汤加减；若肝肾阴虚，治宜滋补肝肾，益津养液，方用六味地黄丸加减。同时可以人工泪液滴眼，滋润目珠。此病论治同时，亦当治其主病。

（周春阳）

làmù

蜡目（waxy eye） 胞睑内面与白睛皱襞之间，有蝇蛆寄生繁殖，目肿目痒的眼病。病名见于隋·巢元方《诸病源候论》，曰："蜡目者，是蝇蛆目眦成疮。"类似于西医学结膜蝇蛆病。此病乃由家蝇或羊狂蝇的幼虫寄生于眼部所致。患者自觉眼部奇痒，涩痛难睁，胞睑内面发红，白睛红赤；眼部检查可见目眦部或白睛皱襞处有灰白色针尖大小之蛆虫爬行，数目可多至十余，严重则可引起黑睛生翳溃陷。其治应在表面麻醉下，用棉签拭出或镊子夹出害虫。

（周春阳）

piānlòu

偏漏（fistula of bulbar conjunctiva） 白睛溃陷生漏，流出稠浊白水，重则流脓的眼病。病名见于明·王肯堂《证治准绳·杂病·七窍门》，曰："漏生在气轮，金坚而位傍，为害稍迟，故曰偏漏，其流如稠浊白水，重则流脓，久而失治，水泄膏枯，目亦损矣。"类似于今之坏死性巩膜炎所致穿孔性巩膜软化。此病一般发生于年逾五旬妇女，病程急缓不一、轻重不一，虽然少见，但可数周内致盲。其病目珠不红不肿，或赤肿轻微，白睛或黑睛边缘，白睛变薄，呈青蓝色，渐呈腐肉状，甚至坏死，逐渐成漏，神水神膏漏出，久之目珠萎陷致盲。此病多因痰湿客于肺经，郁遏白睛而发病，治宜益气健脾，除湿祛痰，方可用参苓白术散加减。若已成漏，应及早手术治疗，以免目珠萎陷致盲。

（周春阳）

hēijīng jíbìng

黑睛疾病（disease on black of the eye） 发生于黑睛的疾病统称。常因失治误治致视力损害，属外障疾病范畴，是眼科临床的常见病、多发病。

简述 黑睛属五轮学说中之风轮，内应于肝，因肝与胆相表里，故黑睛疾病常责之于肝胆。其病多由六淫外感、肝经风热所致，或脏腑内损、肝胆失调引起，后者多为肝胆实火、肝胆湿热、肝阴不足等。加之黑睛直接与外界接触，故其不仅易受邪毒侵袭，而且也易遭受外伤等。此外，黑睛与白睛相连，白睛属肺，黑睛属肝，金可克木，故黑睛疾病还可因白睛等邻近组织病变迁延失治而引发。

研究范围 凡黑睛（角膜）上出现的各种病变，均属于黑睛疾病。

疾病表现与特点 主要临床表现是黑睛翳障。新翳者常伴有抱轮红赤或白睛混赤，以及明显的碜涩、疼痛、畏光、流泪、视物模糊等症状，常见的病变如聚星障、凝脂翳、湿翳、花翳白陷、混睛障、疳积上目等。黑睛疾病所见的抱轮红赤或白睛混赤，临证须与白睛红赤相鉴别。白睛红赤起自白睛周边，颜色鲜红，其血络位于浅层，呈树枝状，推之可以移动；抱轮红赤为黑睛周围发红，颜色紫黯，其血络位于深层，呈放射状，推之不移动。若前两者兼而有之，则称为白睛混赤。

发展趋势 因黑睛无血脉，营养供应较差，抵抗力偏低，一旦发生病变则病程长，恢复慢，严重者可波及黄仁而出现黄液上冲、瞳神紧小、瞳神干缺等变证。若治不及时或治不得当，则可致黑睛溃破，黄仁脱出，形成蟹睛等恶候。疾病痊愈后多遗留宿翳，视力可受到不同程度的影响。

（彭清华）

yínxīng dújiàn

银星独见（silver-star nebula） 黑睛出现星点状白翳的病证。因黑睛表层单独出现星点翳障，颜色如银而命名。此病首见于明·王肯堂《证治准绳·杂病·七窍门》，该书谓："乌珠上有星，独自生也。若连萃而相生相聚者不是星，盖星不能大，大而变者亦不是。""大凡见珠上有星一、二颗，散而各自生，过一、二日看之不大者方是。"

病因病机 此病多因外感风热之邪上犯于目。若风热发展，肝热上乘，黑睛受灼。亦有因肝肾阴虚，虚火上炎，结而为星。

诊断要点 ①此病初起，自觉眼内沙涩样异物感，继则畏光流泪、灼热疼痛，但症状一般较轻。②眼部检查：黑睛上出现星状点翳，色银白，多数仅1颗，且不继续扩大、加深，不引起黄液上冲，可有抱轮红赤。经治疗后数日内可以痊愈；若留下点翳，位于瞳神者可能影响视力。③裂隙灯下可见病变区呈灰白色浸润或溃疡，荧光素染色阳性。

鉴别诊断 见聚星障、凝脂翳。

辨证分型 此症的辨证，宜分清虚实，实者多为风热犯目证，虚者多为阴虚火炎证。

风热犯目证 黑睛生星翳一颗，色银白，灼痛、畏光流泪症状轻，或有抱轮红赤；可伴有鼻塞咽痛，舌淡红，苔薄白或微黄，脉浮数。

虚火上炎证 黑睛生星如翳，抱轮微红，眼内干涩，或伴有遗精梦泄，腰膝酸软，五心烦热；舌红少苔，脉细数。

治疗 包括内治法和外治法。

内治法 ①风热犯目者，治以祛风清热，方选桑菊饮加减；若症状与上型类似但较重，口干苔黄，脉数，则属肝热上乘，治以清肝泻热退翳，用新制柴连汤加减。②虚火上炎者，治以滋阴降火退翳，用知柏地黄丸加减。

外治法 此病多须配合局部用药，外治以清热退翳为原则。如滴用鱼腥草眼药水、千里光眼药水、黄芩眼药水；亦可用内服中药药渣再次煎水过滤，作湿热敷。

转归预后 临床比较多见，症状较轻，病情变化较为缓慢而单纯，治疗及时，容易痊愈。

（彭清华）

jù xīng zhàng

聚星障（clustered-star nebula）

黑睛骤生多个细小星翳，伴有涩痛、畏光、流泪的眼病。此病初起时，黑睛上出现细小星点，聚在一起，故称为聚星障。此病在中医古典文献记载颇丰，其主要特征首见于元·倪维德《原机启微》："翳如秤星者，或一点，或三四点，而至数十点，"并对病机进行了阐述，曰："因热而召，是为外来；久热不散，感而自生，是为内发。"而聚星障的病名首见于明·王肯堂《证治准绳·杂病·七窍门》，曰："聚星障证，乌珠上有细颗或色白，或微黄，微黄者急而变重，或连缀，或团聚，或散漫，或一同生起，或先后逐渐一而二，二而三，三而四，四而六七八十数余，"阐述了此病的特点，并指出"初起者易治，生定者退迟。能大者有变，团聚生大而作一块者，有凝脂之变；联缀四散，傍风轮白际而起，变大而接连者，花翳白陷也"。至明·傅仁宇《审视瑶函·聚星障》在病因、证候等方面，继承《证治准绳》之说，并指出"若兼赤脉爬绊者退迟，若星翳生于丝尽头者亦退迟，进速且有变。盖接得脉络生气之故。此症大抵多由痰火之患，能保养者庶几，斫丧犯戒者，变症生焉"。在治疗上提出了泻肝、祛风、清热兼以滋阴的海藏地黄散，并提到用羊肝煮汤调下。此后，明·张景岳《景岳全书》、清·张璐《张氏医通》、清·黄庭镜《目经大成》、现代·上海千顷堂书局《眼科菁华录》等著作中，均沿用了相似的论述。20世纪50年代后，《中医眼科学》及其他眼科论著对此病进行整理归纳，提出病因除风热、肝火外，还有湿热所致者，从而使其理、法、方、药体系日趋完善。此病较为常见，常在热病或慢性疾病及月经不调等阴阳气血失调的情况下发病。多单眼为患，亦可双眼同时或先后发生，病程较长，易反复发作且传变甚速，病程缠绵。类似于西医学的单纯疱疹病毒性角膜炎。

病因病机 无论是外感六淫、内伤七情、饮食失调皆可导致此病，但最多见于外邪。风热或风寒之邪，上犯于目，伤及黑睛；外邪入里化热，或内有肝经伏火，外感风邪，内外合邪，风火相搏，上攻黑睛；恣食辛辣炙煿之品，致脾胃湿热蕴积，熏蒸黑睛；素体肝肾阴虚，或热病之后津液亏耗，虚火上炎。此病与肝、脾、肾关系密切。从病程上看此病早期以风热之邪为主，属表证；中期以肝胆湿热或脾虚湿盛为主；后期也有虚中挟实的表现，内邪未清，机体内在阴虚或脾虚肝旺，气血不足，卫表不固等因素。

诊断要点 ①此病发病前常有感冒史，或劳累后发病。②此病初起，轻者眼内沙涩不适，伴轻微疼痛和畏光流泪，重者视物模糊，碜涩疼痛，灼热畏光，热泪频流。③患眼可见抱轮红赤或白睛混赤，初起黑睛表面骤起细小星翳，如针尖或秤星大小，色灰白或微黄，或散或聚，少则数颗，多则数十颗，或同时发起，或先后渐次而生，若星点扩大，则联缀呈树枝状。④若病情继续发展，病灶扩大加深，呈灰白色地图状，边缘迂曲不齐，荧光素染色呈阳性。⑤亦有病变初始即位于黑睛中央深层，肿胀混浊，其形如盘状，边界清晰，黑睛表面光滑但后壁可有皱褶，荧光素染色常呈阴性。⑥若星翳傍黑睛边际而起，并扩大相互连接，中间溃陷，则发展为花翳白陷；若治疗不当，复感毒邪，团聚密集，溶成一块者，为凝脂翳。⑦此病严重者可波及黄仁，引起黄仁肿胀，瞳神紧小，神水混浊，黄液上冲，甚则黄仁与晶珠粘连，还可发生绿风内障，其病位较深者，愈后黑睛遗留瘢痕障翳，可影响视力，甚至失明。⑧病情反复者可致蟹睛症。常规使用裂隙灯检查黑睛形态变化，2%荧光素染色有助于病情的判断。⑨实验室检查方面，常用病毒培养、电镜、血清学检查等方法。多聚酶链反应（PCR）技术可用于检测角膜、房水、玻璃体内及泪液中的病毒DNA。

鉴别诊断 聚星障需与凝脂翳早期相鉴别，凝脂翳常有黑睛外伤病史，眵黄而黏稠，黑睛表面初起生翳如米粒状，继则扩大呈圆状、片状，表面浮嫩如凝脂，中央凹陷，常伴黄液上冲，易致蟹睛症，一般愈后无复发。

辨证分型 此病中医辨证应注重全身症状与局部症状综合分析，突出中医辨证求因，审因论治的同时把辨病与辨证紧密结合起来。外感者，或为风热，或为风寒；内热者，或为肝火，或为湿热；对于病情缠绵不愈反复发作者，常为虚实夹杂。详细观察抱轮红赤或不红、星翳或散或聚、障翳或深或浅、星翳时愈时发等可作为辨证的参考。常见的辨证分型如下。

外感风热证 患眼沙涩不适，羞明流泪，抱轮红赤，黑睛浅层骤生细小星翳，或散或聚，翳色灰白；全身兼见恶风发热，热重寒轻，咽痛溲黄；舌苔薄黄，脉浮数。

外感风寒证 患眼沙涩疼痛，流泪羞明，黑睛骤生星翳，抱轮微红或不红；全身兼见恶寒发热，寒重热轻，鼻流清涕，头痛身痛；舌苔薄白，脉浮紧。

肝火炽盛证 患眼胞睑红肿，羞明流泪，沙涩疼痛，白睛混赤，黑睛星翳联缀溃陷，扩大加深；全身兼见头痛，溲赤胁痛，口苦咽干；舌红苔黄，脉弦数。

湿热蕴蒸证 患眼胞睑肿胀，热泪胶黏，抱轮红赤，黑睛障翳可深可浅，反复发作，缠绵不愈；全身兼见头重胸闷，纳少便溏，口黏而腻；舌红苔黄腻，脉濡数。

阴虚夹风证 病情反复，迁延不愈，患眼干涩不适，抱轮微红，黑睛生翳，时愈时发；全身兼见口干咽燥；舌红少津，脉细或细数。

治疗 多采用内治法，并可结合外治法、针刺疗法等方法。

内治法 根据不同的辨证分型选用不同的方药进行内服治疗。①外感风热者，治宜疏风清热，用银翘散加减。若热邪较重，抱轮红赤，可加板蓝根、大青叶、紫草以助清热解毒之功，胞睑微红肿、羞明多泪者，可加蔓荆子、防风、桑叶以清肝明目。②外感风寒者，治宜疏散风寒，用荆防败毒散去枳壳。若恶寒疼痛明显者，加麻黄以增发散风寒之功效。③肝火炽盛者，治宜清肝泻火，用龙胆泻肝汤加减。若大便秘结，加大黄、生石膏以泻火通便，便通症减后去大黄、龙胆草，若病灶色黄，团聚一片，加银花、蒲公英、千里光等以清热解毒之品；药后胃中不适加茯苓、枳壳以护胃理气。④湿热蕴蒸者，治宜化湿清热，用三仁汤加减。黑睛腐溃，肿胀红赤显著者，可选加茵陈、栀子、黄芩、黄连以清湿热；若舌苔白滑，加苍术、陈皮、藿香以增燥湿之力。⑤阴虚夹风者，治宜滋阴祛风，用加减地黄丸去枳壳、杏仁。若气阴不足者，可加党参、麦冬、五味子以益气生津；抱轮红赤明显者，可加知母、黄柏以降虚火；抱轮红赤不显者，加赤芍、丹参、木贼、蝉蜕以活血退翳。

外治法 根据不同情况可选用滴眼药水、熏洗等方法。

滴眼药水 ①清热解毒类中药制剂滴眼液：如鱼腥草滴眼液滴眼。②抗病毒滴眼液、眼膏或眼凝胶：如更昔洛韦、阿昔洛韦等。③黑睛病灶范围较广而深者：尤其伴有瞳神紧小时，应充分散瞳，防止变生瞳神干缺。④黑睛深层翳呈圆盘状者：在抗病毒药物治疗的同时，可短期谨慎而合理地局部使用糖皮质激素进行治疗。

熏洗 秦皮、金银花、黄芩、板蓝根、大青叶、紫草、竹叶、防风等，水煎先熏后洗，亦可煎水做湿热敷。

针刺疗法 可选用睛明、四白、丝竹空、攒竹、合谷、足三里、光明、肝俞等穴，每次取局部1~2穴，远端1~2穴，交替轮取，视病情酌用补泻手法。

预防调护 积极锻炼身体，增强体质，保持正气存内，是防止此病的根本措施。避免感冒发热。如有感冒发生，注意眼部情况，做到早期发现，早期治疗。注意眼部卫生，不可用脏手或不洁之物接触眼部，在强光下可戴防护眼镜。患病期间宜以清淡而富有营养的食物为主，忌食辛辣刺激性食物。

转归预后 此病严重者可引起黄仁肿胀、瞳神紧小、神水混浊，甚或黄仁与晶珠粘连，还可诱发绿风内障等。常易反复发作，不仅难以速愈，且易变生花翳白陷、凝脂翳等症。愈后常留瘢痕，影响视力。

（吴丹巍）

huāyì báixiàn

花翳白陷（petaloid nebula with a sunken center）

以黑睛生翳溃陷，混浊灰暗，四周略高起，中间低陷，边缘不整齐，形如花瓣为主要特征的眼病。此病名首见于《秘传眼科龙木论》。在宋·王怀隐《太平圣惠方》的“治眼生花翳诸方”中即有记载，谓：

"夫花翳初发之时，眼中发歇疼痛，泪出，赤涩，睛上忽生白翳，如枣花、砌鱼鳞相似。此为肝肺积热，脏腑壅实，而生此疾。"北宋·太医院编《圣济总录·眼目门》也有类似记载，谓"目生花翳者，点点色白，状如枣花、鱼鳞之类是也。此由肝肺实热，冲发眼目，其始则目痛泪出，变生白翳。宜急治之，不尔则致障翳也"。此二书指出了花翳白陷的形状和病机。《秘传眼科龙木论·花翳白陷外障》指出："此眼初患之时，发歇忽然疼痛泪出，黑睛立时遽生翳白，如珠枣花陷砌鱼鳞相似。此为肝肺积热，壅实上冲入脑，致生此疾……"同时强调"切宜服药治疗，不得失时"。《银海精微·花翳白陷》指出："人之患眼，生翳如萝卜花，或如鱼鳞子，入陷如碎米……"但另在《银海精微·白陷鱼鳞》一症中，又概有花翳白陷的症状，谓："白陷鱼鳞者，肝肺二经积热，充壅攻上，致黑睛遂生白翳，如鱼鳞铺砌之状，或入枣花，中有白陷，发歇不时，或发或聚，疼痛泪出。"可见，该书将眼生花翳分为花翳白陷与白陷鱼鳞两症。明·王肯堂《证治准绳·杂病·七窍门》对花翳白陷的发生发展、局部特征，治疗方法做了较为详细的阐述。明·傅仁宇《审视瑶函》认为此病因火烁络内膏液蒸伤而生，"轮白之际，四围生翳，而渐渐浓阔，中间尚青，未满者瞳神尚见，只是四围皆起，中间低陷，此金克木之祸也。……亦有不从沿际起，只自凝脂色黄，或不黄，初小后大，其细条如翳，或细颗如星，四散而生，后终长大，牵连混合而害目，此是木火之祸也"。此后，《异授眼科》、清·张璐《张氏医通》、清·吴谦《医宗金鉴·眼科心法要诀》等均称为花翳白陷。至清·黄庭镜《目经大成》才称为花白翳陷，指出本证善长速变，治须与凝脂症一样监守，始则表里双解，继则清热泻肺，后则调理退翳。此病急重，若失治易致黑睛溃破，变生蟹睛等恶候，愈后黑睛常留有瘢痕，严重影响视力。类似于西医学的蚕蚀性角膜溃疡、边缘性角膜溃疡以及病毒性角膜溃疡等。

病因病机 多因外感风热毒邪，内因肺肝火炽，壅实上冲，火灼络内，膏液蒸伤所致，其病机多与肺、肝功能失调，内外邪相搏，攻冲风轮有关。

诊断要点 ①初起：眼内磅涩，似有异物，继之，目珠刺痛，甚至剧痛难忍，羞明流泪，视力下降，或伴头痛脑涨。②检查：可见胞睑肿胀，紧闭难睁。抱轮红赤或白睛混赤，黑睛四周骤然生翳，色灰白或微黄，四周高起，中间低陷，如萝卜花，或鱼鳞子，甚则深陷如碎米。亦有不从黑睛四周生翳，而于黑睛上先发细颗如星，四散而生，长大后牵连混合而成。未满黑睛者，瞳神尚见，重者遮蔽瞳神，并发瞳神紧小、黄液上冲等症，若此二症夹攻则病势更险，可致白翳深陷，黑睛溃破，变生蟹睛恶候。此外，亦有溃陷或从黑睛一边发展，色灰白，形如新月，如蚕蚀之状，渐向黑睛中央发展，同时，周边部溃陷区逐渐修复，并有赤脉深入，病经数月，最终可累及整个黑睛，遮盖瞳神，形成广泛瘢痕翳障，严重影响视力，甚至目盲。③黑睛病变部位刮片做病原体培养有助于诊断。

鉴别诊断 花翳白陷应与银星独见、聚星障、垂帘翳等病相鉴别：①银星独见，黑睛上生翳1~2颗，其状如星，数目不增加，不相连，亦不扩大。②聚星障，黑睛生星翳数颗，呈簇状，不溃破，或溃陷不深，易反复。③垂帘翳，多发生于椒疮后期，黑睛上缘出现数个灰白色星点，甚或溃陷，互相融合成半月形，黑睛上方同时有赤脉伸入。

辨证分型 此病以实证居多，虚实夹杂者，间或有之，单纯虚症者极少见。

肺肝风热证 患病初起，患眼沙涩疼痛，羞明流泪，抱轮红赤，黑睛边缘骤生翳障，逐渐扩大，四周高起，中间低陷；可伴口苦咽干，舌红苔薄黄，脉浮数。

热炽腑实证 患眼视力下降，头目剧痛，流泪羞明，白睛混赤浮肿，黑睛生翳溃陷，从四周向中央蔓生，迅速侵袭整个黑睛，遮盖瞳神，或见黄液上冲；全身兼见发热口渴，溲黄便结，舌红苔黄厚，脉数。

阳虚寒凝证 患眼视力下降，头目疼痛，白睛暗赤，黑睛生翳溃陷从一边发展，扩大加深，如蚕蚀之状，迁延不愈；全身兼见四肢不温；舌淡无苔或苔白滑，脉沉细。

治疗 多采用内治法结合外治法及其他疗法等方法。

内治法 ①肺肝风热者治宜疏风清热，可选用加味修肝散加减。若白睛混赤严重者，可加桑白皮以助清肺热；若翳障扩大者，可加龙胆草以助清肝热。②热炽腑实者治宜通腑泻热，可选用泻肝散加减。伴黄液上冲者，加用栀子、泽泻、生石膏、天花粉以助清热泻火。③阳虚寒凝者治宜温阳散寒，可用当归四逆汤加减。

外治法 以清热解毒、退翳明目为原则，并结合熏洗热敷与扩瞳，以缩短病程，防止瞳神干缺。①滴眼药水，清热解毒类滴眼液，如鱼腥草滴眼液，千里光眼药水、黄芩甙眼药水滴眼，后期可点用八宝眼药或退云散以退翳明目。蚕蚀性角膜溃疡者，局部滴用糖皮质激素、胶原酶抑制剂及免疫抑制剂。若病变波及黄仁时，滴用散瞳药物，以防变生瞳神干缺。合并细菌感染者，可选用抗生素类滴眼液。②熏洗，外用金银花、蒲公英、黄连、当归尾、防风煎水过滤熏眼，亦可水煎后做湿热敷。

其他疗法 古有摩顶法，如《秘传眼科龙木论·花翳白陷外障》用摩顶膏在头顶上来回摩之，每日两次，使药力浸入毛孔，以使脑中清凉。对于此病头痛较甚者，可作为一种辅助疗法。

西医治疗 ①局部糖皮质激素或胶原酶抑制剂。②免疫抑制剂，环孢霉素溶液滴眼液或塞替派滴眼液，病情顽固者加用环磷酰胺口服或静脉注射。应注意用药前后的白细胞计数变化。亦可配合强的松片口服，症状及体征改善后逐步减量。③冷冻治疗，重点在溃疡的进行缘。④角巩缘血管割烙术。⑤角膜板层移植。⑥浅度X线及90sr等放射治疗。

预防调护 积极治疗，密切观察病情变化，注意眼压和黑睛情况，防止黑睛破溃。坚持用药，防止继发感染，直到黑睛溃疡面愈合。患病期间宜以清淡而富有营养的食物为主，忌食辛辣刺激性食物。

转归预后 因花翳白陷概括范围较广，其预后则因病而定。病轻者，治疗后可痊愈，病重者，若失治易致黑睛溃破，变生蟹睛等恶候。愈后黑睛常留有瘢痕，严重影响视力。特别是延及整个黑睛者，预后更差，有的可毁坏整个黑睛而失明。

（吴丹巍）

níng zhǐ yì

凝脂翳（congealed-fat nebula）

黑睛生翳，其翳初起如星，随即向四周和深层发展，表面如一片凝固的油脂，多伴黄液上冲的急重眼病。此病名首见于明·王肯堂《证治准绳·杂病·七窍门》，书中对其症状特点、转归预后均有记载："此证为病最急，起非一端，盲瞽者十有七八。在风轮上有点，初起如星，色白中有爊，如针刺伤后渐长大变为黄色，爊亦渐大为窟者。有初起如星，色白无爊，后渐大而变色黄，始变出爊者。有初起便带鹅黄色，或有爊，或无爊，后渐渐变大者。或初起便成一片如障，大而厚，色白而嫩，或色淡黄，或有爊，或无爊而变者。或有障，又于障内变出一块如黄脂者。或先有痕爊，后变出凝脂一片者。所变不一，祸则一端……初起时微小，次后渐大，甚则为窟、为漏、为蟹睛，内溃精膏，外为枯凸……"明·傅仁宇《审视瑶函》中阐述了治疗方法，"宜服：四顺清凉饮子"；而后清·黄庭镜《目经大成》完善了其治疗方法："治之不问孔窟浅深，但见翳色肥黄浮脆，善变速长，亟以小承气下利中丸净其内，随磨羚羊角，调清肝散彻其外，俾表里邪行，头风不即止，大便必通。大便通，目赤痛与泪合减，乃用消风活血汤，或防风散结汤、犀角地黄汤。服过，势少退，照下星月翳蚀定方。其眼药对症点洗，妥适便好，不须琐赘……"相当于西医学的细菌性角膜炎，主要指匐行性角膜溃疡和铜绿假单胞菌性角膜溃疡。

病因病机 ①黑睛表层外伤，风热邪毒乘隙入侵，若素患漏睛，邪毒已伏，更易乘伤袭入而发病。②风热外邪入里化热，或平素嗜食辛辣炙煿之品，致脏腑蕴热，肝胆火炽，上炎于目，以致气血壅滞，蓄腐成脓，黑睛溃烂。③其他黑睛病，如聚星障等病情迁延，复加邪毒，恶化致黑睛溃陷而成。④年老体弱，或久病气血不足，致正虚不能抗邪外出而滞留，使黑睛溃陷，久不愈复。

诊断要点 ①近期有黑睛外伤史、长期佩戴角膜接触镜史、泪道阻塞或有漏睛病史者。②初起患眼视力下降，碜涩疼痛，畏光流泪，眵黄黏稠。③抱轮红赤或白睛混赤，黑睛生翳如星，色灰白或微黄，表面混浊，中央凹陷，其上如覆薄脂。④严重者见视力剧降，头目剧痛，羞明难睁，黑睛如覆凝脂，肥黄浮脆，凹陷扩大加深，甚则可蔓延至整个黑睛，且兼见黑睛后壁沉着物、神水混浊甚则黄液上冲，黄液量多时可遮蔽整个瞳神。⑤若病情继续发展，可致黑睛溃破，黄仁绽出，而成蟹睛。极严重者，初起眼眵及凝脂即为黄绿色，应考虑为铜绿假单胞菌所致。病势凶险，发展迅速，数日内可致黑睛溃破而成蟹睛，甚或脓攻全珠，睛珠塌陷而致失明。⑥角膜刮片、涂片及细菌培养有助于诊断。

鉴别诊断 此病需与湿翳相鉴别，前者多为黑睛外伤后邪毒侵袭，或伴有漏睛史而发病，起病急，发展快，患眼泪眵呈脓性，黑睛生翳，中央凹陷，继则扩大加深，表面如覆凝脂；后者常有植物性黑睛外伤史，湿热毒邪侵袭，起病缓，病程长，患眼黑睛表面生翳，微隆起，形圆而色灰白，干燥而粗糙，无光泽，状如豆腐渣样堆积。此外，凝脂翳与聚星障鉴别见聚星障。

辨证分型 此病起病急，来势猛，发展快，变化多。辨证须查病因，分表里，审脏腑，辩虚实。

风热壅盛证 病变初起，视力下降，碜涩疼痛，羞明流泪，患眼眼睑微肿，抱轮红赤或白睛混赤，黑睛生翳如星，色灰白或微黄，表面混浊，边界不清，中央凹陷，如覆薄脂；舌红苔薄黄，脉浮数。

里热炽盛证 视力剧降，头目剧痛，羞明难睁，热泪如泉，或眵呈黄绿；眼睑红赤肿胀，白睛混赤浮肿，黑睛如覆凝脂，凹陷扩大加深，可见黑睛后壁沉着物、神水混浊甚则黄液上冲；全身兼见发热口渴，溲赤便秘；舌红苔黄厚，脉数有力。

正虚邪留证 患病日久，眼内干涩不适，轻度抱轮红赤，黑睛溃陷，日久不敛；全身兼见体倦便溏，舌红，脉细数，或舌淡脉弱。

治疗 多采用内治法结合外治法、针刺疗法及其他疗法等方法。

内治法 ①风热壅盛者，治宜祛风清热，可选用新制柴连汤加减。若白睛混赤明显，眵多色黄，可加千里光、金银花以助清热解毒。②里热炽盛者治宜清热泻火解毒，可用四顺清凉饮子加减。若腑实大便不通，可加用大黄、芒硝以通腑泻热、釜底抽薪；眵呈黄绿，邪毒炽盛者，加金银花、蒲公英、千里光等以助清热解毒。此外，龙胆泻肝汤亦是此型的常用方剂。③正虚邪留者治宜扶正祛邪，可选用托里消毒散去皂角刺。

外治法 根据不同的情况可以选用滴眼药水、结膜下注射，湿热敷或熏蒸。①滴眼药，清热解毒类眼药水滴眼，如鱼腥草滴眼液、千里光滴眼液、蒲公英滴眼液等。恢复期，可选用清热退翳明目类眼药如荮荠退翳散、八宝眼药。②湿热敷或熏蒸，用桑叶、菊花、银花、防风、当归、黄连等煎水过滤熏眼，亦可水煎后做湿热敷。

针刺疗法 取睛明、承泣、丝竹空、攒竹、翳明、合谷、肝俞、阳白等穴。每次局部取1~2穴，远端1~2穴，交替使用，根据病情虚实而定补泻手法。

其他疗法 ①溃疡穿孔或接近穿孔，可用抗生素眼膏和阿托品眼膏涂入结膜囊内，绷带加压包扎，并可结合口服降眼压药物。②手术治疗用于药物不能控制感染、病情加重者，主要选用板层角膜移植术和穿透性角膜移植术。③病情严重、发展较快的溃疡，特别在年老体弱而有全身感染性疾病同时存在者，除局部用药外，还应口服或注射抗生素。口服大量维生素B、维生素C有助于溃疡的愈合。

预防调护 防止黑睛外伤是最重要的预防措施。如有黑睛外伤，应及时就诊，临床处理时，严格无菌操作，次日复诊。如素有漏睛者，应及时处理，根除病灶。对铜绿假单胞菌感染的住院患者，应严格床边隔离，须密切观察病情，随时调整治疗方案。饮食宜清淡，避免辛辣炙煿之品，保持二便通畅。

转归预后 此病起病急、病情多较危重、变化多，如治疗不及时，可变生蟹睛恶候，甚或脓攻全珠，睛珠塌陷而致失明。即使药物控制后，也可残留广泛的黑睛翳障，伴有赤脉深入等，严重影响视力甚至失明。

（吴丹巍）

shīyì

湿翳（wet nebula） 黑睛生翳，色白粗糙，其表面微隆起，状如豆腐渣的眼病。此病相当于西医学的真菌性角膜炎。此病名首载清·邓苑《一草亭目科全书》，但无详细论述，亦未提及治疗方法。现代·祁宝玉主编的《高等中医药院校教材·中医眼科学》指出“是湿邪所致黑睛翳障，多见于夏秋收割季节，长期滥用抗生素、激素可诱发此病发生”。现代·李传课主编的《中医眼科临床手册》指出此病由湿邪外侵，湿热熏蒸所致，治疗用化湿清热的甘露消毒丹。此病是以病因命名，由于湿性黏腻，故其缠绵难愈，自觉症状多不剧烈。此病多发生于气候潮湿炎热的夏秋农忙季节，因稻芒、麦刺、植物的枝叶擦伤黑睛，或配戴角膜接触镜擦伤，或黑睛手术造成轻度黑睛外伤后致病。相当于西医学的真菌性角膜炎。

病因病机 黑睛表层受伤，加之气候温热潮湿，致湿热之邪乘伤袭入；或湿毒之邪入里，郁而化热，湿热之邪熏蒸黑睛，使黑睛气血凝滞而腐溃。

诊断要点 ①黑睛多有树枝、稻谷、棉秆等植物性外伤史，异物史，眼部手术史或长期局部、全身应用糖皮质激素及抗生素史等。②发病缓慢、病程长、局部体征严重而自觉症状较轻。③黑睛生翳，表面隆起，状如牙膏或豆腐渣样，表面干燥、粗糙，易刮下。④病变部位刮片和真菌培养、活检、共焦显微镜有助于诊断。

鉴别诊断 见凝脂翳。

辨证分型 中医辨证分为2种证型，包括湿重于热证和热重于湿证。

湿重于热证　患眼羞明流泪，疼痛较轻，白睛混赤，黑睛表面稍隆起，形圆而色灰白，表面如豆腐渣，多伴脘腹胀满，不思饮食，口淡无味，大便溏薄，舌苔白腻而厚，脉缓。

热重于湿证　患眼碜涩不适，疼痛畏光，白睛混赤严重，黑睛湿翳大片，表面粗糙干涩，如豆腐渣，似牙膏，色黄，或伴黄液上冲，量多黏稠；常伴溲黄便秘，舌红苔黄腻，脉濡数。

治疗　治疗多采用内治法结合外治法、其他疗法等方法。

内治法　①湿重于热者，治宜祛湿清热，可选用三仁汤加减。如泪液黏稠者，加黄芩、茵陈以清热利湿；口淡纳差者可加茯苓、苍术以健脾燥湿；若头重如裹，加菊花清利头目。②热重于湿者，治宜清热化湿，选用甘露消毒丹加减。黄液上冲较甚者可加玄参，薏苡仁、桔梗以清热解毒排脓；大便秘结者，可加芒硝、石膏以泻热通腑。

外治法　包括滴眼药水、结膜下注射、熏洗和手术治疗。①滴眼药水，抗真菌滴眼液点眼，如那他霉素、氟康唑等。阿托品眼药水或眼膏散瞳，防止虹膜后粘连，直至痊愈。②球结膜下注射，结膜下注射抗真菌药，如氟康唑。③熏洗，局部可用内服药渣再煎或用苦参、白鲜皮、车前子、金银花、龙胆草、秦皮等煎汤熏洗患眼。④手术治疗，药物治疗效果不佳，角膜即将穿孔或已穿孔者，可行结膜瓣遮盖术和角膜移植术。

其他治疗　如全身用药，在局部用药的同时，可口服酮康唑，或选用氟康唑静脉注射。

预防调护　积极预防和避免黑睛外伤，尤其在秋收季节，严防农作物或树枝擦伤黑睛。眼部不宜长期使用抗生素及皮质类固醇，以防止真菌的继发感染。

转归预后　此病病程较长，可反复发作，严重者可致黑睛溃破，黄仁绽出，形成蟹睛。若溃陷向深部发展，可并发瞳神紧小。

（吴丹巍）

huángyè shàngchōng

黄液上冲（upward rushing of yellow fluid）

黑睛与黄仁之间聚积有黄色脓液，黑睛周围抱轮红赤，并伴疼痛，羞明、流泪等为主要表现的急重眼病。《秘传眼科龙木论》中“此眼初患之时，疼痛发歇，作时赤涩泪出，渐生黄膜，直覆黑睛，难辨人物”，称黄膜上冲。明·傅仁宇《审视瑶函》中亦称黄膜上冲，“神膏内初起而色黄者，如人指甲根白岩相似，若凝脂之症”。清·黄庭镜《目经大成》认为：“曷亦相因称膜？不尘特正之曰液。盖液类浆水，比喻恰切，膜系皮属，凡薄而嫩、厚而韧、不动紧着者皆是，讵能上冲？”非膜而为液，故改本名。此外，还有黄脓高冲、推云、内推云之称。多由凝脂翳、瞳神紧小、花翳白陷等病的并发症所致。相当于西医学的前房积脓。

病因病机　平素恣食膏梁厚味、辛辣炙煿之品，致脾胃积热，蕴久热炽，再加外感风热邪毒，三焦火毒上燔，毒邪交攻，灼伤黄仁，煎熬神水而成脓液，聚于黑睛与黄仁之间。

诊断要点　①有瞳神紧小、花翳白陷或凝脂翳等病史。②患眼视物模糊，疼痛难睁，黑睛与黄仁之间下方见黄色液体积聚，一般多沉于下方，上界呈水平面，下界边缘随黑睛呈半月弧状，并可随头位改变而移动。③其量可多可少，可稀可稠。量少者欲如指甲根之半月白岩；量多者可掩盖整个瞳神。④同时有抱轮红赤，羞明泪出，眼睑难睁，头目剧痛等症。⑤若因凝脂翳等引起者，极易穿破黑睛，变为蟹睛等恶候；若有瞳神紧小，极易造成瞳神干缺，以致变证丛生；若脓攻全珠，病情险恶，易致眼珠塌陷而失明。

鉴别诊断　此症虽常由凝脂引起，但二者须当区别。凝脂翳生在黑睛上，表面如一片凝固的油脂，而此症是在黑睛与黄仁之间出现黄色脓液，由下向上漫增。如《审视瑶函》谓：“但凝脂，翳从轮外生，点药可去。此在膏内，点药所不能及者。”

辨证分型　中医辨证分为2种证型，包括热毒炽盛证和阴虚胃热证。

热毒炽盛证　患眼视物模糊，疼痛难睁，羞明泪出，伴有头痛，黑睛与黄仁之间下方见黄色液体；全身兼见口渴喜饮，大便秘结；舌红苔黄，脉数。

阴虚胃热证　患眼黄液量少清稀，抱轮红赤，畏光较轻，反复发作；全身兼见口干唇燥，舌红少苔，脉细数。

治疗　包括内治法和外治法。

内治法　①热毒炽盛者，治宜清热泻火解毒，可用通脾泻胃汤加减。羚羊角饮子、眼珠灌脓方、四顺清凉饮子等亦是本证的常用方剂。②阴虚胃热者，治宜养阴清热，可用玉女煎去牛膝加寒水石。

外治法　①滴眼药水，选用清热解毒类眼药水，如千里光滴眼液或抗菌素类眼药，如左氧氟沙星滴眼液等。滴用扩瞳剂，以防瞳神干缺。②湿热敷，用荆芥、防风、羌活、川芎、黄芩、银花等祛风清热解毒药煎水外敷。③此外，因凝脂翳、瞳神紧小等症引起者，可参照该节的外治法。

预防调护 患瞳神紧小、花翳白陷和凝脂翳等症需积极治疗以防变症。此病须注意饮食调理，不要过食辛热炙煿之品，保持粪便通畅，以免酿成脾胃湿热。

转归预后 此症属于急重眼病。若无凝脂翳、花翳白陷等症，而治疗后病势渐减，脓液渐收者，视力虽有一定影响，但相对较轻，常反复发作。若有凝脂翳、花翳白陷等症，而脓液渐增，遮满整个瞳神者，黑睛最易溃破，变成蟹睛之患，造成视力严重障碍。甚者眼珠萎缩，视力全失。

（吴丹巍）

hēiyì rúzhū

黑翳如珠（black iridoptosis）

黑睛生翳溃蚀，于欲破而未溃破之际，突起状似黑珠，形圆，其大小高低不等，数目多寡不一的病症。此病名首见于《秘传眼科龙木论》，书中提及了此病临床表现及辨证论治，“此眼初患之时，忽然疼痛难忍，泪出不开，有翳如黑珠子在黑睛上。如大人患者，肝肾俱劳，毒风入眼，如此疾状，不宜针灸触拨，宜服补肾丸。如小儿患者，即是实热急疳，宜服羚羊角饮子，即瘥”。明・王肯堂《证治准绳》对其形态描述较为具体，谓“从风轮际处发起黑泡，如珠子圆而细，或一或二，或三四五六，多寡不一”，症状“火实盛者痛，虚缓者不痛”，预后则“治亦易平，若长大则有裂目之患”。清・黄庭镜《目经大成》指出了此病与蟹睛的鉴别，“风轮上浮起一翳，黑而圆，其大小高低不等，状如蟹睛，然非因轮破而得，且内外夹攻，乃所谓蟹睛者”，预防调护则要“怒不能发，食而非宜，病候如前，预防一二”。相当于西医学的角膜后弹力层膨出。

病因病机 多因外受风热邪毒，内有肝胆积热，内外合邪，上攻黑睛；或素体肝肾虚弱，风热邪毒乘虚袭入；或小儿如此患者，多是疳眼。

诊断要点 ①一般先有凝脂翳、花翳白陷等黑睛病变，自觉患眼疼痛，甚或痛极难忍，寝食不安，眼睑难睁，羞明畏光，热泪常流等症。②检视眼部时，可见抱轮红赤，甚则白睛混赤而肿，黑睛溃烂，深层组织向前呈泛起之状，并出现突起之黑色小泡，形状如珠。若治不及时，极易穿破而变生蟹睛。③小儿疳眼者，黑睛上黑翳如珠，但不红不痛，只是羞明，且是双眼为患，还伴有其他疳积症状。

鉴别诊断 此病需与蟹睛相鉴别。二者均是在黑睛表面发出的颗粒状病变，蟹睛乃黑睛破损，黄仁绽出，形如蟹睛之证，多为一颗；而黑翳如珠是发于黑睛欲破而未破之时。

辨证分型 此症须分清虚实，势急痛剧为实，势缓不痛为虚。实者多是凝脂翳、花翳白陷等黑睛病演变而来，虚者多是小儿疳眼，目失濡养所致。但也有虚中夹实，实中夹虚的虚实夹杂证。

肝胆积热证 黑翳如珠，抱轮红赤，头目疼痛，口苦心烦，舌红苔黄，脉弦数。

热毒炽盛证 黑翳如珠，满布黑睛，白睛混赤浮肿，头目痛极，口渴发热，溲黄便秘，舌红苔黄厚，脉数有力。

肾虚夹热证 黑翳如珠，抱轮稍红，眼痛较轻，隐涩难开，兼腰酸膝软，舌淡红苔少，脉细。

治疗 多采用内治法和外治法。积极治疗原发病，防止黑睛溃破，并辅以清肝、解毒、扶正等中药以缓解症状。

内治法 ①肝胆积热者，治宜清肝泻热，方选当归龙胆汤去黄芪、五味子，加生地。②热毒炽盛者，治宜清热解毒，泻腑通便，方选羚羊角饮子去五味，加银花、石膏。③肾虚夹热者，治宜补肾清热，方选通明补肾丸去人参，加黄芩。因疳积引起者，参照疳积上目治疗。

外治法 ①用眼药。予清热解毒类眼药，如黄芩滴眼液、千里光滴眼液；或用抗生素类药物滴眼及球结膜下注射；散瞳类眼药，如阿托品液滴眼。病情后期，遗留瘢痕翳障，用退云散或八宝眼药。②外用绷带加压包扎，以防穿孔。

预防调护 此症之预防，关键在于积极治疗原发病。如病至本阶段，须注意休息，并避免咳嗽，喷嚏、用力大便等增加眼部压力的动作。上眼药，换眼垫动作要轻巧，以防穿孔。

转归预后 此症一旦出现，标志着病及黑睛深层，病情较为严重，最易造成穿破。即使未穿破，治愈后常遗留较厚的瘢痕翳障，影响视力。

（吴丹巍）

qīnghuáng diéchū

青黄牒出（eye contents prolapsed）

黑睛生翳或外伤致黑睛破溃，破口较大，致珠内黄仁、神膏、视衣等迸出，色白青黄。此病见于明・王肯堂《证治准绳・杂病・七窍门》，谓：“风轮破碎，内中膏汁叠出也。不治者，甚则膏尽珠瓶。”并谓其后期，若“珠上膏水斑杂结为翳，状如白混障者，南人呼为白果。”清・张璐《张氏医通・七窍门》又称青黄凸出（类今之眼内容物脱出）。目珠疼痛，胞睑紧闭，热泪频流，白睛混赤，黑睛破裂，黄仁、神膏、视衣等外溢，珠软内陷，迅致目盲。治宜急诊手术，尽可能保持目珠结构完整，恢复一定视力。

（吴丹巍）

xièjīng

蟹睛（crab-eye） 黑睛破损，黄仁自溃口绽出，形如蟹之目珠的眼病。宋·王怀隐《太平圣惠方》称之为蟹目，宋·太医院编《圣济总录》始称蟹睛。《秘传眼科龙木论》认为“此证皆是肝脏伏热，膈中胆气不足”而致，在明·王肯堂《证治准绳·杂病·七窍门》中记载有其与黑翳如珠的鉴别，“此证与黑翳如珠状类，而治大不同。夫黑翳如珠，源从膏内生起，非若此因破而出，故大不同”，并提及此证有虚实之别，“虚者软而不疼，来迟去速。实者坚而多痛，来速去迟”，然而其预后“虽有妙手，难免瘢靥之患”。相当于西医学的角膜穿孔，虹膜脱出。

病因病机 多因花翳白陷、凝脂翳、黄液上冲等症失治，病情恶化，黑睛溃破而成；或因患诸上病证，咳嗽、剧烈运动、情绪激动等致风轮震破，黄仁趁势绽出而成。此病乃肝肾之病，有虚实二症，实者肝胆实热，上升熏灼，黑睛破损，黄仁绽出；虚者病久肾虚火旺，上扰睛珠，黑睛破损，黄仁脱出。此外，还可由严重眼疳及眼外伤引起。

诊断要点 此病初起，视物不清，睛珠疼痛难忍，羞明流泪，黑睛表面绽出黑颗，如豆、如珠、如蟹睛，甚则损及瞳神，则有杏仁、枣核之状，至极则青黄牒出。

鉴别诊断 此病需与黑翳如珠相鉴别，蟹睛因破而出，后者从膏内生起。见黑翳如珠。

辨证分型 辨证首宜分清虚实，此症初起为实，以泻肝为主；病久多虚，以补肾为主。若因疳积上目或外伤所致者，宜参照该节论治。

肝胆火炽证 风轮凸起黑珠，状如蟹睛，紧张如球，疼痛虽较缓和，但仍有赤痛流泪，羞明难睁，口苦苔黄，脉弦数等。

阴虚火旺证 蟹睛平复，虚软不痛，头晕耳鸣，腰膝酸软，舌红无苔，脉细数。

治疗 包括内治法和外治法。

内治法 ①肝胆火炽者，治宜泻肝清热，可选用泻青丸加减。若大便闭结者，可改用泻肝汤，以通腑泻热。药后诸症减退，可用四物汤加石决明、菊花、密蒙花退翳明目，滋肝养血，再加枣仁、五味子等酸收之品，以利蟹睛平复。②阴虚火旺者，治宜滋阴降火，知柏地黄丸加减。或用镇肾决明丸加减。

外治法 ①滴眼药水，给予清热解毒类眼药，如黄芩滴眼液、千里光滴眼液，或用抗生素类眼药水滴眼。②点眼药，蟹睛症后期，用八宝眼药或退云散。③蟹睛漏而不闭者可做结膜瓣遮盖术。

预防调护 此症之预防，关键在于积极治疗原发病。如黑睛有溃破之势，可用眼垫加压包扎，并避免咳嗽、喷嚏、用力大便等动作。

转归预后 蟹睛预后较差，一旦形成，愈后必留斑脂翳类的翳障。如斑脂翳范围较广，不仅严重影响视力，而且可影响神水流畅，出现其他严重并发症。

（吴丹巍）

zhènglòu

正漏（central corneal fistula with leakage） 黑睛中央或略偏处出现细小漏口，神水不断流出的眼病。此病名首见于明·王肯堂《证治准绳》，“有漏生于风轮，或正中，或略偏，病至此目亦危矣……病属肝肾二部，目窍于肝主于肾，故曰正漏耳”。此病相当于西医学的角膜瘘。

病因病机 此病多由花翳白陷、凝脂翳等症恶化或失治，亦或真睛破损，伤及黑睛而成。外邪不解，入里化热，致肝火炽盛，上攻黑睛；或素体脾虚，运化无力，湿热蕴结，上熏于目，损伤黑睛；或久病之后，肝肾阴虚，外邪滞留，损及黑睛。

诊断要点 ①患眼疼痛，畏光流泪，眼睑难睁。抱轮红赤，细审风轮有针尖大小之瘘孔，位于正中，亦可略偏，但很少至风轮偏旁，瘘孔处呈稍凹陷的黑色小点或小疱样隆起，周边绕以灰白翳障。②如用荧光素液滴眼观察，可见黑睛上有绿色细流，因神水不断从瘘口流出，致前房变浅，眼珠变软。③若瘘口自行封闭，神水分泌增加，又可使眼珠变硬，眼部胀痛难忍，待神水再度冲破瘘口时，疼痛可自行缓解，眼珠复又变软。④若风热邪毒乘漏侵入珠内，可致眼珠痛极，红赤浮肿，治不及时，后果严重。

辨证分型 中医辨证分为2种证型，包括肝火上炎证和肝肾虚弱证。

肝火上炎证 黑睛正漏，目赤疼痛，畏光流泪，口苦苔黄，脉弦数。

肝肾虚弱证 正漏日久，目痛较轻，红赤不显，头昏耳鸣，舌红少苔脉细。

治疗 此症因有漏生于风轮，大多以外治为主，结合药物内服。

内治法 ①肝火上炎者，治宜清肝泻火，方选龙胆泻肝汤加减。②肝肾虚弱者，治宜补益肝肾，方选杞菊地黄丸加生黄芪。

外治法　局部施行烧灼术，术后加压包扎，并结合内服降眼压药物。上述方法无效时，可用结膜瓣遮盖术，或考虑角膜移植术。

预防调护　此症之预防，关键在于积极治疗原发病。可用眼垫加压包扎，并避免咳嗽、喷嚏、用力大便等动作。

转归预后　此症若治不及时，邪毒可乘瘘口侵入，而致珠内蓄毒成脓，毁坏眼珠。若能及时治疗，外治与内治结合，多可痊愈，但愈后常留瘢痕翳障，影响视力。

（吴丹巍）

hùn jīng zhàng

混睛障（murky-eye nebula）

黑睛深层呈现一片灰白色翳障，混浊不清，漫掩黑睛，障碍视力的眼病。此病名首见于明·傅仁宇《审视瑶函·混睛障症》，该书中对其病位及症状均有记载，说："此症谓漫珠，皆一色之障，世之患者最多，有赤白二症，赤者嫌其多赤脉，白者畏其光滑。"又称混睛外障、混障证、气翳。此病多见于青壮年，常波及双眼，有睫状充血，角膜呈灰白色毛玻璃样混浊，常弥漫成片或累及全部角膜，但不形成溃疡。伴有深部新生血管，有不同程度的虹膜睫状体炎。炎症消退后，基质内残留永久性血管及瘢痕组织。类似于西医学的角膜基质炎或角膜间质炎。

病因病机　此病系肝经风热，上扰于目，侵袭黑睛；肝胆热毒，循经上攻，火郁经脉，气血瘀滞，赤白相杂，漫掩黑睛，混浊不清；湿热内蕴，熏蒸于目，上损黑睛；邪毒久伏，耗损阴液，水不制火，虚火上炎，黑睛受灼，发为此病；饮食所伤，脾胃虚弱，清阳之气不升，浊阴之火上乘，目窍不利。

诊断要点　①此病自觉目珠疼痛，羞明流泪，视物模糊，严重者视力明显下降。②可查见胞睑难睁，抱轮红赤，或白睛混赤，黑睛深层圆盘状混浊，逐渐蔓延至整个黑睛，表面粗糙，外观如毛玻璃状，不形成溃疡。③常伴黑睛后壁沉着物，神水混浊，赤脉从黑睛边缘逐渐侵入黑睛深层，呈毛刷状排列，可延及整个黑睛，形成赤白混杂的翳障，严重障碍视力。④可合并瞳神紧小，或可出现瞳神干缺或瞳仁闭锁。先天性梅毒引起者，发病年龄多在5~20岁，双眼同时或先后发病，并有马鞍鼻、赫金森（Hutchinson）齿、口角皲裂、重听或耳聋等先天性梅毒体征。⑤结核性者，黑睛翳多呈扇形、周边性，多局限于下侧，不蔓延整个黑睛，初期呈结节状，后变灰黄色，常单侧患病。⑥病毒感染引起者，感冒发烧为常见诱因，常表现为黑睛深层圆盘状混浊，浓淡不一，易反复发作，临床较多见。⑦血清学检查，如康华氏反应、荧光素螺旋体抗体吸附试验（FTA-ABS）或梅毒螺旋体血凝试验（TPHA）阳性。结核菌素（OT）试验阳性，或胸部X线检查、胸部拍片可发现肺部结核病灶等。

鉴别诊断　与绿风内障相鉴别：二者均可出现黑睛水肿，混浊不清。但绿风内障眼胀头痛剧烈，瞳仁散大，眼珠坚硬；而混睛障瞳仁缩小，疼痛较轻。

辨证分型　此病发生与风热外袭，或脏腑积热，或湿热内蕴，熏蒸于目，或邪毒久伏，阴液耗伤，阴虚火旺有关，故辨证常见肝经风热证、肝胆热毒证、湿热内蕴证和阴虚火炎证。

肝经风热证　患眼疼痛，羞明流泪，抱轮红赤，黑睛深层生翳，状若圆盘，其色灰白，混浊不清；兼见头痛鼻塞；舌红，苔薄黄，脉浮数。

肝胆热毒证　患眼刺痛，羞明流泪，抱轮黯红，或白睛混赤，黑睛深层生翳，状若圆盘，混浊肿胀，其色灰白，或赤脉贯布，或赤白混杂；可伴口苦咽干，便秘溲黄；舌红，苔黄，脉弦数。

湿热内蕴证　患眼胀痛，羞明流泪，抱轮红赤，或白睛混赤，黑睛深层翳若圆盘，混浊肿胀；常伴头重胸闷，纳呆便溏；舌红，苔黄腻，脉濡数。

阴虚火炎证　患眼病变迁延不愈，或反复发作，干涩隐痛，抱轮微红，黑睛深层混浊；可兼口干咽燥；舌红少津，脉细数。

治疗　此病辨证须细审病因。若检查为梅毒、结核、病毒等原发病因确切者，需综合治疗，配合给予祛梅毒、抗结核和抗病毒的药物。如系梅毒引起者，常在中药处方中加土茯苓驱梅解毒。

内治法　①肝经风热者，治宜疏风清热，方选羌活胜风汤加减；若白睛红赤明显者，加金银花、菊花、蒲公英以清热解毒。②肝胆热毒者，治宜泻肝解毒，凉血化瘀，方选银花解毒汤加减；黑睛肿胀增厚者，可加车前子、茺蔚子以利水消肿；黑睛赤脉瘀滞甚者，可选加当归尾、赤芍、桃仁、红花以活血化瘀；口渴欲饮者，可加生石膏、知母清热；便秘者，加玄明粉以助大黄通腑泻下。③湿热内蕴者，治宜清化湿热，方选甘露消毒丹加减；黑睛肿胀明显者，可于方中加车前子、薏苡仁以利水渗湿；食少纳呆者，可加陈皮、枳壳行气悦脾。④阴虚火炎者，治宜滋阴降火，方选滋阴降火汤加减；常于方中加木贼、蝉蜕以退翳明目；若腰膝酸软者，可加枸杞、菟丝子以增滋补肝肾之功；肺阴不足者，用百合固金汤加减以滋阴润肺；若肝肾不足，相火妄动者，可使用知柏地黄丸加减。⑤若黑睛深层混浊，病久不愈，兼见四肢乏力，纳少便溏，舌淡胖，边有齿痕，多为脾气虚弱，治宜健脾益气，用参苓白术散加减。

外治法　此病多须配合局部用药，外治以消障退翳和扩瞳为原则。①滴眼药水，如滴用醋酸泼尼松龙眼药水、醋酸可的松眼药水等糖皮质激素滴眼液；散瞳常用1%阿托品眼液或0.5%托品酰胺眼液滴眼，以防止瞳神干缺。②湿热敷，可用内服中药药渣再次煎水过滤，做湿热敷。③球结膜下注射，炎症反应较重者，可用地塞米松注射液球结膜下注射，视病情而定用药次数。④手术治疗，若病变陈旧，在中央部黑睛翳障影响视力者，可行角膜移植手术。

预防调护　此病病程长，应坚持治疗，定期随诊；积极预防与治疗梅毒、结核、病毒等原发病；此病在使用糖皮质激素眼药时，要密切监测眼压；患者饮食宜清淡，少食辛辣刺激煎炸之物，以免助火生热；患者畏光强烈，可戴深色眼镜减少光线刺激。

转归预后　此病病程长，往往要经过数月治疗，混浊才能逐渐减轻，赤脉才逐渐消退，但也可复发；也有部分愈后仍遗留瘢痕，影响视力。在治疗过程中，若扩瞳不及时，愈后往往遗留瞳神干缺，严重影响视力。

（彭清华）

fēnglún chìdòu

风轮赤豆（wind-wheel red bean）

黑睛部位出现灰白色颗粒样突起，赤脉自气轮追随牵绊呈束样，直达风轮表面，色红如赤小豆。是病位（风轮）与病状（如赤豆）相结合进行命名的病证。此病首见于明·王肯堂《证治准绳·杂病·七窍门》，该书称为“轮上一颗如赤豆证”，阐述了此病的病机、主证和治法。书中称：“气轮有赤脉灌注，直落风轮，风轮上有颗积起，色红，初如赤小豆，次后积大，专为内有瘀血之故。急宜开导，血渐通，颗亦渐消，病到此十有九损。若白珠上独自有颗鲜红者，亦是瘀滞。上下无丝脉接贯者，只用点服自消，若有贯接者，必络中有血灌来，宜向所来之处寻看，量其轻重而导之。若白轮有红颗而胀急涩痛者，有变。而急痛连内而根深接内者，火疳也，又非此比。若白珠虽有红颗而珠不痛，虽疼不甚者病轻，治亦易退，善消可矣。”临床上较常见，多单眼发病，亦可双眼同时或先后发病。多发生于女性儿童和青少年，特别是偏食和腺病体质（指少年儿童因分泌紊乱而引起的体质虚弱，易患结核、淋巴结肿大、湿疹等症）。若治疗及时，预后较好。类似于西医学之束状角膜炎。

病因病机　此病常以禀赋不足，先天护养失宜，体弱挟痰之小儿容易罹患。多因素有肝经积热，火热上炎，郁于风轮，气血失调，络中瘀滞；或积热日久，肝阴受灼，阴津不足而余热未清；或肝肾阴虚，虚火上炎；或脾虚气弱，痰停气滞，痰气混结，郁于风轮所致。

诊断要点　①此病局部症状明显，自觉眼睑难睁，畏光流泪，碜涩不爽，羞明流泪。②可查见白睛红赤或混赤，风轮上有灰白色颗粒突起，初起多位于黑睛边缘，渐向黑睛中央发展，赤脉自气轮成束追随牵绊，状如慧星，直达风轮表面，故色红如赤豆。③赤豆日渐增大，溃破后中间凹陷，愈后虽赤脉可消退，但留下瘢痕而影响视力。④此病时发时止，发作时色红疼痛泪出，羞明怕日，眼睑难睁；静止时色淡白，症状缓解。⑤小儿患者颈侧每可触到累累成串的肿核。

鉴别诊断　此病与金疳相鉴别：此病是风轮上有灰白色颗粒突起；而金疳是白睛上出现圆形小疱如玉粒，周围绕以赤脉。

辨证分型　有实证、虚证、虚中夹实证。因患者大多素体虚弱，受邪发病，故多虚中夹实之证。

肝经积热证　黑睛赤豆突起，赤脉追随缠绕，状若慧星；痛涩羞明，热泪如汤；口苦咽干，舌红苔黄，脉弦数。

阴虚火旺证　风轮赤豆，迁延不愈，眼内干涩；目昏耳鸣，烦躁颧红；舌红少苔，脉细数。

脾虚夹痰证　风轮赤豆时隐时现，痛涩时作时止，迁延不愈；常伴颈侧瘰疬成串，面色无华，四肢乏力，不思饮食；舌淡苔白，脉弱。

治疗　论治当辨明虚实主次，偏于实者以清肝为主；偏于虚者以养肝和调理脾胃为主，虚中夹实者，宜分辨虚与实之本质，虚以阴虚或脾虚多见，实以热邪或痰湿多见，一般是补虚与祛邪同施。

内治法　①肝经积热者，治宜清肝泻热，方选龙胆泻肝汤或泻肝散加减；若疼痛剧烈，赤豆突起，红丝缠绕者，为络中有滞，可加桃仁、红花、郁金、丹皮、泽兰等行血化滞之品；若赤豆位于黑睛旁边，可加桑白皮以清肺热；若赤豆侵及黑睛中部，可加龙胆草以泻肝热；若赤脉粗大，可加丹皮、红花以凉血化瘀。②阴虚火旺者，治宜滋阴降火，方选滋阴降火汤加减；若见干咳少痰，兼有肺阴不足者，可合养阴清肺汤加减。③脾虚夹痰者，治以补脾益气、化痰散结，方选香贝养荣汤去姜枣，加夏枯草、竹茹等。

外治法　此病多须配合局部用药，以消豆退翳为原则。①滴眼药水，如滴用醋酸泼尼松龙眼药水、醋酸可的松眼药水等糖皮质激素滴眼液；若影响瞳神缩小者，常用1%阿托品眼液或0.5%托品酰胺眼液滴眼散瞳，以防止瞳神干缺。②湿热敷，可用内服中药药渣再次煎水过滤，做湿热敷。

预防调护　此病之预防，以加强锻炼，改善体质为主，以减少复发。平素注意综合饮食，多食富有营养又易消化之食物，避免偏食等不良习惯。若经常复发者，要注意检查是否有结核病灶。

转归预后　病位在角膜浅层的，愈后可不留瘢痕，或仅留菲薄瘢痕；病变侵及深层的，愈后多留较厚的瘢痕。此病常易复发，复发次数多，则易遗留瘢痕翳障而影响视力。

（彭清华）

báimó qīnjīng

白膜侵睛（white membrane invading black of the eye）

发生于黑睛边际，致使黑睛边际有似白膜入侵的病变。其病名见于明·徐春甫《古今医统大全》，该书说："此症肝虚肺盛，故有白膜侵上黑睛。白珠多赤，亦肺有火邪。"又称白膜蔽睛、白膜遮睛、流金凌木等。临床上以成年女性为多，双眼同时或先后发病，病程经过缓慢，常此愈彼起，反复发作，致使全角膜被波及且并发虹膜睫状体炎或青光眼，导致严重后果。类似于西医学之硬化性角膜炎。

病因病机　此病多因肺肝实热火毒，上炎目窍，困于白睛，郁于脉络，气血瘀滞，滞结为疳，侵及黑睛，致白睛、黑睛同病；或素患痹症，风湿久郁经络，循经上行，伤及白睛，渐侵黑睛所致；病情日久，火热伤阴，阴津亏耗，正气亏虚，邪气留连，又可形成阴虚邪留的病机。

诊断要点　①青年女性多见，常单眼发病，亦可侵及双眼。多先有白睛青蓝、火疳等病。②可有畏光、流泪，轻微刺痛等症。③黑睛深处之边缘，出现舌状或三角形状的白膜，尖端朝向黑睛中部。如白睛青蓝、火疳等病反复发作，则白膜逐渐扩大而影响视力。

鉴别诊断　此病应与胬肉攀睛、火疳相鉴别。①胬肉攀睛：起于大小眦，赤脉肥厚，状如蝉翼，甚者逐渐攀及黑睛。②火疳：白睛深部向外突起呈黯红色，推之不动，压痛明显，不侵入黑睛，畏光流泪。

辨证分型　中医辨证分为3种证型，包括肝肺热毒证、风湿阻络证和阴虚火旺证。

肝肺热毒证　白睛深层有单个或多个紫红色斑块，黑睛出现舌状灰白色混浊，白睛红赤；疼痛剧烈，羞明流泪；舌红苔黄，脉弦数。

风湿阻络证　白睛深层有斑块状结节隆起，黑睛边缘舌状混浊，有血丝夹杂，病变缠绵难愈；头目疼痛，畏光流泪，关节疼痛，肢体酸楚；舌质淡红、苔白滑、脉弦紧。

阴虚火旺证　此病后期，白睛深层紫红色斑块逐渐消退，黑睛舌状混浊渐成瓷白色；或病情时轻时重，反复发作，干涩明显，口干咽燥，颧红耳赤；舌红少苔，脉细而数。

治疗　白膜侵睛是由火疳反复发作所致，故治疗上除可按火疳辨证施治外，需酌情加清肝明目退翳之品，如夏枯草、菊花、蝉蜕、决明子、白蒺藜等。若遗留瘢痕，则按宿翳治疗。治疗常以泻肺散结、清肝退翳为原则，用菊花决明散加减；若大便秘结，加生大黄以通腑泄热、活血散结；口苦咽干，加花粉、玄参生津润燥散结。

内治法　①肝肺热毒者，治以清肝泻肺、活血化瘀、退翳明目，方选择加味修肝散加减。②风湿阻络者，治以祛风除湿、退翳明目，方选散风除湿活血汤加减。③阴虚火旺者，治以滋阴清热、退翳明目，方选滋阴退翳汤或海藏地黄饮加减。

外治法　局部用退云散或明目清凉散或八宝眼药点眼，或结合醋酸可的松眼药水滴眼；若瞳孔缩小者，配合滴用扩瞳剂。

预防调护　此病发病与全身病有关，如风湿、结核等，故在罹患此病时，应积极寻找有关的全身病变，结合眼病一并治疗。眼病治愈后仍需积极治疗全身病，否则容易复发。

转归预后　此病及时医治，预后尚好；若失治、误治，可转为白睛青蓝，预后较差。

（彭清华）

chìmó xiàchuí

赤膜下垂（drooping pannus）

赤脉从白睛贯下，伸入黑睛，簇集成膜，如帘下垂的眼病。见于《秘传眼科龙木论》。元·危亦林《世医得效方·眼科》又称垂帘膜、《银海精微》称垂帘翳、《异授眼科》称赤脉下垂。清·吴谦《医宗金鉴·眼科心法要诀》曰："赤膜下垂，初患之时，气轮上边起赤膜一片，垂至风轮，下覆瞳人，缘肝、肺之热，冲于眼内，致生赤膜。"大多双眼发病，多见于成年人，治不及时，可发展为血翳包睛。多见于椒疮、粟疮重症。赤膜下垂病情加重，赤脉从四周蔓掩整个黑睛，称为血翳包睛。见于《银海精微》，并谓："皆因心经发热，肝脏虚劳，受邪热，致令眼中赤涩，肿痛泪出，渐有赤脉通睛，常时举发，久则发筋结浓，遮满乌睛，如赤肉之相，故名曰血翳包睛。"由于白睛红赤，且伴眵泪浸渍，似红霞彩云，与黑睛上红翳相映，故又称红霞映日，清·黄庭镜《目经大成》称为彩云捧日。此病多由椒疮、赤膜下垂变生而来。若病情严重者，血翳堆积如肉，则视力极降，甚至失明。此二症是同一种病的不同阶段，故合并讨论。本节主要讨论因椒疮引起的赤膜下垂与血翳包睛，分别相当于西医学的沙眼性角膜血管翳和全角膜血管翳。

病因病机 此病多因患椒疮，脾、肺、肝风热壅盛，热郁脉络，致赤脉丛生；或因心肝热炽，火热上炎，热积成瘀，气血壅阻，致血翳包睛。其病机主要是热与瘀。热与脾、肺、肝三经密切相关，初起胞睑内面有椒疮，热在脾；赤脉始于白睛，热在肺；继则侵入黑睛，热在肝，三焦蕴热，郁于血分，以致由热致瘀，因瘀留热，形成一个瘀热互结的过程。

诊断要点 ①此症沙涩刺痒，灼热泪出，甚则怕热羞明，眼珠疼痛头痛，视力下降。②睑内颗粒丛生，初起白睛与黑睛之际，赤脉稀疏，条缕分明，并列成排，其状似帘，垂于黑睛；或赤丝尽头，生翳如星，或如月牙，甚则赤丝簇集肥厚似膜，赤膜从黑睛上缘渐次延伸，可覆瞳仁，目力受损。③眼科检查：病初起，黑睛上缘出现灰白菲薄翳膜，且赤脉密集牵绊，下垂至黑睛。与未波及的黑睛呈明显的分界线，赤脉尽头处，常有细小星翳。每见羞明流泪，痛痒并作，视力下降。翻转眼睑，可见椒疮累累成片。④多见于椒疮、粟疮重症。⑤血翳包睛可见赤膜渐次变大增厚，且赤脉从内外及下方蔓入黑睛，纵横满布，形成血翳包睛。伴赤涩灼热，羞明流泪，头目疼痛，视力重降。若血翳堆积如肉，障满黑睛，则视力极降，难辨人物。常由椒疮变生而成，或因化学药物烧伤所致。

鉴别诊断 赤膜下垂需与偃月侵睛相鉴别：偃月侵睛以风轮上际发白，状若月牙，渐渐向下侵蚀为主要表现，无赤脉下垂，荧光素染色无着色，通常无自觉症状。

辨证分型 中医对此症的辨证，以局部症状为主。初起赤膜甚薄，赤脉细小，色微赤，只见一片垂下，头目不痛，病缓少变者，为瘀热轻浅；若赤脉扩大，翳膜肥厚，血翳堆满黑睛者，珠疼头痛者，为瘀热深重，往往不易消退或难全部消退。

肺肝风热，血热壅滞证 赤膜下垂，赤丝下端，生翳如星；沙涩痒痛，视物模糊，流泪羞明；舌质红苔黄，脉数。

心肝积热，热瘀互结证 黑睛血翳满布，甚或堆积如肉，白睛紫赤，睑内红赤，颗粒累累；畏光羞明，目珠刺痛，口苦咽干；舌红苔黄，脉数。

治疗 此病治疗宜内外结合，内治以清热疏风，凉血化瘀为原则。外点消障退翳之药，并结合劆洗椒疮，防其复发。

内治法 ①肺肝风热，血热壅滞者，治以疏风清热、凉血化瘀，方选归芍红花散加减；若新生血管粗大、结膜充血明显，加龙胆草以清肝热；角膜混浊、视物模糊，加蝉蜕、密蒙花以退赤退翳。②心肝积热，热瘀互结者，治以清心泻肝、凉血化瘀，方选破血红花散加减；若心中烦热，小便短赤加生地、竹叶以泻心火；眼珠疼痛加夏枯草以清热。

外治法 此病多须配合局部用药，外治以消障退翳为原则。

滴眼药水 如滴用氟美龙、甲基强的松龙等激素类滴眼液，可在一定程度上减轻角膜新生血管的形成和发展；还可外点犀黄散或涩化丹，以消障退翳。若见星翳丛生，可滴用黄芩素眼药水、黄连西瓜霜眼药水、千里光眼药水。也可用非甾体抗炎药，通过减少角膜病灶区前列腺素的合成，减轻新生血管化；或环胞素 A 和 FK506（他克莫司）等免疫调节剂，能显著抑制异体抑制和化学烧伤后的血管生长。

激光治疗 对新生血管，可用氩激光直接光凝，或用电凝对新生血管进行透热；也可用光动力学疗法，将光敏剂静脉注入组织血液循环或局部用于眼表面，经激光束激活后，选择性地阻断新生血管。但应注意这两种方法有可能引起角膜变薄、虹膜损伤等并发症。

手术治疗 严重的新生血管，中医可用开导割烙术治之，西医可采用角膜缘干细胞移植、羊膜移植等眼表重建手术治疗。

预防调护 此症多系椒疮增

剧而来，因此积极防治椒疮是预防此症的根本措施。

转归预后 此症病情轻者，经治疗后赤脉可消失；病情重者，特别是血翳堆积如肉的，治疗可以减轻，但难全部消失。

（彭清华）

gānxū quèmù

肝虚雀目（liver-deficiency sparrow eye）

以入暮则视物不清，天晓复明，而无视野缩小的表现，伴眼干涩羞明，频频眨动为主要表现的眼病。状与雀鸟入暮即不能见物相似而命名，此病多为眼疳初期证候。其病名见于《秘传眼科龙木论》。早在隋·巢元方《诸病源候论》中已有雀目候的记述。因此症多发生于小儿，故又称小儿雀目鸡盲眼、雀目内障。

病因病机 此病多因饮食营养不济，或小儿痘疹热病中，调护不当，如闭塞户牖，忌口太过，摄取不足，致生化之源亏乏，导致肝血不足。肝藏血，为养目之源，肝血充和则眼目精彩光明，肝血亏虚，则肝气不能升运于目，故阳气虚弱。入暮之后乃阴盛阳衰之时，阳弱不能抗阴，神光被蔽，目无所见；亦可因饮食不节，脾胃损伤，无力运化水谷，致生化之源不足，气血亏虚，升降之功失司，阳气下行，阴气逆上，每当黄昏、黑夜，阴反蔽阳，致目无所见。

诊断要点 此病初起，每至黄昏，视物昏蒙，目内涩痒，羞明不适；重则入暮之后，行走时仅能辨别眼前直下之物，甚者全无所见。

鉴别诊断 此病与高风内障共有夜盲之症，应予鉴别。高风内障者，眼外观端好，无痒涩赤痛诸症，唯视野逐渐缩窄，重则唯见顶上之物，后期视力日趋下降。病程中，夜盲之症始终无明显改善，至晚期必有青盲、黄风内障等变证而致目盲。

辨证分型 中医辨证分为3种证型，包括肝血不足证、肝虚内热证和脾胃虚损证。

肝血不足证 视物昏蒙，可见双眼干涩刺痒，目劄羞明，失眠多梦，面白无华，视物模糊，爪甲不荣，舌淡苔薄，脉细弱。

肝虚内热证 视物昏蒙，可见目干涩难忍，白睛红赤，口干心烦、时觉烦热、舌红少苔、脉细数。

脾胃虚损证 视物昏蒙，目内涩痒，可兼见身软乏力，口淡纳呆，面色萎黄，神疲倦怠，形体瘦弱，溲清便溏，舌质淡，苔薄白，脉弱无力。

治疗 此病是眼疳初期证候，临证时应将眼局部症状与全身症情结合起来，针对致疳原因辨证施治，采取综合治疗，以迅速控制病情，避免传变。

内治法 ①肝血不足者，治宜补肝养血，方用决明夜灵散加熟地、白芍、桑葚。②肝虚内热者，治宜养肝清热，方用地肤子丸合转光丸。③脾胃虚损者，治宜健脾益气，方用四君子汤合石斛散，或补中益气汤。如病势较重而为疳积上目者，其辨证治疗，见疳积上目。

外治法 见疳积上目。

其他治疗 此病常以羊、猪、兔、鸡等禽畜的肝脏来治疗及预防。因肝脏既能养血，又能明目，且可引药入肝，尤对肝虚雀目初起，食之屡能见效。凡治疗之中，佐以肝类，可增强疗效。如小儿疳积初起有雀目者，症见脾虚湿困，便溏纳呆者，尚可用苍术末煮粥食之；或将羊肝剖开，用苍术末掺于其内，以细线扎定，用米泔水一大碗，煮熟为度，先熏眼，后温服。

转归预后 此病必须及早发现，及时治疗，预后较好；若治疗不当，则有神水将枯、黑睛生翳、蟹睛等变证，预后较差。

预防调护 见疳积上目。

（彭清华）

gānjī shàngmù

疳积上目（infantile malnutrition involving eye）

继发于小儿疳积，初起眼干涩、夜盲，日久黑睛生翳糜烂，甚则溃破穿孔的眼病。此病名见于高等医药院校四版教材《中医眼科学》。《秘传眼科龙木论》）又称小儿疳眼外障、《银海精微》称小儿疳伤、金·张从正《儒门事亲》称疳眼、元·倪维德《原机启微》称疳毒眼、清·吴谦《医宗金鉴·眼科心法要诀》称眼疳等。《秘传眼科龙木论·卷之六·小儿疳眼外障》对此病记载较早，曰："初患之时，时时痒涩，挦眉咬甲揉鼻，致令翳生，赤肿疼痛，泪出难开。"多见于小儿，常双眼发病。此病初起表现之夜盲，系肝虚雀目；黑睛之灰白混浊、糜烂，亦不同于一般的凝脂翳、混睛障，而是继发于疳积之黑睛病变。此病相当于西医学之角膜软化症。

病因病机 ①小儿脏腑娇嫩，脾常不足，喂养不当，或病中无原则忌口，或偏嗜食物，致脾胃虚弱，气血生化不足，目失濡养而致此病。②虫积成疳，脾胃虚弱，脾病及肝，肝虚血少，肝热内生，上攻于目。③久患疳积，脾阳不振，寒凝气滞，阳虚阴盛，水湿不化，水寒之气上凌于目而致此病。

诊断要点 ①此病多发生于婴幼儿，双眼发病，有导致维生素A缺乏的病因及全身营养不良的体征。②早期主要症状为夜盲，患眼干涩羞明，频频眨眼，或双目紧闭，不愿睁眼，逐渐出现眼痛，畏光流泪，视力下降。③眼部检查：白睛表面干燥而少光泽，其色污暗，当眼珠转动时，白睛可出现许多与黑睛缘平行的向心性皱褶纹，随之白睛出现基底向黑睛缘的三角形银白色干燥斑④随着病情的发展，黑睛干燥晦暗失却光泽，黑睛知觉减退、呈灰白色混浊，甚至黑睛表面破损，深层糜烂变薄坏死，可合并邪毒感染，引起黄液上冲、凝脂翳等症。严重者，可致整个黑睛坏死、穿破，变为蟹睛、旋螺突起、眼球枯萎等恶候。⑤此病初起常伴见患儿面色萎黄，身体消瘦，毛发枯焦，皮肤粗糙，精神萎靡，掩面而卧，或烦躁不宁。若见咳嗽，声音嘶哑，频频泄泻，腹大如鼓，青筋暴露等候，则病情危重。

鉴别诊断 ①此病应与高风内障相鉴别。两者相同的是早期出现夜盲。不同的是：高风内障者眼外观端好，为内障眼病，眼底可见视网膜血管旁有骨细胞样色素沉着，血管变缩，视野逐渐缩窄；疳积上目为外障眼病，其病外显症侯明显，可见白睛和黑睛干燥无光泽，甚至黑睛混浊溃烂等症。②此病后期出现之黑睛干燥、溃疡及穿孔之症，需与中风病后遗症目睁不闭之此病相鉴别。中风病后遗症出现的暴露性白睛、黑睛疾病也可引起上述症状，但亦无疳积症状，且多为单眼。另有如严重沙眼、化学伤等可导致黑睛干燥、混浊，亦无全身疳积症状。

辨证分型 中医辨证分为3种证型，包括脾虚气弱证、脾虚肝热证和中焦虚寒证。

脾虚气弱证 夜盲，白睛、黑睛失泽，频频眨目；食少纳差，面色萎黄；舌淡红，苔薄白，脉细。

脾虚肝热证 白睛干燥，黑睛混浊，甚或溃烂，畏日羞明；烦躁不宁，精神萎靡；舌红，脉虚。

中焦虚寒证 白睛干燥，黑睛灰白混浊或溃烂；伴面白无华，四肢不温，大便频泄；舌淡苔薄，脉细弱。

治疗 此病是疳积在眼的局部病变，临证时应将眼局部症状与全身症情结合起来，针对致疳原因辨证施治。病情严重者，应采取综合治疗，以迅速控制病情，挽救视力。

内治法 ①脾虚气弱者，治以健脾益气、消积明目，方选参苓白术散加减；夜盲甚者，加鲜猪肝、枸杞、夜明砂补精血而明目；脘腹胀满，加厚朴、陈皮行气悦脾；形寒面白，四肢不温者，加附子、砂仁、扁豆等温中散寒。②脾虚肝热者，治以健脾清肝、退翳明目，方选肥儿丸加减，可加夏枯草、菊花、蝉蜕以退翳明目；若有黄液上冲者，可加薏苡仁、蒲公英、败酱草以增清热排毒之功。③中焦虚寒者，治以温中散寒、补益脾胃，方选附子理中汤加减；若脘腹冷痛者，宜加炮姜、肉桂以温中散寒。若此病有泄泻不止，手足浮肿，全身枯瘦者，当以挽救生命为要，须按儿科疳积危重症救治。

外治法 此病多须配合局部用药。①点眼药如用维生素A油剂、清热解毒眼药水、抗生素眼药水滴眼；同时滴用阿托品眼药水或涂眼膏散瞳，以防止虹膜粘连。②黑睛混浊糜烂时，可用抗生素眼药膏涂眼。③黑睛斑翳难消者，可行穿透性角膜移植术或人工角膜移植术进行治疗。

其他治疗 ①补充维生素：迅速补充大量维生素A，同时注意补充维生素B。②选用中脘、天枢、足三里、气海、脾俞、胃俞、肝俞、肾俞、四缝等穴针刺治疗，用平补平泻法，或参照小儿疳积的治疗。③捏脊疗法：从长强至大椎穴。以两手指背横压在长强穴部位，向大椎穴推进，同时以两手拇指与食指将皮肤肌肉捏起，交替向上，直至大椎，作为1次。如此连续捏脊6次。在推捏第5、6次时，以拇指在肋部将肌肉提起4~5下，捏完后，再以两拇指从命门向肾俞穴左右推压2~3下。此疗法有调理脾胃，调和阴阳，疏通经络的功效。④纠正水及电解质失调，以治疗其全身疾病。

预防调护 婴幼儿、孕妇和哺乳期的妇女，饮食要合理，防止出现营养不良；宣传科学喂养婴幼儿常识，教育儿童不要偏食，患病的小孩不应无原则的忌口；此病黑睛有溃烂者，检查或点眼药时，动作应轻柔，以防促成黑睛穿孔。同时应防止患儿用手揉压眼珠。

转归预后 此病如果不能早期发现和早期治疗，易致失明。全身若见腹大如鼓，青筋暴露，频频泄泻，胃纳全无，哭声嘶哑而低微，手足俱肿者，病属重危，不仅可能双眼失明，而且还有生命危险。

（彭清华）

sùyì

宿翳（old nebula） 黑睛疾患痊愈后，遗留下的瘢痕翳障，其边缘清晰，表面光滑，无红赤疼痛的眼病。宿，“旧有”之意也。又称老翳、冷翳。旧与新，老与嫩，冷与热相对而言。此病名首见于清·黄庭镜《目经大成·卷之二下·冰壶秋月七十五》。根据宿翳的厚薄、透明度及其位置不同，对视力有不同影响，如明·王肯堂《证治准绳·杂病·七窍门》述："冰瑕翳证，薄薄隐隐，或片或点，生于风轮之上，其色光白而甚薄，如冰上之瑕。若在瞳神傍侧者，视亦不碍光华。"又说："斑脂翳证，其色白中带黑，或带青，或焦黄，或微红，或有细细赤脉绊罩。有丝绊者，则有病发之患……以不发病者论，大略多者粉青色，结在风轮边傍，大则掩及瞳神，掩及瞳神者，目亦减光。"此病相当于西医学之角膜瘢痕。宿翳中的冰瑕翳、云翳、厚翳、斑脂翳又分别相当于西医学之角膜云翳、角膜斑翳、角膜白斑、粘连性角膜白斑。

病因病机 此症多为凝脂翳、花翳白陷、聚星障等黑睛疾患或黑睛外伤痊愈后遗留的瘢痕翳障。黑睛生翳多由外感风热或脏腑热炽所致，火热易伤阴液，且火邪易郁脉络，故瘢痕翳障的形成，常兼有津液受灼，气血失调的病机。

诊断要点 ①此病视力无影响或视物模糊。因角膜瘢痕厚薄、部位的不同而对视力产生不同程度的影响，如位于周边部角膜云翳视力可完全正常，而位于视轴部角膜白斑可致失明。②无红赤疼痛、羞明流泪等症状。③眼部检查：白睛无红赤。黑睛上有翳障，部位不定，形状不一，厚薄不等，表面光滑，边缘清楚。若翳菲薄，如冰上之瑕，在集光灯下方能察见者，为冰瑕翳；若翳稍厚，似淡烟，如浮云，在自然光线下可见者，为云翳；若翳较厚，色白光滑如瓷，一望则见者为厚翳；若翳与黄仁粘连，其色白中带棕黑，或有细小赤脉牵绊，瞳神欹侧不圆，翳与黄仁粘连，为斑脂翳。但均表面光滑，边缘清楚，荧光素染色阴性。位于黑睛周边者，多不影响视力，翳厚位于黑睛中部遮掩瞳神者，可严重影响视力。

鉴别诊断 宿翳应与新翳、圆翳内障相鉴别。①新翳为黑睛生翳，表面粗糙，边界不清，有发展变化，赤痛流泪。宿翳为黑睛遗留瘢痕，表面光滑，边界清楚，无发展变化，无赤痛流泪。②圆翳内障为晶珠混浊，瞳神中央出现圆形银白色混浊，视力缓降，属内障。宿翳为黑睛混浊，部位不定，形态不一，从外而蔽，属外障。

辨证分型 中医辨证分为2种证型，包括阴虚津伤证和气血凝滞证。

阴虚津伤证 黑睛疾病后期，出现眼内干涩不适，遗留瘢痕翳障；眼内干涩，口干咽燥；舌红少苔，脉细。

气血凝滞证 黑睛宿翳日久，厚薄不等，形状不一，或有赤脉伸入翳中，视物不清；舌质暗红，脉弦涩。

治疗 此病中医治疗的重点是位于视轴部冰瑕翳及云翳影响视力者，内服中药配合局部中药点眼，可在一定程度上减轻宿翳。临床应根据不同疾病的特点，积极治疗原发病。

内治法 ①阴虚津伤者，治以养阴退翳，方选滋阴退翳汤加减。②气血凝滞者，治以活血退翳，方选桃红四物汤加减，可于方中加木贼、蝉蜕、谷精草、密蒙花等以退翳明目。

外治法 可用狄奥宁眼药水滴眼，规格自1%开始，渐增至5%，以消除或减薄角膜瘢痕。但对聚星障引起者一般不用，以免引起复发。若翳厚且遮挡瞳孔，可考虑做角膜移植手术。

针灸治疗 取睛明、承泣、瞳子髎、健明等为主穴，翳明、攒竹、太阳、合谷等为配穴，每次主、配穴各一，交替轮取，有退翳消障之功。

预防调护 慎饮食、避风寒，防止宿翳复发。

转归预后 翳薄如果及早治疗，可望减轻或消退；若年久翳老，用药难以奏效。

（彭清华）

yǎnyuè qīnjīng

偃月侵睛（mooren's ulcer）

风轮上际生翳，逐渐向下侵蚀，状如初月之病证。此病名见于明·王肯堂《证治准绳·杂病》，又称偃月障。多发于成年人。与西医学之蚕蚀性角膜溃疡相似，是一种自发性、慢性、边缘性、进行性、疼痛性角膜溃疡。

病因病机 此病为多因热邪伤肺或肝脾湿热内蕴，生痰化火，蒸灼黑睛所致。湿重寒凝，致病缠绵难愈，故反复发作；湿邪秽浊黏腻，损及黑睛则边缘糜烂如虫食状。若热为湿阻，湿重于热则表现为病情时轻时重，反复发作；如湿邪入里化热，伤阴劫液致阴虚湿热则兼见口干心烦，舌红少苔。清·黄庭镜《目经大成·偃月障七十一》曰："盖真阳衰惫，好动能劳"，提示真阳亏损亦是偃月障的病因之一。

诊断要点 ①此病自觉目珠疼痛，羞明流泪，视物模糊。②眼部检查可见：初期眼内砂涩不适，羞明流泪，白睛抱轮红赤，黑睛边际生翳，向下延伸，形如月牙；加重时目赤难睁，热泪频流，羞明畏光，白睛抱轮红赤，黑睛边际生翳，向周围扩展侵蚀。③毛刷状赤脉从黑睛周边向中心伸入。

鉴别诊断 此症应与偃月内障相鉴别。偃月内障为瞳神内晶珠上部发生白色混浊，形同新月，上厚下薄，影响视力，逐渐发展成圆翳内障；此症为发生于黑睛周边部的灰白色混浊，形似新月，如不遮蔽瞳神，则不碍视力，逐渐发展成环形混浊。

辨证分型 中医辨证分为4种证型，包括肺热及肝证，肝脾湿热证，湿热外袭、湿重于热证和阴虚湿热证。

肺热及肝证 眼内碜涩不适，羞明流泪，白睛抱轮红赤，黑睛边际生翳，向下延伸，形如月牙；口苦咽干；舌质红，苔黄腻，脉弦数

肝脾湿热证 目赤难睁，热泪频流，羞明畏光，白睛抱轮红赤，黑睛边际生翳，向周围扩展侵蚀；口苦咽干，或口内皮黏，溲黄便结；舌质红，苔黄腻，脉滑数或弦数。

湿热外袭、湿重于热证 黑睛溃烂，时轻时重、日久不愈，翳陷色污秽，抱轮红赤较轻；舌稍红、苔腻。

阴虚湿热证 黑睛溃烂，反复发作；口干心烦；舌红、少苔。

治疗 中医治疗病之初起，宜选用清肺泻热法，病情扩展，病势笃重时，则以清热祛湿为先，同时要配合点用皮质类固醇药物及手术治疗，可能有助于减轻症状，缓解病情及制止其发展。

内治法 ①肺热及肝者，治宜清肺泻热，方选凉肺散加减。②肝脾湿热者，治宜清热祛湿，方选泻湿汤加减。③湿热外袭、湿重于热者，治以清化湿热杀虫，方选三仁汤加减。④阴虚湿热者，治宜养阴清热，利湿杀虫，方选甘露饮加减。

外治法 包括点眼药和手术治疗。

点眼药 可用糖皮质激素点眼；或应用胶原酶抑制剂，如2%半胱氨酸眼液；或用免疫抑制剂1%~2%环孢素A油剂或0.05%他克莫司（FK506）滴眼剂滴眼有一定疗效。可同时用抗生素眼液及眼膏防止混合感染，并适当补充维生素类药物。

手术治疗 病灶局限于周边且表浅时，可行相邻的结膜切除，联合病灶区角、巩膜病灶浅层清除术，可望控制病变。若病变已侵犯瞳孔区或溃疡深有穿破危险者，可根据病变范围，采用新月型、指环型或全板层角膜移植。若角膜已穿破，可行双板层角膜移植或部分穿透性角膜移植。移植片均应带有角膜边缘（干细胞）组织。术后用环孢素A油剂或他克莫司滴眼剂滴眼，对于预防复发有一定疗效。

预防调护 眼睛畏光、流泪、异物感明显时，用眼垫遮盖患眼，避免强光刺激，加重患眼疼痛；眼睛前房积液、积脓时，疼痛异常剧烈，可以用止痛剂，禁止热敷，避免感染扩散；注意眼部卫生与休息，按时滴眼药水；注意手的清洁；不揉擦患眼；不与其他人共用洗脸毛巾和脸盆，避免交叉感染。

转归预后 此病属于难治的眼病。良性型常单眼发病，多发生于年长者，预后较好；恶性型常双眼同时或先后发病，多发生于青年人，预后不佳。蚕食性角膜溃疡可伴有轻度的虹膜炎或并发性白内障，前房积脓或角膜穿孔较为少见。

（彭清华）

xuánluó tūqǐ

旋螺突起（corneal staphyloma）

黑睛生翳后，中央部分突起，呈旋螺尾之状，伴目赤疼痛，畏光流泪为主要表现的翳病类疾病。以形状命名，多因热毒炽盛所致。其病名见于清·张璐《张氏医通·七窍门》，元·倪维德《原机启微》称翳如螺盖，《秘传眼科龙木论》又称旋螺突睛、旋螺尖起外障，《异授眼科》称旋螺突出，清·黄庭镜《目经大成》称旋螺出壳，清·吴谦《医宗金鉴·眼科心法要诀》称旋螺外障，清·黄岩《眼科纂要》称螺盖翳、旋螺外障，清·邓苑《一草亭目科全书》称旋螺翳。一般由蟹睛结瘢而来，重者可致盲。此症主要讨论黑睛上出现如旋螺尾样突起的翳障，与西医学的部分角膜葡萄肿相似，系因角膜溃疡穿破后，虹膜脱出结瘢而成。

病因病机 此病多因黑睛疾患痊愈后遗留斑脂翳，复因肝经积热亢盛，气血失和，壅遏而成。如《银海精微·旋螺尖起》谓："旋螺尖起者，热积于肝，毒壅于膈门。"或因肝气过盛，气机壅塞，上攻于目，致使黑睛部分突起，如旋螺尖起之状。

诊断要点 ①常见于凝脂翳、花翳白陷等黑睛病变后期。②黑睛中央呈螺蛳状突起，色青黑，周围绕以白色翳障，黄仁嵌入其中，瞳仁欹侧不圆。③自觉眼内沙涩或胀痛，目赤畏光流泪，时轻时重，视力严重障碍。④并发症与后遗症有角膜瘘、前极性白内障、虹膜脱出等。

鉴别诊断 此症应与旋胪泛起相鉴别。旋胪泛起是黑睛中央部分逐渐向前突起呈圆锥状，黄仁、瞳神无改变。此症是由斑脂翳变生而来，局部黑睛呈旋螺尾

状尖起，黑白相间，或带棕色，黄仁与瘢痕粘连，瞳神欹侧，如枣核，或如杏仁。

辨证分型 中医辨证分为2种证型，包括肝经积热证和血瘀气滞证。

肝经积热证 黑睛部分旋螺尖起，抱轮红赤或白睛混赤；眼内沙涩胀痛，畏光流泪，口苦咽干，心烦易怒；舌红苔黄，脉弦数。

血瘀气滞证 黑睛突起如旋螺尾尖，黄仁与瘢痕粘连，或有赤脉伸入，眼红赤胀痛不显，舌质暗红，脉弦涩。

治疗 包括内治法和手术治疗。此症服药难以奏效。若无痛胀等症，不必服药治疗。若目珠痛胀明显，可服药以缓解疼痛等症状。

内治法 ①肝经积热者，治以清泻肝胆湿热，方选龙胆泻肝汤加减。②血瘀气滞者，治以活血散风、平肝退翳，方选蝉蜕无比散加减。

手术治疗 主要针对改善外观，可考虑行眼球摘除术，配置义眼。少数局限性角膜葡萄肿且尚保留部分视力者（光感至手动），则可试行穿透性角膜移植术，这不但能改善外观，有时还可望获得一定的有用视力。

预防调护 黑睛斑脂翳变生旋螺尖起，病变处黑睛薄而脆弱，故应保护患眼，切勿碰撞，以免发生穿孔。

转归预后 此症预后不佳，若瞳神尚未尽损者，还有几分希望，可存几分视力；若日久瞳神全损者，视力全无，即成痼疾。

（彭清华）

xuánlú fànqǐ

旋胪泛起（keratoconus） 黑睛中央部分逐渐向前呈圆锥状突出的眼病。其病名见于明·王肯堂《证治准绳·杂病·七窍门》，书中谓："气轮自平，水轮自明，唯风轮高泛起也。"其病因"乃肝气独盛，胆液滞而木道涩，火郁风轮，故随火胀起"。明·傅仁宇《审视瑶函》沿用《证治准绳》之说，治疗用泻肝火退翳膜的泻肝散、救睛丸等。此病类似于西医学的圆锥角膜。

圆锥角膜是常染色体隐性遗传的先天性角膜发育异常的眼病。常在青春期发病，多为双眼同时或先后发病，女性多于男性。病情发展缓慢，角膜呈圆锥状膨隆，基质变薄，出现轴性近视及不规则散光，视力下降。严重者角膜可发生前、后弹力层破裂，基质层水肿，愈后遗留瘢痕，使原有散光加重，视力难以矫正。

此病多因先天禀赋不足，又因肝气独盛，肝失调达，气滞血瘀，脉络瘀阻，目失荣养所致。若见黑睛中央部分逐渐向前突起如圆锥，日久变薄，兼见胸胁胀满，烦躁易怒，脉弦。为肝气郁结，治以疏肝解郁，用逍遥散加减。此病药物治疗难以取效，最好认真验光，配戴合适眼镜，轻者可配戴硬性角膜接触镜，重者应行穿透性角膜移植术。

（彭清华）

mùgān

木疳（phlyctenular keratitis） 黑睛部位出现灰白色颗粒状翳障，但无赤脉追随牵绊之病证。主要以病机命名，木，即五行中的木，内应于肝，疳，此意为"疮"，由肝经积热滞结黑睛而发，故称木疳，又称木疡。此病首见于明·王肯堂《证治准绳·杂病·七窍门》："木疳证，生于风轮者多，其色蓝绿青碧，有虚实二证，虚者大而昏花，实者小而痛涩。非比蟹睛因破而出，乃自然生出者，大小不一，亦随其变长也。"类似于西医学之泡性角膜炎。

病因病机 此病多因肝胆火旺，外夹风邪，火热上炎，上犯于目；或阴虚不足，又夹肝热，滞结为疳；或素体阴虚，虚火上炎，郁于黑睛所致。

诊断要点 ①此病患儿症状轻重不一，但有畏光流泪，重者疼痛和眼睑难睁。②初起黑睛表层发生一个或多个颗粒状泡性翳障，大小不等，部位不定，可在黑睛偏旁，亦可在黑睛中部。③溃破后呈一较浅的凹陷，伴抱轮红赤，畏日羞明，头目疼痛等症，愈后可不留瘢痕翳障。④若向黑睛深层发展，则凹陷加深，不仅红赤疼痛等症加重，而且愈后必留瘢痕翳障，影响视力。⑤少数情况下，可变生花翳白陷，致黑睛穿孔，变成蟹睛等症。反复发生者，可此愈彼起，或间歇一段时间再发。⑥发于体质虚弱的儿童，常合并有颈部瘰疬。

辨证分型 首先应辨清虚实，实者起病急、症状重，虚者病情缠绵，反复不愈。此病辨证常见肝火上炎证、肝虚夹热证、阴虚火旺证等。

肝火上炎证 黑睛骤生颗粒突起，大小不等，溃后凹陷，抱轮红赤，眼睑难睁，羞明流泪；口苦咽干，舌红苔黄，脉弦数。

肝虚夹热证 黑睛时发颗粒翳障，此愈彼起，部位不定，抱轮暗红，流泪羞明；舌红少苔，脉弦细数。

阴虚火旺证 黑睛颗粒翳障，反复不愈，白睛微红，眼内干涩，颧红盗汗；舌红少苔，脉细数。

治疗 包括内治法、外治法和支持疗法。

内治法 ①肝火上炎者，治宜清肝泻火，方选龙胆泻肝汤加减。②肝虚夹热者，治宜养肝清热，方选平肝清火汤加减。③阴虚火旺者，治宜滋阴降火，方选知柏地黄汤加减，可加石决明、青葙子、赤芍、木贼等。

外治法 ①滴眼药水，发病时局部适当应用糖皮质激素和抗生素滴眼。②手术治疗，对反复发作及危及视力者，近年来有人做病变角膜缘组织局部切除，有预防复发的作用。

支持疗法 儿童应增强体质，给予钙剂及维生素A类药物支持疗法。

预防调护 见风轮赤豆。

转归预后 见风轮赤豆。

（彭清华）

tóngshén jíbìng

瞳神疾病（pupil disease）

瞳孔及其后部眼内形成视觉功能一系列组织病变的内障眼病。

简述 瞳神疾病不仅包括瞳神部的病变，还包括广义瞳神，即基石的黄仁、神水、晶珠、神膏、视衣及目系等部位的病变。瞳神，五轮中为水轮，基础病变责之于肾、膀胱，但瞳神病机多变亦责之于肝、脾等多脏，病症有虚、有实，或虚实夹杂，亦可因某些外障眼病传变，甚则头眼部外伤亦可导致。瞳神病变所涉及眼内组织广泛，对视力影响明显，病变较为复杂，辨证应结合自己症状，全身表现及现代仪器检查的表现，综合分析、治疗。治疗以内治法为主，外治局部用药及必要的手术治疗亦十分重要。部分瞳神病变急骤危重，需中西医结合及时治疗。

研究范围 ①色素膜包括虹膜、睫状体及睫状体小带、脉络膜，前两者属于足厥阴肝经；根据《黄帝内经》“心主身之血脉”的理论，脉络膜属于手少阴心经；②晶状体属足少阴肾经；③玻璃体，明·王肯堂《证治准绳》认为属足少阳胆经，清·黄庭镜《目经大成》认为属足少阴肾经，现代·陈达夫《中西医眼球串通内容观察论》认为属手太阴肺经；④视网膜属足厥阴肝经，据《黄帝内经》“中央黄色，入通于脾”之论，黄斑应属于足太阴脾经；⑤视神经据《证治准绳·杂病·七窍门上》“盖目珠者，连目本，目本又名目系，属厥阴之经也”之论，故属于足厥阴肝经；⑥视网膜色素变性等病变。

疾病表现及特点 瞳神疾病大体分为两类：一类为在外可见的瞳神散大、缩小或变形、变色等改变；另一类则眼外观无明显异常，仅感视力或视觉改变，如自觉视力模糊或视物变形、变色，或自觉眼前似有蚊蝇飞舞、云雾飘移等，甚至失明。瞳神病证有虚有实，虚证主要由脏腑内损，气血不足，真元耗伤，精气不能上荣于目所致；实证多因火邪攻目，痰湿内聚，气郁血瘀，目窍不利而引起。

发展趋势 近年来根据眼内不同性质的病变，如渗出、水肿、出血、增生、萎缩、变性等，需结合传统的中医理论进行辨证论治。

（廖品正）

tóngshén jǐnxiǎo

瞳神紧小（contracted pupil）

瞳神失去正常的伸展功能，持续缩小，甚至缩小如针孔的眼病。常伴有眼红、疼等症状。临床较为常见，可单眼或双眼发病，易反复发作，病情严重或失治最终形成瞳神干缺。严重者视力减退，甚至失明。清·吴谦《医宗金鉴》、清·黄庭镜《目经大成》、明·傅仁宇《审视瑶函》记载为瞳神缩小，清·邓苑《一草亭目科全书·内障》记载为瞳神焦小。《秘传眼科龙木论》记载为瞳仁干缺外障：“此眼初患之时，忽因疼痛发歇，作时难忍，夜卧不得睡，即瞳仁干缺，或上或下，或东或西，常不圆正，难辨三光，久后俱损，大人多患。”瞳神紧小与瞳神干缺实际是同一种疾病，发病不同时期的表现。此病相当于西医学的葡萄膜炎，表现有瞳孔缩小的葡萄膜炎可归属于此病，如急性前葡萄膜炎、中间葡萄膜炎、白塞（Behcet）综合征等。

病因病机 外感风热，或肝郁化火，导致肝胆蕴热，火邪攻目，黄仁受损，司展缩之筋肉失灵，瞳神缩小；外感风湿，郁久化热，或素体阳盛，内蕴热邪，复感风湿，风、湿、热邪搏结，上犯清窍，熏蒸黄仁，展缩失灵，瞳神缩小；劳伤肝肾，肝肾亏虚，虚火上炎，黄仁失养，且受火灼，拘急收引，瞳神紧小。

诊断要点 ①此病起病有急性、慢性两种类型。②急性者起病急，表现眼痛、眼红、畏光、流泪，严重程度可有很大不同，视物模糊或视力严重下降。眼部检查：抱轮红赤，严重者白睛混赤，瞳神缩小，裂隙灯检查可见角膜后沉着物（KP），神水混浊，严重者伴黄液上冲，黄仁结节，半透明圆形或卵圆形，或呈奶油状胶冻样外观，分布于瞳孔缘。③慢性者发病隐匿，多无明显的眼红、眼痛和畏光，可有视物模糊，眼部检查：多无明显的抱轮红赤，KP可是尘状、羊脂状、星状，白色，圆形，神水混浊轻，可出现黄仁结节，往往有瞳仁后粘连，造成不同形状的瞳孔。

鉴别诊断 瞳神紧小与绿风内障、天行赤眼相鉴别，三者均有眼部红赤疼痛，但天行赤眼属于外障眼病，主要是白睛红赤，重者偶有黑睛点状星翳，瞳神无改变，一般视力无改变，若病变波及黑睛可感觉视物模糊；绿风内障和瞳神紧小为内障疾病，瞳神均有改变，抱轮红赤，视物模糊，但绿风内障瞳神散大，兼有睛珠变硬，眼压增高，瞳神紧小为瞳神缩小，眼压正常或少有减低，失治有可能并发晶珠混浊、瞳神干缺等其他内障疾患。绿风内障可能因情志刺激、劳累过度而发，瞳神紧小可与全身性疾病有关，如风湿病等，天行赤眼有流行病史接触史，有传染性。

辨证分型 实证多因外感风、湿、热邪，或内有肝胆热而起，虚证常由肝肾阴虚，虚火上炎，故辨证常见肝经风热、肝胆火炽、风湿夹热、虚火上炎证等。

肝经风热证 发病急骤，眼珠疼痛，畏光，流泪，视物稍模糊，轻度抱轮红赤，黑睛后壁可见尘状物附着，神水混浊，瞳神缩小，展缩欠灵，舌苔薄黄，脉浮数。

肝胆火炽证 眼珠疼痛，痛连眉骨，畏光流泪，或视力下降，抱轮红赤，黑睛后壁可见灰白沉着物，神水混浊，甚或黄液上冲，黄仁肿胀，纹理不清，展缩失灵，瞳神缩小，或见神膏内尘状混浊，或伴口舌生疮，口苦咽干，大便秘结，舌红苔黄，脉弦数。

风湿夹热证 发病或急或缓，瞳神紧小，目赤痛，颞颥闷疼，视力缓降，抱轮红赤，病势缠绵，反复发作，黑睛后壁有灰白沉着物，神水混浊，黄仁纹理不清，常伴肢体酸楚疼痛，舌红苔黄腻，脉弦数或濡数。

虚火上炎证 病势较轻或病至后期，目痛不甚，视物昏花，或眼干不适，或见抱轮红赤，黑睛后壁沉着物小而量少，神水混浊轻，黄仁干枯不荣，或晶珠混浊，可兼烦热不眠，口干咽燥，舌红少苔，脉细数。

治疗 积极辨证论治，尽快消除眼内病变反应，预防和减少眼内组织的破坏，减少不良变症（瞳神干缺、瞳神闭锁、绿风内障等）的发生，尽可能减少视力损害。重视外治，注意扩瞳。治疗包括内治法、外治法。

内治法 ①肝经风热者，治宜祛风清热，方选新制柴连汤加减。②肝胆火炽者，治宜清泻肝胆实火，方选龙胆泻肝汤加减，伴黄液上冲，口渴便秘，加石膏、知母、大黄等。③风湿夹热者，治宜祛风清热除湿，方选抑阳酒连散加减。④虚火上炎者，治宜滋阴降火，方选知柏地黄丸加减。

外治法 主要为滴眼药水。①散瞳：发病之初即用药物充分散瞳，既可减轻疼痛、眼红等，有利于病情恢复，防治瞳神干缺及由此而引起的一系列严重并发症，因此是治疗的重要药物。常用的扩瞳剂有托吡卡胺、新福林、后马托品、硫酸阿托品。②糖皮质激素：糖皮质激素有滴眼剂、眼周注射剂、全身应用制剂等。滴眼剂安全、便捷、易于被患者接受，广泛应用，但是需要在眼科医生指导下应用，注意副作用发生。常用的有泼尼松龙和地塞米松滴眼液。病情重的可使用高浓度制剂，增加点药次数；中等程度或严重病情得到控制后选用低浓度、较温和的药物，滴眼频度也逐渐减少。

预防调护 发病之初及早治疗，防止造成并发症而导致视力严重下降；禁食辛辣刺激，肥甘厚腻；加强锻炼增强体质，以减少疾病复发。

转归预后 一般经过正确的治疗都可获得良好视力，预后较好。若治疗不及时，或未及早散瞳，可导致瞳神边缘与晶珠完全呈环形粘连，或瞳神被晶珠表面所结灰白膜完全封闭，均能阻断神水由瞳神后房向前流动，以致神水瘀积于内，压迫黄仁，向前膨隆，严重胀痛，眼内压升高，严重者失明。病情严重或迁延日久导致神水枯竭，眼珠萎软而失明。属于白塞（Behcet）综合征者，预后差，此病病情严重，伴有视衣水肿、神膏混浊，反复发作，视力严重下降，严重者失明。

（宋剑涛）

tóngshén gànquē

瞳神干缺（pupillary metamorphosis） 以黄仁与晶珠黏着，致瞳神失去正圆，边缘参差不齐，呈花瓣状或锯齿样，部分或全部失去展缩功能，黄仁干枯不荣为主要表现的眼病。常由瞳神紧小失治转变而来。又称瞳神缺陷。《秘传眼科龙木论》中称瞳仁干缺外障，《银海精微》开始认识到此病为内障范畴，记载：“瞳神干缺者，亦系内障，与外障无预，但因头疼痛而起，故列外障条中。按此症因夜卧不得，肝藏魂肺藏魄，魂魄不安，精神不定而少卧劳伤于肝，故金井不圆，上下东西如锯齿，匾缺参差，久则渐渐细小，视物蒙蒙，难辨人物，相牵俱损。”类似于西医学的慢性葡萄膜炎、中间葡萄膜炎、白塞（Behcet）综合征等，以及急性葡萄膜炎失治后引起瞳孔粘连。

病因病机 外感风湿，久郁化热，或素体阳盛，内蕴热邪，复感风湿，风湿与热邪搏击于内，上犯清窍，湿热伤阴，瞳神干缺；病久伤阴，虚火上炎，受火热灼伤，煎熬神水，瞳神干缺；劳伤肝肾，肝肾亏虚，黄仁筋肉失养，瞳神干缺。

诊断要点 ①眼部疼痛不甚或痛势已缓解，视物模糊，或眼前黑点、黑影飘动，病势缓慢，易反复发作。②抱轮红赤不甚，神水混浊，瞳神干缺不圆，纹理不清，与后部的晶珠粘连呈花瓣状或锯齿状，神膏混浊，视衣可有水肿。③若瞳神一周与晶珠完全后粘连，则瞳神闭锁，相当西医学的瞳孔闭锁，瞳神闭锁阻断神水由瞳神后方向前流出，神水瘀滞，目中宣府闭塞，引起眼珠胀痛，眼压升高；若瞳神区晶珠表面结成灰白色膜障，则封闭瞳神，相当西医学的瞳孔膜闭。④早期有急性眼部红赤疼痛，畏光，瞳神紧小，后期出现瞳神干缺不圆。真睛破损、凝脂翳、蟹睛症、花翳白陷、火疳等，邪毒内侵，也常引起此病。⑤裂隙灯、眼底镜检查，黑睛后色素性或灰白色沉着物。

辩证分型 中医辨证分为3种证型，包括风湿夹热证、阴虚火旺证和肝肾不足证。

风湿夹热证 眼部疼痛，视物模糊，病势缠绵，抱轮红赤，瞳神干缺不圆，呈花瓣状或锯齿状，黑睛后灰白色沉着物，或伴肢体关节酸楚疼痛，舌红苔黄腻，脉濡数。

阴虚火旺证 病至后期，视物昏花，抱轮红赤不甚，瞳神干缺不圆，与晶珠后粘连，神水混浊，可伴口干咽燥，烦热不眠，舌红少苔，脉细数。

肝肾不足证 病势较缓，或病至后期，视物模糊，赤痛时轻时重，眼前黑影飘动，瞳神干缺不圆，神水混浊，黄仁干枯不荣，反复发作，或眼干不适，兼见头晕目眩，腰膝酸软，耳鸣健忘，舌红少津，脉细。

治疗 积极早期治疗，预防和减少眼组织的破坏，减少并发症的发生。因其他疾病引起瞳神干缺的，要积极治疗原发病。

内治法 ①风湿夹热者，治宜祛风清热除湿，方选抑阳酒连散加减，风湿偏重，热邪不重，苔腻者，宜减知母，黄柏，寒水石等寒凉药物，酌加厚朴，茯苓，薏苡仁等。②阴虚火旺者，治宜滋阴降火，方选知柏地黄丸加减。③肝肾不足者，治宜滋补肝肾，方选杞菊地黄丸加减。

外治法 ①局部使用扩瞳剂，充分扩瞳，尽可能使瞳神散开，若粘连严重，可使用混合散瞳剂结膜下注射（1%阿托品注射液、2%利多卡因注射液和0.1%肾上腺素注射液各等分），减除后粘连。②局部应用激素眼药，非甾体药物，病变波及神膏，可球旁注射激素，如地塞米松注射剂。③若黄仁与晶珠后粘连一周，引起眼压增高，可行YAG激光黄仁周边，解除神水瘀滞，则解除高眼压引起的眼球胀痛。④若并发晶珠混浊，影响视力，待眼部红赤及黑睛后灰色沉着物消退，即按照西医学的眼局部炎症消退方法治疗，病情控制稳定后，可行手术治疗，摘除混浊的晶珠，同时将瞳神干缺与晶珠粘连分离开，瞳神有望复圆。

预防调护 避免肥甘厚味、饮酒、辛辣刺激之品，生活起居有常，饮食有节，保持二便通畅，对预防和护理有积极作用。

转归预后 此病容易反复发作，每次发作可能造成视力下降，瞳神后粘连加重，若治疗不及时，未早期充分散瞳，瞳神边缘与晶珠一周完全粘连，引起眼压增高，继发绿风内障；也容易导致晶珠日渐混浊，终至视物不见。此外，病情严重，迁延日久，还可导致神水枯竭，眼球萎软而失明。

（宋剑涛）

tóngshén qīcè

瞳神欹侧

（pupil deformation and dislocation） 瞳神失去在黄仁正中的位置，偏斜于某侧，或同时失去正圆形状的眼病。明·王肯堂《证治准绳》、明·傅仁宇《审视瑶函》等眼科古代文献对此病始有记载。《证治准绳》“此症专言瞳神歪斜不正，或如杏仁、枣核、三角、半月也。……若风轮破损，神膏流绽，致瞳神欹侧者，轮外必有蟹睛在焉，蟹睛虽平，而瞳神不得复圆，外亦结有脂翳，终身不脱。若轮外别无形证，而瞳神欹侧者，必因内伤肾水肝血，胆乏化源，故膏液日耗，而瞳神欲没，甚为可畏，宜急治之。虽难复圆，亦可挽住，而免坠尽天明之患”。类似于西医学因外伤、手术、先天等原因造成的瞳孔偏移改变。

病因病机 多种原因引起，归纳为外伤和内损，正如《审视瑶函》“欹侧瞳神，其故当审，外若不伤，内必有损”。真睛破损，神水或神膏流没，黄仁移向伤口，导致瞳神偏斜，甚至形成蟹睛；撞击伤目引起，睛珠受挫，常伴有黄仁根部断离，或致瞳神边缘撕裂，则致形态不定；内眼手术伤引起，瞳神常偏位于手术切口的方向，形态不圆。先天禀赋不足，瞳神发育异常，不正不圆，视力可有不同程度障碍或基本正常；其他眼病如继发于黑睛疾病（如凝脂翳、小儿疳积等）日久难平，黄仁黏定于破口，致瞳神不得复原，瞳神变形，偏于某侧，以上病因，内伤肾水、肝血、胆之化源，膏液自耗，瞳神欲没，形成此病。

诊断要点 ①瞳神位置偏斜，或上或下，或左或右，视力或正常，或有不同程度的障碍。②瞳孔形状圆形，椭圆形，或梨形等，或伴有黄仁与黑睛前粘连，黑睛灰白混浊，即形成粘连性角膜白斑。若为先天性者，眼底检查常伴有脉络膜缺损。③可伴有手术、外伤史或先天性。

辨证分型 发病分外伤和内损，内损多由肝肾等不足而引起，故辨证常见肝肾不足证。

肝肾不足证 瞳神欹侧，视力正常或下降，瞳神呈椭圆形或梨形，或双目干涩，头晕目眩，口干咽燥，或腰膝酸软，舌红少津，脉细。

治疗 包括内治法和外治法。因外伤、手术所致的瞳神欹侧必须及时治疗，内伤肾水、肝血、胆之化源的多补益肝肾、气血。

内治法 肝肾不足者，治宜补真阴、滋肾水、生精血、调阴阳，方选滋阴养血汤，或犀角丸，治五行应变，气血两虚，营卫凝滞，肝肾受风邪。

外治法 由外伤或手术伤引起的，发病日久，药物难以奏效者，依据眼部情况可采取手术治疗，有些可以获得良好改善。

预防调护 减少外伤，手术规范操作，尽可能减少此病的发生，一旦出现真睛破损，在一期手术时应尽可能将瞳孔复原居中。若为黑睛疾病，积极治疗原发病，防治黑睛破溃形成此病。

转归预后 先天的瞳神欹侧多无好的治疗办法，外伤、手术所致的瞳孔移位及时采取手术治疗，虽不能恢复原状，亦可免失明之患。

（宋剑涛）

tóngshén sàndà

瞳神散大（mydriasis） 瞳神较正常扩大，甚至展缩失灵的病证。瞳神极度散大，称通瞳。又称辘轳展开、瞳子散大，明·傅仁宇《审视瑶函》“此证专言瞳神散大，而风轮反为窄窄一周，甚则一周如线也”。《银海精微》：“人不知瞳仁能大小者非也，此乃肝受风而不展辘轳，则瞳仁圆也，随肝轮而缩，觉见瞳仁大不收，号曰辘轳展开症。”对通瞳也有描述：“或因外物打着头颅，或被诸般人物惊心，遂成惊风之症。风热伤肝魂不应目，风邪上壅黄仁不成关锁，瞳仁开，惟直视不辨人物，致眼通睛，通者黄仁、水轮皆黑，似无黄仁，瞳仁水散，似无瞳仁，此黄仁与瞳仁通混不分，号曰通瞳。”相当西医学各种原因导致的瞳孔散大，常见于眼球顿挫伤致瞳孔散大、急性闭角型青光眼及各种眼部后期视力极度下降的瞳孔散大。

病因病机 眼病初起视力急降，多见于以下情况：①火热之邪久郁，肝燥血热，引动内风上攻。②性情急躁暴怒，肝胆实火。③嗜酒，肥甘厚味，暗生痰火，消耗肝肾津液。④肝肾亏虚，阴虚火动。以上病因，久郁热邪火症，煎灼津液，不能滋养目中神膏，水中隐伏之火发，致神膏游走散坏发病迅速，头眼胀痛，视力下降。多种疾病后期肝肾不足，精血亏虚，瞳神失养散大，视力严重下降。还可由外伤引起，直接或间接眼部顿挫伤，致黄仁损伤，展缩失灵，瞳神开大。

诊断要点 ①瞳神散大，展缩失灵，病变程度不同瞳神大小可能不同，重者黄仁仅剩窄窄一周，甚至细如线。②轻者视力如常，若伴有眼红赤，疼痛，黑睛雾状水肿，视力下降明显，见绿风内障。③也可见于各种眼病视力极度损伤后瞳孔散大，伴有原发眼底病。④也见于撞击伤目后遗留瞳神散大，也可见于动眼神经麻痹伴有眼球转动受限之瞳神散大。应根据其他伴见症状及病史鉴别其原发病。

鉴别诊断 绿风内障的瞳神散大伴见头眼胀痛，眼压明显升高，抱轮红赤或白睛混赤、肿胀，黑睛雾状水肿；外伤所致瞳神散大，有明确的外伤史；动眼神经麻痹引起的瞳孔散大，兼有麻痹性斜视、复视等。

辨证分型 发病不外乎外伤和内损，内损又分虚实两端，多由火热伤津，肝肾精亏不能濡养所致，故辨证常见热郁风动、暴怒伤肝、痰火上扰、阴虚火旺、肝肾不足、为物所伤等。

热郁风动证 瞳孔散大，展缩失灵，眩晕头痛，高热口渴，小便黄，大便干，舌红绛，苔黄燥，脉弦数。

暴怒伤肝证 瞳神散大，不能敛聚，目赤咽干，胸闷胁痛，烦躁易怒，嗳气少食，舌红苔薄白，脉弦数。

痰火上扰证 瞳神散大，不能收敛，胃脘痞闷，胸闷，呕恶，眩晕，口咽干燥，舌红苔黄腻，脉滑。

阴虚火旺证 瞳神散大，头晕目眩，耳鸣健忘，口干咽燥，失眠多梦，低热或五心烦热，腰膝酸软，男子遗精，舌红少苔，脉细数。

肝肾不足证 瞳神缓慢散大，视力极度下降，视物模糊，头眼部无明显疼痛，头晕耳鸣，腰膝酸软，遗精滑泄，舌红少津，脉细。

为物所伤证 瞳神散大，或偏斜不圆，展缩之功失司，甚则黄仁根部离断，视物昏蒙，舌红苔白，脉涩。

治疗 包括内治法和外治法。瞳神散大多由其他眼部疾病引起，所以应积极治疗原发病。

内治法 ①热郁风动者，治宜清热祛风，方选羌活退翳丸加减。②暴怒伤肝者，治宜疏肝清热，方选调气汤兼服磁朱丸。③痰火上扰者，治宜清热化痰，方选清痰饮。④阴虚火旺者，治宜滋阴降火，方选滋阴地黄丸。⑤肝肾不足者，治宜滋补肝肾，方选杞菊地黄丸加减。⑥为物所伤者，治宜活血化瘀，方选补阳还五汤加减。

外治法 外伤引起的，因瞳神散大导致畏光、视物模糊，眼部红痛消失，无手术禁忌症时，可手术缝合瞳孔，使之缩小，但展缩功能受到一定限制。动眼神经麻痹引起的瞳孔散大，兼有麻痹性斜视、复视等，请神经内科会诊，治疗原发病。

预防调护 禁辛辣之物，恐助火邪。禁寒凉食物，以免伤胃气，药不上行。

预后转归 原发病有效控制，视力提高，瞳神散大有望恢复或缓解。

（宋剑涛）

wǔfēng nèizhàng

五风内障（five wind glaucoma）

以眼胀痛，瞳神散大，瞳色改变，视力下降为主要表现的一类内障眼病。其为青风内障、绿风内障、黄风内障、黑风内障和乌风内障之总称。

简述 早在唐·王焘《外台秘要》中已论及黑盲、乌风、绿翳青盲，并认为系眼“内肝管缺，眼孔不通所致也”。宋·王怀隐《太平圣惠方》具体记载了青风、绿风、乌风、黑风内障的治疗方药。《秘传眼科龙木论》首次提出了五风变内障之名，清·黄庭镜《目经大成》：“此症乃火、风、痰疾烈交攻，头目痛急，金井先散，然后神水随某脏而现某色。本经谓之五风。如春山之笼淡烟者，青风也。若蓝靛之合藤黄者，绿风也。黄风，拟朝暾之照泥壁。黑风恰暮雨之暗柴门。惟雷头风纯白而已。五者皆目之大变，故又曰风变。”并分别就病因病机、临床证候、治疗方药（包括针刺）等加以详论，特别是肝风为本说，对后世产生了重要的影响。元·危亦林《世医得效方》又称五风变，认为多因肝风所乘，上攻头目，或兼脏腑内伤，精气不能输布于头目所致。明清时期，对此病的认识更趋深入，明·傅仁宇《审视瑶函》中指明了此病病因：“阴虚血少之人，及竭劳心思、忧郁忿恚、用心太过者，每有此症。”在治疗上，强调早治，明·王肯堂《证治准绳》“急宜治之，免变绿色，变绿色则病甚而光没矣”。如丧失时机，明·袁学渊《秘传眼科七十二全书》“若神耗散尽，总为不治之症”。总之，古代医家所积累的丰富经验，至今仍有借鉴作用。

疾病表现及特点 五风内障类似西医学之青光眼及其并发症，为青光眼的不同类型及阶段。由于五风内障都有眼压升高，因此症状也有共同表现，如不同程度的目珠及头额胀痛，目珠胀硬，瞳仁散大，瞳神形态气色改变等。伴视力急骤下降或逐渐减退，直至最后失明。急性发作，一眼先患，而后相牵俱损，也有双眼同时发病者。病程或缓或速，病情能轻重转化。此类疾病多由情志不舒，或暴怒伤肝，致肝胆火炽，风火上扰头目；或阴虚阳亢，风阳上扰，导致气血不和，气机不利，玄府闭塞，神水积滞所致。治疗以保存视功能为主要目的，首先要控制眼压，临床多采用西药滴眼剂以迅速降低眼压，中医治疗：急性期当以疏肝行气、活血利水、潜阳息风为先，待病情缓解，再审因论治，常在辨证基础上酌加滋补肝肾、活血通络之品，以保护视神经，促进视功能恢复。外治方面，多采用眼局部用药、手术或激光治疗，也可配合针灸治疗。

发展趋势 此病反复发作，后期出现视神经萎缩，导致视力下降，视野缩小。如果眼压控制不良，可以逐渐发展最终失明，或并发晶珠混浊。病初起，即应速治，如丧失时机，则神耗散尽，为不治之症。若至晚期，不见三光，瞳神凝定，则难治疗，即使结成白色内障，也不可针拨治疗，如《秘传眼科龙木论》所说：“医人不识将针拨，翳落非明目却伤。”指疾病晚期视神经萎缩，即使做白内障手术，视力也不会提高，相当于西医学青光眼，晚期出现视神经萎缩，此时属中医之青盲范畴。

（接传红）

lǜfēng nèizhàng

绿风内障（green wind glaucoma）

以头眼胀痛，眼珠变硬，瞳神散大，瞳色淡绿，视力锐减为主要临床特征的眼病。又称绿风、绿盲、绿水灌珠等。此病发病急，病情危重，是常见的致盲眼病之一，可两眼先后或两眼同时发病，多见于 50 岁以上的老人，女性常见。此病类似于西医学之急性闭角型青光眼急性发作期，是一种以眼压急剧升高并伴有相应症状和眼前段组织改变为特征的眼病。绿风内障是五风内障之一，《龙树菩萨眼论》称为绿盲，至宋·王怀隐《太平圣惠方》记载为绿风内障。明·葆光《秘传眼科龙木论》谓："初患之时，头旋，额角偏痛，连眼睑骨及鼻颊骨痛，眼内涩痛见花。或因呕吐恶心痛甚欲吐，或因呕逆后，便令一眼先患，然后相牵俱损。"唐·王焘《外台秘要》亦有记载"瞳子翳绿色者，名为绿翳青盲，皆是虚风所作，当觉急须即疗，汤丸散煎针灸，禁慎以驱疾势。若眼自暗多时，不可复疗，此疾之源，皆从内肝管缺，眼孔不通所致也"。体现此病发病急，应尽早及时治疗，若被贻误，患眼极易失明。

病因病机 此病多因肝胆火邪亢盛，热极生风，风火攻目；或情志过伤，肝失疏泄，气机郁滞，化火上逆；或脾湿生痰，痰郁化热生风，肝风痰火，流窜经络，上扰清窍；或劳神过度，真阴暗耗，水不制火，火炎于目或水不涵木，肝阳失制，亢而生风，风阳上扰目窍；或肝胃虚寒，饮邪上逆。主要因为风、火、痰、郁及肝之阴阳失调，引起气血失常，经脉不利，神水郁滞，上攻目窍所致。

诊断要点 ①头痛眼胀、视物模糊甚至失明、伴恶心呕吐；②发病前：视力下降不明显，黑睛轻度雾状水肿，前房浅，瞳神稍散大。目珠硬胀不甚。发病时：视力锐减，胞睑肿胀，抱轮红赤或白睛混赤，甚而白睛混赤肿胀。黑睛雾状水肿，前房极浅，可见神水混浊，瞳神中等散大目珠胀硬。眼底检查，反复发作者可引起视神经萎缩。③眼压检查，急性眼压升高。

鉴别诊断 绿风内障与青风内障相鉴别：二者均有眼胀痛、目珠胀硬、前房浅、眼压高。绿风内障可由青风内障发展而来，转为慢性期时自觉症状不明显，易被误诊为青风内障。但前者常有典型发作史，青风内障有反复轻度至中度眼压升高的症状或无症状。

辨证分型 中医辨证分为5种证型，包括风火攻目证、痰火郁结证、肝郁化火证、阴虚阳亢证和肝胃虚寒证。

风火攻目证 发病急剧，头痛如劈，眼珠胀痛欲脱，连及目眶，视力骤降，甚至失明，抱轮红赤，白睛混赤浮肿，黑睛雾状混浊，瞳神散大，瞳色淡绿，眼珠变硬。全身可伴恶心呕吐，恶寒发热，溲赤便结，舌红苔黄，脉弦数。

痰火郁结证 起病急骤，眼部症状与风火攻目相同。常伴身热面赤，动辄眩晕，恶心呕吐，溲赤便结，舌红苔黄腻，脉弦滑数。

肝郁化火证 患侧头痛，目赤胀痛，瞳神散大，视力下降，眼珠胀硬，伴见情志不舒，胸闷嗳气，食少纳呆，呕吐泛恶，口苦，舌红苔薄，脉弦数。

阴虚阳亢证 头目胀痛，瞳神散大，视物昏蒙，眼珠硬痛，心烦失眠，眩晕耳鸣，口干咽燥，舌红少苔，或舌绛少津，脉弦细数或细数。

肝胃虚寒证 眼珠胀痛，瞳神散大，视物昏蒙，头痛上及巅顶，干呕吐涎，食少神疲，四肢不温，舌淡苔白，脉弦。

治疗 此病急性发作期以风、火、痰、郁及肝之阴阳失调、气血失常为主要病机，一般发病急剧，病势凶猛，治疗宜中西医结合治疗，以西医治疗为主。急性期应用降眼压滴眼液局部滴眼，配合西药口服或静脉点滴，全身症状明显者口服中药、针灸等治疗。

内治法 ①风火攻目者，治宜清热泻火、凉肝息风，方选绿风羚羊饮加减或羚羊钩藤汤加减。②痰火郁结者，治宜降火逐痰、平肝息风，方选将军定痛丸加减。③肝郁化火者，治宜清热疏肝、降逆和胃，方选丹栀逍遥散加减。④阴虚阳亢者，治宜滋阴降火，平肝息风，方选知柏地黄丸加减或阿胶鸡子黄汤加减。⑤肝胃虚寒者，治宜温肝暖胃，降逆止痛，方选吴茱萸汤加减。

西医治法 主要包括滴眼液、口服药、静脉点滴、手术治疗等。滴眼液，局部宜及早频用缩瞳剂。可用1%~2%毛果芸香碱滴眼液。联合使用抑制房水生成、增加房水引流的降眼压滴眼液，严重者可以快速静脉滴注甘露醇降低眼压，适时采取手术治疗。

针刺疗法 常用睛明、攒竹、瞳子髎、阳白、四白、太阳、风池、合谷、外关等穴。恶心呕吐时可配内关、足三里。

预防调护 注意患者精神调摄，保持心情舒畅；树立战胜疾病的信心，配合医生进行合理的治疗，监测眼压，病情变化及时就诊；少用目力，注意休息；宜饮食清淡而富有营养，忌食辛辣等刺激性食品。

转归预后 病变早期及时治疗可以控制眼压，阻止病变进一步发展，贻误病情，眼压难以控制，瞳孔变形或散大，需要手术治疗。严重者可引起视神经萎缩、视野缩小，并发晶珠混浊，最终可导致失明。

（接传红）

qīngfēng nèizhàng

青风内障（blue wind glaucoma） 头痛眼胀，视物日渐昏蒙，瞳神气色呈淡青色的病症，为五风内障之一。此病别名为青风、青风障症等，出自宋·王怀隐《太平圣惠方》，书中说："青风内障，瞳人虽在，昏暗渐不见物，状如青盲。"《秘传眼科龙木论》记述较详，谓"初患之时，微有痛涩，头旋脑痛，或眼先见有花无花。瞳人不开不大，渐渐昏暗。或因劳倦，渐加昏重，宜令将息，便须服药，恐久结为内障，不宜针拨，皆因五脏虚劳所作，致令然也"。明·王肯堂《证治准绳·杂病·七窍门》中对此病的症状、治疗及预后等均有记载，谓："青风内障证，视瞳神内有气色昏蒙，如青山笼淡烟也。然自视尚见，但比平时光华则昏蒙日进。急宜治之，免变绿色。变绿色则病甚而光没矣。……病至此亦危矣，不知其危而不急救者，盲在旦夕耳。"此文具体描述了闭角型青光眼的前驱期表现。可见此病初起病情轻，视力下降不明显，容易被忽视，失治则可发展成绿风内障，若发展致视野缩窄，行走撞人碰物，治疗极为困难。

病因病机 此病因忧愁忿怒，肝郁气滞，气郁化火；脾湿生痰，痰郁化火，痰火升扰；忧思劳神，用意太过，真阴暗耗，阴虚火炎。以上因素皆可导致气血失和，脉络不利，神水瘀滞，酿成此病。

诊断要点 ①病症初起可无自觉症状，或有头额疼痛，眼珠轻度胀痛，视物时明时蒙，视力渐渐下降，瞳神大致正常。②若失治则病情加剧。视力锐减，瞳神散大，而变为绿风内障。③多一眼先患，后乃相牵俱损，妇女多患。④多数病人无任何自觉症状，常常直到急性发作，或晚期视功能遭受严重损害时才发现。⑤视盘特有的形态改变。⑥视野、光学相干断层扫描等眼科检查以协助诊断。眼压升高、视杯扩大加深和视野损伤是诊断此病的三个主要依据，为减少视功能损害，关键是早期诊断。

鉴别诊断 见绿风内障。

辨证分型 中医辨证分为4种证型，包括气郁化火证、痰火升扰证、阴虚风动证和肝肾两亏证。

气郁化火证 情志不舒，头目胀痛，胸胁满闷，食少神疲，心烦口苦，舌红苔黄，脉弦细。

痰火升扰证 头眩目痛，心烦而悸，食少痰多，胸闷恶心，口苦舌红，苔黄而腻，脉弦滑或滑数。

阴虚风动证 劳倦后眼症加重，头眩眼胀，瞳神略有散大，视物昏蒙，或观灯火有虹晕，失眠耳鸣，五心烦热，口燥咽干，舌绛少苔，脉细数。

肝肾两亏证 病久瞳神渐散，中心视力日减，视野明显缩窄，眼珠胀硬，眼底视乳头生理凹陷加深扩大，甚至呈杯状，颜色苍白。全身症有头晕耳鸣，失眠健忘，腰膝酸软，舌淡脉细，或面白肢冷，精神倦怠，舌淡苔白，脉沉细无力。

治疗 青风内障多由悲思之后肝郁气滞所致，治宜当疏肝解郁；肝火上扰者，治宜平肝息风，清肝降火。此病初起症状轻，病势较缓，极易被忽视，在防治过程中加强各项检查，尽早确诊，中西医结合改善房水循环，降眼压。中医治疗以病因病机为本，临床症状为标，以中药汤剂配合针灸。眼压高时可配合毛果芸香碱或噻吗洛尔等药物。若药物不能控制眼压，病情继续发展，应考虑手术治疗。

内治法 ①气郁化火者，治宜清热疏肝，方选丹栀逍遥散加减。②痰火升扰者，治宜清热祛痰，和胃降逆，方选黄连温胆汤加减。③阴虚风动者，治宜阴养血，柔肝息风，方选阿胶鸡子黄汤加减。④肝肾两亏者，治宜补益肝肾，方选杞菊地黄丸或肾气丸加减。

针刺疗法 见绿风内障。

预防调护 积极参加青光眼普查，一旦发现眼压偏高、视野有改变及眼底视盘C/D值较正常大时，尽早做相关检查，以明确诊断；若已确诊为此病，应寻求控制病变发展的治疗方案，不能轻易放弃治疗，否则会造成患眼失明；合理安排生活，饮食有节，起居有常，睡眠充足，多吃蔬菜水果，适当参加体力劳动及文化活动；坚持治疗，按时用药，定期检查。

转归预后 此病症状隐蔽，除少数病人在眼压升高时出现雾视、眼胀外，多数病人无任何自觉症状，常常直到晚期才被发现。失治或误治可导致急性发作，引起视功能严重损害，最终导致失明。

（接传红）

wūfēng nèizhàng

乌风内障（dark wind glaucoma） 瞳神气色昏暗，视力日渐模糊、头目不痛不痒，终致不见三光之病证。其为五风内障之一。《秘传眼科龙木论》谓："先从一眼起，复乃相牵俱损，瞳子端然不开，不大微小。不睹三光。此是脏气不和，光明倒退。眼带障闭。经三五年内，昏气结。成翳如青白色，不能辨人物。以后相牵俱损。瞳仁微小，针之无效。惟宜服药，补治五脏，令夺病势。"清·吴谦《医宗金鉴》中已有记述："乌风者，初病亦与绿风之证不异，但头痛而不旋晕，眼前常见乌花，日久瞳变乌带浑红之色。”唐·王焘《外台秘要》中亦有记载：“若有人患眼膜膜状，与前青盲相似，……如瞳子大者，名曰乌风。”明·王肯堂《证治准绳》谓：“色昏浊晕滞气，如暮雨中之浓烟重雾，”病程经过较长，病至后期，瞳神散大，光华日损，终至不见三光。

病因病机 此病为风痰之人，因嗜欲太过，精血受损，或因暴怒忿郁伤肝，而肝肾之精气不能上承，目窍失于濡养所致。

诊断要点 ①视物逐渐模糊，视野缩小。先一眼发病，另一眼后发，病程长。②瞳神气色昏暗。③眼压检查，轻度升高或正常。

鉴别诊断 此病是五风内障之一，症状与另四风，青、绿、黄、黑风内障有异，后者发病均有头痛眼胀，抱轮红赤，只是发病轻重程度不同，瞳神颜色各异。此病也有发作时头痛，但见乌花，类似虹视，可以和绿风内障等相鉴别。

辨证分型 中医辨证分为2种证型，包括肝胆火炽证和阴虚火旺证。

肝胆火炽证　视物逐渐模糊至视物不见，伴有眼痛，眼前有虹视，舌红苔黄，脉弦数

阴虚火旺证　瞳神气色昏暗，视物逐渐模糊至视物不见，头晕目眩，腰膝酸软，舌红脉弦细。

治疗 此病发病缓慢，病程长，以肝肾精血不足，水不涵木，木火偏盛，上扰目窍为主要病机。或伴有眼痛，为肝有实热。在口服中药、针灸等治疗同时，联合降眼压滴眼液局部滴眼。

内治法　①肝胆火炽者，治宜清泻肝火，方用决明丸。②阴虚火旺者，治宜补益肝肾，滋水涵木，佐以清肝明目，方用乌风补肝散。

针刺疗法　见绿风内障。

预防调护 保持心情舒畅，避免情绪过度波动和精神高度紧张；合理安排生活，饮食有节，起居有常，睡眠充足，多吃蔬菜水果，适当参加体育锻炼；若已确诊为此病，应寻求控制病变发展的治疗方案，不能轻易放弃治疗，否则会造成患眼失明。

转归预后 病变早期及时发现，及时治疗，可以控制和阻止病变进一步发展，贻误病情，视野逐渐缩小，视力下降，视神经萎缩，最终可导致失明。

（接传红）

hēifēng nèizhàng

黑风内障（black wind glaucoma）　头眼胀痛，瞳神散大，视力下降，眼前见黑花之病证。其为五风内障之一。《秘传眼科龙木论》中记载：“此眼初患之时，头旋，额角偏痛，连眼睑骨及鼻颊骨，时时亦痛。兼眼内痛涩，有黑花来往。先从一眼先患，以后相牵俱损。亦因肾脏虚劳，房劳不节。因为黑风内障，不宜针拨，宜服药将息，针治诸穴脉。宜服羚羊角饮子、补肾丸，立效。”指出此病与肝风痰火、肾脏虚劳及肝气偏盛相关。宋·王怀隐《太平圣惠方》中记载：“治眼昏暗，瞳仁不分明，成黑风内障，宜服补肾丸方。”为最早记录黑风内障的医学著作。

病因病机 此病多因风、火、痰偏盛，上攻目窍所致。肝胆火邪亢盛，痰郁化热生风，头风痰火攻目；或肾脏虚劳，房室不节，虚火上扰目窍。

诊断要点 ①头痛眼胀、视力下降，眼前有黑花飞舞，一眼先患病，而后另一眼发病。②抱轮微红，黑睛雾状水肿，前房浅，瞳神散大。③眼压升高。

鉴别诊断 此病是五风内障之一，可与绿风内障鉴别，后者瞳神内气色呈淡绿，眼前无黑花，而此病但见眼前黑花往来。

辨证分型 中医辨证分为2种证型，包括肝风痰火偏盛证和肾虚肝气偏盛证。

肝风痰火偏盛证　头痛目眩，白睛红，瞳神散大，目珠硬，胸闷泛恶，舌苔厚腻，脉濡滑。

肾虚肝气偏盛证　白睛微红，瞳神散大，目珠硬，头晕目眩，腰膝酸冷，舌淡脉弦细。

治疗 主要以手术为主，但术前的眼压控制也比较重要。中医治疗重在疏肝理气、息风化痰、活血通络，对缓解临床症状，控制眼压有一定作用。

内治法　①肝风痰火偏盛者，治宜清肝息风化痰，方选羚羊角饮子。②肾虚肝气偏盛者，治宜补肾益精，平肝明目，方选补肾磁石丸。

外治法　主要是滴眼液滴眼，见绿风内障。

针刺疗法　见绿风内障。

预防调护 加强此病相关知识科普，尽量做到早发现，早治疗。从避免诱因着手，调畅情志，且避免在过暗的地方看书和工作。

转归预后 病变早期及时治疗可以控制眼压，阻止病变进一步发展，贻误病情，眼压难以控制，瞳孔变形或散大，需要手术治疗。严重者可引起视神经萎缩、视野缩小，最终可导致失明。

（接传红）

huángfēng nèizhàng

黄风内障（yellow wind glaucoma）　瞳神散大，气色混浊呈淡黄色的病证。其为五风内障之一，为青风内障、绿风内障的晚期改变。此病是因久病或失治而成，

症见瞳神散大，甚则黄仁缩窄一周如线，瞳内气色混浊不清，呈浑黄色，神光欲绝，不辨人物，重则不辨三光，或仍感头目胀痛。在眼压升高，视力丧失的基础上，伴有眼球各部组织的变性和萎缩。还可能引起不同程度不适或疼痛。黄风内障最早见于明·王肯堂《证治准绳》："瞳神已大而色昏浊为黄也，病至此，十无一人可救"，《证治准绳·杂病篇》于绿风内障证亦指出："久则变为黄风。"但《秘传眼科龙木论》在五风变内障中仅提及"乌绿青风及黑黄"，对黄风的诊治未加以阐述。此病类似于西医急性闭角型青光眼绝对期。

病因病机 此病因肝火痰风上乘，或肝经郁热上冲，七情忿郁，忧思劳倦，贼火上逆而为头风，蒸酌瞳神，耗损神膏，玄府闭塞，神水积滞。症见瞳神内呈浑黄色，瞳神散大而目盲，或仍感头目胀痛。

诊断要点 ①眼胀痛，头痛，无光感，可见白睛红赤，或抱轮微红，黑睛晦暗。②或生翳如水疱，大小不等，大者常见，溃后则眼痛涩泪出。黑睛常有赤脉侵入，瞳神极度散大，展缩失灵，黄仁变薄，可有赤脉深入其上，晶珠混浊，呈显黄色，眼底如能窥见，可见视盘凹陷增大，色变苍白。目珠仍较硬，也可变萎缩或塌陷。③眼压高，难以用药控制。

鉴别诊断 此病与高风内障后期晶珠成为黄色内障相鉴别。高风内障所引起的黄色内障为金黄色，伴有夜盲史，病多发于幼年，无头眼疼痛，也无目赤，眼珠胀硬，瞳神散大等改变。

辨证分型 中医辨证分为2种证型，包括肝热风盛证和阴虚风动证。

肝热风盛证 目珠胀硬，抱轮微红，黑睛晦暗，瞳神散大而昏黄，全身见头胀痛，口苦咽干，舌红苔黄，脉弦数。

阴虚风动证 眼症同上，全身见头晕耳鸣，失眠多梦，舌红少苔，脉弦细。

治疗 此病黑睛失去晶莹，晶珠呈昏黄色，为神光将绝或已绝之候，药物难以奏效。临证时当审因察变，把握病机，必要时手术治疗。如无痛苦，可不必治疗。如有疼痛，可做睫状体光凝术、睫状体冷凝术。

内治法 ①肝热风盛者，治宜清热平肝息风，方选绿风羚羊饮或羚羊钩藤饮加减。②阴虚风动者，治宜滋阴柔肝息风，方选阿胶鸡子黄汤加减。

外治法 针刺疗法对解除眼部胀痛和全身症状也有效，见绿风内障。

转归预后 此时为神光将绝或已绝之候，视力难以挽回，及时控制眼压，或药物，或手术，可阻止病变进一步发展，减轻症状。若贻误病情，眼压难以控制，导致角膜变性、大泡，引起剧烈疼痛，难以忍耐，最终将丧失眼球。

预防调护 保持心情舒畅，避免情绪过度波动和精神高度紧张；生活、饮食起居有规律，劳逸结合，适当体育锻炼，饮食清淡，营养丰富，禁烟酒、浓茶，适当控制进水量；注意用眼卫生，不要过度用眼；有青光眼家族史及危险因素者，必须定期复查；早期诊断治疗，控制眼压。

（接传红）

yuányì nèizhàng

圆翳内障（round nebular cataract）

随年龄增长而晶珠逐渐混浊，视力缓慢下降，最终瞳神内呈圆形银白色翳障的眼病，清·刘耀先《眼科金镜》称圆翳症。此病的最早记载见于唐·王焘《外台秘要·出眼疾候》，书中描述了此病的发生和漫长的发展过程及后果，"眼无所因起，忽然膜膜，不痛不痒，渐渐不明，久历年岁，遂致失明。令观容状，眼形不异，唯正当眼中央小珠子里，乃有其障，作青白色，虽不辨物，犹知明暗三光，知昼知夜"。《秘传眼科龙木论》对此病有较全面的认识，生动地描述了此病的眼部检查所见和手术指征，"凡眼初患之时，眼前多见蝇飞花发垂蟢，薄烟轻雾，渐渐加重，不痛不痒，渐渐失明，眼与不患眼相似，目不辨人物，惟睹三光，患者不觉，先从一眼先患，向后相牵俱损，此是脑脂流下，肝风上冲，玉翳青白，瞳人端正，阳看则小，阴看则大，其眼须针，然后服药"。清·黄庭镜《目经大成·内障》对此病的临床表现、手术适应症等做出了详细的描述，"讵知障在睛内，犹悬布幔于纸窗之上，外人安知其蔽而不明也。初起目昏，次视惑，次妄见，甚乃成翳，色白或微黄，或粉青状，如星、如枣花、如半月、如剑脊、如水银之走、如膏脂之凝、如油之滴水中、如水之冻杯内，名曰圆、曰横、曰滑、曰涩、曰浮、曰沉、曰破散、曰浓浓，先生一目，向后俱有""目不赤痛，左右并无头风，瞳子不欹不侧，阳看能小，阴看能大，年未过六十，过六十而矍铄，知昼夜，见影动，皆可针拨，反此者不能。既不反此，其翳黄如橙、红如朱、清如水晶，昏暗如羊眼，绿如猫眼，皆不可针。又有外看无一毫犯禁忌，针入翳坚如石者；沉泊黄精者；韧如皮膜，碎一孔而不能者；着针睛珠病皱不胜力者；通睛沉陷针难转拨者，须要手勿强为针”。此病多见于50岁以上老年人，随着年龄增长患病率增高且晶珠混浊加重，可两眼先后或同时发病，病程一般较长，最终晶珠全混，视力仅存光感。相当于西医学的年龄相关性白内障，又称老年性白内障。是老年人群主要致盲眼病之一。

病因病机 常因年老体弱，肝肾不足，精血亏损，不能滋养晶珠而混浊；或年老脾虚气弱，运化失常，精微输布乏力，不能濡养晶珠而混浊；或水湿内停，上泛晶珠而混浊；或肝热上扰目窍，晶珠逐渐混浊。

诊断要点 ①此病多发于50岁以上人群，表现为视物模糊，随年龄增长视力渐进性下降，最后视力仅为眼前手动或光感，排除引起晶珠混浊的其他眼病及全身性疾病。②眼部检查见晶珠有不同程度的混浊。初起晶珠混浊在边缘呈楔状或点状，或在中央，或呈盘状，混浊局限，逐渐进展范围扩大，灰白肿胀，直到全混，翳定障老，日久晶珠缩小，翳如冰凌下沉，相当于西医学过熟期白内障。

鉴别诊断 此病应与云雾移睛、惊震内障等鉴别。①圆翳内障与云雾移睛的鉴别：二者均可出现眼前有黑影遮挡，云雾移睛病位在神膏，黑影在眼前飘动，其移动方向与眼球转动方向不一致；圆翳内障病位在晶珠，黑影移动方向与眼球转动方向一致或不随眼球转动。②圆翳内障与惊振内障的鉴别：二者均表现为晶状体的混浊，惊振内障是由各种外伤所引起，其晶状体的混浊也因所受外伤性质和程度的不同而呈现出不同的特点；圆翳内障是由晶状体老化所引起，根据晶状体开始出现混浊的部位，分为皮质性、核性和后囊下三种类型。

辨证分型 发病多与年老体虚，肝脾肾不足相关，故辨证常见肝肾不足、脾气虚弱和肝热上扰证等。

肝肾不足证 视物昏花，视力缓降，晶珠混浊；可兼头昏耳鸣，腰酸腿软，少寐健忘，口干，或舌红少苔，脉细；或耳鸣耳聋，潮热盗汗，口咽干痛，舌红少津，脉细弦数。

脾气虚弱证 视物模糊，视力缓降，晶珠混浊，可兼肢体倦怠，食少便溏，面黄肌瘦，精神萎靡，舌淡苔白，脉缓弱。

肝热上扰证 视物不清，视力缓降，晶珠混浊，可伴有眼胀头眩，口苦咽干，目涩胀，便结，舌红苔薄黄，脉弦或弦数。

治疗 初患可用药物治疗，可能对减缓晶珠混浊的发展起到一些作用。晶珠混浊程度较甚或完全混浊者，应行手术治疗，见金针拨内障，以及西医眼科学白内障手术部分。治疗包括内、外治法和针灸。

内治法 ①肝肾不足者，治宜补益肝肾，清热明目，方选杞菊地黄丸加减。②脾气虚弱者，治宜益气健脾，利水渗湿，方选补中益气汤或四君子汤。③肝热上扰者，治宜清热平肝，明目退翳，方选石决明散加减。

外治法 包括滴眼药水、手术治疗。①滴眼药水，目前滴眼液治疗不建议。②手术治疗，当晶珠混浊，视力下降，瞳仁展缩如常，能辨三光则需手术，早有白内障针拨术、白内障针拨套出术，还有后来的白内障囊内或囊外摘出术、超声乳化手术、人工晶状体植入术等。

针刺疗法 此病初、中期可行针刺治疗，主穴取太阳、攒竹、百会、四白、完骨、风池、足三里，配穴：肝肾不足选肝俞；脾气虚弱选脾俞、三阴交；肝热上扰选太冲、蠡沟。每日1次，留针30分钟，30日为1个疗程。

预防调护 避免阳光及各种光线对眼的刺激；若患有消渴病及其他全身病或瞳神紧小等容易加速圆翳内障发展的疾病，应积极治疗，对减缓晶珠混浊有一定意义，也有利于以后的手术治疗；平时注意饮食调养，忌食辛燥煎炸食品。

转归预后 此病病程较长，大多经手术治疗，预后良好。

（宋剑涛）

tāihuàn nèizhàng

胎患内障（congenital cataract） 因先天因素导致晶珠混浊，在出生前已存在或少数于生后逐渐形成的眼病。清·顾世澄《疡医大全》又称胎元内障。此病名见于《秘传眼科龙木论》，对此病的病因、证治做了阐述，“此眼初患之时，皆因乳母多有吃食乖违，将息失度，爱食湿面五辛诸毒丹药，积热在腹，后此令胎中患眼，生后五六岁以来，不言不笑，睹无盼视，父母始觉，……直至年长十五以来方始辨眼内翳状如青白色，盖定瞳人，犹辨三光，可令金针拨之”。元·危亦林《世医得效方·卷十六》记载“胎患，……此候初生二、三岁，观物则近看，转睛不快；至四、五岁，瞳仁洁白，昏蒙不见，迁至年高无药可治。盖腹中积热，致损其目莫能治之”。清·顾世澄《疡医大全》对此亦有论述，“按此证皆因母怀孕时，有暴怒惊恐，兼饮食乖违，将息失度，好食麦面、五辛、炙煿之物，并服诸毒丹药，内攻小儿损目……内有翳者白色，遮盖瞳仁”。相当于西医学的先天性白内障。

病因病机 父母遗传，或先天禀赋不足，孕妇感受风毒或服用某些药物，影响胎儿发育，使晶珠混浊发为此病。

诊断要点 ①患儿出生后视物不灵敏。②多双眼患病，根据晶珠混浊程度不同，视力受到不同程度影响，重者，不能固视，伴目珠瞤动，也可伴辘轳转关，或其他眼部先天病变。③裂隙灯检查晶珠混浊部位不一，形态多样，圆点状、缝线状、梭状、花冠状等形状混浊，呈乳白色或粉青色。④此病多数病情静止，少数出生后发展。

鉴别诊断 胎患内障与眼科瘤病鉴别：二者瞳神均表现为白色，眼科瘤病（视网膜母细胞瘤）眼底检查可见视网膜上有圆形或椭圆形边界不清的灰白色实性隆起肿块，肿块表面的视网膜血管扩张、出血，可伴渗出性视网膜脱离；胎患内障眼底检查多无异常，裂隙灯检查可见晶珠混浊。

辨证分型 发病多由于先天禀赋不足或胎毒所致，故辨证常见脾气虚弱、肝肾不足、胎毒上攻等。

脾气虚弱证 晶珠混浊，视力不好，形体消瘦，或纳少便溏，自汗，舌淡苔白，脉弱。

肝肾不足证 晶珠混浊，视物不灵敏，或生长发育迟缓，舌淡苔白，脉细弱。

胎毒上攻证 晶珠混浊，色白，或伴见发热、发黄等，或小便短赤，大便秘结，舌红苔黄，脉数。

治疗 包括内治法和外治法。目标是恢复视力、减少弱视和盲目的发生。

内治法 ①脾气虚弱者，治宜益气健脾，方选参苓白术散加减。②肝肾不足者，治宜滋补肝肾，方选杞菊地黄丸之类。③胎毒上攻者，治宜清热解毒，方选护睛丸随证化裁。

外治法 对视力影响明显者，即晶珠全部或中央部分混浊，应及早手术治疗，避免弱视发生。目前许多学者主张患儿2个月前手术，这样预后更好。

预防调护 避免近亲结婚；妊娠早期预防感染风疹、腮腺炎、麻疹及随意用药，注意饮食营养。

转归预后 手术越早，患儿获得良好视力的机会越大。

（宋剑涛）

xuèguàn tóngshén

血灌瞳神（hyphema and vitreous hemorrhage）

由于各种原因导致目中之血不循经流注，溢于络外，灌入瞳神之中的眼病。其病名首见于明·王肯堂《证治准绳·杂病·七窍门》，宋·赵佶《圣济总录卷105》、元·危亦林《世医得效方》又称血灌瞳人，《秘传眼科龙木论·卷之五》称血灌瞳人外障，清·黄岩《眼科纂要》称血灌瞳仁内障。历代有关医籍对此病的病因、病机、证候以及预后等记载较为完善，认识颇一致。如清·张璐《张氏医通七窍门》载血灌瞳神症：“因毒血灌入金井瞳神水内也，清浊相混，时痛涩，红光满目，蒙蒙如隔绢，看物若烟雾中，此证有三：若肝肾血热灌入瞳神者，多一眼先患，后相牵俱损，最难得退；有撞损血灌人者，虽甚而退速；有针内障，失手拨着黄仁，瘀血灌人者。”又《证治准绳·杂病·七窍门》记血灌瞳神证“瞳神不见其黑莹，但见其一点鲜红，甚则紫浊色也，病至此，亦甚危且急矣，初起一二日尚可救，迟则救亦不愈”。近代根据离经之血灌流的位置不同，而将此病分为*血灌瞳神前部*和*血灌瞳神后部*。血灌瞳神前部是指离经之血积于黑睛与黄仁之间者，相当于西医之前房积血，血灌瞳神后部指血灌金井之内，相当于西医学之玻璃体积血。

（段俊国）

xuèguàn tóngshén qiánbù

血灌瞳神前部（blood perfusion into the anterior chamber）

由各种原因导致目中之血不循经流注，溢于络外，灌入黑睛与黄仁之中的眼病。

病因病机 肝胆火炽，肝火上炎，热入营血，灼伤目中脉络，致血不循经，破络妄行，溢于络外，注于睛内；撞击伤目，或眼部手术不慎，损及黄仁及眼络，血溢络外；劳损伤阴，水亏不能制火，虚火上炎，或偶有瞳神干缺，久病不愈，耗损肝肾之阴，阴虚火旺，灼伤脉络，目中之血破络而出；心脾两亏，气虚不能摄血，致血溢络外。

诊断要点 ①黑睛与黄仁之间积血。②目珠胀痛，甚则患侧头额剧痛，羞明难睁，热泪频流，目力受损。③多数病人有眼外伤史，如异物撞击或内眼手术等。

鉴别诊断 此病与白睛溢血相鉴别。白睛溢血表现为白睛表层出现点状或片状鲜红色出血，甚至遍布白睛，其色或鲜红，或紫黯，目无肿痛，也多不影响视力，约7天后逐渐变淡，自行消退，预后良好。此病则积血于黑睛之后，目痛目胀，目力受损，属眼科血症之急重症，应及时诊治，否则易变生他症，甚至失明。

辨证分型 中医辨证分为4种证型，包括血热妄行证、虚火伤络证、心脾亏损证、淤血内停证。

血热妄行证　眼珠胀痛，泪热如汤，抱轮红赤，黑睛与黄仁之间沉积鲜红血液；或眼前骤见黑花或见红光，随之视力急降。全身症可有烦躁易怒，口苦咽干，渴喜冷饮，溲赤便秘，舌红苔黄，脉象弦数。

虚火伤络证　血灌瞳神，全身症可见头晕耳鸣，心烦失眠，颧赤唇红，口苦咽干，舌红苔少，脉象细数。

心脾亏损证　视力骤降，眼底不能窥见。全身症多见面色萎黄，心悸健忘，食少腹胀，倦怠乏力，舌淡苔白，脉细无力。

淤血内停证　血灌瞳神，瘀久不消，舌有瘀斑，脉弦紧或涩。

治疗　此病急重，除病因治疗外，出血之初，应该侧重止血；出血静止时，宜活血化瘀；瘀滞难消者，又当破血逐瘀、软坚散结；病久正虚者，尚需酌加益气养肝之品以扶正驱邪。对黑睛和黄仁之间大量积血难消，眼珠胀痛甚者，可兼用手术放血。

内治法　①血热妄行者，宜清热凉血止血，方选十灰散加减。②虚火伤络者，宜滋阴凉血止血，方选宁血汤或生蒲黄汤加减。③心脾亏损者，宜养心健脾，益气补血，方选归脾汤加减，出血量多者，酌加阿胶、三七鸡血藤助其止血化瘀。④淤血内停者，宜行气活血化瘀，方选血府逐瘀汤加减，积滞难消者，可选加三棱、莪术、苏木、瓦楞子、鳖甲等破血、软坚、散瘀，若瘀久化热，可酌加栀子、黄连清肝泻火。病久正虚者，选加益气、养肝、补肾之品，以扶正祛邪。

外治法　①若出血较多，黑睛与黄仁之间大量积血难消，眼珠胀痛甚者，可行前房穿刺术手术治疗。②出血静止后，可局部选用三七、丹参、红花、川芎等药液电离子透入，促进瘀血消散。③眼部羞明赤痛甚者，酌用黄芩素滴眼液、千里光眼液等眼药水滴眼。

中成药治疗　丹红化瘀口服液：功效为活血化瘀、行气通络，适用于出血后期。

预防调护　节劳逸，调情志，避免过食烟酒五辛等燥火之品，以免加重或再度出血；如发生内眼病变或消渴等全身病变，应尽早治疗以免变生他病；若由外伤或内眼手术导致此病发生者，早期宜半卧位静养，可双眼包扎，压迫止血；注意防止眼外伤。

转归预后　此病转归与预后取决于外伤的程度、出血量的大小、是否得到及时正确的治疗，一般而言，及早治疗预后较好。

（段俊国）

xuèguàn tóngshén hòubù

血灌瞳神后部（blood perfusion into the posterior segment of eye）　由各种原因导致目中之血不循经流注，溢于络外，灌入神膏之中的眼病。

病因病机　热入营血，灼伤目中脉络，致血不循经，破络妄行，溢于络外，注于睛内；撞击伤目，或眼部手术不慎，伤及眼络，血溢络外；痰阻气结，淤血阻滞，络损血溢；心脾两亏，气虚不能摄血，致血溢络外。

诊断要点　①眼前黑影遮挡，视力下降。②神膏混浊。③常有原发病或眼外伤史。

鉴别诊断　此病与云雾移睛相鉴别，云雾移睛是指患眼外观端好，自觉眼前有蚊蝇蛛丝或云雾样飘浮的眼病。两者均可有视力不同程度的障碍，但此病专指积血于黑睛之后神膏，目力受损，属眼科血症之急重症，应及时诊治，否则易变生他症，甚至失明。

辨证分型　中医辨证分为4种证型，包括络损出血证、气血瘀结证、痰浊瘀阻证、脾不统血证。

络损出血证　视力突然下降，重者仅存光感。舌脉如常时。

气血瘀结证　玻璃体积血，兼见头目作痛；或情志不舒，烦躁易怒；或眼底出血日久不散；舌质黯红，脉弦或涩。

痰浊瘀阻证　玻璃体积血，兼见头重头晕，烦躁胸闷，痰稠口苦；舌质黯红，苔黄腻，脉弦滑。

脾不统血证　眼外观端好，视力下降，甚至仅见光感，眼底见各种形态之出血；兼见神疲纳少；舌质淡嫩，苔薄，脉细弱。

治疗　包括内治法和外治法。治疗原则为积极治疗原发病。出血早期，以止血为主；出血稳定后，以活血化瘀为主；日久瘀滞难消者，可破血逐瘀，软坚散结；病久正虚者，尚需酌加益气之品以扶正驱邪。

内治法　①络损出血者，治宜凉血止血，方选宁血汤加减。加生蒲黄、三七以化瘀止血；热盛加大黄炭、藕节以增凉血止血之效；气虚者加黄芪、党参以补气止血。②气血瘀结者，治宜行气活血化瘀，方选血府逐瘀汤加减。积血日久不散，酌加鳖甲、苏木、瓦楞子、三棱、莪术以破血散瘀；瘀久化热者，加栀子、黄连以清肝泻火；气虚者，加黄芪以补气祛瘀。③痰浊瘀阻者，治宜化痰散结、活血祛瘀，方选涤痰汤合桃红四物汤加减。加地龙、麝香、牛膝以增通络化痰之效。④脾不统血者，治宜健脾摄血，方选归脾汤加减。加阿胶、

三七、鸡血藤以助止血化瘀之效。

外治法　出血静止后，可局部选用三七、丹参、红花、川芎等药液电离子透入，促进瘀血消散。

预防调护　调情志，清淡饮食，忌食辛辣及发物；寻找病因，积极治疗原发病；早期可双眼包扎，半卧位静养，并可限制目珠转动，以减少出血；注意防止眼外伤。

转归预后　取决于外伤损伤或原发病严重程度，一般而言，及早治疗预后较好，但若损伤或原发病严重，反复出血，预后较差，视力常难以恢复。

（段俊国）

yúnwù yíjīng

云雾移睛（fog moving into eye）

眼外观端好，自觉眼前有云雾样等暗影飞舞飘移，甚至视物昏蒙的眼病。病变部位在神膏。多种内障疾患，皆可出现云雾移睛。此病在中医古籍中又称眼见黑花、蝇翅黑花、目前飞花、妄见等。西医学玻璃体混浊（常由葡萄膜、视网膜的炎症、出血、退变，以及玻璃体的退变等引起）可参考此病辨证治疗。云雾移睛一名，首见于明·王肯堂《证治准绳·杂病·七窍门》："自见目外有如蝇蛇、旗（旌）旆、蛱蝶、条环等状之物，色或青黑粉白微黄者，在眼外空中飞扬撩乱。仰视则上，俯视则下。"中医学对此病有较早认识，如宋·王怀隐《太平圣惠方》认为此病缘由"肝胆劳伤，气血不足，而更注目强视，看读细书，劳伤所致，承虚致患，或有因患起早，荣卫气虚，恣食五味，而伤正气"，《证治准绳》进一步指出"乃玄府有伤，络间精液耗涩，郁滞清纯之气，而为内障之证。其原皆属胆肾。黑者，胆肾自病。白者，因痰火伤肺，金之清纯不足。黄者，脾胃清纯之气有伤其络。……虚弱不足人，及经产去血太多，而悲哭太过，深思积忿者，每有此病。小儿疳证、热证、疟疾、伤寒日久，及目痛久闭，蒸伤精液清纯之气，亦有此患"。清·陈士铎《辨证录》记载多"益肝胆之血，而兼消其外壅之痰"。20 世纪 80 年代初，全国中医院校第四版规划教材《中医眼科学》中明确将云雾移睛定义为以眼外观端好，唯自觉眼前似有蚊蝇或云雾样黑影废物飘移，甚至视物昏蒙为主要表现的疾病，并基本沿用至今。

病因病机　此病有虚有实，实者多为湿热、肝阳上亢、气滞血瘀，虚则常因肝肾亏损、阴虚火炎、气血不足。湿热痰火，蕴郁熏蒸，浊气上泛，神膏清纯不再；肝阳上亢或阴虚火炎，灼伤目中脉络，血溢络外，灌至神膏；肝郁气滞，气滞血瘀，目中脉络阻塞，血不循经，溢于络外，积于神膏；肝肾亏损，气血不足等，神膏失养。

诊断要点　①此病一般外眼无明显异常，自觉眼前云雾样暗影飘移，或如蛛丝、或似蚊蝇，并随眼珠之转动而加重，颜色不一，或青或黑，或黄或白，或红或赤，视物昏蒙不清，视力不同程度减退。②检视神膏之中，可见沙尘状、絮网状、团块状、膜状、波纹状、雪花状、结晶状等形混浊，轻者可窥及眼底而查见眼底炎症、出血、退变等改变，重者眼底不清。

鉴别诊断　此病应与圆翳内障相鉴别，二者虽眼前均有阴影遮挡，但病位及临床特点不同。圆翳内障病位在晶珠，其黑影固定不随处飘移，暗影随眼珠转动且方向一致；而此病病位在神膏，黑影在眼前飘浮不定，暗影随目珠转动而无规律飘动。

辨证分型　致病原因有实有虚，实多因热、痰、瘀引起，虚常由肝肾损、气血亏而致，常分为以下 5 种证型。

湿热痰火证　其症见眼前黑影飘移，视物昏蒙，湿热者全身症见头重胸闷，心烦口苦，舌红苔黄腻，脉濡数；痰火者，上症兼见胸闷痰多，不思饮食，口苦苔黄，脉滑而数。检视眼内，神膏混浊。

虚火伤络证　其症见眼前黑花飞舞，视物不清，视力下降，全身常见头晕耳鸣，心烦少寐，口咽干燥等，舌红少苔，脉弦细数。检视眼内，神膏混浊，或见神膏混浊呈黄色或红色，或见眼底有出血性病变。

气滞血瘀证　其症见眼前黑花飞舞，视物不清，视力下降，其人情绪不舒，全身症见胸闷胁胀，或舌有瘀斑，脉弦紧或涩。检视眼内，神膏混浊，或见神膏混浊呈黄色或红色，或见眼底有出血性病变。

肝肾亏损证　其症见视物昏蒙，眼前黑花飞舞，或伴能近怯远、近觑，或年老，全身常见头晕耳鸣，腰痠遗泄，脉细无力。检视眼内，神膏中发亮之波纹样或雪花样白点、结晶样亮点改变。

气血不足证　其症见视物昏蒙，眼前黑花飞舞，常为体质素弱之人，全身常见面色无华，少气乏力，心悸易累，舌淡脉弱。检视眼内，神膏混浊。

治疗　多采用内治法结合外治法、针刺疗法及其他治法。

内治法　此病多由湿热痰火，阴虚火炎，气滞血瘀或肝肾亏损，气血不足所致，故祛邪常从除湿热、清痰火、消瘀滞着手；扶正多以补肝肾、养精血为要。至于引起此病之原发病尚未控制者，应着重治疗原发病。①湿热熏蒸者，应宣化畅中、清热利湿，方用三仁汤加减；痰火上扰者，治以清热祛痰，方用温胆汤加黄连、川贝母之类。②阴虚火旺，虚火伤络，血溢络外，灌于神膏者，出血期宜滋阴凉血、止血化瘀，方以宁血汤或生蒲黄汤加减。③若出血静止或气滞血瘀者，则以活血化瘀为主，用桃红四物汤选加丹参、生三七，若积血较久或血色紫黯，又宜破血消瘀，方用血府逐瘀汤或破血汤选加丹参、三棱、莪术之类，若出血日久，神膏之中已经变生条索或膜状之物者，应当补益肝肾、活血化瘀、软坚散结，用驻景丸加减方合桃红四物汤、消瘰丸加减。④肝肾亏损者，治以补益肝肾，予以明目地黄丸或驻景丸加减方加减。⑤气血不足者，宜补益气血，方用芎归补血汤或八珍汤加减。

外治法 包括电离子导入、穴位注射等。

电离子导入 可选用三七、丹参等中药注射液作电离子透入治疗。但对新近出血所致者禁用。

穴位注射 可采用复方樟柳碱注射液颞浅动脉旁（太阳穴）注射，但对新近出血所致者禁用。

针刺疗法 ①选穴风池、天柱、光明、行间、四白、合谷、照海、中渚、小骨空，分为2组交替针刺，湿热加太阳、瞳子髎，肝肾虚加肝俞、肾俞，气血不足加足三里、三阴交；或睛明、攒竹、球后、承泣、瞳子髎、头临泣、太阳、风池、翳明、合谷、外关、养老、肝俞、肾俞、足三里等，每次局部取2~3穴，远端配2~3穴。均常规刺法，平补平泻。②耳穴压丸，选穴肝、肾、眼、目1、目2、神门，每次单侧耳郭，交替用王不留行子敷贴固定，每日按压3~4次。

其他治法 此病急重，为及时抢救视力，宜配合使用必要的西药、手术治疗等。

预防调护 近觑者，避免过用目力、眼部碰撞、剧烈运动及重体力劳动，以免诱发此病；患者应情绪舒畅，保证饮食、睡眠，避免过用目力、眼部碰撞、咳嗽、喷嚏、大便努责、剧烈运动及重体力劳动，以免加重病情及利于恢复；出血及炎症所致者，饮食宜清淡，避免辛辣炙煿之品；眼前黑影短期内增加或闪光频现时，须详细检查眼底，排除视衣脱离。

预后转归 退行性改变引起者，预后尚可；若为炎症、出血所致者，可引起多种并发症，其中以视衣脱离、乌风内障最为严重，预后不佳。

（李 翔）

jīnghuáng shìmiǎo

睛黄视渺

（blood staining of cornea） 风轮黄亮如金色，视亦昏渺或症见如属虹膜异色者的病证。此病名首见于明·王肯堂《证治准绳·杂病·七窍门上》。谓该目病“风轮黄亮如金色，而视亦昏眇。为湿热重而浊气熏蒸清阳之气，升入轮中，故轮亦易色。好酒嗜食，湿热燥腻之人，每有此疾。与视瞻昏眇证本病不同”。明·傅仁宇《审视瑶函》记载相类，但阐述更为详细，云“此症专言风轮黄亮，如金之色，而视亦昏渺，为湿热重，而浊气熏蒸清阳之气，升入轮中，故轮黄色也。好酒，恣食热燥腥腻之人，每有此病，与瞻视昏渺不同也。宜服葛花解毒饮。”且编歌诀“风轮好似黄金色，视亦昏蒙清不得，熏蒸湿热入睛瞳，清气每遭浊气逼，壮年不肯听医言，及至衰羸嗟有疾”。便于记忆。现代认为睛黄视渺类似于西医学之角膜血染或异色性虹膜睫状体炎。

病因病机 此病好发于伤目后、瘀血灌于瞳神、浸入黑睛，致风轮黄亮如金之色，瞻视昏渺；或由恣酒嗜燥、湿热重而浊气熏蒸清阳之气升入轮中，症见如黄仁异色，视亦昏渺。

诊断要点 ①此病角膜血染而显风轮黄亮者，始为血灌瞳神，积久不消，黑睛色变昏黄，视物昏蒙，甚者不能窥见黄仁。②异色性虹膜睫状体炎，常发于成年人，多单眼发病，起病缓慢，患者每不自觉，往往因视力模糊或头痛时方被发现，黄仁色泽变淡似黄色，瞳神大小展缩尚属正常，纹理不清，重者黄仁变薄，但不与其后睛珠黏着，黑睛内壁有灰白色细小附着物，相互不融合，偶亦有神水不清或云雾移睛之症，失治日久，可致圆翳内障或绿风内障而致目盲。

鉴别诊断 睛黄视渺与视瞻昏渺的鉴别：二者均有视物模糊。但视瞻昏渺眼外观端好，眼底有相应病变；而睛黄视渺风轮黄亮、如金之色，或症见如黄仁异色，眼底多无病变。

辨证分型 发病多与恣酒嗜燥、湿热重而浊气熏蒸清阳之气升入轮中，或撞击伤目有关，辨证常见湿热熏蒸、瘀血积滞等。

湿热熏蒸证 风轮黄亮如金色，或症见如属虹膜异色，黄仁色泽变淡似黄色（亦有变黯灰色者），黑睛内壁灰白色细小附着物，舌红苔黄腻，脉濡数。

瘀血积滞证 多与撞击伤目有关，始为血灌瞳神，积久不消，黑睛色变昏黄而黄亮如金色，舌

质黯红或有瘀点，脉弦。

治疗 角膜血染者预防重于治疗，始为血灌瞳神前部伴目珠胀硬如石、眼压很高时，应积极降低眼压，必要时行前房穿刺冲洗，以防积久不消而变生此病。治疗包括内治法、外治法。内治主要应用清热除湿、活血祛瘀等法，尚需结合全身症状综合调治。

内治法 ①湿热熏蒸证，清热除湿、解毒明目，方用葛花解毒饮加减。②瘀血积滞证，宜活血祛瘀、明目退翳，方用石决明散，选加丹参、红花、桃仁、泽兰等，大便不干者，去大黄。

外治法 包括滴眼药水、熏洗、电离子导入、耳尖刺血等。

滴眼药水 给予清热解毒类眼药，如金珍滴眼液，由黄仁病变所致者，须及时扩瞳。或配合抗炎眼液滴眼。

熏洗 辨证选用清热除湿或活血化瘀的中药煎煮，取药液熏洗或湿热敷，也可以进行超声雾化

电离子导入 角膜血染者，可选用三七、丹参等中药注射液作电离子透入，每日 1 次，10 次为 1 疗程；虹膜异色性睫状体炎者，可选用地塞米松注射液做电离子透入，每日 1 次，10 次为 1 疗程。

耳尖刺血 患眼侧耳尖刺血。

针刺疗法 取太阳、攒竹、承泣、光明、外关、合谷等穴，每日 1 次，10 次 1 疗程。

其他治法 此病治疗棘手，宜配合使用必要的西药、手术治疗等。角膜血染配合降眼压、前房穿刺冲洗、激光等，病情特别严重者，可在伤后 1 年左右进行角膜移植术；异色性虹膜睫状体炎并发青光眼须配合降眼压药物，并发白内障者必要时配合手术。

预防调护 角膜血染以预防为主、避免眼外伤。忌烟酒，少食辛辣厚味之品，避免熬夜、过度用眼。

转归预后 角膜血染及异色性虹膜睫状体炎预后均主要取决于眼压是否得到有效控制。而异色性虹膜睫状体炎并发白内障者，手术效果也是决定预后的重要原因。

（李　翔）

bàománg

暴盲（sudden blindness）

眼外观无异常，猝然一眼或双眼视力急剧下降，甚至失明的严重内障眼病。俗称落气眼。

简述 此病首见于明·王肯堂《证治准绳·杂病·七窍门上》：“暴盲，平日素无他病，外不伤轮廓，内不损瞳神，倏然盲而不见也。病致有三：曰阳寡，曰阴孤，曰神离，乃痞塞关格之病。病于阳伤者，缘忿怒暴悖，恣酒嗜辣，好燥腻，及久患热病，痰火人得之，则烦躁秘渴；病于阴伤者，多色欲、悲伤、思竭、哭泣太频之故，患则类中风、中寒之起；伤于神者，因思虑太过，用心罔极，忧伤至甚，惊恐无措者得之，患则其人如痴呆病发之状。屡有因头风、痰火、元虚、水少之人眩晕发而醒则不见。能保养者，亦有不治自愈；病复不能保养，乃成痼疾。其证最速。”对此病的主症及病因描述比较清楚。《抄本眼科》指出：“落气眼，不害疾，忽然眼目黑暗，不能视见，白日如夜，此症乃是元气下陷，阴气上升。”明·傅仁宇《审视瑶函》、清·张璐《张氏医通》等著作均对此病有较详细论述。

研究范围 《中医眼科学》（高等医药院校教材 第五版）最早提出眼络阻塞之暴盲，范围包括西医学多种眼底病引起的暴盲症状，常见如视网膜中央血管阻塞、视网膜静脉周围炎及急性视神经炎等。《中医眼科学》（“十二五”规划教材）又将暴盲进一步分为络阻暴盲和络损暴盲，认为目系暴盲类似于西医学的急性视神经炎和缺血性视神经病变。

疾病表现及特点 一般发病前，眼部无明显不适，突然视力急剧下降，或数日内迅速下降，甚至失明；目系猝病者，视力急降时伴有前额隐痛，眼珠压痛和转动时有牵引样痛。目系猝病者，若属视神经乳头炎，可见视神经乳头充血、水肿，边界模糊，甚至红肿微突，生理凹陷消失，视网膜静脉扩张，视乳头附件网膜亦可出现水肿、出血或渗出物。病变也可发展到黄斑部，动脉正常或稍细。若属球后视神经炎，眼底无明显改变，或视神经乳头微红，边界略模糊，静脉轻度扩张。

发展趋势 视网膜中央动脉阻塞者，在后期出现视神经、视网膜萎缩；视网膜中央静脉阻塞者，晚期在视乳头、视网膜及玻璃体等出现脆弱而易出血的新生毛细血管网，可导致增殖性视网膜病变，或继发青光眼。目系猝病者，相当于西医学急性视神经乳头炎和球后视神经炎，二者晚期均可出现视神经萎缩，此时属中医之青盲范畴。

（廖品正）

luòsǔn bàománg

络损暴盲（sudden blindness due to damage of meridians）

因视衣脉络受损导致以眼底出血、视力突然下降为特征的内障眼病。明·王肯堂《证治准绳·杂病·七窍门》指出“乃痞塞关格之病。病于阳伤者，缘忿怒暴悖，恣酒

嗜辣，好燥腻，及久患热病，痰火入得之，则烦躁秘渴；病于阴伤者，多色欲、悲伤、思竭、哭泣太频之故，患则类中风、中寒之起”。此病主要见于西医学之视网膜静脉阻塞、视网膜静脉周围炎等眼病。

病因病机 此病常因情志郁结，肝失条达，气滞血瘀，血溢脉外，蒙蔽神光；或嗜食烟酒，辛辣厚味，痰热内生，上壅目窍，血脉瘀阻；或年老体弱，阴气渐衰，阴虚阳亢，气血逆乱，血不行经，溢于脉外。

诊断要点 主要从以下3个方面进行诊断。

发病特点 此病病变发生在内眼，因此眼底检查和视网膜血管荧光造影为诊断的重要依据。患眼突然发病，患眼视力急降，或有眼前黑影飘动，严重者失明。中老年发病者常有高血压病史，青年发病者常有反复发作的眼前黑影及视力障碍史。

眼部检查 ①视网膜中央静脉阻塞：轻者表现为视盘及视网膜轻度水肿，静脉迂曲、扩张，有斑状或点状出血。重者视盘明显充血、水肿、边界模糊，视网膜水肿，静脉高度迂曲怒张，色紫红而成节段状。有时隐藏于水肿的网膜组织内或混杂于出血斑中，周围伴有白鞘，动脉呈高度收缩。视网膜及视神经乳头上有大量浅层的火焰状、放射状和深层圆形或片状出血斑以及棉团状渗出。②视网膜分支静脉阻塞：表现为阻塞点远端视网膜水肿，静脉迂曲扩张，沿血管走形有火焰状出血。③视网膜静脉周围炎：早起病变多发生在视网膜周边部，小静脉迂曲，不规则扩张，可扭曲呈螺旋状，周围有白鞘，两侧视网膜有水肿、前层出血及渗出。随着病情发展，水肿逐渐扩展到大静脉、黄斑。晚期周边部小血管闭塞产生大片无灌注区，诱发网膜新生血管形成，可引起大量玻璃体积血。

眼底血管造影 ①视网膜静脉阻塞：早期可见静脉充盈时间延长，出血区遮蔽荧光，阻塞区毛细血管扩张，后期可见荧光素渗漏、静脉管壁染色，缺血型较非缺血型重。晚期阻塞区可有大量微血管瘤，或有无灌注区、黄斑区水肿、新生血管的荧光征象。②视网膜静脉周围炎：受累静脉管壁有荧光素渗漏和组织染色，毛细血管扩张，可有微血管瘤形成。黄斑受累者可出现点状渗漏或花瓣状渗漏。病变晚期视网膜周边部有无灌注区和新生血管形成，有时可见动静脉短路。

鉴别诊断 此病需与糖尿病视网膜病变和高血压性视网膜病变相鉴别。①与糖尿病视网膜病变鉴别，此病多双眼发病，眼底多个象限可出现微血管瘤、硬性渗出及出血、棉絮斑等病理改变，且多种病理改变可同时并见。其视网膜静脉改变及出血不如视网膜阻塞严重，易反复出血。②与高血压性视网膜病变鉴别，此病有高血压病史，多双眼发病，有视网膜动脉痉挛、缩窄、或硬化等改变，出血多位于后极部；而视网膜静脉阻塞多单眼发病出血沿大静脉分部。

辨证分型 此病常因气滞血瘀、痰瘀互结、阴虚阳亢、心脾两虚等引起眼络瘀损而暴盲，故其临床辨证分型有4种。

气滞血瘀证 视力急降，或有眼胀头痛，或有胸胁胀痛，或情志抑郁，食少嗳气，或烦躁易怒；舌质红有瘀斑，苔薄白，脉弦或涩。

痰瘀互结证 眼症同前；视网膜水肿渗出明显，或有黄斑囊样水肿，形体肥胖，眩晕头重，胸腹胀闷，舌苔厚腻或舌有瘀点，脉弦滑。

阴虚阳亢证 眼症同前；见头晕耳鸣，面热潮红，头重脚轻，失眠多梦，烦躁易怒，腰膝酸软，舌红少苔，脉弦细。

心脾两虚证 病程较长，视网膜反复出血，其色较淡；面色萎黄或无华，心悸健忘，肢体倦怠，少气懒言，纳差便溏，或月经量少或淋漓不断；舌质淡胖，脉弱。

治疗 此病早期多有出血倾向，应注意止血；中后期多为瘀血停滞，应注意化瘀。由于离经之血郁滞眼内，障碍神光发越，会严重影响视力。故治疗强调“止血勿留瘀，消瘀避出血”的原则；注重针药结合，多采用内治法与针刺疗法相结合，针刺治疗此病，可疏通筋络、活血行气、开窍明目。

内治法 ①气滞血瘀者，治宜行气解郁、化瘀止血，方选血府逐瘀汤加减，出血初期，舌红脉数者，加荆芥、血余炭、白茅根、大蓟、小蓟以凉血止血；出血较多，血色紫黯者，加蒲黄、茜草、三七类化瘀止血；视盘充血水肿，视网膜水肿甚者，加泽兰、益母草、车前子以活血利水。②痰瘀互结者，治宜清热化痰、活血通络，方宜桃红四物汤合温胆汤加减，视网膜水肿、渗出甚者，可加车前子、益母草、泽兰以化瘀利水消肿。③阴虚阳亢者，治以补益肝肾、滋阴潜阳，方选天麻钩藤饮加减，兼五心烦热、口干咽燥属阴虚火旺者，可以知柏地黄丸合二至丸加减。④心脾两虚者，治以养心健脾、益气摄

血，方选归脾汤加减，纳差腹胀者，去大枣、龙眼肉，加陈皮理气和中；视网膜出血色较淡者，加熟地、阿胶以补养阴血；反复出血、不耐久视者，加刺五加、菟丝子温补阳气。中成药可选云南白药口服，用于络损暴盲早期；丹红化瘀口服液，用于视网膜静脉阻塞之气滞血瘀型；复方血栓通胶囊适用于视网膜静脉阻塞气虚血瘀型。

其他治法　葛根素注射液静滴或眼局部电离子导入，适宜于视网膜静脉阻塞；激光治疗，适于视网膜有大片无灌注区或伴有黄斑囊样水肿。玻璃体切除术，去除积血、改善视力，预防玻璃体再次出血。

针刺疗法　针灸治疗此病效果显著。①体针：近取太阳、睛明、攒竹、四白、承泣，远取合谷、内关、光明、足三里、三阴交、太冲、风池、翳风等穴位。②耳针：取肝、胆、脾、肾、心、耳尖、目1、目2、脑干、神门。③头针：取视区。

预防调护　出血期应注意休息，减少运动；调畅情志，避免情绪激动；戒烟酒，忌辛辣，合理饮食；此病可能反复出血，应及时复查。

预后转归　此病发病急，病程重，治不及时或无有效治疗，视力难以挽救，复明困难。

（廖品正）

luòzǔ bàománg

络阻暴盲（sudden blindness due to obstruction of meridians）

因眼内络脉闭阻导致患眼视力急剧下降，甚至失明的严重内障眼病。提出眼络阻塞之暴盲最早见载于高等医药院校教材“十五”第五版曾庆华主编《中医眼科学》，相当于西医学之视网膜血管阻塞。段俊国主编的“十二五”规划教材《中医眼科学》进一步将视网膜血管阻塞划分为络阻暴盲和络损暴盲，络阻暴盲主要指西医学的视网膜中央动脉阻塞。

病因病机　此病病因多样且复杂，常因暴怒惊恐，气机逆乱，气血上壅，脉络瘀阻；或恣食肥甘，嗜酒好辣，痰热上壅，血脉闭塞；或阴虚阳亢，风阳上旋，气血并逆，瘀滞脉络；或气虚津亏，血行滞缓，脉道不利，血脉瘀塞。

诊断要点　①症状：患眼突然发病，眼外观无明显异常，单眼或双眼视力急剧下降或失明，少数患者起病前可有一过性视物模糊、头昏头痛等。视网膜分支动脉阻塞时一般表现为与阻塞部位相应的视野缺损。②眼部检查：外眼正常，瞳孔直接对光反射消失，间接对光反射存在；眼底可见视神经乳头颜色淡白，或充血、水肿、边界模糊；视网膜动脉高度变细，甚至呈白色线条状，静脉亦变狭窄；视网膜水肿、混浊，甚至呈乳白色，以后极部为重；黄斑中心可透见脉络膜背景颜色，呈樱桃红色。③眼底荧光造影检查、光学相关断层扫描等有助于诊断。

鉴别诊断　与络损暴盲鉴别，络阻暴盲视网膜中央动脉和睫状动脉同时供血缺失，故视力损害严重至光感或无光感；络损暴盲视网膜中央或分支静脉扩张、迂曲，沿血管走形浅层出血。黄斑区多无樱桃红色。

辨证分型　此病多因气滞血瘀、痰热上壅、阴虚阳亢、气虚血瘀等引起眼络瘀阻而暴盲，常见临床辨证分型有4种。

气滞血瘀证　发病突然，视力骤降，眼胀不适，兼见急躁易怒，胸胁胀闷，头昏头痛等症；舌质紫黯或有瘀斑，脉弦或涩。

痰热上壅证　视力骤降，兼见头眩胀重，胸闷烦躁，纳呆恶心，痰稠口苦，舌红苔黄腻，脉弦滑。

阴虚阳亢证　视力骤降，兼见头晕耳鸣，心烦失眠，舌红或绛，脉细或弦细。

气虚血瘀证　视力骤降，神疲乏力，少气懒言，面色无华，失眠健忘；舌质黯淡，或有瘀斑，脉细涩。

治疗　治疗络阻暴盲应争分夺秒挽救患者的视力。治法以疏通血脉为要，以调节阴阳平衡、脏腑虚实、气血盈亏为本。注重针药结合，多采用中药内服与针刺治疗相结合，调整脏腑功能，疏通眼部气血脉络。

内治法　①气滞血瘀者，治宜行气活血、通络开窍，方选通窍活血汤加减。肝郁气滞甚者，加郁金、青皮；视网膜水肿甚者，加牛膝、泽兰、益母草活血利水。②痰热上壅者，治宜涤痰通络、活血开窍，方选涤痰汤加减。酌加地龙、川芎、牛膝、麝香等以增通络开窍之功；热邪甚者，去人参、生姜、大枣，酌加黄连、黄芩增强清热涤痰之功。③阴虚阳亢者，治宜滋阴潜阳、活血通络，方选镇肝熄风汤加减。酌加石菖蒲、地龙、红花活血开窍；心烦者，可加知母、黄柏、酸枣仁清热除烦、宁心安神。④气虚血瘀者，治当益气养血、化瘀通脉，方选补阳还五汤加减。酌加枸杞子、菟丝子、楮实子以增补肾明目之功；视网膜水肿甚者，加泽兰、牛膝、益母草利水消肿；失眠多梦者，加酸枣仁、柏子仁养心安神。

中成药治疗　血塞通注射液、

丹参酮Ⅱa磺酸钠注射液静脉滴注或口服脉血康、丹红化瘀口服液等活血通络。

针刺疗法　①体针：眼周局部常用穴太阳、睛明、球后等穴位；远端辨证取穴为主。每次选5~7穴。②耳针：取肝、肾、心、耳尖、目1、目2等。③头针：取视区。④穴位注射：活血化瘀类，如丹参酮Ⅱa磺酸钠注射液、银杏叶提取物、复方樟柳碱注射液等行穴位注射。⑤放血疗法：取耳尖、耳背小静脉，刺放少许血液。

预防调护　发现视力下降，及时就医；日常注意饮食清淡，戒烟限酒；调畅情志，避免情绪激动；劳逸结合，增强体质。

转归预后　此病暴急，治不及时或无有效治疗，视力难以挽救，复明困难。

（廖品正）

mùxì bàománg

目系暴盲（sudden blindness due to optic neuropathy）

因六淫之邪外侵或内伤导致视力猝然下降，甚至盲而不见的眼病。视衣脉络受损导致以眼底出血、视力突然下降为特征的内障眼病。明·王肯堂《证治准绳·杂病·七窍门》称暴盲："平日素无他病，外不伤轮廓，内不损瞳神，倏然盲而不见也。"目系暴盲包括邪侵目系暴盲和络阻目系暴盲，前者类似于西医学的急性视神经炎，后者类似于西医学之缺血性视神经病变。

病因病机　①邪侵目系暴盲：外感风热邪毒，上攻目系，或肝经实热，循经上炎，热灼目系；肝郁气滞，五志化火，目系郁闭，气滞血瘀；久病体虚，目系失养，或肝肾亏虚，阴虚火旺，灼伤目系。②络阻目系暴盲：情志化火，或肝火上炎，气火上攻，目系血脉瘀阻；或嗜食肥甘厚味，痰热内生，上壅目窍，目系脉络瘀阻；或年老久病、气血双亏，肝肾阴虚，目系失养或血脉不畅。

诊断要点　①邪侵目系暴盲：患眼视力急降，或伴有眼球转动时牵引痛；视盘及视网膜充血、水肿；视野缺损；色觉障碍；VEP检查P_{100}波潜时延迟，振幅下降。②络阻目系暴盲：视力突然减退，或眼前某一方位有阴影遮挡或视野缩窄，多不伴眼痛或头痛；瞳孔RAPD（+）；眼底视盘水肿及相对应的典型视野改变，与生理盲点相连的水平性半盲，但不以水平正中线或垂直正中线为界。

鉴别诊断　邪侵目系暴盲与络阻目系暴盲相鉴别，两者病变均发生在内眼，需借助眼底检查，内容如上所述。

辨证分型　邪侵目系暴盲常因肝经实热、肝郁气滞、气血两虚及肝肾阴虚引起暴盲；络阻目系暴盲常因风痰阻络、气滞血瘀、阴虚阳亢等引起眼络瘀损而暴盲。故其临床辨证分型有7种。

肝经湿热证　视力急降甚至失明，头目胀痛或目珠转动痛，眼底视盘正常或有充血水肿，易怒烦躁，口苦胁痛，失眠少寐，舌红苔少，脉弦数。

肝郁气滞证　视力明显下降，目珠隐痛或压痛，眼底视盘正常或充血水肿，情志抑郁，胸胁满胀，或妇女月经不调，喜太息，舌质偏红，苔薄白，脉弦或弦细。

气血两虚证　病程日久或产后哺乳期发病，视物昏蒙，目珠隐痛，眼底视盘正常或充血水肿，神疲倦怠，少气懒言，面白唇淡，舌淡嫩，脉细无力。

肝肾阴虚证　病情反复，迁延日久，两目干涩，视物昏蒙，咽干舌燥，健忘失眠，烦热盗汗，男子遗精，女子月经量少，舌红少苔，脉细数。

风痰阻络证　视力突然下降，或眼前突然出现黑影，视网膜有水肿及小出血、渗出，伴眩晕耳鸣，胸闷恶心，或头痛，舌胖苔腻，脉弦或滑。

气滞血瘀证　视力急降，头目隐痛，眼底视盘水肿，动脉变细，反光增强，充血，视网膜出血明显，心烦郁闷，胸胁胀满，情志不舒，舌紫黯苔白，脉弦或涩。

阴虚阳亢证　视物昏蒙日久，眩晕耳鸣，健忘失眠，眼干涩，口渴，五心烦热，腰膝酸软，舌红少苔，脉细数。

治疗　①邪侵目系暴盲治当中西结合、及时治疗，中医治疗原则是消除病因，辨别虚实，实证以清热解毒、疏肝解郁为主；虚证以补益气血、滋养肝肾为主，同时针刺加强通络开窍之力；配合使用西药肾上腺糖皮质激素冲击治疗，局部肌注神经营养剂。②络阻目系暴盲是目系脉络阻塞所致，治疗原则以通为用，早期以活血通络为主，后期则扶正祛邪，目系得养以维持神光发越。可选用活血化瘀类中药注射剂，如丹参注射液、川芎嗪注射液等；口服银杏叶片、丹参片等中成药；使用神经营养剂，如维生素B1、B12及肌酐、ATP等；复方樟柳碱注射液患侧颞浅动脉旁穴位注射；针刺治疗。

内治法　①肝经湿热者，治宜清肝泻热、凉血散瘀，方选龙胆泻肝汤加减。头胀目痛明显者，可加夏枯草、菊花清利头目止痛；口干舌燥大便秘结者可加天花粉、玄参、决明子滋阴生津，润肠通便；烦躁失眠者加黄连、夜交藤清心宁神；眼底视盘充血肿胀，视网膜有渗出水肿者，加牡丹皮、赤芍、茯苓以凉血散瘀，利水渗湿。②肝郁气滞者，治以疏肝解郁、活血通络，方选逍遥散加减，郁热阻络，头目隐痛者加牡丹皮、山栀子、决明子、黄芩、丹参清热活血止痛；情志抑郁，少言太息者加郁金、青皮理气破郁；胁痛胸闷者加川楝子、瓜蒌宽胸行气止痛。③气血两虚者，治以补益气血，开窍明目，方选人参养荣汤加减，血虚有瘀者加丹参、鸡血藤以养血活血；心悸失眠者加酸枣仁、夜交藤以养心安神。④肝肾阴虚者，治以补益肝肾、活络明目，方选明目地黄丸加减，眼干口燥明显，加石斛、麦冬养阴清热；阴虚火旺者，加知母、黄柏、牡丹皮等滋阴降火；阴阳两虚者，加附子、肉桂、鹿角霜、枸杞子、菟丝子等温补肾阳明目。⑤风痰阻络者，治宜息风豁痰、活血通脉，方选导痰汤加减，加红花、当归、丹参活血通络；热象明显者去胆南星加龙胆、竹茹、黄芩、菊花以清肺肝之热；大便不畅者加全瓜蒌泻热通便。⑥气滞血瘀者，治宜疏肝解郁、理气活血，方选血府逐瘀汤加减，加青皮、香附以行气；肝郁有热者，加牡丹皮、栀子；气滞重者，加郁金；脉络不畅，血瘀明显者，加丹参、鸡血藤行气活血通络；视网膜出血较多者，加三七、茜草化瘀止血；视力下降严重者加细辛、麝香开窍明目；便秘者，加大黄逐瘀通便。⑦阴虚阳亢者，治宜滋阴潜阳、通络明目，方选天麻钩藤饮加减，酌加女贞子、天冬以滋阴；五心烦热、失眠多梦者，加柏子仁、酸枣仁、远志养心安神。

预防调护 遵嘱用药、减药和复查；调畅情志，避免情绪激动；戒烟酒，忌辛辣，合理饮食；起居有节，增强抗病能力。

预后转归 目系暴盲发病急，病情重，治不及时或无有效治疗，视力难以挽救，复明困难。

（廖品正）

shìzhān hūnmiǎo

视瞻昏渺（blurred vision） 以眼外观端好，自觉视力渐降，视物昏渺，蒙昧不清为特征的眼病。其为多种内障眼病的常见症状。此病在中医古典医籍中又称目茫茫、眼睆睆、视物不明、瞻视昏渺症、昏花等，现代医学的葡萄膜炎、视网膜病、视路疾病等多种疾病的某些类型或阶段可参考此病辨证治疗。视瞻昏渺一名，首见于明·王肯堂《证治准绳》："视瞻昏渺证，谓目内外别无证候，但自视昏渺，蒙昧不清也。有神劳，有血少，有元气弱，有元精亏而昏渺者，致害不一。若人年五十以外而昏者，虽治不复光明。……此专言平人视昏，非因目病昏渺之比，各有其因，又当分别，凡目病外障而昏者，由障遮之故；欲成内障而昏者，细视瞳内亦有气色。"中医学对此病有较早认识，如隋·巢元方《诸病源候论》认为此病因为"腑脏虚损，为风邪痰热所乘……，肝气不足，兼胸膈风痰劳热……，心气虚……"宋·王怀隐《太平圣惠方》认为与血气虚竭相关，《秘传眼科龙木论》则认识到"脾虚，而见白花。气虚，而瞻视茫茫"，《证治准绳》更为强调"有神劳，有血少，有元气弱，有元精亏而昏眇者"等正气不足因素，而且非常睿智地指出"若人年五十以外而昏者，虽治不复光明"。这与现代医学对年龄相关性黄斑变性（尤其湿性）的预后认识十分契合。

病因病机 此病有虚有实，实者多为湿热痰浊、气滞血郁，虚则常因肝肾亏损、阴虚火炎、气血不足。常见病机为：湿热痰浊内蕴，上犯清窍所致；情志不舒，气滞血郁，目络壅滞或玄府不利而发；劳瞻竭视、夜读细书，雕镂细作等致肝肾阴亏，虚火上炎，灼津外泄或迫血外溢而视衣渗出或出血，遮挡神光发越；肝肾不足，精血亏耗或心脾两虚，气血不足，目失所养，神光衰微。

诊断要点 ①此病眼外观端好，视物昏蒙，有如轻纱薄雾遮挡，或见闪光，或视大为小、视小为大、视直为曲等症。②检视眼内，可见下述某些病变：神膏混浊；视盘轻充血、视网膜静脉轻度充盈扩张，抑或视盘苍白；视网膜玻璃膜疣、渗出、水肿、出血、色素等。球后视神经炎者，早期眼底可无异常。

鉴别诊断 此病与暴盲相鉴别。两者均眼外观端好，视物昏蒙，视力下降。较之暴盲，此病病情相对较轻、病势较缓、视力下降程度较轻，而暴盲病情重、病势急、视力严重下降，甚至盲无所见，可资鉴别。

辨证分型 此病致病原因有实有虚，实多因湿热、痰浊、瘀血引起，虚常由肝肾亏损、气血亏而致，临证时虚实夹杂也不少见。

湿热痰浊证　其症见视物昏蒙，或兼见黑花飞舞，或视大为小，视直为曲等。湿热者，全身症见头重胸闷，食少口苦，小便黄少，舌苔黄腻，脉濡数；痰热者，见腹满痰多，口苦而腻，舌苔黄腻，脉滑数等。检视眼内，可见视网膜、脉络膜黄白色渗出斑，或仅见黄斑区水肿、渗出，中心凹光反射消失等。

阴虚火炎证　眼症同前。全身可兼见头晕耳鸣，五心烦热，口燥咽干，眠差多梦，舌红，脉细数。检视眼内，可见眼底渗出、水肿、出血等。

气滞血郁证　其症见眼珠隐痛，视力渐降，或眼前有色阴影遮挡，视物变小或变形等。全身症见情绪不舒，头晕胁痛，口苦咽干，脉弦。检视眼内，或无异常，或见视盘充血、视网膜静脉充盈扩张，或见视网膜渗出、水肿、出血点等。

肝肾亏虚、精血不足证　一般以上诸症已患日久，全身可见头晕耳鸣，腰痠膝软，舌淡少苔，脉细弱。检视眼内，渗出、水肿、出血等已不明显，遗留萎缩病灶，或见视盘变白。

心脾两虚、气血不足证　眼症同前。全身症见面色无华，头晕心悸，食少神疲，舌淡脉弱。检视眼内，渗出、水肿、出血等已不明显，遗留萎缩病灶，或见视盘变白。

治疗　多采用内治法结合外治法、针刺疗法等。

内治法　此病眼外见症较少，应将自觉症状结合眼内检查所见，参合全身辨证论治，方能提高疗效，挽救视力。①湿热痰浊者，湿热型应清热利湿，方用三仁汤加减，若选加黄芩、栀子、车前子等，则清热利湿消肿力量更强；痰热型应清热祛痰，方用温胆汤加减，可选加黄连、胆南星、车前子等，以增强清化痰热力量。②阴虚火炎者，应予以滋阴地黄汤加减滋阴降火。③气滞血郁者，应疏肝解郁、行气活血，方用丹栀逍遥散选加丹参、郁金、赤芍、川芎等。④肝肾亏虚、精血不足者，应补养肝肾，方用驻景丸加减方加减。⑤心脾两虚、气血不足者，应养心健脾、补益气血，方用人参养荣汤加减。

外治法　包括电离子导入、穴位注射等。①电离子导入，可选用三七、丹参等中药注射液做电离子透入，但对新近出血所致者禁用。②穴位注射，可采用复方樟柳碱注射液颞浅动脉旁（太阳穴）注射，但对新近出血所致者禁用。

针刺疗法　针刺以泻法为主，选穴睛明、球后、头临泣、太阳、风池、翳明、合谷、养老、肝俞、肾俞、足三里等，每次局部取2~3穴，远端配2~3穴。

预防调护　调和七情，劳逸结合；少食辛辣炙煿、肥甘厚味、烟酒刺激之品；积极治疗，提高视力，减少后遗症。

转归预后　此病积极治疗，一般预后尚可，如属神经系统变性类疾病，则预后较差。

（李　翔）

shìyī tuōlí

视衣脱离（retinal detachment）

视网膜神经上皮层与色素上皮层之间分离而引起视功能障碍，以自觉黑影遮盖，视力骤降为主要表现的内障眼病。古代文献中无视衣脱离病名的记载，据其临床表现，应归属于暴盲、视瞻昏渺、云雾移睛、神光自现等范畴。此病与西医学视网膜脱离相当。视网膜脱离的原因很多，按发病的机制可分为孔源性、牵拉性和渗出性视网膜脱离。

病因病机　此病或因素体脾胃虚弱，劳瞻竭视，脾胃运化失司，固摄无权，水湿上泛目窍以致视衣脱离；或因素有痰湿，外感风热，风热与湿邪搏结，上犯清窍；或因情志抑郁，肝郁化火，或热邪内犯，肝经气火上逆，火邪攻目。而头眼部外伤，亦可致视衣受损而脱离。

诊断要点　①因病因不同，表现各异，初起可有闪光感或眼前黑影飘动，或有视物变形、遮挡，继而有不同程度视力减退，严重者视力骤降，甚至失明。②视网膜灰白色隆起，表面血管爬行其上，随体位变化而波动，或有玻璃体混浊。③ B超、FFA及视野检查有助诊断。④鉴别重点在于明确不同原因所致视衣脱离，治法各异。孔源性可见裂孔，数目及大小各异；牵拉性可见玻璃体腔内增生条带牵拉视网膜；渗出性可见视盘充血水肿，或黄斑部明显水肿，视网膜下液体如逐渐吸收，视网膜可复位。

辨证分型　此病辨证根据眼底表现的特点和病程的不同，局部结合整体进行辨证。

脾肾亏虚证　视物昏蒙，眼底见视衣脱离；神疲气短，自汗，头目眩晕，腰膝酸软，纳少腹胀，舌淡苔白，脉细弱。

风热夹湿证　视物昏蒙，黑花飘动，查见视衣脱离，神水混浊，或黄仁肿胀；病程缠绵，伴头目昏痛、耳鸣、肢体困重，纳呆呕恶，舌红苔黄腻，脉数或濡数。

肝火上炎证　视物昏蒙或视力骤降，查见神膏混浊，视衣脱离，伴急躁易怒，失眠多梦，耳鸣如潮，口苦口干，便秘，舌红苔黄，脉弦数。

脉络瘀滞证　头眼部外伤导致视衣脱离，或术后视网膜下积液不消；伴眼痛头痛，舌质暗红或有瘀斑，脉弦涩。

治疗　孔源性视网膜脱离手术封闭裂孔，尽早使视网膜复位，围手术期中医辨证论治，促进视功能的恢复。渗出性视网膜脱离针对病因治疗，减少复发。

内治法 ①肝肾亏虚者，治宜补脾益肾、利水渗湿，方选补中益气汤加减，视网膜下积液多者可加猪苓、茯苓等以渗湿利水。②风热夹湿者，治宜祛风清热除湿，方选抑阳酒连散加减。③肝火上炎者，治宜清肝泻火，方选龙胆泻肝汤加减，视网膜水肿明显加泽兰、益母草、茯苓等利水化瘀消肿；头目疼痛者加丹皮、菊花、川芎等明目止痛。④脉络瘀滞者，治宜活血通络，方选桃红四物汤加减。

外治法 主要是手术治疗和散瞳。①手术治疗，孔源性视网膜脱离应尽早施行手术使视网膜复位，可行巩膜扣带术或玻璃体切割术；牵拉性视网膜脱离者行玻璃体切割术。②散瞳，活动瞳孔，防止瞳神干缺。

针刺疗法 常用穴位包括睛明、攒竹、丝竹空、太阳、承泣、风池、合谷、曲池等，每次局部与远端选3~4个穴位。

预防调护 高度近视患者应避免头眼部外伤、剧烈运动及负重劳动，定期眼底检查。饮食宜清淡，忌食辛辣厚味之品，保持大便通畅。

转归预后 孔源性视网膜脱离及时手术治疗，能恢复一定视功能；牵拉性视网膜脱离手术治疗同时积极治疗原发病，渗出性视网膜脱离积极治疗原发病，视功能可有不同程度改善，但失治误治，可能致盲，当引起重视。

（周春阳）

shìzhān yǒusè

视瞻有色（colored shade before eye） 眼外观端好，唯自觉视物不清，眼前有灰暗或棕黄色阴影遮挡，或自觉视物变形的内障眼病。民国·吴克潜《病源辞典》亦称此病为视瞻有异色。视瞻有色病名见于明·王肯堂《证治准绳》，该书首先将此病与萤星满目、云雾移睛两者进行了鉴别，同时根据患者眼前阴影颜色，从五行藏象学说角度阐述了此病与脏腑的相关性及其病因病机："非若萤星、云雾二证之细点长条也。乃目凡视物有大片，甚则通行，当因其色而别其证以治之。若见青绿蓝碧之色，乃肝肾不足之病，由阴虚血少，精液衰耗，胆汁不足，气弱而散，故视亦见其色，怯弱证人，眼前每见青绿色，益见其阴虚血少之故也。若见黄赤者，乃火土络有伤也。痰火湿热人，每有此患。夫阴虚水少，则贼火得以燥烁，而清纯太和之气为之乖戾不和，故神光乏滋运之化源，而视亦因其本而见其色也。因而不能滋养，反有触犯者，内障生焉。若见白色者，病由金分元气有伤，及有痰沫阻滞道路者，皆有此患。若视有大黑片者，肾之元气大伤，胆乏所养，不久盲矣。"《证治准绳》的这一论述，对后世影响甚大，部分学术观点迄今仍有重要临床指导价值。

此病多见于中青年人，男性多于女性。多发单眼发病，但亦可见双眼先后发病者，可复发。西医中心性浆液性脉络膜视网膜病变属于此病范畴。若因视网膜出血而导致的眼前阴影遮挡、视物变形者，不属于此病范畴。

病因病机 此病发生于黄斑，属瞳神疾病范畴，瞳神属肾，肝开窍于目，且肝肾同源，脾主运化，黄斑属脾，故此病与肝、脾、肾三脏关系尤其密切。其具体病因病机为：①饮食不节，或思虑过甚，内伤于脾，脾不健运，水湿上泛，上犯于目；或湿聚为痰，郁遏化热，上扰清窍。②情志不遂，肝气郁结，气机不畅，玄府闭阻，神光发越失司而致视瞻昏蒙。③劳伤肝肾，精血耗损，目失濡养。④劳思竭虑，心脾不足，气血两亏，目失濡养而视物昏花。

诊断要点 ①突然出现单眼视力轻度下降，或眼前有灰黄暗影，视物变形，小视。②眼底黄斑部视网膜出现1~3PD大小圆形、类圆形颜色稍暗、微隆起病变，边缘可反光晕，其间可有黄白色点状渗出。眼底荧光血管造影（FFA）、黄斑区光学相干断层成像（OCT）等检查有助于诊断。

鉴别诊断 此病需注意与裂孔性视网膜浅脱离相鉴别，其要点在于充分散大瞳孔，仔细检查周边视网膜。此病仅局限于眼底后极部，而裂孔性视网膜脱离可达到周边部，并常可发现视网膜裂孔。

辨证分型 此病病位在眼内视衣的黄斑部，与脾、肾、肝的关系密切。根据其病因病机，临床常表现为以下4种证型。

湿邪上泛证 视物欠清，视野中央阴影遮挡感，视物变小、变形，黄斑区可见反光晕，中心凹光反射消失；胸闷、纳呆、便溏；舌苔滑腻，脉濡或滑。

肝郁气滞证 发病前常有工作压力、情绪紧张、精神刺激等经历，病程较长，疗效较差。眼部表现同前；兼见情志不畅，眠差神疲，心烦胁胀，纳差口苦，舌淡苔薄黄，脉弦。

肝肾阴亏证 多为病程后期，视物不清，眼底黄斑水肿消失或减退，可见针尖状渗出或色素紊乱。全身可兼见口干咽燥，虚烦失眠，大便秘结，小便黄赤，舌红苔黄，脉细数等。

心脾两虚证 患病日久，仍

视物昏蒙，不耐久视，常欲垂闭，双目少神，心悸乏力，失眠多梦，食少便溏，舌淡脉弱。

治疗 此病以脏腑机能失调为主要病机，中医药对此病有较好疗效，在发病早期可促进黄斑区视网膜下积液吸收，缩短病程；中期可促进渗出吸收，改善视功能；后期可巩固疗效，减少复发几率。对此病的治疗，临床以内服药为主，外治法对提高临床疗效有重要意义。

内治法 ①湿邪上泛者，宜健脾除湿，可选用参苓白术散，或五苓散合二陈汤加减。②肝郁气滞者，宜疏肝解郁，可酌选逍遥散、丹栀逍遥散。③肝肾阴亏者，宜滋补肝肾，可选用知柏地黄丸、四物五子丸加减。④心脾两虚者，宜补益心脾，方选归脾丸或人参养荣汤加减。

其他疗法 包括针刺、耳针、激光等治疗方法。

针刺 睛明、球后、攒竹、三阴交、光明、足三里，分两组交替使用，中等刺激，留针30分钟。

耳针 眼、目1、目2、肝、肾、心，针刺，留针20分钟，或用上述耳穴压丸。

激光光凝 适用于有明显荧光渗漏，且渗漏点位于视盘-黄斑纤维束外，离中心凹500um以外，病程3个月以上仍见到荧光渗漏，并持续存在的浆液性脱离者。

预防调护 注意休息，劳逸结合，生活规律，合理用眼，爱惜目力。发现眼病积极治疗；保持心情舒畅，避免情绪刺激。忌烟酒，多食蔬菜及豆类食品。

转归预后 此病一般坚持治疗，预后较好，但部分病人容易复发，少数病人迁延不愈，眼部除自视有暗影外，兼有视物模糊不清，视直如曲等症状明显，最终甚至呈现永久性视力障碍。

（周华祥）

shìzhān yìsè

视瞻异色（color confusion）

眼外观端好但明辨颜色的能力降低，或不能辨认某些颜色的眼病。在古典医籍中大多根据所见物体颜色变化命名，故别名较多，如视瞻易色、视赤如白、视黑为赤、视红为紫等。视瞻异色病名见于近现代·吴克潜《病源词典》。明·王肯堂《证治准绳》称此病为视赤如白，对其临床症状、致病原因等进行了较详细论述：“谓视物却非本色也。因物着形之病，与视瞻有色，空中气色不同。或观太阳若冰轮，或睹灯火反粉色，或视粉墙如红如碧，或看黄纸似绿似蓝等类，此内络气郁，玄府不和之故。”后世医家多沿用此说。

西医学色盲、色弱及其他色觉障碍疾病属于此病范畴。主要由先天因素引起，具有一定遗传性，男性罹患者相对较多。视网膜、视路、脉络膜的某些病变也可以出现视物易色症状。因先天因素罹患者，临床疗效差。由眼底病继发者，取决于原发病的损害程度。

病因病机 正常的色觉和肝气、精气关系密切，《灵枢·脉度》：“肝气通于目，肝和则目能辨五色矣。”《素问·脉要精微论》：“夫精明者，所以视万物、别黑白、审长短。以长为短，以白为黑，如是则精衰矣。”因此此病与肝、肾关系密切。其具体病机为：①先天禀赋不足，精亏血少，或后天肾精不充，髓海不满，脑和目系受损所致。②肝受血则目能视，肝血不足，气机不畅，经气郁闭，玄府不和，则辨色障碍。③某些内障眼病后，如视瞻昏渺、青盲等，可致辨色力减弱，或全部丧失。

诊断要点 此病临床表现明确，具有以下特点者诊断即可确立：①患者两眼轮廓如常，多数目力无损或仅轻度低常，色彩辨认能力降低或完全丧失。②继发于内障眼病者表现为视物不清，辨色能力下降，并伴有瞳神疾病。

鉴别诊断 此病应与视瞻有色相鉴别。两者均为视物颜色改变，而视瞻有色主要表现为眼前有带色的大片阴影遮挡，可伴有视物变小、变形等症状，当眼底出血时，部分患者眼前也可能有红色阴影，随着疾病的好转，眼前带色彩的阴影遮挡会较前减少或颜色变淡，眼底黄斑区可相应改变；而此病眼外观如常，但视物却非本色，预后较差。

辨证分型 中医辨证分为2种证型，包括先天禀赋不足证和肝气失和证。

先天禀赋不足证 自幼目不能辨颜色，或有不同程度视力低常，甚至伴有智力下降、动作迟缓等先天不足表现，兼见头晕耳鸣、腰膝酸软，舌质红，苔薄白，脉细弱。

肝气失和证 目不能辨颜色，或视力降低，或目珠隐隐作痛，伴急躁易怒、胸胁胀闷，舌淡红，苔薄白，脉弦。

治疗 此病继发于其他眼病者，以治疗原发病为主；本处所谓治疗主要是针对先天因素所导致者，但临床疗效甚差。

内治法 ①先天禀赋不足者，治宜补肾明目，方选炙甘草汤加柴胡等。②肝气失和者，治以疏肝理气、调气和血，方选逍遥散或益气聪明汤、复明汤加减。

针刺疗法 以取足太阳膀胱

经、足少阳胆经、足厥阴肝经、足太阴脾经、足阳明胃经、手阳明大肠经穴位为主，选穴：天牖、上关、瞳子髎、四白、神庭、攒竹、睛明、丝竹空、合谷、光明、足三里、三阴交、肝俞、肾俞，每次4~6穴，或用电针刺激。

预防调护 禁止近亲结婚；患此病者，不能从事运输、化学、美术、医疗等工作。

转归预后 先天禀赋不足者预后较差，内障眼病引起者，预后则因内障眼病损害程度及疗效而异。

（周华祥）

shìwù yìxíng

视物易形（metamorphopsia）

以眼外观端好，自觉视物失去本来形状为主要临床表现的眼病。此病在明·王肯堂《证治准绳》中属于目妄见范畴，而视物易形病名见于近现代·吴克潜《病源辞典》。历代医家根据视物形态的不同，分别称为不同病名。①视直如曲，眼外观如常，视直物呈弯曲状，《证治准绳·杂病·七窍门》，中称视直如曲证："谓视直物如曲弓弦，界尺之类视之皆如钩"，可见于视网膜脱离或黄斑部病变等。②视正反斜，视正常物体呈歪斜状，此病名首见于《证治准绳·杂病·七窍门》，同一病症清·黄庭镜《目经大成》称视正为斜，清·顾锡《银海指南》称为视正为横。明·傅仁宇《审视瑶函》对临床表现及病因病机进行了解释："谓物之正者，而反视为歪斜也，乃内之阴阳偏胜，神光欲散之候……久而失治，内障成矣。"历代医家大多认可这一论述。③视定反动，眼外观如常，视静止之物，似有移动之感。病名首见《证治准绳·杂病·七窍门》，解释为："谓物本定而目见为动也。"《目经大成》又称视定若动、视定犹动。④视大为小，眼外观端好，自觉视物视变小的临床表现。这一病名古典医籍记载较少，仅见于《审视瑶函》《目经大成》。某些内障眼病或全身性疾患、精神疾患可有此病表现。

病因病机 ①肝肾阴虚，虚火上炎，或肝肾亏损，精血不足，目失涵养。②脾失健运，聚湿成痰，湿浊上泛，清阳不升，浊阴不降，干犯目窍。③肝经郁热，玄府阻闭，经气不利，气滞血瘀，精气不能上营目窍。④心脾两虚，气血不足，目失所养。

诊断要点 此病为患者主观感觉，临床较少见，具备下列特点者即可诊断：①眼外观端好。②自觉视物失去本来形态。

鉴别诊断 此病应与云雾移睛、视瞻有色相鉴别。此病外观端好，自觉视物形态、位置发生变异。①云雾移睛：两者眼外观均不红不痛如常人，云雾移睛自觉眼前似有云雾样阴影飘浮，或如蚊蝇废物，形状不一，上下左右，飘移不定，视力尚可或有不同程度下降，甚至视物昏蒙，病变部位在神膏。②视瞻有色：病位在黄斑，突然出现视力轻度下降，或眼前有灰黄暗影，视物变形、小视；眼底黄斑部视网膜出现1~3PD大小圆形、类圆形颜色稍暗、微隆起病变，边缘可反光晕，其间可有黄白色点状渗出。

辨证分型 中医辨证分为3种证型，包括肝肾不足证、脾虚湿泛证和心脾两虚证。

肝肾不足证　眼外观端好，自觉视物易形。全身兼见头晕眼花，腰痠耳鸣，舌红苔薄，脉细。

脾虚湿泛证　自觉视物易形，或视定反动，或视正反斜，全身可兼见头重晕闷，胸膈痞满，食少纳呆，苔厚脉濡。

心脾两虚证　自觉视直如曲，或视正反斜，兼见心悸怔忡，健忘，头晕眼花，食少体倦，面色萎黄，舌淡苔白，脉细缓。

治疗 以内治法为主。①肝肾不足者，治宜滋补肝肾，方选杞菊地黄丸加减。②脾虚湿泛者，治宜健脾除湿，方选三仁汤或温胆汤加减。③心脾两虚者，治宜补益心脾，方选归脾汤加减。

预防调护 劳逸结合，生活规律，合理用眼，爱惜目力；发现眼病，积极查找病因，及时治疗。

转归预后 此病应用中西医结合治疗，大多预后较好。

（周华祥）

gāofēng nèizhàng

高风内障（retinitis pigmentosa）

外眼无异常，以夜盲昼明、视力逐渐下降、视野日渐缩窄为主症的慢性眼病。其病名首见于明·王肯堂《证治准绳·杂病·七窍门》。古人因其夜盲如雀鸟，视野缩窄尤如"惟见顶上之物"，年久生内障，"兼患后风冲"，可成黄风，故《秘传眼科龙木论》称高风雀目内障。宋·王怀隐《太平圣惠方·治眼内障诸方》中称高风雀目、明·傅仁宇《审视瑶函·内障》中称高风障症、清·黄庭镜《目经大成》中称阴风障。类似于西医学之原发性视网膜色素变性。

病因病机 此病以虚为本，病久视网膜血管狭窄及脉络膜毛血管萎缩，是瘀滞之象。①先天禀赋不足，命门火衰，目失濡养而夜视罔见。②后天失养，病后体虚，或色欲太过、手术创伤、产后失血，致肝肾亏损，精血不足。③脾胃虚弱，清阳不升。以上诸种不足，均可导致脉道不充，血流滞涩，目失温养，神光衰微，目力受损，病久脉道瘀塞，气血不得流通，则目窍萎闭，视野日窄，遂致失明。

诊断要点 ①此病多数在青少年儿童时期发病。初起入暮或黑暗处视物不清，行动困难，至天明或光亮处视力复常。日久上症加重，且视野日渐缩窄，甚至缩窄如管状，仅能看见正对眼前的事物，因而行动极为困难，最终可失明。②双眼外观无异常。眼底检查可见：最早期改变不明显，或仅见赤道部视网膜色素稍紊乱；日久渐次在赤道部视网膜血管旁出现骨细胞样色素沉着，逐渐向其他部位发展，色素越来越多；视网膜青灰色，透见深层的粗大的脉络膜血管及大量色素沉着；视网膜血管变细，尤以动脉明显；视盘呈蜡黄色萎缩。部分病例黄斑部呈金属样反光小点或椒盐状改变。③特殊检查：视野检查可见早期有环形暗点，久之则环形暗点向中心和周边逐渐扩大而成管状视野；眼电生理检查见：视网膜电图（ERG）呈低波迟延型，其改变较自觉症状早；眼电图（EOG）光感（LP）/辨别阈（DT）明显降低或熄灭，而且出现改变最早。荧光素眼底血管造影可见脉络膜毛细血管萎缩，视网膜血管有闭塞。④多数病例有家族史或父母近亲结婚史。

鉴别诊断 高风内障与肝虚雀目都有夜盲症，应予鉴别。肝虚雀目虽有暮无所见，但在全病程中白昼视力正常，主要病因为肝血不足，表现为眼干涩痛，刺痒羞明以及小儿疳积早期症侯。重则有黑睛生翳、凝脂、蟹睛等变证。此病初起，仅有入暮不能见物，以后逐渐发展，视野日渐缩小，甚者惟见顶上之物，病程发展缓慢，最终变为青盲重症，或为金黄色内障而失明。

辨证分型 临床常分为肾阳不足证、肝肾阴虚证、脾虚气弱证 3 种证型，其中尤以肝肾阴虚型为最多见，每个证型均兼夹血瘀、多兼气郁。

肾阳不足证 夜盲而昼明，视野日窄；兼形寒肢冷，腰膝痠软，阳痿尿频；舌淡，脉沉。

肝肾阴虚证 夜盲而昼明，视野日窄，眼内干涩不适；头晕耳鸣，心烦失眠，多梦遗精；舌红少苔，脉象细数。

脾气虚弱证 夜盲而昼明，视野日窄；兼面白神疲，食少乏力；舌淡苔白，脉弱。

治疗 此病为眼科难治之症，迄今尚无特效疗法，需耐心用药，缓以图功。要抓住虚、瘀、郁的病机特点，治疗从调理肝、肾、脾的功能失调着手，采取中医辨证分型治疗、针灸治疗等综合治疗措施，可望缓解症状、提高视力或延慢失明的时间。

内治法 ①肾阳不足者，治宜温补肾阳，方选右归丸加川芎、牛膝，以助肉桂、当归温阳活血通络。②肝肾阴虚者，治宜滋养肝肾，方选明目地黄丸加减；若眼底血管明显变细或色素堆积，视网膜颜色较污秽者，宜选加丹参、牛膝、夜明砂、毛冬青之类，以助活血化瘀，通络消滞；虚热重者，酌加知母、黄柏。③脾气虚弱者，治宜补脾益气，方选补中益气汤加减，因气虚血滞，脉道不利，常选加丹参、三七、川芎以助活血通络。此病后期因迁延日久，眼内经络脉道闭塞，气血往来阻滞，病势已趋深重，瞳神内见有障翳气色渐浓而变为内障，或变为青盲重证，可根据上述几种证型辨证论治，于所立方药中加入桃仁、红花、丹参、郁金、地鳖虫等，以取活血化瘀、通络疏导之意。

针刺疗法 ①体针常取攒竹、睛明、球后、瞳子髎、丝竹空、承泣等局部腧穴；常据中医辨证取肝俞、肾俞、脾俞、命门、百会、足三里、光明、三阴交、血海、膈俞等远端腧穴。每次局部取 1~2 穴，远端取 2~3 穴。久病者，可在远端腧穴加灸，阴虚者除外。②耳针常取目1、目2、肝、胆、肾、心，每次 2~3 穴；或埋针，一周一穴。③穴位注射：取上述远端腧穴，一般以背俞穴为主，选用复方丹参注射液、维生素 B_1 或 B_{12} 注射液、灵芝注射液等行穴位注射，每次选 2 穴，注射药物 0.3~1.0ml；也可用复方樟柳碱注射液 2ml，双侧太阳穴注射，适用于原发性视网膜色素变性患者。复方樟柳碱对改善原发性视网膜色素变性等眼病的眼底血管运动功能，增加血流量有较好的治疗作用。

其他治疗 如推拿按摩，可以通经络、和气血、益精明目。气功、药膳食疗也可使用。

预防调护 要清心寡欲，惜视缄光，注意少用目力，正确对待眼病，要有与疾病做长期斗争的心理准备，避免精神紧张和过度劳累；避免强光刺激，强光可加速视细胞外节变性，宜戴红紫色遮光眼镜，不宜深黑色墨镜，忌用绿色镜片；病变后期避免单独外出行走和高空作业等；饮食宜清淡，注意加强营养。

转归预后 此病为慢性进行性视功能损害终至失明的严重眼病。发病主要与遗传有关，一般疗效不佳。中心视力常可维持很长时间，多因管状视野而影响生活和工作。还常并发白内障、视神经萎缩而影响中心视力以致失明，少数病人还可能继发青光眼。目前对早期患者治疗的目的主要在于稳定病情，延缓发展，对晚期患者力求维持视力，避免病情发展而失明，但至今尚无理想治法。

（彭清华）

qīngmáng

青盲（optic atrophy） 目外观端好，瞳神无障翳气色可察，唯自视不见的眼病。小儿双目无翳障，但视物不见之病症则称为小儿青盲。早在东周春秋时期，《诗经》记载有蒙瞍奏公。据西汉《毛传》解释："有眸子而无见日蒙。"即有瞳子而不能见物称为矇。这大概是最早记载的类似青盲的症候描述。青盲首见于《神农本草经》，书中有空青、决明子等药物主治青盲的记载，但对青盲病名未做具体解释。到晋代对青盲的认识仅为单纯视觉的描述，如晋·皇甫谧《针灸甲乙经·足太阳阳明手少阳脉动发目病第四》谓："青盲，远视不明，""青盲，无所见。"直到公元610年，隋·巢元方等所编《诸病源候论·目病诸候》，对青盲才有了比较具体的记载："青盲者，谓眼本无异，瞳子黑白分明，直不见物耳。"书中还专门提到了小儿青盲。明·王肯堂《证治准绳·杂病·七窍门》则对青盲下了明确定义，并和广义的内障做了鉴别。书中说："青盲者，瞳神不大不小，无缺无损，仔细视之，瞳神内并无别样色气，俨然与好人一般，只是自看不见，方为此证，若有何气色，即是内障，非青盲也"。该定义内容基本与西医学的视神经萎缩相符。此后，中医眼科明、清代各家所论青盲大多和王肯堂所论无异或完全遵其所论。青盲和小儿青盲分别相当于西医学中的视神经萎缩和小儿视神经萎缩。

病因病机 青盲的病因可由邪毒外袭、热病痘疹、七情所伤、头眼撞伤、肿瘤压迫后造成；或因先天禀赋不足、胎受风邪毒浸、饮食不当失调、亡血过多、酒色过度、目力过劳后导致。此外，视瞻昏渺、视瞻有色、高风内障、青风内障、暴盲等病也可演变或发展为青盲。其病位主要与肝肾、气血关系密切，但可涉及脾胃、心、胆等脏腑。其病机或因余热痰浊阻经蒙络，清窍失养失用；或是内伤七情，气滞血瘀，玄府郁闭，阻碍神光发越；或为脏腑、气血渐亏，精血不能荣养目窍，目系失用萎缩。其中玄府闭塞，脉络不通是病机的关键，无论因虚、因实或虚实兼夹之证皆可造成目窍失充失通，目系失养失用。对于小儿青盲，多因温热病后，风热余邪，稽留经络，肝气不疏，郁闭玄府，精血不能上荣，目失濡养；或温热病后，肝肾阴虚，精血不足；或因温热病后，调理失宜，过食生冷，致脾虚气弱，清阳下陷，脏腑精气不能上承于目；或因胎受风邪，生后即双目失明。

诊断要点 ①眼外观正常，视盘色淡，视力渐降，甚至盲无所见。②视力逐渐下降不能矫正，可有色觉障碍。③患眼瞳孔对光反射减弱或有相对性传入瞳孔障碍。④眼底视盘色泽苍白或淡白。⑤视野缺损以向心性缩小为主。⑥视觉诱发电位（VEP）P_{100} 波峰潜伏期和振幅减低。⑦光学相干断层扫描（OCT）显示视网膜神经纤维层厚度（RNFL）变薄。

鉴别诊断 ①要鉴别是原发性视神经萎缩，还是继发性视神经萎缩（也可称原发性青盲，还是继发性青盲）。前者视盘边界清楚，生理凹陷区基本可见筛板，视网膜无异常，血管偏细些；后者视盘边界模糊，视网膜动脉变细，血管旁伴可有白鞘或血管部分白线化，视网膜可见硬性渗出。②青盲应与目系暴盲中的缺血性视神经病变和视神经炎鉴别，根据三者的发病特点、眼底表现、视野缺损形态及年龄、全身情况等大多可以明确诊断。③无论青盲或小儿青盲均应争取尽早明确导致青盲的病因，以免忽视或遗漏原发病因而延误治疗。

辨证分型 成年人青盲可分4型。

肝郁气滞证 视物模糊，视野中央可有大片暗影遮挡，目珠转动时牵拉痛和压痛，心烦郁闷，口苦胁痛，善太息；纳少，寐欠安；舌红，苔薄，脉弦。

气滞血瘀证 视物昏蒙，头痛健忘，失眠多梦，舌质黯红，或有瘀斑，苔薄白，脉涩。

肝肾阴虚证 双眼昏蒙，眼前有黑影遮挡，渐至失明，双眼干涩，头晕耳鸣，腰酸肢软；盗汗，烦热，遗精，便干；舌质红，苔薄白，脉细或偏细数。

气血两虚证 视力渐降，日久失明，面色无华，神疲乏力，懒言少语，心悸气短；纳少，唇甲乏泽，眼睫无力；舌质淡，苔薄白，脉细无力。

小儿青盲也可分4型如下。

肝经风热证 患儿双目失明，双目上吊或偏视，可见身热神烦，夜卧多惊，呕吐痰涎，肢体强直项强口噤。

余热稽留证 可见瞳神散大，身有低热，烦躁不安，啼哭易怒。

脾胃虚弱证 可兼见面色萎黄，纳呆气短，腹胀便溏。

肝肾阴虚证　患病已久，视物不见，瞳神散大，可兼见目珠震颤或目偏视，舌红脉数。

治疗　首要的是消除造成青盲的病因。如对脑瘤导致的青盲应尽早手术切除肿瘤；对青光眼高眼压造成的早期青盲务必使用降眼压药物或激光、手术将眼压控制到目标眼压水平后，再采用中医疗法。无论青盲或小儿青盲，治疗均应内治联合针刺疗法。

内治法　①成年人青盲，证属肝郁气滞者，治宜舒肝解郁、清热凉血，方用丹栀逍遥散加减。②气滞血瘀者，治宜行气活血、益气通络，方选桃红四物汤加味。③肝肾阴虚者，治宜补益肝肾、开窍明目，方用明目地黄丸，又名滋阴肾气丸。④气血两虚者，治宜益气养血、宁神开窍，方选人参养荣汤加减。⑤小儿青盲，证属肝经风热者，治宜清热解毒、息风定惊、开窍明目，选服钩藤熄风饮或犀角饮子。⑥证属余热稽留，玄府郁滞者，治宜疏肝解郁、清热养血、平补肝肾，方用逍遥散验方。⑦证属脾胃虚弱者，治宜健脾调胃、益气养血，选服补中益气汤、益气聪明汤，酌加炒麦芽、炒谷芽、神曲等。若兼见睁眼乏力时，重用党参、黄芪；若兼见目偏视、烦躁喜啼时，加鸡血藤、白僵蚕、全蝎等养血息风解痉之品；若兼见下肢痿软或坐立困难或手不能握物时，选加丝瓜络、木瓜等舒筋活络之品。⑧证属肝肾阴虚者，治宜滋补肝肾，方用杞菊地黄丸。

针刺疗法　针刺疗法常用穴位和针法。近部取穴：睛明，球后，上明，承泣，攒竹，鱼腰，瞳子髎，太阳，风池。远部取穴：合谷，养老，大椎，肝俞，肾俞，脾俞，足三里，光明，三阴交。在以局部取穴为主的基础上，若辨证属肝郁气滞证，应加肝俞、太冲、期门；气滞血瘀证，选加肝俞、脾俞、风池，百会；肝肾阴虚证，选加肝俞、肾俞、悬钟、阳陵泉、三阴交；气血两虚证选加脾俞、肾俞、合谷、足三里、肝俞、百会、气海。每次取局部穴位 2~4 个，远端配用 2~4 穴。通常用补法或平补平泻法，贴近眼球的穴位避免强刺激，睛明穴用压针缓进法，球后穴及上明穴在左手辅助定准方向，避开眼球后用速刺法，留针 15~30 分钟，均避免提插。

离子导入法　中药配合眼部电控药物离子导入疗法，常用川芎嗪、丹参、灯盏细辛等注射液治疗。

预防调护　青盲病人应注意养心宁神，避免暴怒、急躁及忧伤。生活起居要有规律，房劳要节制，要及时更衣，慎防暑湿、风寒等六淫邪气。平日饮食宜服营养丰富又易消化的食物，如蛋类、肉类、鱼类、奶制品及豆制品，多食新鲜蔬菜及水果。最好戒烟少饮酒。此外，青盲者不要因为视力严重丧失就少走懒动，要适当锻炼身体，参加力所能及的户外活动。小儿青盲更应加强生活护理及饮食调摄。注意防寒保暖，饮食应多样化，摄入易消化富营养的食物。活动失灵或肢体强直要每天给予被动活动，防止肌肉萎缩。有项强口噤时尽早采取措施，以防咬破舌唇。双目失明的小儿需有人陪护，以防碰撞跌伤。还要避免蚊虫叮咬，禁食生冷不洁饮食，以防再度感染或后天脾胃损伤，造成原有青盲加重。

转归预后　青盲者大多视力受损严重，视野明显缺损，是造成失明或低视力的主要眼病之一。若经积极治疗后确认为治疗无效，可根据视力损害程度分别对待。若仍有一定视力者可参照前述调摄护理要求，防止病情反复，保护现有视功能，少数病人根据病情需要还应长期服用中成药或配合其他药物以巩固疗效。若已造成低视力或致盲者，可酌情分类在低视力门诊配戴远用助视器或近用助视器，也可通过改善周围环境的状况来增强视功能，如增强灯光照明，通过阅读裂口器看字句阅读而避免反光，加强色差对比度及放大阅读字体等。对已双眼盲目者，当前国外多采用非视觉性助视器的辅助设备或装置来协助盲人行动生活，如眼镜式超声波装置，音响手杖及激光手杖，经专门训练后的向导狗等。

（韦企平）

xiāokě mùbìng

消渴目病（diabetic eye disease）　由消渴所致的眼病。包含消渴内障、消渴翳障等眼病。历代论述中有雀目、内障、目无见等病名，而由于起病时症状不同，又分属于云雾移睛、暴盲等范畴。有关消渴目病的论述主要是从金元时期开始的。金·刘河间《三消论》记述消渴的众多并发症中，首次提到此病可致盲："夫消渴者，多变聋盲、疮癣、痤痱之类，皆肠胃燥热怫郁，水液不能浸润于周身故也。"并提出燥热伤阴为消渴目病之病机。可见刘河间早已认识到消渴可以引起视力障碍，并将其命名为雀目或内障，同时解释了热气怫郁的病机："故知人之眼、耳、鼻、舌、身、意、神识，能为用者，皆由升降出入之通利也，有所闭塞，则不能用也。""若目无所见……

悉由热气怫郁，玄府闭塞，而致津液血脉、荣卫清气，不能升降出入故也。”明确指出热气怫郁而致玄府闭塞，津液血脉阻滞为消渴目病之病机。元·朱震亨在《金匮钩玄》中也提到：“水液既不能渗泄浸润于外，则阴燥竭而无以自养，故久而多变为聋盲、疮疡、痤痱之类而危殆。其为燥热伤阴也，明矣。”明·戴思恭《秘传证治要诀及类方》一书，在“三消”一节中提到“三消久之，精血既亏，或目无见，或手足偏废如风疾，非风也，然此证消肾得之为多”，认为目无见为三消中后期的并发症，因精血亏虚所致，因肾消多发，并在其后提出了此证候之病因病机及治法，谓“消肾为病。比诸为重。古方谓之强中。又谓之内消”。明·王肯堂在《证治准绳·杂病·七窍门》有关“消瘅”中亦持此说，其中的黄芪饮，八味丸、加减肾气丸至今仍广泛用于消渴眼病的临床。

至近现代随着对疾病的认识加深，2003年曾庆华主编的新世纪全国高等中医药院校规划教材《中医眼科学》中新增消渴目病病名，定义为由消渴病引起的内障眼病。2012年段俊国主编的全国高等中医药院校教材《中医眼科学》中首次提出消渴内障为糖尿病视网膜病变，将糖尿病性白内障命名为消渴翳障。

（段俊国）

xiāokě nèizhàng

消渴内障（diabetic retinopathy） 因消渴日久，视衣受损、神光自内而蔽的内障眼病。多为双眼先后或同时发病，对视力造成严重影响。此病名首见于2012年段俊国主编的全国高等中医药院校教材《中医眼科学》，相当于西医学糖尿病视网膜病变。

病因病机 ①病久伤阴，或素体阴亏，虚火内生，火性炎上，上扰目窍，灼伤血络，血溢目内。②饮食不节，过食肥甘厚腻，致脾胃损伤，气不摄血，血不循经，溢于络外，或水液外渗，或情志伤肝，肝郁犯脾，脾虚失运，痰湿内生，上蒙清窍，或脾不统血而血溢目内，致视物昏蒙。③阴虚日久，气无所化，目失所养，气虚摄血乏力，阴虚血行滞涩，目中瘀血阻络。④消渴日久，累及肝肾，气虚渐重，阴损及阳，阴阳俱虚，目失温煦与濡养，或水不济火，灼伤目络。

诊断要点 ①此病早期眼部多无自觉症状，病久可有不同程度视力减退，眼前黑影飞舞，或视物变形，甚至失明。②眼底表现主要有视网膜微血管瘤，点状或斑片状视网膜出血、硬性渗出、棉绒斑、视网膜水肿、毛细血管闭塞、视网膜小动脉异常、视网膜静脉扩张呈串珠、视网膜内微血管异常。③确诊为糖尿病患者。④辅助检查：眼底荧光血管造影（FFA）、光学相干断层扫描（OCT）、暗适应和电生理检查可帮助明确诊断和分级。

鉴别诊断 此病与络阻暴盲相鉴别。均可表现为视力下降，视网膜出血，后期眼底均可出现新生血管。此病多双眼发病，主要病因为消渴，视力多缓慢下降，眼底可见微动脉瘤、视网膜斑片状出血、渗出。络阻暴盲多单眼发病，视力多快速下降，主要病因有血管硬化、高血压、结核等，眼底可见静脉扩张迂曲明显，视网膜呈火焰状出血、渗出。

辨证分型 此病主要有肾阴不足，燥热内生证；气阴两虚，络脉瘀阻证；脾肾气虚，水湿阻滞证；肝肾亏虚，目络失养证和阴阳两虚，痰瘀互结证5种常见证型。

肾阴不足，燥热内生证 视力正常或减退，病变为临床分级1~3级；口渴多饮，口干咽燥，消谷善饥，大便干结，小便黄赤；舌质红，苔微黄，脉细数。

气阴两虚，络脉瘀阻证 视物模糊，或视物变形，或自觉眼前黑花飘移，视网膜病变多为2~4级；神疲乏力，气短懒言，口干咽燥，自汗便干或稀溏；舌胖嫩、紫黯或有瘀斑，脉细乏力。

脾肾气虚，水湿阻滞证 视物模糊，或视物变形，或自觉眼前黑花飘移，视网膜病变多为2~4级，以视网膜水肿、棉绒斑、出血为甚；面色萎黄或无华，神疲乏力、头晕耳鸣，小便量多清长；舌质淡，脉弱。

肝肾亏虚，目络失养证 视物模糊，甚至视力严重障碍，视网膜病变多为2~4级；头晕耳鸣，腰膝酸软，肢体麻木，大便干结；舌黯红苔少，脉细涩。

阴阳两虚，痰瘀互结证 视力模糊或严重障碍，视网膜病变多为3~5级；神疲乏力，五心烦热，失眠健忘，腰酸肢冷，阳痿早泄，下肢浮肿，夜尿频多，小便混浊如膏脂，大便溏结交替；唇舌紫黯，脉沉细。

治疗 此病当以益气养阴、滋养肝肾、阴阳双补治其本，通络明目、活血化瘀、化痰散结治其标。临证时应在治疗消渴此病的基础上，以中医药辨证论治为主，适时采用眼底激光光凝或手术，提高疗效和减少失明。

内治法 ①肾阴不足，燥热内生者，治宜滋肾养阴、凉血润燥，选玉泉丸合知柏地黄丸加减。若眼底以微血管瘤为主，可加丹参、郁金、凉血化瘀；出血明显

者，可加生蒲黄、墨旱莲、牛膝止血活血，引血下行；有硬性渗出者，可加浙贝母、海藻、昆布清热消痰、软坚散结。②气阴两虚，络脉瘀阻者，治宜益气养阴、化瘀利水，方选六味地黄丸合生脉散加减。视网膜出血量多可酌加三七、墨旱莲、赤芍以增凉血、活血、止血之功；伴有黄斑水肿者酌加白术、薏苡仁、车前子利水消肿；自汗、盗汗加白术、牡蛎、浮小麦以益气固表。③脾肾气虚，水湿阻滞者，治宜补脾益肾、利水消滞，方选补中益气汤加减。可加巴戟天、郁金、车前子补肾活血利水；棉绒斑多者加法半夏、浙贝母、苍术以化痰散结；黄斑水肿重者加茯苓、薏苡仁利水消肿。④肝肾亏虚，目络失养者，治宜滋阴益肾、润燥生津，方选六味地黄丸加减。视网膜出血量多、色红有发展趋势者可合用生蒲黄汤，出血静止期则可合用桃红四物汤。⑤阴阳两虚，痰瘀互结者，治宜阴阳双补、化痰祛瘀，方选左归丸或右归丸加减。偏阴虚者选左归丸，偏阳虚者选右归丸。酌加瓦楞子、浙贝母、海藻、昆布软坚散结，三七、生蒲黄、花蕊石化瘀止血，菟丝子、淫羊藿补益肝肾而明目。

针刺疗法　针刺治疗取睛明、球后、攒竹、血海、足三里、三阴交、肝俞、肾俞、胰俞等穴，可分两组轮流取用，每次取眼区穴 1～2 个，四肢及背部穴 3～5 个，平补平泻。

中成药治疗　①芪明颗粒，适用于肝肾不足、气阴两虚、目络瘀滞者。②杞菊地黄丸，适用于肝肾阴虚者。③复方丹参片、血栓通胶囊，适用于气阴两虚、目络瘀滞者。

其他治法　①电离子导入：采用电离子导入的方式，使中药制剂直接到达眼部的病灶组织，从而促进视网膜出血、渗出和水肿的吸收。该法具有简便、创伤小、作用直接等特点。②激光光凝术、玻璃体切割术、玻璃体腔内注射抗血管内皮生长因子、糖皮质激素局部应用、非诺贝特口服治疗。

预防调护　严格而合理控制血糖、血压、血脂；慎起居、调情志，戒烟限酒，合理饮食，适当运动；定期做眼科检查，及时采取针对性治疗。

转归预后　消渴日久耗气伤阴，导致气阴两虚，阴阳失调，最终导致久病难愈。眼内瘀滞日久不消，瘀郁生热，炼液成痰，抑或脾肾阳虚，痰浊内生，致痰瘀互结，可形成视网膜新生血管、玻璃体出血，甚则视网膜脱离而致失明。

（段俊国）

xiāokě yìzhàng

消渴翳障（diabetic cataract）

消渴引起的如有物遮、视物不清的内障眼病。此病名首见于 2012 年段俊国主编的全国高等中医药院校教材《中医眼科学》，类似于西医学糖尿病性白内障。古代中医论述较少，随着近现代医学的发展，对消渴进一步深入认识，意识到消渴所引起的翳障有其独特的特点，故单独以一疾病命名，但尚无统一的中医病因病机、辨证论治，目前其中、西医治疗均同圆翳内障。

（段俊国）

jìnshì

近视（myopia）

以视近清楚，视远模糊为临床表现的眼病。又称能近怯远、能近怯远外障。部分患者常喜眯眼视物，故亦名近觑、觑觑眼等。患者除视远不清外，可伴有视物易疲劳、干涩不适等症状；高度近视者常会伴发飞蚊幻视、云雾移睛、视瞻昏渺甚至视衣脱落。西医学的近视眼按此病论治。此病早在隋·巢元方《诸病源候论》即有记载，称目不能远视候。明·傅仁宇《审视瑶函》又称能近怯远，《素问·病机气宜保命集》称能近视不能远视，清·黄庭镜《目经大成》称近视，并形象地形容高度近视患者："甚则子立身边，问为谁氏，行坐无晶镜，白昼有如黄昏。"近视之名沿用至今，且与现代眼科相同。

病因病机　中医对此病病因病机亦早有认识，如《诸病源候论》认为此病乃"劳伤脏腑，肝气不足"所致。不少医家依阳主远，阴主近之理认为是阳气不足而致，清·张璐《张氏医通》："王海藏曰不能远视，责其无火，法宜补心。"《审视瑶函》在继承前人理论的同时，认为近视为"肝经不足肾经病"，并指出近视有"禀受生成近觑"和"久视伤睛成近觑"的区别，其认识更加全面，接近现代的认识。此病病因包括先天禀赋与后天环境因素。先天禀赋因素为主者，多近视程度较高；其父母一方或双方者为近视，在同等条件下，其子女患近视的概率相对较高；后天环境因素为主者，多因青少年学生生长发育阶段长时间、连续地近距离用眼，过用目力、劳瞻竭视，是导致的近视的直接原因。概括为先天禀赋不足，睛珠发育异常而成近视；劳瞻久视，气弱神伤，心阳衰虚，阴盛阳弱，目中神光发越不能及远，故视近尚清，视远模糊；或久坐体弱，久视劳伤，肝肾两亏，目失濡养，光华衰弱，不能及远而仅能视近；另外，长期固视，目络瘀滞，亦使阴阳调节失用而成此病。

诊断要点 ①患者一般外眼无明显异常，唯视近清楚，而视远模糊，喜眯眼视物。②患者常不耐久视，出现眼胀、酸、涩，甚至头痛等视疲劳症状。若病变严重，近视程度较高，则视远更为模糊，视近也可较为模糊，常需举物至目前方可，甚者戴镜也难以获得理想的矫正视力。病久多有眼前黑花飘动，蚊蝇飞舞，甚至神光自现、视衣脱落而失明。③有视近清楚，视远模糊，或视远视近均不清症状；验光检查为近视性屈光状态，用负球镜能提高远视力即可诊断。④眼部检查：近视力正常，而远视力低于1.0，但可用负镜片矫正。⑤眼底检查，轻中度近视基本无异常，高度近视者见视盘旁近视弧、视网膜呈豹纹状，或有黄斑出血、富克斯（Fuchs）斑、后巩膜葡萄肿等异常。⑥此病主客观验光检查十分重要，对诊断近视性质、程度，指导治疗及配镜都是必需的。⑦对儿童等必须散瞳后验光。虽有近视症状而散瞳验光后并无屈光异常者习惯称为假性近视。⑧进行眼轴测量、角膜曲率检查的对诊断及近视程度等亦有帮助。

鉴别诊断 与圆翳内障相鉴别。圆翳内障的初期可出现暂时性近视，患者无近视史，或原有近视加重，并有老视消失或减轻现象，检查见睛珠混浊，结合病史即可诊断。另外，近视患者如罹患其他眼病，其视力下降可能会与近视的视力下降相混淆，此时验光检查十分重要，应注意其视力下降能否矫正、下降程度与屈光状态是否相符等。

辨证分型 此病临床辨证可分为以下3种证型。

先天禀赋异常 自幼视力即差，近视发展迅速，眼底特征性改变明显，中年后多有云雾移睛等其他内障。

心阳不足证 其症见视近清楚，视远模糊，全身无明显不适，或见面色皖白，心悸神疲，舌淡脉弱。

肝肾两虚证 其症见视近怯远，眼前黑花渐生。全身可兼见头晕耳鸣，失眠多梦，腰膝疲软，舌红，脉细。

治疗 此病进行正规医学验光后，属假性近视者注意用眼卫生及治疗即可恢复。近视眼治疗首当配镜，以最低度数负球镜获得持久的最佳矫正视力为原则；并应定期验光，根据屈光度数变化调整镜片。中医药辨证施治可消除眼部疲劳、不适症状，减缓近视发展。除辨证施治外，用药应注意活血化瘀，使眼络通畅，气血和畅，恢复阴阳调节。针刺、耳穴等方法可在一定程度上提高远视力，延缓或阻止近视度数的发展，减少并发症。

内治法 近视伴有眼胀、疲劳，或飞蚊幻视，或病情持续加重，出现其他内障眼病者，应以中医药辨证施治为主。①心阳不足者，以益气养心、安神定志之治法，方以定志丸加减。②肝肾两虚者，以滋补肝肾、益精养血之治法，方以杞菊地黄丸或驻景丸加减方化裁。

针刺疗法 常用穴位：攒竹、睛明、承泣、翳明、四白、肩中俞、光明、头维、外关、手三里、合谷、足三里、三阴交等穴位。每次头面部穴位4~5个，全身穴2~3个；平补平泻手法，每日1次，留针30分钟。亦可使用耳针治疗，常选眼、目1、目2、肝、脾、肾、心、交感等耳穴，以王不留行籽等贴压，每周换穴1次。

预防调护 必须贯彻预防为主的方针，对青少年要做好用眼卫生宣传和科普教育工作；工作和学习环境照明要适当，光线明亮而柔和，阅读物字迹要清晰，对比度恰当；讲究用眼卫生，阅读、书写时坐姿端正，眼与注视目标保持约33厘米距离；需要长时间、近距离使用目力时，应注意劳逸结合，定时休息，避免过度疲劳；对学生等近视高发、易发人群定期检查视力，发现假性近视即应治疗，如为真性近视，应及时验光配镜矫正；饮食注意营养全面，勿偏食、择食，青少年注意含硒、锌等微量元素食物的摄入；加强体育锻炼，多参加户外活动，坚持眼保健操；高度近视者注意避免剧烈运动及强烈日光直射，出现眼前闪光、突然视力下降等异常时及时就医诊治。

转归预后 轻中度近视者，至成年即不再发展，亦无明显并发、继发病症，预后良好；若进行性近视或者高度近视，可以出现多种并发症，其中以视网膜脱离、黄斑（fuchs）斑等最为严重，预后较差。

（杨 光）

yuǎnshì

远视（hyperopia） 以视远清楚，视近模糊为主要临床表现的眼病。早期此病称为能远视不能近视，或能远怯近等，至清代始称远视，并沿用至今。此病自古代即属常见眼病，诸多眼科古籍有论述。西医学的远视眼按此病论治。此病最早见于先秦至汉·历代医家陆续撰写，托名黄帝《素问·病机气宜保命集》，名为能远视不能近视，明·傅仁宇《审视瑶函》、清末民初·刘耀先《眼科金镜》等称能远怯近外障、能远怯近症（证）等。自清·黄庭镜《目经大成》直称此病为远视，病名即沿用至今，且与现代眼科病名相同。

病因病机 此病之病因多与先天禀赋不足有关。对其病机历代医家多依阴阳之理，从阴精不能收敛，故视近昏暗。如《审视瑶函》谓："盖阴精不足，阳气有余""故光华发见散乱，而不能收敛近视。"《目经大成》亦曰："阴不配阳，病于水者。"目能视远，赖人体阳气光华发越于外。而目能近视，凭人体之阴精收敛，光华敛聚而及于近物。若劳瞻过度，斲耗阴精，阴精亏而不聚光华，则近视模糊；或因年高体弱，阴阳两衰，阳不生阴，阴精不敛，视近时光华昏暗。

诊断要点 ①此病一般外眼无明显异常，唯视远清楚，视近模糊，且中年后老视早发；重者视远视近皆模糊；部分患者视近稍久即出现头眼胀痛、恶心、泛呕等症状。②自幼严重远视者易伴发弱视及眼球震颤，戴镜也难以获得理想的矫正视力。③视力检查，远视力正常，近视力差，或需将近视力表远于33cm方可看清。④验光检查有远视性屈光异常，用正球镜矫正后近视力提高。⑤儿童远视及高度远视必须以阿托品散瞳后验光。⑥进行眼轴测量、角膜曲率检查对诊断有帮助。⑦严重远视可伴发弱视、眼球震颤及目偏视。

鉴别诊断 与老视相鉴别。二者均可表现为视近困难，但老视在年轻时无此症状，多在40岁左右出现，且度数随年龄增长而加深；部分轻度远视者年轻时可无异常，但较正常人更早发生老视。另外，此病常伴肝劳、或两病（证）相互影响。远视、肝劳均不耐久视，视近则头眼胀痛不适。认真验光、矫正远视后仍有不适症状则按肝劳辨治。

辨证分型 此病临床辨证可分为以下2种证型。

先天禀赋异常证 自幼视力即差，眼球较小，不耐视近，或有眼胀头痛，恶心等。

肝肾不足证 症见视远清楚，视近昏花，无明显其他不适，或兼见头晕耳鸣，腰膝酸软，舌红少苔，脉细数。

治疗 此病药物治疗基本无效，应验光配镜矫治。轻度远视如不感觉视近困难或不需经常视近作业者无须治疗。一般经正规医学验光后配镜矫治，以充足度数正球镜获得舒适的最佳矫正视力为原则。中医药辨证施治可消除眼部不适症状，提高阅读等视近能力，可结合针刺治疗。

内治法 中医药辨证施治以滋补肝肾为主，方以地芝丸、杞菊地黄丸加减。

针刺疗法 常选用太阳、承泣、风池、四白、足三里、光明等穴位。

其他疗法 儿童远视者及时配镜不但可矫正近视力，并有助于预防或治疗弱视及斜视。不愿配镜者可根据个人情况采用屈光手术。伴严重斜视者应手术治疗。

预防调护 用眼环境照明要适当，光线明亮而柔和，有助于减轻疲劳症状；注意劳逸结合，避免长时间阅读；适当服用明目药，如枸杞子、女贞子等；加强体育锻炼，增强体质。

转归预后 轻中度远视配镜矫正近视力后即无其他异常。重度远视配镜后也可能视力不良，但尚无有效治疗方法，可使用放大镜等帮助阅读。

（杨　光）

ruòshì

弱视（amblyoia） 排除眼部器质性病变、屈光不正及视路、视中枢病变而最佳矫正视力不能达到同龄人正常视力的眼病。双眼矫正视力相差0.2，其视力差的一眼亦为弱视眼。因视觉发育阶段不同而在不同年龄的正常视力亦不相同，儿童大约在7周岁后可达成年人正常视力，即远视力1.0。弱视分为斜视性弱视、屈光不正性弱视、屈光参差性弱视、形觉剥夺性弱视、其他类型弱视。古代中医对弱视无相应病名，但从此病症状特点看，可属于内障眼病，类似于小儿青盲，如清末民初·刘耀先《眼科金镜》："内障之起，不红不肿，不痛不痒，……渐渐病生，如无症状""只是不能睹物，盲瞽日久，父母不知为盲。"

病因病机 此病多与先天禀赋不足、肝肾虚羸，或目珠发育异常而未及时发现、治疗等有关；或为小儿喂养不当，脾胃虚弱，气血生化不足、目失濡养所致。

诊断要点 ①此病外眼无明显异常而最佳矫正视力低于同龄儿童，且因年幼不能自述，多于常规体检时发现双眼矫正视力相差大于0.2。②检查裸眼视力、散瞳后的矫正视力是否低于正常；眼轴是否异常；有无斜视、隐斜等，排除其他影响视力的眼部及视路、视中枢病变。③弱视患儿常有屈光不正、屈光参差或白内障等屈光质混浊情况。亦有原发于斜视或弱视日久未经矫治形成斜视者。图形视觉诱发电位（P-VEP）检查见P_{100}波潜时延长、波幅下降。

鉴别诊断 与单纯屈光不正相鉴别。二者均可视力低下并常常同时存在，且皆可有斜视。但不伴有弱视的屈光不正，其视力经散瞳验光配镜后可以矫正至正常，而弱视虽经矫正仍达不到正常视力。但部分患儿因年龄小无法正确表达而视力检查困难，临床需综合眼位、眼轴、VEP 等多种检查结果综合判断。

辨证分型 此病临床辨证可分为以下 2 种证型。

禀赋不足证 自幼因胎患内障及近视、远视等未及时治疗，一眼或双眼视力低下。或兼目珠偏斜，遗尿、夜惊等；舌淡，脉弱。

脾胃虚弱证 自幼视物不清，或兼近视、远视、通睛等疾；食欲不振、偏食、面色萎黄、消瘦乏力，便秘或便溏，舌淡，脉细弱。

治疗 原则为尽早、正规验光后配镜矫正屈光不正；有明显斜视者可手术治疗斜视；辅以训练、遮盖等。中医针刺治疗有一定效果。伴有明显全身症状者辨证服用中药。

内治法 ①禀赋不足者治以滋补肝肾为主，方以四物五子丸加减。②脾胃虚弱者治以健脾益气，以参苓白术散加减。

针刺疗法 常选用风池、百会、四神聪、上星、神庭、太阳、承泣、睛明、四白、臂臑、外关、肝俞、脾俞、肾俞、足三里、光明等穴，局部穴与全身穴相配合，每次选 5~7 穴。

其他疗法 根据患者具体病情选用各类遮盖疗法、弱视训练等。

预防调护 6 岁前是视觉发育关键阶段，因此对幼儿即便其眼外观正常，似乎视力良好，也应进行定期眼部检查；在家庭可经常通过遮盖一眼观察儿童双眼视力是否对称；对已确诊者，应通过宣教使家长对弱视有正确的认识，以配合检查和坚持治疗；平时注意用眼环境保持良好，多做户外运动，饮食营养均衡。

转归预后 此病恢复的关键是早发现早治疗，大多数患者经正规治疗视力可恢复正常；但如超过 14 岁则治疗很难取效。

（杨 光）

lǎo huā yǎn

老花眼（presbyopia） 进入老年后因眼内睛珠老化而出现的视远如常，视近模糊，且随年龄增长而愈加严重的视觉现象。老花眼一般从 40 岁左右开始，45~50 岁变得明显，并随年龄增长而越发严重，多在 70 岁停止发展。老花眼并非疾病，而是一种生理衰老现象，发生早晚及程度与体质、年龄、工作性质、屈光状态等有关。西医称为老视。早在先秦至汉·历代医家陆续撰写，托名黄帝《黄帝内经》中即有“年四十而阴气自半也，起居衰矣”的记载。历代眼科著作对老年视力下降多有记载，但并无明确的老视之名。现代《中医眼科学》称老视。

病因病机 清·马化龙《眼科阐微》曰：“年老日久，气血衰弱，外而翳膜遮睛，内而瞳神昏暗。”年老体弱，肝肾之精渐衰，睛珠失养；或劳瞻竭视，阴血暗耗，阴精不足，不能配阳，故目中光华可发越于外，但不能收敛视近。其局部睛珠逐渐硬化，弹性减弱，同时眼内筋脉减弱乏力，致视远视近调节无力而调节不能自如，且此过程随年龄增长而愈加严重。一般认为正视眼大约至 70 岁以上已基本无调节能力。

诊断要点 ①一般老花眼外眼无异常表现，首先在阅读时出现困难，初起自感阅读书报杂志中的小字模糊难辨，尤以夜间灯光下或光线不足时为甚，常不自主将近物远移才能看清。②随着年龄增长，即使将书报尽量远移也难获得清晰视力。随老视继续发展，完全使用调节，睫状肌持续紧张，造成视疲劳，同时再看远时晶状体也不能马上放松，视远也觉模糊，即出现调节反应的迟钝现象。③长时间阅读可出现头痛、眼困、眼胀等不适。如原为近视性屈光不正，则表现为视近时需摘掉近视眼镜，或减少近视度数。随年龄增长逐渐出现视远清楚，视近模糊，而近视力可用正球镜矫正即可诊断。

鉴别诊断 与远视相鉴别。轻度远视在年轻时可与正常人一样，但常在 40 岁以前即出现老花眼，即早花现象。高度远视者，常喜欢将目的物放在眼前很近处，以使其在视网膜上的像加大，此点与老视不同。经正规验光很容易区别二者。

辨证分型 此病临床辨证可分为以下 2 种证型。

肝肾两虚证 其症见视远怯近，眼干昏花。全身可兼见头晕耳鸣，失眠多梦，腰膝疲软，舌红，脉细等。

气血两虚证 其症见视远怯近，视久尤甚。全身可兼见气短乏力，面白舌淡，脉细弱等。

治疗 老花眼不能通过治疗而消除，目前主要处置方法仍为眼镜矫正，验光配镜应以恰当度数的正球镜获得最佳近视力且阅读后无不适为原则，并应随年龄增长而不断增加镜片度数。

内治法 配合中医药辨证施治可以延缓发展并消除视疲劳症状。①气血两虚者，治以益气养血，方以八珍汤加减。②肝肾不足者，治以补益肝肾，方以杞菊

地黄丸加减。

针刺疗法　选穴：主穴承泣，配穴翳明、风池、四白、睛明、照海、丝竹空、合谷、瞳子髎，每天选3~5穴，交替应用。

预防调护　加强体育锻炼，增强体质，多参加乒乓球等随时需要眼不断调节的运动；阅读环境照明适当，光线明亮而柔和；不宜长时间连续用眼。定期进行眼科检查，若老花度数增长较快，而频繁换眼镜亦难得到满意视力者，应及时排除圆翳内障等眼疾。

转归预后　老花眼除随年龄增长而加重外无其他异常，只要合理配镜即可。预防此病在于尽量推迟眼组织的衰老，应从中年做起。

（杨　光）

gānláo

肝劳（asthenopia）　近距离用眼较久而出现眼珠、眼眶、头部等胀或疼痛及无法阅读等不适的病证。肝劳之名最早见于唐·孙思邈《千金方·卷六上·目病》。同书论脏腑病之卷十一肝脏篇，肝劳第三一节，但其名乃指内科脏腑病名五劳之一，其证虽有目视不明的症状，但以全身病证为主，与此病同名异病。宋·太医院《圣济总录》也有类似论述。西医之视疲劳按此病论治。早在《黄帝内经》中即有"肝藏血""久视伤血"的记载，为肝劳之理论肇始。《千金方·目病》谓："其读书博弈等过度患目者，名曰肝劳。"但其内容似泛指因过度用眼而致的所有眼病。至明·李梴《医学入门·杂病》论述较为具体："读书针刺过度而（目）痛者，名曰肝劳，但须闭目调护。"近距离用眼过度疲劳可导致多种眼部病证，而该论述将范围限定为眼痛症状，定义更为准确。但现代中医眼科学定义之肝劳包含因用眼过度所致以眼部及周围疼痛为主、非气质病变的一组综合征，亦称此病为目倦。

病因病机　此病病因多端，病机虚实交杂。局部因素主要为老瞻久视、多读细书、沉迷电子游戏等；全身因素，如虚弱久病、睡眠不足、神志紧张、环境幽暗或强光闪烁、温度过高、空气污浊、噪声嘈杂等。或久视伤血，血不养目；或久视劳心，暗耗心阴，心火上炎，加之素体肝肾阴虚，水亏火旺，目失滋润且为火灼等而致，如明·傅仁宇《审视瑶函》曰："心藏乎神，运光于目，凡读书作字，与夫妇女描刺、匠作雕銮，凡此皆以目不转睛而视。又必留心内营，心主火，内营不息，则心火动；心火一动则目珠隐隐作痛。"又曰："若肾无亏，则水能上升，可以制火；水上升、火下降，是为水火既济，故虽神劳，元气充足，亦无大害。惟水亏弱之人，难以调治。"或低头久视致局部气机不畅、络脉瘀滞而痛。可见此病常发于学生及近距离工作者，过劳目力是直接原因。病机虚实夹杂，虚为阴伤津亏，实为内火上炎、目络瘀阻。

诊断要点　①此病眼外观无异常，视近略久即眼珠胀痛，或干涩不适，或头痛头胀，或心烦欲呕，或视物模糊，而休息后即缓解。②进行视力、裂隙灯、视野等检查多无异常。③头眼部不适在近距离用眼后出现，休息后缓解即可诊断。需做并发、伴发病症检查及诊断，如近视、远视、屈光参差、老视、干眼等。④泪液学检查异常可确诊因干眼而导致的此病。⑤眼视光学检查可确诊因屈光问题而导致的此病。

鉴别诊断　与青风内障相鉴别。青风内障早期亦可出现用眼后头眼胀、疲劳等不适，但仔细、规范的检查可发现其眼压绝对或相对升高、视力视野等存在损害。

辨证分型　常见辨证分型如下。

津亏血少证　其症见视近略久即眼目不适，干涩疼痛，闭目缓解，面白口干，心悸神疲，舌淡脉弱。

心火上炎证　其症见视近久则头眼胀痛，或眼目灼热，似有烟熏，心慌心悸，口舌生疮，舌尖红，脉细数。

阴虚火旺证　其症见视近勉强，稍久即头眼疼痛，可兼见头晕耳鸣，失眠多梦，腰膝疲软，舌红，脉细数。

治疗　中药辨证治疗及针刺有较好的消除、缓解眼痛眼胀、头痛、疲劳，延长阅读时间等作用。因屈光不正引起者应及时配镜矫正；干眼引起者应滴用人工泪液等滴眼剂。

内治法　①津亏血少者，治以补血生津，方以四物汤合增液汤加减，伴气虚者以八珍汤加减。②心火上炎者，治以清心降火，方以泻心汤合生脉散加减。③阴虚火旺者，治以滋阴降火，方以知柏地黄丸加减。

外治法　热敷可明显缓解眼部不适，以低于55℃的热水浸湿毛巾后敷于眼部，伴眼红、干涩眼，加用清热类滴眼液。

针刺疗法　常选用太阳、承泣、四白、睛明、肝俞、肾俞、足三里、三阴交、光明、外关等穴位，一般施平补平泄之捻转手法。

预防调护　预防此病必须注意用眼卫生，特别是注意不要近距离、长时间用眼；积极矫治屈光不正，有干眼者应按时滴用人工泪液；创造良好工作、学习环境，如光线明亮适度而柔和，空气清新、安静等；饮食清淡，饮水充足，忌辛辣炙煿之物；平时注意锻炼身体，保持心情愉悦、睡眠充足等。

转归预后 此病一般预后良好，但如原发病未进行治疗及不注意日常养护常易复发。

（杨 光）

xiǎo'ér tōngjīng

小儿通睛（concomitant esotropia）

双眼同时向前方注视时目珠偏斜于内眦的病证。清·黄庭镜《目经大成》谓此病："此症通睛偏昃，……幼时所患者也。"指出此病多于儿时发病，故称小儿通睛，又称睊目、天旋、双目通睛、小儿斜视外障、小儿斗睛、小儿双睛带转，俗称斗鸡眼。此病特点为两眼黑睛偏斜向内，似有之势，而不伴复视及其他异常。通睛之名最早见于宋·刘昉《幼幼新书》，小儿通睛见于《秘传眼科龙木论》。历代医家对此病均十分重视，许多著作中对此病有广泛记述。另外，《银海精微》及清·黄岩《眼科纂要》亦载有小儿通睛之名，乃是指外伤所致之瞳神散大，如《眼科纂要》谓："通睛眼，此是小儿灾，开大瞳仁埋不得，打伤头脑坠尘埃，惊散肝魂乖。"与本条同名实异，不属此病范围，应注意区别。西医之共同性内斜视，是指用任何眼注视或眼球向个方向转动时，其内斜程度均相等的斜视，多伴屈光不正、弱视等儿童眼病，可按此病辨治。

病因病机 此病发病与先、后天因素相关，属先天者为禀赋不足，大部分患儿伴能近怯远或能远怯近症，筋脉及眼带发育不全则偏视与生俱来，日久而致目珠偏斜；后天多系脏腑气血亏虚，风邪乘虚而入，致眼部筋脉弛张不收而至。如隋·巢元方《诸病源候论》卷二十八谓："人脏腑虚而风邪入于目，而瞳子被风所射，睛不正则偏视。此患亦有从小而得之者，亦有长大方病之者，皆由目之精气虚，而受风邪所射故也。"亦有小儿脏腑娇嫩，元气未充，易外感风邪热毒，以致热极生风，风火相煽，灼伤眼带；明·王肯堂《证治准绳》中记载或尚有因小儿长期侧卧等不良姿态下"侧视久之，遂致筋脉滞定而偏者"。此外，头眼外伤，局部气滞血瘀或眼带直接受损而失灵亦为常见病因。西医认为此病分为调节性与非调节性两类，调节性者多见，为患有屈光不正，过度调节致过强的集合力所致。非调节性者与眼外肌发育异常，集合力过强，融合功能不良等有关。

诊断要点 ①患者多无自觉不适，常由家长等旁人发现。见黑睛偏向鼻侧，内眦侧白睛面积变小而外侧白睛暴露明显。②眼球运动自如，各方向均不受限。可有视力下降。③禀赋不足者通睛与生俱来，或自幼渐渐生成，或伴眼球发育不良、能远怯近或能近怯远，舌淡红，脉细弱；筋络挛滞者有不良姿态视物史，渐渐通睛；气滞血瘀者有头眼部外伤史。④黑睛向内偏斜、第一斜视角等于第二斜视角、眼球转动不受限、无复视即可诊断。⑤角膜映光法简便而准确，结合交替遮盖、单眼遮盖与暴露法即可初步诊断及鉴别诊断。同视机检查可明确斜视度、性质、融合力等。三棱镜遮盖法可确定斜视度。检查视力并验光，确定有无屈光不正及弱视。

鉴别诊断 ①与假性内斜视相鉴别：假性内斜视多见于内眦赘皮等先天异常，因白睛暴露较少而外观类似内斜视，角膜映光法见双眼正位即可知并无斜视。②与风牵偏视（麻痹性斜视之内斜视）相鉴别：二者均有目珠向内偏斜，但麻痹性内斜视见于外展神经麻痹，常见于中老年人、发病突然、又复视、单眼外转受限，同视机检查第二斜视角大于第一斜视角。

辨证分型 此病首先分为先天与后天两类，后天者又可分为筋络挛滞证与气滞血瘀证。

先天禀赋不足证 通睛自幼即有，多伴能近怯远或能远怯近，全身多无异常，脉沉细。

筋络挛滞证 有用眼过度、姿势不良史，或热病后形成通睛，用眼后眼胀痛不适，脉弦。

气滞血瘀证 有眼或头部外伤、手术后发为通睛，眼部时有胀痛或刺痛，舌脉如常或脉涩。

治疗 此病一经发现应积极治疗，年龄小、发现早，治疗效果好。应在验光基础上配镜矫治屈光不正，有弱视者积极治疗弱视。斜视度较小者亦可三棱镜矫治。

内治法 ①先天禀赋不足者，治以补益肝肾，以杞菊地黄丸加减。②筋络挛滞者，治以舒筋通络，以正容汤加减。③气滞血瘀者，治以化瘀行气，以除风益损汤加减。

其他治疗 一般戴镜1年斜视度不变、斜视角较大、非调节性斜视、双眼视力较好等情况应手术治疗。

预防调护 婴幼儿期注意避免逼近视物及长时间头偏向一侧视物；定期做眼部查体，发现眼部异常，及时到正规眼科就诊；应特别重视散瞳验光检查，有屈光不正要及时配镜矫治；加强体育锻炼，多做室外活动；饮食多样、勿偏食。

转归预后 大部分患者经积极、综合治疗后效果满意。部分年龄偏大、未及时矫正屈光不正等情况，虽可经手术纠正斜视、恢复眼外观，但视功能难有满意恢复。

（杨 光）

fēngqiān piānshì

风牵偏视（paralytic strabismus） 眼珠突然偏离正位，转动受限，视一为二的眼病。此病又称目偏视、目偏视风牵、坠睛、风牵㖞偏等。目珠偏斜严重者，称为神珠将反、瞳神反背等。部分患者伴有面部口角偏斜、眼睑闭合不灵等，称为口眼㖞斜、风牵㖞偏。以上各名称虽眼珠偏斜程度、方向不同，但均以突然目珠偏斜为主要症状，病因病机基本相同，故均按风牵偏视论治。西医学之麻痹性斜视按此病论治。中医古典文献中有较多关于此病的记载，最早在《灵枢·大惑论》中称此病为视岐："精散则视岐，视岐见两物。"隋·巢元方《诸病源候论·目病诸候》曰："人脏腑虚而风邪入于目，而瞳子被风所射，睛不正则偏斜。"宋·王怀隐《太平圣惠方·治坠睛诸方》曰："坠睛眼者，由眼中贼风所吹故也""……风寒入贯瞳仁，攻于眼带，则瞳人牵拽向下。"这些记载从病因及症状对此病进行了描述，并将此病病因归之为风。明·王肯堂《证治准绳·杂病·七窍门》记载："谓一物而目视为二""目珠不正……乃风热攻脑，筋络被其牵缩紧急，吊偏珠子，是以不能运转。"除了在病因上认识了热邪致病，还对此病症状及目珠偏斜的机制有了进一步的认识，与现代眼科的认识基本相同。《秘传眼科龙木论》、《银海精微》、清·黄庭镜《目经大成》等眼科专著均对此病有较详细论述。中华人民共和国成立后编著的高等医药院校教材《中医眼科学》定义此病相当于麻痹性斜视（后天性），其受损害神经可有第Ⅲ、第Ⅳ、第Ⅵ颅神经之不同，如为第Ⅲ颅神经损害，除眼位、眼球运动异常外，还可伴有上睑下垂。

病因病机 此病病因多样且复杂，但发病不离风邪，或外风入客，或内风上攻，兼挟他邪共同为病。若气血亏虚，腠理空虚，风邪入客眼目，筋脉纵缓不收而为病；或素体肝旺，肝风内动，兼脾虚生痰，风痰阻滞目络而致眼筋不遂而为病；或素患消渴，津气耗损，久病入络，目络失养兼气滞血阻，眼带失用而成此病；亦有因外伤直接损害或肿瘤压迫，眼筋脉络受损而引起者。

诊断要点 ①此病突然发病，视一为二或双眼视物时视物模糊，视力检查多无改变。多伴头晕目眩、步态不稳、恶心，遮盖任意一眼后症状消失。②眼部检查：眼珠向麻痹肌作用的对侧偏斜，运动受限；动眼神经麻痹者常伴上睑下垂、瞳孔散大。③伴面神经麻痹者见同侧面部松垂，鼻唇沟变浅或消失，眼睑闭合不全、口角㖞斜等。④动眼神经麻痹者眼珠偏向外、稍下及内旋位，出现交叉性水平及垂直复视；外展神经麻痹者出现眼珠偏向内侧，出现水平同侧复视；滑车神经麻痹者眼位偏斜不明显，出现垂直复视。为克服复视，患者可有代偿头位，一般为向麻痹肌作用方向偏斜。病久可致拮抗肌或/和配偶肌异常变化，形成永久斜视。⑤同视机检查，斜视定性及定量检查，并可同时检查视网膜对应及融合功能。⑥复视试验（红玻璃片法），可简单方便地判断麻痹肌。⑦赫斯（Hess）屏，定性及定量检查。⑧CT/MRI 等检查有助于判断病因及鉴别诊断。

鉴别诊断 ①麻痹性斜视与重症肌无力的鉴别：重症肌无力亦可造成复视，但同时伴有上睑下垂，且麻痹肌有游走性而不能确定具体麻痹肌，所以其复视试验无规律。②麻痹性斜视与甲状腺相关眼病的鉴别：甲状腺相关眼病亦可出现复视，多为逐渐发生，有眼球突出，眼 B 超检查常可发现眼肌肥厚或球周结缔组织增生。③麻痹性斜视与共同性斜视（小儿通睛）的鉴别：二者皆可表现为目珠偏斜，单共同性斜视多发于小儿及青少年，无复视、眩晕等症状，同视机检查第一斜视角等于第二斜视角。

辨证分型 此病或因外风或因内风，然病久则眼部气滞血瘀，故以实证为主，常见辨证分型如下。

风邪中络证 发病急骤，目珠偏斜，转动失灵，倾头瞻视，视物昏花，视一为二；兼见头晕目眩，步态不稳；舌淡，脉浮数。

风痰阻络证 突然目珠偏斜，转动失灵，视一为二；兼见胸闷呕恶，食欲不振，泛吐痰涎；舌苔白腻，脉弦滑。

脉络瘀阻证 多头部或眼部外伤后、脑部手术后或卒中后发病，出现目珠偏位，转动失灵，视一为二；舌脉无特殊或舌暗有瘀斑。

治疗 治疗风牵偏视注重整体与局部相结合，多采用内治法与针刺疗法相结合，通过内服药物祛除病邪，调整脏腑功能，疏通眼部脉络，恢复和增强眼筋功能，协调不同眼筋舒缩功能；针刺治疗此病疗效良好，可疏通筋络，活血行气，牵正纠偏，恢复双眼单视。

内治法 ①风邪中络者，治宜祛风散邪、活血通络，方选羌活胜风汤合牵正散加减。兼肝虚血少者，可加当归、白芍、熟地以补血养血；头晕目眩者，酌加当归、白芍、天麻、菊花以养血祛风通络。②风痰阻络者，治宜祛风除湿、健脾化痰，方选六君子汤合正容汤加减。恶心呕吐明显者，加竹茹、生姜以涤痰止呕；胸闷、纳少、舌苔厚腻等痰湿偏重者，酌加薏苡仁、石菖蒲、佩兰以芳香化浊，除湿祛痰。③脉络瘀阻者，治宜活血行气、化瘀通络，方选正容汤合桃红四物汤加减。

针刺疗法 针刺治疗此病效果显著，有时单纯应用针刺治疗亦可奏效。根据病情选用太阳、睛明、球后、攒竹、阳白、四白、承泣、合谷、外关、光明、足三里、三阴交、阳陵泉、风池、翳风、天柱穴位，每次选 5~7 穴。可不用西药或配合维生素 、神经营养剂。因糖尿病而致者应同时积极治疗糖尿病。脑占位而致者应及时切除压迫物后，再对眼位异常进行治疗；外伤而致者应在脑损伤、血肿、感染等控制后对眼肌进行治疗。

预防调护 积极治疗糖尿病及心血管病有助于预防此病；病初起眩晕、步态不稳明显时可遮盖一眼，减轻不适症状；治疗的同时进行眼球转动训练可帮助恢复，训练方法：头位不动，眼球做上下左右及顺时针、逆时针转动。每日 2 次，每次 3~5 分钟，开始时如眩晕较重可闭眼练习，逐步过渡为睁眼练习；宜清淡饮食，忌食辛辣油腻食品。

转归预后 中药及针刺治疗此病效果良好，大多在一两个月内痊愈，有糖尿病者恢复较慢。外伤及脑手术后患者预后差。若迁延失治，经络气血凝定、眼筋拘急则难愈。一般经 6 个月不愈者可考虑手术治疗。

（杨　光）

kǒuyǎn wāixié

口眼㖞斜（facial paralysis）

以面部口角、眼睑等突然偏斜为临床特征的疾病。又称风口㖞、口僻、㖞僻等。明·杨继洲《针灸大成》称此病为口眼㖞噼，宋·王怀隐《太平圣惠方》称口面㖞斜、口眼㖞斜，口眼㖞斜之名沿用至今。中医古典文献中有较多关于此病的记载，最早在《灵枢·经脉》中即已有论述："胃足阳明之脉，……是主血所生病者，…… 口㖞，唇胗。"《灵枢·经筋》："足之阳明，手之太阳筋急，则口目为僻。"后世医家著作中亦多记载。1985 年成都中医学院编著的《中医眼科学》定义此病相当于西医学之面瘫，又称面神经麻痹。

病因病机 此病病因以风邪为主，如隋·巢元方《诸病源候论》所言："夫风邪入于足阳明手太阳之经，遇寒则筋急引颊，故使口面㖞斜，言语不正，而目不能平视""夜卧……有孔风入耳中，多令口㖞也。"风、寒之邪入侵头面，或素有正气不足，经脉空虚，则风邪更易入客；或太阳经中风，内传阳明，加之饮食失节，内蓄痰浊，风痰阻络；亦有年老阴虚，肝阳上亢、肝风内动，上扰于头面；或因外伤、手术等经络受损，瘀血阻滞等均可导致此病。

诊断要点 ①此病可发于任何年龄，发病突然，一侧面部呆板、麻木，口角被牵向健侧；不能做蹙额、皱眉、露齿、鼓腮等，可有流口水、饮水时呛咳、漏水；鼻唇沟变浅或消失，露睛（眼睑闭合不全）。②久病不愈可出现畏光、流泪、眼疼症状，久则为暴露赤眼生翳而丧失视力。③部分患者初期有耳后疼痛、舌前部味觉障碍、听觉过敏等。

辨证分型 此病有外风或内风、风痰阻络、正气不足、外伤等不同因素引起，证型亦不相同，常见辨证分型如下。

风邪入客证 发病突然，一侧面部瘫软，耳部疼痛，额纹、鼻唇沟变浅或消失，眼睑松弛，口角㖞斜向对侧，流口水，饮水侧漏。兼见恶寒，或外感后发病。舌淡苔薄白或薄黄，脉浮或浮数。

风痰阻络证 突然面瘫，口眼㖞斜，流涎、饮水呛咳；兼见头晕、呕恶，食欲不振等；甚或语言不利、半身不遂；舌苔白腻，脉弦滑。

正虚邪侵证 猝然口眼㖞斜，一侧面部松弛瘫软，流口水等；兼见久病体弱，气短乏力，舌淡，脉沉弱或细。

脉络瘀阻证 多在头面、耳部外伤后、脑部手术后等发病，出现面瘫、口㖞、闭目不能，流口水，饮水呛咳，流泪等。舌脉无特殊或舌黯有瘀斑。

治疗 治疗此病多内外治结合针刺疗法，内治口服中药，外治宜熏洗及穴位敷贴等，根据患者病情急接受程度灵活采用不同疗法，结合应用。

内治法 ①风邪入客证，治宜祛风散邪为主，辨证属风寒者，以羌活胜风汤合牵正散加减；属

风热者初期治以银翘散，后可合用牵正散。均宜加入红花、鸡血藤等通络之品。②风痰阻络证，治宜祛风化痰通络，方宜天麻钩藤饮合正容汤加减。若湿热偏重，见脘闷、泛恶、苔厚腻等，酌加苡仁、佩兰以芳香化浊。③正虚邪侵者，以扶正祛邪、兼通络活血治之，以六君子汤合牵正散加减；偏血虚，见乏力、面色萎黄，舌淡而瘦，脉细弱者当以四物汤合当归养血汤等养血扶正，加入益母草、红花、鸡血藤等通络之品。④脉络瘀阻者，治宜活血行气，化瘀通络，方用正容汤合桃红四物汤加减。

外治法　①熏洗，辨证选用祛风、活血通络类中草药，煎水后趁热（以不烫为度）熏蒸、敷洗患部。②穴位敷贴，白附子30克、冰片6克，共研细末，面糊为饼，敷于面部患侧下关、颧髎等穴。

针刺疗法　①针刺治疗此病效果良好，宜早期及时应用。选穴：双侧风池、完骨；患侧太阳、耳门、听宫、翳风、地仓、阳白、四白、颊车、外关、对侧合谷。每次选3~5穴。②梅花针疗法，取阳白、太阳、地仓、颊车等穴周围及面瘫明显部位，以梅花针叩刺，以局部微红或出现小出血点为度。

预防调护　①注意锻炼身体，调适寒温，预防外感，积极治疗心脑血管疾病有助于预防此病。②应注意保护眼睛，可采取患眼包扎、睡眠时涂眼膏等措施；畏光流泪症明显时即恐已有黑睛（角膜）损害，应进行眼科检查，采取相应保护、治疗措施。③宜清淡饮食，饮水时注意体位及速度，以免呛咳。

转归预后　中药及针刺疗法此病效果良好，大多可在数月内痊愈。但外伤及耳部、脑手术后患者预后差。

（杨　光）

lùlu zhuǎnguān

辘轳转关（nystagmus）　两目珠不自主地左右或上下转动、颤动或旋转的眼病。又称辘轳自转、目睛瞤动等。中医较早即认识到此病常为先天所致，且难于治疗。西医之眼球震颤按此病论治。辘轳转关之名最早见于元·危亦林《世医得效方》。《秘传眼科龙木论》又称辘轳转关外障、清·黄庭镜《目经大成》称辘轳自转，明·傅仁宇《审视瑶函》称目睛瞤动。此病特点为眼球不停地往复动作，不由自主，如辘轳之转动不停，故名。《目经大成》对此病论述最详细："辘轳自转……脏器乖蹇，阴阳不和，中风中痰，并脱血脱气，致目直视、上视、紧闭、频眨、翻腾动摇而作也。夫翻腾动摇，乃目不待心使，而自募然察上、募然察下、倏左倏右、或瞤或摇，此肝气违和，风邪搏击，致筋脉振惕，双睛运动不定"，并认为治疗虽然困难，但经积极辨治，"间亦有奏效者"。但清·顾世澄《疡医大全》之辘轳转关，乃指眼珠突出，不能转动，与此病名同实异，须注意区分。

病因病机　此病病因病机复杂，乃由禀赋有异，如眼球发育不全、胎患内障、视力极差等所致，生来即患。如《秘传眼科龙木论》谓此病"在胎中患者乃不可治"。或外风侵袭，入中目络，筋脉缓急失度，牵拽眼球而致病。亦可因肝血不足或肝阴亏虚，阴不制阳，风阳内动，牵拽眼球而致。亦有因耳病、脑病牵涉而致。

现代医学认为此病是中枢神经系统、视觉系统、眼外肌、内耳迷路等处疾患的表现。病理性眼球震颤分为先天性、后天获得性、前庭性几类。先天性者又分为显性眼球震颤、隐性眼球震颤、运动缺陷型眼球震颤等。后天性者常见于耳性、中枢性疾病及中毒。尚有生理性眼球震颤。

诊断要点　①患者眼无红赤痛痒，眼球不由自主地或上下、或左右、或旋转，往复不停，一般幅度不大。②多视力较差。可伴小眼球、斜视、摇头或头向一侧㖞斜。③多自幼年发病。

辨证分型　临床辨证可分为以下3种证型。

风中经络证　症见平素无异，突然眼球震颤，伴发热恶风，头疼头晕，脉浮数。

肝风内动证　症见眼球震颤，伴眩晕耳鸣，舌红苔黄，脉弦数。

禀赋异常证　自幼眼震，兼见眼球较小，或睛珠混浊，或眼内有其他异常，目力较差。

治疗　积极治疗原发病，如外感，脑部、耳部疾患等，矫正屈光不正。可根据病情选择配戴三棱镜、手术等疗法。中医辨证及针刺等可缓解症状，对部分后天性眼球震颤有较好治疗作用。

内治法　①风中经络者，治以祛风通络，方以钩藤饮子加减。②肝风内动者，治以平肝息风，方以镇肝息风汤加减。③禀赋异常者，治以补益肝肾、健脾益气，方以十全大补汤合驻景丸加减。

针刺疗法　常选用风池、天柱、翳风、上星、前顶、百会、头维、太阳、承泣、睛明、光明、外关、合谷等穴位，每次选5~7穴。

预防调护　应积极进行相关

检查，尽量查找病因；加强体育锻炼；对低视力患儿加强防护，以免意外，并进行生活能力培训。

转归预后 此病治疗困难，尤其是先天性者，但部分患者随年龄增大而症状减轻。部分后天性者有望治愈。

（杨 光）

méiléngǔ tòng

眉棱骨痛（pain in the supra-orbital bone）

眉棱骨或眼眶骨疼痛的病症。眉棱骨痛病名见于明·傅仁宇《审视瑶函》，该书对其病因及治疗均有描述："眉棱骨痛有二，眼属肝，有肝虚而痛，才见光明则眉骨痛甚，宜服生地黄丸；有眉棱骨痛目不能开，昼夜剧，宜导痰丸汤之类。"金·张从正《儒门事亲·头痛不止》中亦有"攒竹痛俗呼为眉棱骨痛者"的记载。明·戴元礼《证治要诀》将眉棱骨痛包括于眼眶骨痛内，清·张璐《张氏医通·七窍门》将眉骨痛伴有前额板骨痛者，称"阳邪风证"。此病多见于成年人，女性多于男性。眉棱骨痛类似西医学之眶上神经痛，其发病可能与上呼吸道感染，鼻窦炎，神经衰弱，屈光不正等因素有关。

病因病机 此病多因风热外袭，循足太阳之经上扰清窍；或因风痰上犯，脉道阻滞，清阳不能升运于目；或因肝血不足，脉络空虚，头目无所滋养；或因肝郁气滞，郁而化火，肝火上炎，侵及目窍所致。

诊断要点 ①单侧或双侧眉棱骨痛，或痛连目眶，时轻时重，常伴眼珠胀痛，不能久视，畏光不适，常喜闭目，阅读后或夜间疼痛加重，或兼恶心呕吐，头晕耳鸣等。②眼部检查，患眼眶上切迹处有压痛。

鉴别诊断 与左右偏头风相鉴别，左右偏头风常有同侧头目疼痛，视力受损，而此病一般视力不受影响。

辨证分型 此病宜查病因，辨虚实，常见以下证型。

风热上扰证 患侧眉棱骨痛，突然发生，压之痛甚，疼痛走窜，兼见鼻塞流涕，发热恶风，舌红苔薄黄，脉浮数。

风痰上犯证 患侧眉棱骨痛，目不能开，昼静夜剧，兼见头晕目眩，胸闷呕恶，舌苔白滑或厚腻，脉弦滑。

肝血不足证 患侧眉棱骨痛，眼珠酸痛，不能久视，怕光喜暗，常欲闭目，兼见头晕神疲，夜寐欠安，舌淡苔白，脉细。

肝火上炎证 患侧眉棱骨痛，眼眶和前额骨皆疼痛，眼珠胀痛，目赤眩晕，兼见口苦咽干，胸胁胀痛，小便短赤，大便干结，舌红苔黄，脉弦数。

治疗 此病宜辨证论证，结合针刺疗法。

内治法 ①风热上扰者，治宜疏风清热，方用驱风上清散加减。②风痰上犯者，治宜祛风化痰，方用防风羌活汤酌加天麻，僵蚕等。③肝血不足者，治宜滋养肝血，方用当归养荣汤或当归补血汤加减。④肝火上炎者，治宜清肝泻火，方用洗肝散加减。

针刺疗法 可用攒竹、太阳、丝竹空、阳白、鱼腰、风池、合谷等穴，以泻法为主，亦可采用阳白透鱼腰，攒竹透丝竹空，捻转局部有酸、胀、麻、得气感即止，留针 15~20 分钟。

预防调护 避免过度用眼及视疲劳；若患有鼻窦炎及上呼吸道感染者，应及时治疗；对屈光不正者，应及时矫正。

预后转归 此病若诊断明确，辨治得当，结合针刺疗法，大多病情改善或痊愈，若辨治不当，则病情顽而难愈。

（洪 亮）

tūqǐ jīnggāo

突起睛高（sudden eyeball protrusion）

眼珠胀痛突起，甚至高突出眶，转动失灵，白睛赤肿的眼病。病名见于《秘传眼科龙木论》，又称睛高突起，目珠子突起。此病发病急，变化快，病势凶猛，治不及时，邪毒蔓延，可致毒入营血，邪陷心包而危及生命。《银海精微》对此病特点做了描述："突起睛高，险峻厉害之症也。……麻木疼痛，汪汪泪出，病势汹涌，卒暴之变莫测。"类似于西医学之急性炎症性突眼，如眼眶蜂窝组织炎，眶骨膜炎，眼球筋膜炎，全眼球炎等引起的突眼。

病因病机 此病多因风热火毒，上攻于目；或脏腑积热，热毒壅盛，循经上犯目窍所致；或因头面疖肿，丹毒，漏睛疮等，病灶毒邪蔓延至眶，热盛肉腐而成。

诊断要点 ①患眼胀痛难忍，热泪频流，视力急剧下降，全身常伴有头痛发热，甚者神昏烦躁。②眼部检查：眼球突出高起，转动失灵，胞睑肿胀，白睛红赤壅肿，黑睛混浊，眼珠或眶内灌脓，甚者眼珠高起出眶。终至眼珠溃破，脓汁外流，珠塌目盲。③一般为单眼发病，多有感冒，全身感染，或眼珠，眼眶周围感染病史。

鉴别诊断 应与鹘眼凝睛相鉴别，虽然二者均有眼珠突起，但鹘眼凝睛多双眼发病，病势较缓，而此病多单眼发病，发病急速。

辨证分型 此病多为急重危症，以热毒实证为主，常见以下证型。

风火热毒证　患眼眼珠胀痛突起，转动失灵，白睛赤肿，兼见恶寒发热，头痛剧烈，舌红苔薄黄，脉浮数。

火毒炽盛证　患侧头目剧痛眼珠高突出眶，转动失灵，白睛红赤壅肿，兼见面赤气粗，壮热神昏，小便赤涩，大便干结，舌红苔黄，脉数。

火毒内陷证　患眼目珠突出、转动失灵，珠内或眶内灌脓，眼睑、白睛红赤壅肿症状加剧，头眼疼痛剧烈，恶心呕吐，壮热神昏，面赤气粗，小便黄赤，舌质红绛，苔黄腻，脉洪数。

治疗　此病宜寻查病因，针对病因治疗，标本兼治，内治与外治相结合，必要时结合西医综合治疗。

内治法　①风火热毒者，治宜疏风清热、解毒散邪，方用内疏黄连汤合五味消毒饮加减。②火毒炽盛者，治宜泻火解毒、清心开窍，方用清瘟败毒饮加减。③火毒内陷者，治宜清营凉血、解毒，方用清营汤送服安宫牛黄丸。

外治法　①局部点用抗生素滴眼液及眼膏。②手术疗法，若已成脓者，应切开排脓，并放置引流条，至脓尽为止。若为化脓性眼内炎，视力丧失者，可行眼珠摘除术或眼内容物剜出术。

预防调护　头目若有疖肿，漏睛疮等感染病灶，应及时治疗，并切忌挤压，以免脓毒扩散；忌食辛辣炙煿等燥烈之品，以免助热加重病情。

预后转归　此病若及时中西医救治，可迅速控制病情，缓解疼痛，使高突之眼珠平复；若失治误治，不仅珠塌目盲，甚者危及生命。

（洪　亮）

húyǎn níngjīng

鹘眼凝睛（staring falcon eye）

眼珠逐渐突起，红赤凝定如鹘鸟之眼的病证。古代眼科文献对此病有较多记述，约《秘传眼科龙木论》指出："此疾皆因五脏热壅冲上，脑中风热入眼所致。"清·黄庭镜《目经大成》因其眼珠突出，似鱼睛不能闭目，凸而定凝，故又称为鱼睛不夜。明·王肯堂《证治准绳·杂病·七窍门》对此病特点记述较详细，指出"其犹鹘鸟之珠，赤而绽凝者，凝定也。乃三焦关格，阳邪实盛，亢极之害。风热壅阻，诸络涩滞，目欲暴出矣"。治之主张内服外敷，针砭开导，综合治疗。类似于西医学之甲状腺相关眼病，又称为格雷夫（Grave）眼病。

病因病机　此病多因风热毒邪上壅头目，眼络滞涩，气血瘀阻引起；或因邪热亢盛，日久伤阴，或劳心过度，耗伤阴血，阴虚阳亢，上犯目窍所致；或因情志不舒，肝气郁结，郁而化火，上犯于目，脉络瘀滞而成。

诊断要点　①患眼初起，眼痛及视力变化不明显，或有沙涩不舒，畏光流泪，或视一为二，随着病情发展，眼珠胀痛，视力减退，逐渐加重，全身或伴有烦躁失眠，消瘦多汗等症。②眼部检查，眼珠渐进性外突，眼珠转动受限，严重者眼珠凝定而不能转动，瞪视如鹘鸟之眼，白睛红赤肿胀，上睑退缩，胞睑难于闭合，久之黑睛因暴露而生翳，或继发多种瞳神疾病。③实验室检查，CT 扫描可显示多条眼外肌增粗，外形呈梭形肿胀。MRI 检查可显示眼外肌增厚的中高强度信号。血液检查或见三碘甲状腺原氨酸（T_3）、甲状腺素（T_4）、促甲状腺激素（TSH）异常。

鉴别诊断　此病临床应与突起睛高相鉴别。此病的主要特点是眼珠渐进性突出，转动失灵，视一为二，发病较缓，多双眼发病；而突起睛高为眼珠胀痛突起，发病急速，多为单眼发病。

辨证分型　此病与全身病有关，临床宜寻查病因，分辨虚实，局部辨证与全身辨证想结合，常见以下证型。

风热壅盛证　患眼眼珠突起，白睛红肿，全身兼见头痛项强，面赤身热，尿赤便结，舌红苔黄，脉数。

肝郁化火证　患眼眼珠渐进性突出，全身兼见口苦咽干，急躁易怒，心烦失眠，舌红苔黄，脉弦数。

阴虚阳亢证　患眼眼珠渐渐外突，转动失灵，全身兼见头晕耳鸣，口干心烦，夜寐不安，舌红少苔，脉细数。

治疗　此病宜审因论治，内治与外治相结合，必要时配合针刺疗法。

内治法　①风热壅盛者，治宜祛风清热、解毒通络，方用泻脑汤加减。②肝郁化火者，治宜疏肝泄热、解郁散结，方用丹栀逍遥散加减。③阴虚阳亢者，治宜滋阴降火、平肝潜阳，方用天麻钩藤饮加减。

外治法　局部点用抗生素滴眼液及眼膏，以防胞睑长期闭合不全所致黑睛暴露生翳，对突眼严重，眶压较高者，可行眼眶减压术。

针刺疗法　可选太阳、攒竹、风池、百会、外关、合谷等穴，以泻法为主。

预防调护　寻查病因，积极治疗原发病；勿急躁劳累，保持心情舒畅；慎食辛辣炙煿之品，以免助热加重病情。

预后转归 此病病程较长，短期难以奏效，若辨治得当，可遏制病情发展，缓解症状，病情逐渐好转，若辨证不当，病情进行性发展，可使眼球突出加重，目症加剧，甚至引发多种并发症。

（洪 亮）

mùbì bùkāi

目闭不开（inability to open eyes）

胞睑突然闭合，难以睁开，而眼内外又未见异常的眼病。目闭不开病名首见于明·王肯堂《证治准绳》，文中指出：“足太阳之筋为目上纲，足阳明之筋为目下纲，热则筋纵目不开。”明·傅仁宇《审视瑶函》对此病的治疗亦有论述，指出：“宜服助阳活血汤。”清·张璐《张氏医通》认为其病因亦有“湿热所遏者”。类似西医之癔病性突发闭眼，或视疲劳引起的睁眼困难等症。

病因病机 此病多因七情刺激，情志不舒，肝失条达，气机郁结；或过劳伤脾，脾虚气弱，中气下陷，清阳之气不升；或脾为湿困，湿郁化热，湿热内蕴，侵袭眼睑经络所致。

诊断要点 ①双眼突然紧闭，难以睁开，可持续数日或数天，若嘱其强行睁开，可见挤眉皱额，瞬目频繁，或越睁反闭。②眼部检查见眼内外无明显异常。

鉴别诊断 此病与目劄相鉴别，目劄为双眼胞睑频眨，不由自主；而此病为双眼胞睑突然闭合不能自然睁开。

辨证分型 此病宜查病因，辨虚实，常见以下证型。

肝郁气滞证 双眼胞睑紧闭，眼部不红不肿，兼见情志不舒，胸胁闷痛，心烦，夜寐不安，舌红苔薄白，脉弦等。

脾虚气弱证 双眼胞睑闭合难睁，眼无红痛，兼见体倦乏力，食欲不振，大便稀溏，舌淡苔白，脉弱等。

湿热内蕴证 眼睑沉重，睑闭难开，兼见头重如裹，脘胀纳呆，舌红苔白腻带黄，脉濡等。

治疗 此病主要以内治法结合针刺疗法为主。

内治法 ①肝郁气滞者，治宜疏肝解郁，方用逍遥散加减。②脾虚气弱者，治宜健脾益气、升阳举陷，方用补中益气汤或助阳活血汤加减。③湿热内蕴者，治宜化湿清热、疏通经脉，方用三仁汤加减。

针刺疗法 眼局部可选用睛明、攒竹、鱼腰、四白、太阳、瞳子髎、丝竹空等穴，全身配合合谷、风池、百会等穴针刺疗法。

预防调护 消除顾虑，保持心情舒畅，避免七情刺激，以免加重病情；避免过度操劳及用眼疲劳。

预后转归 此病若查明病因，辨治得当，加以情志疏导，目症大多得以改善；若辨治不当，情志疏导不畅，则目病顽而难愈。

（洪 亮）

gāoshāng zhūxiàn

膏伤珠陷（sinking of eyeball）

眼珠精膏枯损，眼珠向眶内退陷的病证。膏伤珠陷病名见于明·王肯堂《证治准绳》，该书对其病变特点及病因做了记述：“谓目珠子觉低陷而不鲜绽也，非若青黄牒出，诸漏等病……盖内有所亏，目失其养，源枯络伤，血液耗涩，精膏损涸之故。”明·葆光道人撰《葆光道人眼科龙木集》将其称为睛深枯入，清·王子固《眼科百问》将其称为目睛内陷。对于眼无他病而且内陷者，古人认为是五脏精气已脱的危候，如《素问·玉机真藏论》谓：“目眶陷，真藏见，目不见，人立死，其见人者，至其所不胜之时则死。”《素问·三部九候论》亦指出：“目内陷者死。”以是否有目内陷来判断疾病的预后，决人之生死。膏伤珠陷相当于西医学之眼珠内陷、睑裂狭小及霍纳综合征等。

病因病机 此病多因久病重病，精津气血亏耗，正气虚衰，目失濡养所致；或因目眶外伤，深部骨折，眼眶扩大，眶内软组织后移，眼珠退陷；或因目系撕裂，视衣损伤或脱落，而致眼珠低陷。

诊断要点 此病主要表现为一侧或两侧眼珠内陷，向后退缩，眼珠大小如常，或兼见视物昏蒙，胞睑无力提举，眼部皮肤松软枯萎，瞳神缩小或变大。

鉴别诊断 此病临床应与先天性小眼球及眼球萎缩相鉴别。①先天性小眼球为出生即有眼球较小，眼球深陷，可保持一定视力。②眼球萎缩多因眼珠破损，眼内容物溢出或继发于其他眼病而致眼珠缩小，位置后退，其多眼珠变形，视功能丧失。

辨证分型 此病有虚实缓急之分，常见以下证型。

肾精亏损证 患眼眼珠内陷，视物昏蒙，头晕耳鸣，腰膝酸软，舌淡，脉沉细。

气血亏虚证 患眼目珠低陷，视物昏花，兼见头晕心悸，乏力倦怠，舌淡苔白，脉细弱。

气滞血瘀证 患眼外伤后目珠内陷，或见胞睑青紫，白睛溢血，血灌瞳神，舌质紫黯，脉弦涩。

治疗 包括内治法和外治法。此病宜寻查病因，审因论治。

内治法 ①肾精亏损者，治宜补精益肾，方用龟鹿二仙膏加减。②气血亏虚者，治宜补益气血，方用十全大补汤加减。③气滞血瘀者，治宜行气活血，方用血府逐瘀汤加减。

外治法　手术疗法，若因外伤致眶骨骨折，眼球内陷，则宜手术治疗。

预防调护　注意眼珠防护，避免眼外伤；勿熬夜操劳，以免气血耗损；勿房室过度，以免肾精亏损。

预后转归　此病为眼科重疾，若因外伤所致者，救治及时，治疗得当，眼珠或可复位，若因肾精亏损，气血亏虚所致者，则宜补肾固精，益气养血，长期调治。

（洪　亮）

yǎn wàishāng zhèngzhì

眼外伤证治（syndrome and treatment of eye trauma）　眼珠及其附属器由于意外而引起损伤的一类眼病。

简述　中医古籍中此病多以发病的原因命名，早在《秘传眼科龙木论》中就有被物撞破、撞刺生翳、血灌瞳神、眯目飞尘等外伤眼病，元·倪维德《原机启微》、唐·孙思邈《银海精微》、明·王肯堂《证治准绳》、明·傅仁宇《审视瑶函》等眼科古籍中都记载了较多的眼外伤的知识，出现大量的眼外伤的疾病名称，如为物所伤、振胞瘀痛、物损真睛、触伤真气、瞳神惊散、惊震内障、物损睛突等。

研究范围　眼外伤按致伤原因分为机械性眼外伤和非机械性眼外伤两大类。机械性眼外伤包括钝挫伤、穿通伤、异物伤等；非机械性眼外伤包括化学伤、热烧伤、辐射性眼外伤等。致伤形式多种多样，轻者如灰尘、沙石、飞屑、小虫等飞溅入目，或蚊虫叮咬；重者如挤压、顿挫、跌扑、弹击伤目，或是金属碎片、玻璃、竹片、树枝、刀剪、铁丝等锐器刺伤，或是植物划伤；爆炸、电击、烫伤、酸碱化学伤以及腐蚀刺激性物质损伤更是极为严重和复杂的外伤；辐射日照亦是不可忽视的致病因素。此外，脑连目系，头部外伤或对头部构不成严重伤害的头部外伤，却能导致视功能障碍或是永久性视力丧失，颅脑手术创伤也有可能导致视功能损伤。眼外伤的临床表现及预后，与致伤的因素、部位、程度等因素密切相关。

疾病表现及特点　①视力障碍：目为至宝，构造精细，组织娇嫩，脉道幽深，经络密布，如有损伤，必伤血耗气；伤血则气机失调，导致眼珠形态损害及功能障碍。如黑睛瘢痕、晶珠混浊、视衣脱离等，均可阻碍神光发越，造成视力障碍。②易于出血：胞睑、黄仁、视衣等眼部组织脉络丰富，伤后易导致出血，如胞睑瘀血、白睛溢血、血灌瞳神、眼底出血等。③易感邪毒：致伤物大多污秽，受伤处易被污染，特别是无血络分布的黑睛、神膏，抗邪力较低，易被风热邪毒侵袭，出现严重证候。④影响健眼：真睛破损，如处理不及时或不当，伤眼红赤难消或眼内存留异物，可影响健眼。若治不及时，可致双眼失明。⑤易于误诊：眼球被锐器刺伤，伤口小或隐蔽而症状轻者，易被漏诊；非金属球内异物，易被漏诊；全身多发性损伤，抢救时易忽略眼部，而导致眼病漏诊误诊，终致失明。

发展趋势　外伤眼病的治疗需要内外兼治，临证时要全面询问病史，详细了解受伤时间、致伤物性质，自觉症状；系统而有重点地检查伤眼，必要时配合 X 线摄片、B 超、CT 等影像学检查以明确诊断，根据病情严重程度，进行手术、局部用药和全身治疗。中医辨证方面，若伤眼红肿疼痛、羞明流泪、黑睛生翳，多为风热之邪乘伤侵袭所致，治宜祛风清热，兼以活血；若伤眼赤肿疼痛、抱轮红赤或白睛混赤、黑睛溃烂、黄液上冲，则为邪毒炽盛之候，治当清热解毒，兼以凉血；若胞睑青紫、白睛溢血、血灌瞳神，可按“离经之血，虽清血鲜血，亦是瘀血”来辨证，治宜先凉血止血，后活血化瘀；若眼胀头痛伴胸闷纳呆、口苦咽干，多为七情内伤、气郁化火，则宜在以上治疗的基础上酌加疏肝理气泻火之品。

存在的问题　眼外伤常危害视力，应贯彻预防为主的方针，在工矿农村和学校范围广泛向群众宣传预防眼外伤的常识。设置必要的防护设备，加强安全措施，如戴防护眼镜预防异物入目，用防护面罩预防电光性眼炎等，尽量避免发生意外。

（叶河江）

yìwù mīmù

异物眯目（foreign bodies in eyes）　异物进入眼内，附于或嵌顿于白睛、黑睛或睑内，引起眼部碜涩不适的眼病。现代·秦伯未《中医临证备要》中称异物入目、《银海精微》称飞尘入眼，元·危亦林《世医得效方》称飞丝入眼，又称飞丝入目、眯目飞扬、物偶入睛等。《秘传眼科龙木论·眯目飞尘外障》记载此病病因为：“此眼初患之时，皆因风吹尘物入眼，贴睑皮粘定睛上疼痛。”宋·王怀隐《太平圣惠方·治眯目诸方》中描述此病的病因及临床表现为：“夫眯目者，是飞扬诸物、尘埃之类入于眼中，粘睛不出，遂令疼痛难开也。”此病类似于西医的结膜、角膜异物。

病因病机 起病常因工作或生活中防护不慎或回避不及以致金属碎屑、玻璃细渣、麦芒、谷壳等溅入眼内；或因尘埃沙土、煤粉炭灰、碎叶毛刺等随风吹入眼内；或昆虫之类飞扑入目。异物入目后若处理不及时，可致伤眼红赤刺痛，甚至黑睛生翳，视物不清。

诊断要点 ①此病有明确的异物入目病史，患眼沙涩磨痛、畏光流泪，检查可发现异物。②症状：若异物位于睑内、白睛者，患眼轻度碜涩不适，流泪疼痛；若异物位于黑睛浅层者，则刺痛流泪、畏光难睁。③眼部检查：若异物位于睑内、白睛者见局部异物存留，可伴白睛红赤；若异物位于黑睛浅层者，可见异物嵌顿于黑睛，可伴抱轮红赤或白睛混赤；若异物嵌顿日久，其周围可见灰白翳障；异物若为铁屑、铜屑，除上述症状外，并可见棕黄色锈环或铜绿色绣环；若复感邪毒，可变生凝脂翳、瞳神紧小等变症。

鉴别诊断 此病当与物损真睛相鉴别。异物眯目之异物存留于睑内、白睛或黑睛，尚未进入眼内；而后者常因异物飞溅入目，刺穿眼球，留于眼内，发为真睛破损，两者不难鉴别。

辨证分型 此病症状较重，需辨证治疗时，一般考虑为睛伤邪侵。

睛伤邪侵证 异物嵌于黑睛日久或黑睛异物取出术后，患眼畏光流泪，目痛难睁；查见抱轮红赤，黑睛星翳；舌淡红，苔薄，脉浮数。

治疗 此病治疗以清除异物、防止感染为原则。治疗应当分辨异物部位、性质、形状；眼内存留时间的长短；是否有邪毒入侵等情况。一般不需内治，若出现睛伤邪侵证，则需配合内治。

内治法 睛伤邪侵者，治宜疏风清热，平肝退翳，方选石决明散加减，若无便秘，可去大黄，若热毒炽盛，患眼红肿疼痛明显者，酌加野菊花、蒲公英、连翘、紫花地丁以助清热解毒，消肿止痛。

外治法 ①游离、附于睑内、白睛、黑睛表层的异物，可用氯化钠注射液冲洗清除；或用无菌盐水棉签擦拭；如为麦芒毛刺等尖细异物，可用镊子夹住异物顺方向拔除，并涂抗生素眼膏或滴眼药水。②嵌于黑睛浅层的异物，不能冲洗或拭除者，采用角膜异物剔除术。③较深的异物可用磁铁吸出。④爆炸伤导致角膜多发异物时，应根据异物深浅，由浅至深分期分批剔除，避免一次过多剔除异物，造成黑睛广泛损伤，遗留瘢痕而危害视力。

预防调护 加强卫生宣教，施工过程中，严格按照操作规程操作，如使用射钉枪、车床砂轮磨制器具、铁锤捶打尖脆物体时，应佩戴护目镜；如有麦芒、谷壳、泥沙、毛刺等不慎入目时，严禁揉拭，应及时就医取出。

转归预后 此病预后一般较好。如浅表异物，又能及时取出，可恢复正常。如深层异物，或处理不当，预后可遗留瘢痕翳障影响视力。黑睛浅层深层均有的多发性异物，则预后相对较差。

（叶河江）

zhuàngjī shāngmù

撞击伤目（ocular contusion）

眼部受钝力撞伤，损及眼组织，眼球无穿破伤口的眼病。古籍中虽无撞击伤目的病名，但据损伤部位不同，明·王肯堂《证治准绳》称为振胞瘀痛、惊振外障、触伤真气等病，该书描述触伤真气的病因病机为："乃被物撞打而目珠痛，痛后视复如故，但过后渐觉昏冥也，盖打动珠中真气，络涩滞而郁遏，精华不得上运，损及瞳神，而为内障之急。"《秘传眼科龙木论》称惊振内障，元·倪维德《原机启微》称为物所伤之病，元·危亦林《世医得效方》称被物撞打等。此病与西医学机械性非穿通性眼外伤相类似，又称眼部钝挫伤，包括眼睑挫伤、角膜挫伤、虹膜睫状体挫伤、前房积血、晶状体脱位、玻璃体积血、视网膜脉络膜损伤、视神经挫伤等，其症状与预后，取决于钝力的轻重、受伤部位等因素。

病因病机 起病常因钝性物体如球类、棍棒、拳头、砖头、石块、金属块、皮带等击伤眼部；高压液体、气体冲击眼部，除直接接触导致外伤外，还可通过力的传导，伤及眼内深部组织；因碰撞、跌倒等导致头面部撞击硬性物体；眼球临近组织损伤或头部受强烈震击，亦可伤及眼球。因上述原因，发生钝力撞击、伤及目珠、组织受损、气血受伤，以致气滞血瘀而障碍目力，为此病的主要病因病机。

诊断要点 ①有明确的撞击伤目史。②有相应的受伤临床表现，按损伤部位表现的眼部检查如下：白睛受伤可见白睛溢血，初起色泽鲜红，久则变黯，量少者呈片状分布，多者布满整个白睛，或伴见白睛撕裂；黑睛受伤，轻者黑睛表层擦伤脱落，荧光素钠染色着染；重者黑睛见条、片状灰白色混浊，伴抱轮红赤；若邪毒乘伤侵袭，可变生凝脂翳；黄仁受伤，初起短暂性瞳神缩小，继之散大不收或变形；若黄仁断裂，则瞳神不圆，呈 d 形或新月形；若黄仁络脉破损，可见血灌瞳神，量少则沉积于瞳神之下，多则漫过瞳神，积血日久不散，可致黑睛血染，障碍视力；或致目珠胀痛，继发绿风内障等变症；晶珠受伤，晶珠半脱位或全脱位，若脱于黄仁后，或脱于神膏中，黄仁可发生震颤；若脱于黄仁前，可变生绿风内障；或晶珠逐渐混浊，变生惊震内障；眼底受伤，可见视网膜出血、水肿，甚则玻璃体积血，眼底不能窥见；或见视网膜脱离；或见视神经挫伤、脉络膜裂伤等重症；眼外肌受伤，目珠偏斜，转动失灵，视一为二；眼睑受伤及眼眶受伤分别见振胞瘀痛及目眶骨伤。

鉴别诊断 与物损真睛相鉴别。前者系因眼部受钝力撞击，损及眼组织导致的病变，但眼球无穿通伤口；后者眼球为物所伤，且有穿通伤口，两者不难鉴别。

辨证分型 此症伤情虽然复杂，但一般可以归纳为络伤出血与气滞血瘀 2 种证型论治。

络伤出血证 伤眼胀痛，或视力下降。查见胞睑青紫肿胀，重坠难开；或白睛溢血，血色鲜红；或黄仁受损，血灌瞳神，视力下降；或眶内瘀血，目珠突出；或眼底出血，玻璃体积血，视力剧降；甚则暴盲等；舌质紫黯，苔薄白，脉涩。

气滞血瘀证 外伤后视物模糊，甚或视物不见；头眼胀痛，或伴恶心呕吐，查见上胞下垂；或目珠偏斜；或黑睛混浊；或瞳神散大不收；或血灌瞳神，日久不散，黑睛泛黄混浊，眼硬如石；或晶珠混浊；或视网膜水肿、渗出、出血等。舌质紫黯，苔薄白，脉涩。

治疗 此病首当分辨受伤部位、轻重、新久、有无并发症等情况，再采取相应措施治疗。大抵伤轻及新伤者易治，伤重及久伤者难治，伤及珠内且有严重并发症者多预后不良。故治疗常以止血活血、化瘀止痛为法。伤情复杂者除内服外治外，必要时需配合手术治疗。

内治法 ①络伤出血者，治宜早期凉血止血，后期活血化瘀，早期方选生蒲黄汤加减，出血之初，出血重而不易止者，可选加大蓟、小蓟、茜草、仙鹤草、藕节、白茅根、血余炭、侧柏炭等亦助凉血止血，防止再出血；若头眼胀痛，加夏枯草、石决明平肝清热；后期可用祛瘀汤，若目中积血较多，可加三棱、莪术、枳壳以行气祛瘀，若化热便结，可加大黄泻下攻积。②气滞血瘀者，治宜行气活血、化瘀止痛，方用血府逐瘀汤加减，上胞下垂、目珠偏斜者加白附子、僵蚕以通络；黑睛混浊者，加木贼草、菊花以退翳明目；瞳神散大者，加香附、白芍、五味子以顺气敛瞳；若视网膜水肿，可加车前子、茯苓、薏苡仁以利水消肿；痛甚者，加乳香、没药以活血止痛。若晶珠混浊，参照惊震内障治疗。该证后期酌情改用滋补肝肾、活血明目之剂，以恢复功能，提高视力。

外治法 包括滴眼药水、外敷法和手术治疗。

滴眼药水 黑睛混浊者，可予以清热解毒滴眼液或选用抗生素滴眼液、眼膏。

外敷法 胞睑青紫肿胀者，24 小时内宜先冷敷止血，48 小时后改热敷促消散。或用酒调七厘散外敷，以消肿止痛散瘀。目珠疼痛者，可用生地黄、红花、芙蓉叶等量捣烂，鸡蛋清调匀，隔纱布敷患眼。

手术治疗 若胞睑裂伤，白睛撕裂超过 3mm，应行清创缝合术；前房积血，经药物治疗 4～5 天无吸收，且眼压持续升高者，可行前房穿刺术；晶珠脱于黑睛黄仁间，变生绿风内障者，应行手术摘除脱位晶珠；晶珠脱入神膏者，可行玻璃体手术；晶珠混浊，视力严重下降者，可行手术摘除；若合并眶骨、颅骨骨折者，需请有关科室会诊手术。

针刺疗法 目珠刺痛、黑睛生翳者，可配合针刺止痛，取四白、太阳、合谷、承泣、睛明等穴。

其他疗法 ①中成药治疗：根据辨证分型，可选用复方血栓通胶囊、血府逐瘀胶囊等口服。或选用复方丹参注射液、川芎注射液、葛根素注射液、血塞通注射液等静脉滴注治疗。②电离子导入：血灌瞳神者，可选用复方丹参注射液、血塞通注射液、红花注射液等电离子导入，促进瘀血消散。③高压氧：若发生目系暴盲者，可配合高压氧治疗。④加压包扎：眶内出血致眼珠突出，或胞睑皮下气肿者，需加压包扎，勿擤鼻涕，避免打喷嚏。

预防调护 此病应以预防为主，加强宣传教育，工作场所严格操作规程，佩戴护目镜等，以做好安全防护，杜绝外伤事故发生。加强青少年安全教育，制止儿童及青少年玩钝器及弹弓，体育运动时应注意安全防护；饮食宜清淡，注意保持大便通畅；血灌瞳神者，宜取半卧位，用眼罩遮盖双眼，静卧休息。

转归预后 此病预后的好坏，可因伤之轻重，伤之部位等不同因素而异，撞击仅伤及眼睑，或伤轻而未及眼珠者，对视力无妨，预后一般良好；伤重而伤及眼珠者，预后不佳，对视力可造成严重损害。如出现严重并发症者，预后多数不良。

（叶河江）

zhènbāo yūtòng

振胞瘀痛（blepharal contusion）

眼受钝器撞打，导致瘀血停滞于胞睑，因而瘀赤疼痛的眼病。此病名见于明·王肯堂《证治准绳·杂病·七窍门》言："谓偶被物撞打，而血停滞于睑睥之间，以致胀痛也。缓而失治，则胀入珠内，瘀血灌睛，而睛有损坏之患，状亦与胀如杯覆同。外治开导，敷治亦同，内治不同。盖胀如杯覆，因火从内起而后壅滞……又当验其形证丝络，各随其经而治之。"记述了此病的病因、病机及治疗，症见胞睑青紫肿胀疼痛，甚而肿如覆杯，睑重难睁，重者瘀血可渗入另侧胞睑内，使呈青紫色。此病类似于西医学之眼睑挫伤。

病因病机 常因碰撞、球击，或受木头、石块、砖瓦、皮带、棍棒、铁块等物的钝力打击，撞伤胞睑，血络受损，血溢络外，瘀血内停而成；亦有因眼眶及头额骨折后血渗于胞睑致者。若为颅底骨折引起者，多于受伤12小时后出现胞睑瘀肿，并伴有口、鼻、耳出血。

诊断要点 有明确的眼睑外伤史，可见胞睑瘀血肿胀，色呈青紫，甚则高肿如杯覆，胀肿难睁，瘀血可渗越鼻梁而进入另一眼胞睑内。通常眼珠完好，视力无明显变化，如暴力过大，可产生眼珠破裂，即物损真睛。

鉴别诊断 与撞击伤目鉴别。二者均为眼部外物所伤，此病多伤及眼睑，见胞睑瘀血肿胀，而通常眼珠完好，视力无碍，与撞击伤目的损及目珠不同，可以鉴别，但二者辨治相近。

辨证论治 见撞击伤目。

治疗 此病治疗常内服外治结合。

内治法 治宜活血消瘀、清热止痛，用归芍红花散选加苏木、乳香、没药、车前子之属。

外治法 ①初伤后急宜冷敷以止血消肿，1日之后可热敷以活血消瘀。②局部可用水或酒调敷活血散、七厘散以促进消肿、止痛、散瘀，注意勿使药物渗入眼内。

转归预后 单纯性振胞瘀痛可自行吸收，一般不影响视力，预后良好。

（叶河江）

mùkuàng gǔshāng

目眶骨伤（orbital fracture）

由跌扑撞伤或锐器刺戳所引起的眼眶骨损伤的眼病。此病名见近代·吴克潜《病源辞典》。此病常见为眶缘骨折或眶内部骨折，多与胞睑、锐眦、眼珠的损伤及颅骨骨折同时发生。此病相当于西医学之眼眶骨折。

病因病机 因碰撞、球击、拳击，或因木头、石块、砖瓦、皮带、棍棒、牛角、铁块等物的钝力打击，引起眶骨骨折；或因锐器戳伤，异物侵入，刺伤目眶。

诊断要点 ①胞睑瘀血肿胀，眶内软组织紧张膨出，眼球前突，转动失灵。②胞睑皮下瘀血，若伤及邻近鼻窦，胞睑皮下有捻发音响声，乃气肿形成之征，胞睑皮肤也可有裂伤。③暴力若直接冲击眼眶，则可呈现眼珠内陷或眼珠移位，胞睑垂缓，视歧等症。④眶骨受伤，兼有口、耳、鼻窍出血者，应做颅骨影像学检查，并请有关专科会诊，以确定有无颅骨骨折及脑挫伤。⑤视力逐渐减退，甚致失明者，可能因骨折碎片压迫视神经所致。

鉴别诊断 此病当与真睛破损相鉴别。前者系眼部受外物撞击，损及眼眶骨骼及周围组织导致的病变，但眼球无穿通伤口；后者目珠为物所伤，且有穿通伤口，两者不难鉴别。

辨证论治 此病辨证为气滞血瘀证型。

气滞血瘀证 跌仆或外物打击致使眼骨伤，组织受伤，甚则害及视力，舌淡，苔薄，脉弦。

治疗 包括内治法和外治法。根据伤情，对症治疗，必要时可结合手术治疗。

内治法 如有外邪侵袭者，宜清热化瘀，用经效散选加银花、连翘、蒲公英。

外治法 包括外敷法和手术治疗。①外敷法，眶骨伤伴有严重软组织损伤者，有眶内出血，眼珠前突等症。治宜止血活血，定痛消瘀，应予包扎，宜用七厘散。②手术治疗，若有明显骨片移位及碎骨嵌于组织中者，应及时手术复位和除去碎骨。若伴有脑震荡及颅底骨折者，应协同脑外科、耳鼻喉科共同处理。

预防调护 此病应以预防为主，加强宣传教育，严格执行安全操作制度，做好安全防护；饮食清淡，保持大便通畅。

转归预后 无论钝器伤或锐器伤均可引起眶内瘀血肿胀，眼球前突，眼球转动受限。若伴有视神经孔的骨折，碎骨可刺伤视神经，数周后呈现青盲；若暴力较重，可引起邻近颅骨组织的破坏和骨折，甚至危及生命；若暴力直接将眼珠向眶后部挤压，迫使眶内软组织挤入眶下裂或副鼻窦内，可发生眼珠内陷和视歧；

若系刀、剪、竹签等戳伤或异物滞留眶内，常同时伴眼胞及眼珠的损伤。

（叶河江）

jīngzhèn wàizhàng

惊振外障（traumatic keratitis）

目为物所伤，包括跌扑、撞击、震荡、穿刺等，直接或间接损伤黑睛、白睛，因失治而引起的眼病。此病名见于明·王肯堂《证治准绳·杂病·七窍门》“目被物撞触而结为外障也。与伤在膏上急者不同。初撞目时，亦有珠疼涩胀之苦，为其伤轻，而瘀自潜消，故痛虽止而不戒禁，有所触发其火，致水不清，气滞络涩而生外障。有撞虽轻反不知害，有所触犯，遂为外障者。有撞重不戒，反触而变为凶疾者。凡外障结而珠疼头痛及肿胀者，皆是恶证，防变。急宜治之”。类似于西医学之外伤性结膜、角膜病变。

病因病机 因目为物伤，伤虽轻而失治，或为毒邪乘隙侵袭所致；亦有因伤重，虽治难愈而变生者。

诊断要点 受伤初期，眼珠红赤涩胀。继之则头眼疼痛，羞明流泪，胞睑肿胀，白睛红赤，黑睛混浊生翳。症重者甚至黑睛穿破，黄仁脱垂，常遗留宿翳影响视力。

鉴别诊断 与撞刺生翳外障相鉴别。前者泛指各种外伤所致黑睛、白睛的外伤性疾病，范围较宽，而后者专指撞刺风轮生翳。

辨证分型 首当分辨受伤部位、轻重、新久、有无并发症等情况，再采用相应措施治疗。治疗常以止血活血、化瘀止痛为法。伤情复杂者，除内服、外治法外，必要时需配合手术治疗。

受伤初期 黑睛表层擦伤，抱轮红赤，畏光流泪，眼睑难睁，舌红苔黄，脉数。

损伤较久 眼珠涩痛，羞明流泪，赤脉满目，黑睛翳障，舌紫黯，脉细涩。

火毒引起 头眼疼痛，泪热难睁，抱轮红赤，黑睛有翳，如鱼鳞或凝脂，可兼见烦躁口渴，大便秘结，小便短赤。

治疗 包括内治法、外治法和针刺疗法。

内治法 ①受伤初期者，治宜消肿定痛、活血化瘀，用七厘散或桃红四物汤加乳香、没药。②损伤日久，治宜泻热消瘀，用经效散加减。③火毒引起者，治宜清热泻火，方用龙胆泻肝汤、泻肝散等酌情加银花、连翘、生石膏、蒲公英。④黑睛遗留翳痕者，治宜清肝明目退翳，方用石决明散加蝉蜕、乌贼骨、密蒙花。

外治法 包括滴眼药水、外敷法和手术治疗。①滴眼药水，黑睛混浊者，可点用清热解毒滴眼液，或选用抗生素滴眼液、眼膏。②外敷法，胞睑青紫肿胀者，24小时内宜先冷敷止血，48小时后改热敷促消散。或用酒调七厘散外敷，以消肿止痛散瘀。③手术治疗，若胞睑裂伤或白睛撕裂超过3mm，应行清创缝合术；若合并眶骨、颅底骨折者，需请有关科室会诊手术。

针刺疗法 黑睛生翳者，可配合针刺止痛，取四白、太阳、合谷、承泣、睛明等穴。

预防调护 此病应以预防为主，加强宣传教育，工作严格操作规程，佩戴护目镜等，以做好安全防护，杜绝外伤事故发生。加强青少年安全教育，制止儿童及青少年玩钝器及弹弓，体育运动时应注意安全防护。饮食宜清淡，注意保持大便通畅。

（叶河江）

jīngzhèn nèizhàng

惊振内障（traumatic cataract）

头部、眼部挫伤，或眼部锐器伤，损及晶珠，以致晶珠混浊的眼病。此病最早记载于《秘传眼科龙木论》：“或因打筑，脑中恶血流下，渐入眼内，后经二三年间变成白翳，一如内障形状。”明·王肯堂《证治准绳·杂病·七窍门》之触伤真气与此类相同，“乃被物撞打，而目珠痛，痛后视复如故，但过后渐觉昏冥也……此证既成，即惊振内障”。明·傅仁宇《审视瑶函》又称惊振翳，其证如清·黄庭镜《目经大成·卷二·内障》所述：“有头脑被物打触，或跌扑倒撞，瘀血流出眼窝，渗入神水，当不及觉，后荏苒成症。”描述了其症状、病情发展情况。此病类似于西医学之外伤性白内障。

病因病机 此病常见的病因有眼球钝挫伤、眼球穿通伤、爆炸伤以及电击伤等，多由拳击、棍棒、球类或其他物体撞击眼球所致。外伤振动晶珠，导致气血失和，气滞膏凝，晶珠混浊；或打动珠中真气，脉络郁滞，精华不得上输于目，目失涵养，晶珠混浊，渐为内障。

诊断要点 ①症状：此病自觉视力不同程度下降，或同时可见眼部灼热疼痛，畏光流泪。②眼部检查：可查见晶珠受到振动后，轻者部分混浊，渐渐缓慢发展变为内障。严重挫伤可致晶珠破裂，迅速发展而致晶珠全部混浊。如真睛破损，可见晶珠破裂，伴神水、神膏外溢。

辨证分型 此病是由外伤所致，但致病常因风、热邪而起，故辨证常见风邪乘袭证和热毒壅盛证等。

风邪乘袭证 视物模糊，头

痛珠胀，胞睑瘀血肿胀，白睛瘀赤，瞳神略大，尚能缩展，晶珠受损混浊。

热毒壅盛证 真睛破损，伤眼剧痛，视力剧降，头痛如裂，胞睑瘀血肿胀，白睛混赤，神水混浊，晶珠破损混浊，甚则黄液上冲。

治疗 发生眼外伤，特别是真睛破损时，要及时缝合处理伤口，防止邪毒内侵；若晶珠破损，继发五风内障，应及时手术。

内治法 ①风邪乘袭者，治宜和血行滞、祛风止痛，方选除风益损汤加减。可加柴胡、枳壳、三七粉行气活血止痛；加金银花、野菊花等清热解毒；血灌瞳神者，加生蒲黄、白茅根、侧柏叶以凉血止血。红赤已退，仅留内障者，可参照圆翳内障处理。②热毒壅盛者，治宜清热解毒、凉血化瘀，方选退热散和五味消毒饮加减。

外治法 包括滴眼药水和手术治疗。①滴眼药，外伤早期，可点清热解毒类眼药、抗生素类和肾上腺糖皮质激素类眼药。②手术治疗，若继发五风内障，需及时手术处理。若晶珠混浊严重，药物治疗无效，可行手术治疗。

预防调护 加强安全教育，严格生产安全制度，防止意外发生；预防眼外伤，作业操作时戴好防护眼镜。

转归预后 此病预后主要取决于伤眼的损伤程度以及是否存在感染等，尤其取决于眼底组织的损伤程度。若仅晶体损伤而发生白内障，手术后视力多能得到不同程度改善。

（叶河江）

wùsǔn zhēnjīng

物损真睛（ocular penetration）

凡因外伤致眼珠破损，视力减退，甚至失明为主要表现的眼病。此病名首见于明·王肯堂《证治准绳·杂病》，该书指出：“谓被物打触，物大则状大，物小则状小，若尖细之物触伤浅小者，可治可消。若粗历之物伤大而深，及缺损神膏者，虽愈亦有瘢痕。若触及破膏者，必有膏汁或青黑色或白色如痰者流出，为害尤急。”明·傅仁宇《审视瑶函》指出为物所伤之病的病因病机为：“今为物之所伤，则皮毛肉腠之间，为隙必甚，所伤之际，岂无七情内移，而为卫气衰惫之原，二者俱召，风安不从。”又称偶被物撞破外障、被物撞破。此病相当于西医学中的机械性穿通性眼外伤，又称眼球穿通伤。毒伤健眼者，与西医学的交感性眼炎相类似，一旦发生，往往造成严重的后果。

病因病机 多因眼珠被刀、剪、锥、针等锐利之物刺破，或高速飞溅之金石碎屑，或爆炸之破片、碎石飞射入眼所致；也有受猛烈的钝力撞击、挤压使眼珠破裂者。外伤可直接损伤组织，导致黑睛破损，黄仁脱出，神水外溢等。也可损伤脉络，血溢络外，致脉络不利，气滞血瘀。眼珠穿破，邪毒乘伤而入，邪毒蔓延，蓄腐成脓，故出现黄液上冲，甚则脓攻全珠，造成全珠毁坏。

诊断要点 ①症状：伤眼多有疼痛剧烈，牵及头部，畏光流泪，眼睑难开，视力骤降；若感伤健眼，则健眼亦出现畏光流泪、头目疼痛、视力下降等症。②眼部检查：伤眼可见大小、形状不一的伤口，有的可合并胞睑穿透伤。伤口可在白睛、黑睛、黑白睛交界之处，可见神水溢出，或黄仁脱出、状如蟹睛、或晶珠脱出、神膏外溢，甚至眼珠塌陷变软，睛毁珠坏；若致伤物污秽，邪毒入侵，热毒炽盛，则伤后1~2日见胞睑肿胀，白睛混赤肿胀，神水混浊，黄液上冲，瞳神难辨，眼珠突出，转动失灵，伴头痛及寒热往来等症，或眼珠变软、塌陷或呈突起睛高之症；若伤口不大，或伤口经正规处理后眼部症状仍不减轻，甚或加重者，应考虑伴有眼内异物；若邪毒传变而致健眼受损，则可见健眼视力急剧下降，抱轮红赤或白睛混赤，黑睛后壁附有细小沉着物，瞳神紧小，神水混浊，神膏混浊，视盘水肿，视衣出现黄白色点状渗出等改变。③影像学检查：若考虑有眼内异物，应做眼部X线片或超声波检查，必要时行MRI检查，以明确异物属性和部位。④血常规：可见白细胞总数及中性粒细胞比例增高。

鉴别诊断 ①此病应与撞击伤目相鉴别，前者眼珠为锐器所伤，且有穿通伤口，甚至眼内组织脱出；后者系因钝力撞击伤目，虽损及眼组织，但无穿破伤口，两者不难鉴别。②此病当与目眶骨伤相鉴别。前者目珠为物所伤，且有穿通口；后者系眼部受外物撞击，损及眼眶骨骼及周围组织导致的病变，但眼球无穿通伤口。

辨证分型 辨证需分辨伤势的深浅，损伤的部位，异物的有无，邪毒的轻重，然后采取相应的治疗措施。常见辨证分型有4种。

风邪乘袭证 白睛或黑睛破裂，或珠内组织脱出，疼痛剧烈，畏光流泪，视力剧降，舌苔薄白或薄黄，脉弦紧或弦数。

气滞血瘀证 视力剧降，眼珠刺痛或胀痛，白睛或黑睛破裂或白睛溢血，或血灌瞳神前部和后部。舌质紫黯或有瘀斑，脉涩。

脓毒侵袭证　伤后出现目珠疼痛难忍，畏光流泪，视力剧降，胞睑红肿，抱轮红赤或白睛混赤，白睛或黑睛破损，或珠内组织脱出，创口污秽浮肿，或黄液上冲。舌红苔黄脉数。

毒伤健眼证　伤眼白睛或黑睛破损迁延难愈，红赤难退，或反复发作，而健眼又自觉视物模糊不清，或视力剧降，羞明流泪，抱轮红赤，神水混浊，瞳神缩小，或初起神膏内呈微尘状混浊，继之眼底视乳头充血水肿，边缘模糊，视网膜上有渗出物等，舌红苔黄脉弦数或滑数。

治疗　此病属眼科急症，治疗应先清创缝合，手术封闭伤口，尽早取出异物，有效防控感染。常于术后配合中医辨证治疗，应分辨损伤的部位，伤势的轻重、异物的有无及其性质，邪毒的轻重等情况，再采用相应措施治疗。此外，注意观察有无感伤健眼之证，并及时治疗。

内治法　根据不同的辨证分型选用不同的方药进行内服治疗。①风邪乘袭者，宜除风益损，方选除风益损汤加减。②气滞血瘀者，宜行气活血、化瘀止痛，方选桃红四物汤加味。③脓毒侵袭者，宜清热解毒、凉血化脓，方选经效散合五味消毒饮加减。④毒伤健眼者，宜清热解毒、平肝泻火、凉血活血，方选泻脑汤加减。

外治法　①受伤早期，重在处理伤口，可用生理盐水轻轻冲洗患眼，清除伤眼一切污物，伤口较小者，无内容物脱出者可加压包扎；伤口大者，应做伤口缝合术；有内容物脱出者，应酌情处理；有眼内异物，特别是金属异物时，应尽早取出；若眼球无保留价值，又有产生交感性眼炎的易患因素，可考虑摘除眼球，对晶珠混浊也可根据受伤的情况酌情处理。②常规注射破伤风抗毒素，以预防破伤风。③眼局部用药一般可滴用清热解毒制剂，如黄芩、千里光、黄连等眼药水，亦可结合滴用抗生素类眼药水。如需扩瞳者，滴用扩瞳剂。

针刺疗法　对伴有外伤性玻璃体积血、眼底出血、前房出血的患者取上睛明、四白、合谷、曲池、风池等穴。

预防调护　真睛破损是一种严重的眼外伤，易导致目盲，必须以预防为主，在社会宣传预防眼外伤的知识，在工厂要制订安全保护措施，建立和健全规章制度，以杜绝外伤事故发生，学校和家长对儿童进行安全教育，不要玩耍尖锐玩具，严禁乱玩爆炸物品，如有外伤，要及时就医。医务人员要有高度的责任心，详细检查，使此病得以及早发现，及时救治；安静卧床休息，忌食辛辣之品；每日更换敷料，细心观察伤口恢复情况。

转归预后　预后的好坏与受伤的部位、大小、程度、有无异物存留和是否影响健眼及是否继发感染等因素有关，但多数预后不良。

（叶河江）

suānjiǎn shāngmù

酸碱伤目

（ocular chemical injury）　酸性或碱性化学物质进入或接触眼部并引起眼部组织损伤，以眼睑或眼球蚀烂、剧痛，视力障碍为主要表现的眼病。又称为酸碱入目。酸碱入目病名见于现代·唐由之《中医眼科全书》；古籍中虽无酸碱入目病名记载，但汉·托名华佗撰《华佗神医秘传》中记载有碱水入目病名。眼部的损害程度和预后取决于酸碱物质的性状、浓度、温度与压力、量的多少、接触时间的长短以及急救措施是否恰当等。一般情况下，碱性物质烧伤较重较深，酸性物质烧伤较浅而局限；气体作用较轻，固体较重，液体介于两者之间；温度越高，压力越大，损害越重。重者可导致严重后果，甚至毁坏整个眼球。此病相当于西医学中的酸碱化学伤，属眼科急重症。

病因病机　①酸性化学伤常因生产或实验过程中，硫酸、硝酸、盐酸，以及某些有机酸如醋酸、蚁酸等溅入眼内引起。低浓度时引起局部刺激，高浓度时致组织蛋白凝固坏死，可在一定程度上阻止酸性物质向深部组织渗透扩散，因此造成的损害相对较碱性灼伤轻。但若量多，浓度高，作用时间长，同样可造成严重损害。②碱性化学伤系生产过程中石灰、氨水，氢氧化钾、氢氧化钠等溅入眼内所致。碱与组织蛋白结合后产生液化性坏死，形成可溶于水的碱性蛋白，还可与组织中的类脂质发生皂化反应而向深部组织渗透，使损伤扩大加深，并产生严重并发症。因此，其预后较酸性灼伤更为严重。

诊断要点　①有明确的化学物质入目史。②此病自觉眼部灼热疼痛，畏光流泪，视力下降。③眼部检查可见轻者伤眼胞睑、白睛微红微肿，黑睛轻度混浊，表层点状脱落；重者胞睑红肿或起疱糜烂，白睛混赤壅肿或呈灰白色坏死，黑睛混浊坏死，甚至穿孔，合并黄液上冲，瞳神紧小、晶珠混浊绿风内障等症；后期可形成黑睛厚翳，或有赤脉深入，或成血翳包睛之势，甚至眼珠萎软塌陷而失明。

鉴别诊断　因进入眼部的化

学物质酸碱属性不同，则治疗措施不同，故将酸性化学伤与碱性化学伤相鉴别。酸碱损伤的鉴别主要根据病史和临床表现，如酸性损伤的创面边界清楚且浅，不扩大加深，坏死组织容易分离脱落，眼内组织反应较小而轻；碱性损伤的创面边界不清且较深，易扩大加深，坏死组织不易分离，眼内组织反应重，易引起瞳神紧小、晶珠混浊、绿风内障等症。

辨证分型 此病之辨证应注意病程的长短以及眼部的症状。一般而言，病之初期，眼部羞明流泪、赤肿疼痛等症状明显者，多属热邪侵目；病之后期，眼部赤肿不显，然视物昏蒙，黑睛成翳者，多属阴亏翳留。

热邪侵目证 伤眼灼热刺痛，畏光流泪，视物模糊。检查见胞睑肿胀难睁，白睛混赤壅肿或坏死，黑睛生翳，或有酸碱物质附于睛珠表面。甚至伴有瞳神紧小、黄液上冲等症。全身可兼见头痛，舌质红，苔薄黄，脉数。

阴亏翳留证 伤已初愈，仍觉视物昏花，目中干涩，羞明不适。检查见白睛红赤已消，或仍留有少许赤脉细丝，黑睛上留有形状不一的翳障，或黑睛赤脉入侵。全身可兼见口渴便秘，舌质红，苔薄少津，脉细数。

治疗 包括内治法和外治法。此病治疗的关键在于急救冲洗，以彻底清除眼内酸碱物质、减轻眼部组织损伤、预防并发症、提高视力为原则。

内治法 ①热邪侵目者，治宜平肝清热、退翳明目，方选石决明散加减，脾胃虚寒者，去大黄，决明子；目赤肿痛者可加生地黄、牡丹皮、茺蔚子以凉血活血；若白睛红赤壅肿，黑睛翳膜扩大，表面污秽，边界不清，或黄液上冲者，可用黄连解毒汤合龙胆泻肝汤加减。②阴亏翳留者，治宜养阴清热、退翳明目，方选消翳汤加减。若渴甚者，去防风、荆芥，酌加玉竹、天花粉、沙参、石斛以养阴生津。若便秘可加火麻仁润肠通便。阴虚夹湿热者，可选用甘露饮加密蒙花、谷精草、木贼、青箱子、决明子等退翳名目。

外治法 包括急救冲洗、中和冲洗和局部用药以及其他疗法。

急救冲洗 伤后立即就地用大量清水反复彻底冲洗。或让患者将眼部浸于水中，反复开合眼睑，并转动眼球，或翻转眼睑充分暴露穹隆部结膜，持续10～20分钟。送至医院后，在表麻下再次以生理盐水冲洗，并注意去除结膜囊内的固体异物。严重的碱烧伤，可进行前房穿刺术。

中和冲洗 在急救处理后，应进行中和冲洗。若为酸性烧伤，用3%碳酸氢钠液冲洗；碱性烧伤者，用3%硼酸液冲洗；若为石灰伤先用0.37%依地酸二钠溶液冲洗，继以1%～2%依地酸二钠滴眼，以免钙离子沉着于黑睛。

局部用药抗感染 伤后应频滴抗生素眼液或清热解毒滴眼液，预防继发感染；散瞳：如出现瞳神紧小或干缺，须用1%阿托品眼药水或眼膏散瞳；胶原酶抑制剂：碱性伤后黑睛发生溃烂时，滴用2.5%半胱氨酸以中和烧伤后产生的胶原酶。

其他疗法 包括中和注射、自血疗法、分离结膜囊和手术治疗。①中和注射：病情较重者，在中和冲洗后还可做结膜下注射；若为酸性烧伤，用5%磺胺嘧啶钠2ml进行结膜下注射；碱性烧伤，用10%维生素C 0.5～1ml进行结膜下注射。②自血疗法：结膜下注射自身血清0.5ml，以改善黑睛营养。③分离结膜囊：每日用玻璃棒分离结膜囊2～3次，并涂抗生素眼膏，以防止睑球粘连。④手术治疗：病情严重或出现并发症者，应根据病情选择球结膜切开冲洗术、前房穿刺术、角膜及结膜移植术等。

预防调护 此病应以预防为主，建立健全规章制度，做好宣传教育，妥善保管化学物品；相关人员应了解掌握基本的防治知识，加强个人防护，严格按照操作规程谨慎操作，避免化学伤的发生；车间、工地应备有急救必需品和中和药液，以备急用；对已发生眼部酸碱伤目的患者，应少食辛辣刺激食品，并注意眼部卫生。

转归预后 此病的转归预后取决于酸碱物质的浓度、量的多少、作用时间、早期急救措施等各方面情况。一般而言，酸性灼伤较碱性灼伤预后好，低浓度损伤较高浓度预后好；早期得到就地彻底冲洗者较延误时间者预后好；Ⅰ度、Ⅱ度烧伤预后较好；Ⅲ度烧伤虽经治疗，终难恢复有用视力；Ⅳ度烧伤预后甚差，若眼珠已穿孔，多致眼珠塌陷，预后极差。

（张富文）

tànghuǒ shāngmù

烫火伤目（ocular heat injury）

因高热引起眼部组织损伤的眼病。可根据致病物不同分为火烧伤和接触性烧伤两大类。火焰喷射引起的烧伤为火烧伤；直接接触高温固体、液体和气体的为接触性烧伤；由液体所致者通常称为烫伤。此病相当于西医学中的热烧伤。热烧伤中以火烧伤和烫伤多见。

病因病机 日常生活和工业

生产过程中不慎被火焰烧伤，或被开水、沸油、钢水烫伤，造成胞睑、白睛、黑睛损害。

诊断要点 ①有明确的热烧伤史。②此病自觉灼热疼痛，畏光流泪，视力下降或视物不见。③眼部检查见胞睑红肿或起水疱，重者胞睑肌肤烧焦变黑；白睛红赤或呈灰白坏死，甚则成脓或见瘢痕形成，终成睥肉粘轮；黑睛见灰白色翳障，或见翳障坏死脱落，甚至变生凝脂翳、瞳神紧小等症。后期灼伤处瘢痕形成，可发生倒睫拳毛，黑睛翳障，愈后遗留厚翳或斑脂翳而障碍视力。

鉴别诊断 与辐射性眼损伤相鉴别。前者有明确的高温液体、气体、固体热烧伤史；后者有微波、紫外线、红外线、X线等辐射线照射病史。

辨证分型 常见临床辨证分型如下。

火毒犯目证 伤眼灼热剧痛，多泪难睁，视物模糊，检查见胞睑红赤浮肿或起水疱，白睛混赤或呈灰白色坏死，黑睛大片翳障或呈凝脂翳状；伴口干咽燥，便秘溲赤；舌红，苔黄，脉数。

伤久损阴证 眼灼伤日久，自觉伤眼干涩隐痛，视物不清。检查见白睛隐隐淡红，黑睛遗留大小厚薄不一的翳障，全身可兼见口干咽燥，舌红少苔，脉细或细数。

治疗 此病治疗应防止毒邪内侵，促进创面愈合，预防并发症。轻者以外治为主，重者内外兼治。

内治法 ①火毒犯目者，治宜清解热毒，养阴散邪，方选银花解毒汤合石决明散加减，去龙胆草加玄参以增养阴增液之力。目赤甚者，酌加生地、丹皮、紫草以凉血活血，口干咽燥者，加玉竹、麦冬、玄参以滋阴润燥。②伤久损阴者，治宜养阴清热、退翳明目，方选甘露饮合石决明散加减。若阴伤较重，可酌减羌活、荆芥等发散退翳之品。若赤脉伸入黑睛者，气滞血瘀，加红花、牡丹皮、郁金，以增强活血行滞之功。

外治法 ①局部敷药：眼睑部轻度热烧伤可涂红花油，注意勿进入眼内。②滴眼药水：可滴用抗生素眼药水，预防和控制感染。若疼痛剧烈，可在医师指导下滴用0.25%~0.5%的地卡因眼药水，以缓解疼痛。③为预防睥肉粘轮，可涂抗生素眼膏，并用玻璃棒在睑内和白睛间每日分离2~3次。④手术：胞睑深度热烧伤，可做早期皮片覆盖；睥肉粘轮者，可做结膜囊成形术；黑睛有坏死穿孔或大片白斑形成时，可考虑角膜移植术。

预防调护 搞好安全生产，杜绝工伤事故的发生；加强个人防护，增强自我保护意识，在冶炼、锻造等行业推广防护眼镜；凡烧灼患者，防止感染是至为重要的，应注意个人卫生，尤其要注意避免不洁物体对创面的污染；注意营养，进食富含高蛋白、高维生素的物；胞睑烧灼者因瘢痕收缩等原因，易于造成黑睛暴露干燥，应引起高度重视，必要时可作湿房进行保护。如结膜条件尚好者，可考虑行结膜遮盖术，但术后仍须滴抗生素眼药水及人工泪液。

转归预后 病情轻重及预后与致伤物的温度、数量及接触时间长短有密切关系。眼部的轻度灼伤，预后较好，若胞睑肌肤灼焦变黑，白睛、黑睛成瓷白色，其预后较差，眼球难于保存。

（张富文）

guāngxiàn shāngmù

光线伤目（radiation eye injury） 因不同波长的辐射线直接照射眼部引起眼部组织损伤的眼病，它主要包括辐射线引起的热效应损伤，光照性眼炎及电离性眼损伤。现·唐由之《中医眼科全书》将其统称为辐射线伤目，此病相当于西医学中的辐射性眼损伤。红外线、微波、X线、γ射线、镭等均会引起眼损伤，临床以紫外线损伤（电光性眼炎）最为常见，本条目主要论述紫外线照射所引起的光线伤目。

病因病机 此病多因在电焊、气焊时，受到电弧、乙炔焰、熔化金属等产生的紫外线照射后引起；也可发生于使用紫外线杀菌灯、太阳灯、高能光源等时防护不当所致；亦有在冰川、雪地、海面、沙漠等环境工作，受紫外线照射所伤。目受紫外线所伤，致胞睑、白睛、黑睛浅层发生风热伤目性病变。

诊断要点 ①受紫外线照射后3~8小时发病，轻者沙涩不适，畏光流泪，灼热疼痛；重者眼内剧痛，睑肿难睁，热泪如汤，视物模糊，或有虹视、闪光幻觉等。②眼部检查见胞睑红肿，可见红斑，水疱，小出血点；白睛红赤或混赤臃肿；黑睛微混，荧光素钠液染色可见点片状着色，部分患者可见瞳神缩小。③症状一般持续6~8小时，可在24小时内自行减退。④若长期反复照射，可致睑弦赤烂、白睛涩痛、黑睛生翳等，以致造成视力障碍。

鉴别诊断 与聚星障相鉴别：两者临床症状相似，但前者有明确的受紫外线照射病史，后者常有感冒发热病史，且易反复发作。

辨证分型 常见临床辨证分型如下。

风热犯目证　伤眼灼热刺痛，畏光流泪。检查见胞睑红赤肿胀；白睛红赤或混赤；黑睛浅层星翳。舌红，苔薄白，脉数。

阴虚邪留证　伤眼微痛干涩，视物昏蒙。检查见白睛红赤不显，黑睛星翳稀疏，伴口渴喜饮，舌红少苔，脉细数。

治疗　此病发作时以止痛为先，主要依靠自身组织的修复，一般 1~2 日内即可痊愈，不留痕迹，视力如常。

内治法　①风热犯目者，治宜疏风清热、退翳止痛，方选新制柴连汤加减。若黑睛表层大量星翳，酌加木贼、蝉蜕、密蒙花以明目退翳。若痛剧者，加白芷、石决明祛风止痛。②阴虚邪留者，治宜养阴清热、退翳明目，方选消翳汤加减，若目干涩不爽，可酌加玉竹、天花粉、麦冬、玄参滋阴润燥。

外治法　①止痛：剧痛者，可少量滴用表面麻醉剂，但不可多滴，只能作为急救的权宜措施，以免影响组织的修复。可配合局部冷敷止痛。②预防感染：滴用抗生素眼液，睡前涂抗生素眼膏，以防感染。

针刺疗法　针刺双侧合谷、内关、睛明、风池等穴位，或用 0.25%~0.5%盐酸普鲁卡因穴位注射均可减轻刺激症状。

预防调护　加强宣传教育，使群众了解辐射线伤眼的危害性，从而自觉加强防护；相应工种人员应佩戴防护眼镜；建立防护设施，电焊车间可用吸收紫外线的涂料（如含氧化锌、氧化铁的油性涂料）粉刷墙壁，焊机之间设置隔离屏障等。

转归预后　病情的轻重与紫外线的强度、照射时间长短及接受光线的距离有关。此病预后良好，多可自愈，一般不会对眼睛造成永久性损害。

（张富文）

jīngqī mùbìng

经期目病（menstrual eye disease）

妇女行经期间出现逆经之白睛溢血、火疳等各种眼病的统称。包括女子逆经和行经目痛等。《银海精微》中首次提出室女逆经和血室涩痛，“问曰：人之患眼，女子逆经，血灌瞳仁，满眼赤涩者何也？答曰：此乃室女或肥壮妇女血热经闭，过期不行，则血逆行于上，注于目，灌于睛外，皆色红，或乌睛上起如胬肉。治之切不可钩割，只用下气破血通经之药，其血翳自退。宜服调经散、破血红花散、顺经汤、导赤散”，“问曰：妇人遇行经之际，眼目涩痛者何也？答曰：肝虚也。凡妇人禀受虚者，眼中原有病根，若遇行经之际，去血过多，肝经愈加虚损，故使眼目转加疼痛，肿涩难开，头痛眩晕，生翳于黑睛上，或如粟米，或如花翳白陷者，皆因肝衰虚也。宜服当归补血散，点以九一丹”，详细地阐述了女子经期倒经和目痛的病因病机、症状和治法。清·陈士铎《辨证录·目痛门》提出“人有月经不通三月，忽然眼目红肿，疼痛如刺”，并认为血壅是导致目痛的主要原因。清·马化龙《眼科阐微》云：“妇人行经，去血过多，眼疼，黑眼花翳白陷，此血衰肝虚也。”提出了肝血亏虚可致经期目痛，甚至黑睛生翳。清·张璐《张氏医通·七窍门》中的经逆赤肿，清·吴谦《医宗金鉴·眼科心法要诀》中的行经目痛歌、女子逆经歌则对行经目痛和女子逆经的病因病机与治法都做了详尽的叙述。

病因病机　①素体肝血不足，月经来潮，去血过多，肝经虚损，肝血亏虚，而目失濡养。②肝郁气滞，气血运行不畅。③肝经蕴热，郁而化火，肝火上炎于目。④血热内蕴，阻滞气机，经行不畅或经血不从经脉下行，上溢而发。

诊断要点　①此病有明确的性别差异及时间性，常发生在女子经前及经期。②伴随经期出现不同程度的头昏眼花，瞻视乏力及目痛、目赤等症状。

辨证分型　常见辨证分型有以下 5 种。

肝血亏虚证　眼干涩隐痛，视物昏蒙，全身可兼见月经量多，头昏倦怠，面色萎黄或苍白，皮肤不泽，唇舌不荣，脉虚无力。

肝郁气滞证　眼目胀痛，重坠不适，肿涩难开，黑睛起翳。情志抑郁，善太息，胸胁、少腹胀满疼痛，走窜不定，乳房胀痛，月经不调，痛经。舌红，苔薄白，脉弦。

肝火上炎证　眼涩磣痛，怕热难睁，热泪频流，胞睑红肿，白睛混赤或抱轮红赤，黑睛起翳，头疼眩晕，月经量多，经色紫红，质稠有块，面红目赤，口苦口干，烦躁易怒，胁肋灼痛，舌红、苔黄，脉弦数。

血热内蕴证　眼胀珠疼，白睛红赤，视物昏蒙，流泪磣涩，白睛红赤，或见溢血如胭脂，或见玻璃体积血、视网膜出血等。全身兼见头昏头痛，面红唇干，心烦易怒，口渴喜饮，尿黄便结，舌红脉数等证候。

治疗　以内治法为主。

内治法　①肝血亏虚者，宜益气养血，选用当归补血散或芎归补血汤加人参。②肝郁气滞者，宜疏肝解郁，选用逍遥散。③肝火上炎者，宜清肝调经、明目退翳，选用洗肝散。④血热内蕴者，宜凉血活血、行气通经，选用痛经散或破血红花散加减。

预防调护 已发此病者，切忌情志刺激及进食辛辣之品；红赤肿痛及发胬肉者，忌触碰揉擦，避免加重损伤或引起出血；此病与妇女月经密切相关，调畅情志，疏通经气，防治月经病是预防此病的关键。

预转归后 此病多因于月经，病势较轻，预后较好。但失治、误治亦可影响视力，若合并感染，或可致失明，甚至危及生命。

（路雪婧）

rènshēn mùbìng

妊娠目病（gestational eye disease）

泛指因妊娠所导致的目疾。此病首载于《秘传眼科龙木论》，“孕妇目昏者何也。答曰：此血气之候。妊孕少血气，胎气不荣于肝，肝气不足，故昏也”，指出妇人怀孕时气血不足，肝气不足不能上荣于目，出现目昏的症状。此病名见于明·王肯堂《证治准绳·杂病·七窍门》：“妊娠目病，其病多有余，要分血分、气分，气分则有如旋胪泛起、瞳神散大等证，血分则有如瘀血凝脂等病。盖其否隔阴阳涩滞与常人不同，为病每多危急，人不知虑，屡见临重而措手不及者，内伐又恐伤胎泄气，不伐又源不澄病不去，将奈何吁，能知其胎系固否，善施内护外劫之治，则百发百中矣。”对此病的主症、病因病机及治则描述比较清楚。明·傅仁宇《审视瑶函》中因此疾系未产而目病，故又称兼胎症，并指出：“妇人有孕号兼胎，都是三阳痞塞来，只是有余无不足，要分血气两家灾。此症专言妇人有孕而目病也，其病多有余，要分在血在气分之不同……盖其痞隔，阴阳涩滞，与常人病眼不同。”清·张璐《张氏医通》等著作均对此病有较详细论述。

病因病机 妊娠时，正多不足，易为邪扰，常致目病。如引起火疳、瞳神紧小或干缺、云雾移睛、暴盲等。若曾患目疾者，亦可因妊娠而加重或导致复发。①妇人妊娠期间胎火妄动，上攻于目引起妊娠目病。②妊娠期间，阴血聚于冲任，以养胎儿，阴血偏虚，肝失濡养，肝阳上亢于目。③妊娠耗损妇人肾阳，津液失于温化，水湿停聚，发为水肿，留滞经络，气血津精输送不畅，肝血不足，目失濡养。

诊断要点 ①患者有明确的妊娠史，眼外观如常，视物昏蒙不清，或眼前蚊蝇飞舞，或视力骤降。②眼部检查可见：视乳头充血，边界模糊。视网膜静脉变细，细不可见或呈白线条状。视网膜水肿或有渗出斑。视网膜有出血或者渗出。

辨证分型 妊娠目病的治疗原则，必须掌握妊娠的特殊生理特征，用药时，攻伐峻猛、有毒药品应慎用或禁用，以免伤胎气。妊娠目病常分为以下3种证型。

胎火扰目证 眼症同前，全身可见头痛眩晕，面色潮红，舌红脉弦数。

肝阳上亢证 眼症同前，全身可见头晕目眩，甚者晕倒昏扑，面色潮红，舌红或绛，脉弦数。

肝肾亏虚证 眼症同前，全身可见肢体浮肿，腰膝酸软，手足不温，便溏，舌淡苔白，脉沉细。

治疗 包括内治法和针刺疗法。

内治法 ①胎火扰目者，宜清肝息风泻火，选用保胎清火汤合消风散加减。②肝阳上亢者，宜清肝息风泻火，选用保胎清火汤合消风散加减。③肝肾亏虚者，宜补养肝肾，选用驻景丸加减方。

针刺疗法 ①主穴：曲池（或上星、合谷），配穴：足三里、印堂、太冲、神门。②耳针：降压沟、肾上腺、皮质下、耳尖。

预防调护 妊娠时，若出现视物昏蒙，头晕头痛，下肢水肿或其他不适时，应及时去医院检查，必要时终止妊娠；定期做产前检查。注意孕妇的身心健康，避免情志过伤，注意营养等。

转归预后 妊娠目病是妊娠晚期较严重的疾病，若及时发现，及时治疗，终止妊娠，目病可减轻或完全恢复，否则有丧明之危。

（路雪婧）

chǎnhòu mùbìng

产后目病（postpartum eye disease）

产妇分娩后及哺乳期所引起的外障、内障眼病。《秘传眼科龙木论》最早记载此病：“妇人产后目睛昏者何也。答曰：此乃五脏之虚也。妇人妊孕时，当出血一斗三升，肌肉气宽缓，骨节筋脉其神气已虚，五脏不牢。六腑未安，自赖五脏六腑为根。根乏则苗衰。故目昏也。宜用椒红丸、菊花散、活血煎。”以问答形式描述了此病的主症、病因及治法。明·王肯堂《证治准绳·杂病·七窍门》中记载：“产则百脉皆动，气血俱伤，太虚不足，邪易以乘，肝部发生之气甚弱，血少而胆失滋养，精汁不盛，则目中精膏气液皆失化源，所以目病者多。然轻重内外不同，有劳瞻竭视，悲伤哭泣，而为无时冷热泪，内障昏渺等证。有窍不密，引入风邪，为湿烂头风者。有因虚沐发，湿气归脑而为内障诸病者。有因虚劳役，恣辛嗜热及患热病，而伤目血为外障者。皆内不足所致。善知爱护者，疾微而不变，不知保养，反纵斫丧，则变重不一。大抵产后病宜早治，莫待其久，久则气血定而病深，治亦不易。其外证易知者，人皆知害而早治，其内证害缓者，人多忽之，比其成也，为无及之，悔者多矣。”详细阐述了此病的病因病机。明·傅仁宇《审视瑶函》对此观点也进行了相关阐述，并指出“若治产后，无有余之血，须护肝气。不可轻用薄肝之剂。当以四物汤养血之剂为主药也”，进一步描述了此病的治法方药。此外，清代·张璐《张氏医通》等医著对此病均有详细描述。

病因病机 ①此病多为产后虚弱，气血不足，目失濡养，或复感受邪气、情志不畅，目络受损。产后气血亏虚不足，邪气趁虚而入以致诸多目病。肝开窍于目，肝脉连于目系，肝气通于目，肝和则目能辨五色，肝藏血，肝受血而目能视。邪气犯，肝气弱，血少而精汁亦少，目中精微失其化源，目系失其濡养而致。②产后气血虚耗，情志不舒，七情不畅，至目中玄府闭阻，发为内障。③产后过食辛辣厚味，脾胃蕴结湿热，复受风邪，上犯于目。④产后失于调理，感受毒邪，上犯于目。

诊断要点 ①病前有明确的生育史，且产后出现流泪、倒睫、突然性双眼或单眼视力下降、眼痛等眼部症状。②若属流泪症，可见流泪或迎风流泪更甚，冬季和春季节寒风刺激时流泪加重；若属倒睫，可见结膜充血、血管新生、角膜浅层混浊、角膜上皮角化等；若属视神经炎，可见视乳头充血水肿，边界模糊，甚至红肿微突，生理凹陷消失，视网膜静脉扩张，视乳头附近视网膜亦可出现水肿、出血或渗出物；若属角膜炎、角膜溃疡等外障眼病，可有眼部干涩、磣涩不适、眼痛、视物模糊、畏光流泪等不适，眼部检查可见相应部位病变。③裂隙灯、检眼镜或眼底照相等检查有助于诊断。

辨证分型 常见辨证分型有以下5种。

气血亏虚证 此型眼外观无明显异常，但自觉双眼干涩，畏光，眨眼无力，眼痛不可久视，视物模糊不清，眼前出现蚊蝇蛛丝或云雾样飘浮物或出现夜盲等症状，全身症状可兼见头晕耳鸣、面色萎黄、气短懒言身乏，舌质淡白，脉弱无力。

肝郁气滞证 此型眼外观可无异常，常见眼胀头痛，不耐久视，视物模糊，流泪或迎风流泪更甚，可兼见胁肋疼痛、胸闷、嗳气不舒或情志抑郁、口苦，舌红苔薄，脉弦。

湿热内蕴证 可见眼睑红赤肿痛，眼睑皮肤出现水疱、脓疱、糜烂渗水，或出现眼睑边缘局限性红肿，触之有硬结、压痛，若兼风者，可见眼睑边缘红赤糜烂，痛痒并作，或出现睑内红或黄白色颗粒状物，此证型可兼见口干唇红、口渴欲饮、小便黄、大便结，舌红，苔黄腻，脉滑数。

毒热炽盛证 可见眼球疼痛，畏光流泪，或见眼睑红肿，白睛红赤肿胀，或见黑睛生翳，或见瞳神持续缩小，展缩不灵，或见前房积脓、视力骤降等，可兼见憎寒壮热、头身疼痛、少腹拒按、恶露不尽且臭秽，舌红绛，苔黄，脉数。

治疗 包括内治法、外治法和针刺疗法。

内治法 ①气血亏虚者，宜补益气血，可选用熟地黄汤加减或当归补血汤。②肝郁气滞者，宜疏肝解郁、开窍明目，选用丹栀逍遥散选加石菖蒲、制香附、炒金铃子等。③湿热内蕴者，宜清热除湿、养血疏风，选用当归散。④毒热炽盛者，宜清热解毒、养阴凉血，选用清瘟败毒饮加减。

外治法 ①中药熏洗法：胞睑红肿、溃烂，白睛红赤，黑睛生翳，瞳神紧小等可用清热解毒类的中药熏洗眼部。②滴眼法：可用清热解毒类中药制剂或非甾体抗炎、抗生素等滴眼液滴眼，如鱼腥草滴眼液等。③手术治疗：病情重者，可球结膜下注射糖皮质激素治疗；如并发晶珠浑浊，视力受阻，可选择白内障摘除人工晶体植入术；黑睛生翳，翳厚遮挡瞳神者，可行准分子激光治疗、角巩膜割烙术或角膜移植术。

针刺疗法 常用穴位可选用睛明、四白、丝竹空、攒竹、瞳子髎、太阳、承泣、球后等眼周穴位，并辨证配伍远端穴位。

预防调护 注意产后调养；早期发现、早期治疗；如患内障、外障严重者，产后立即断乳；患眼病者特别是外障眼病者应注意眼局部卫生，忌用手揉眼；勿偏嗜辛辣、肥甘之品，饮食宜清淡；忌挤压排脓，以防脓毒扩散或变生他证。

转归预后 此病宜早期治疗，病情轻者预后较好。若病情重或治疗延误者，预后不佳。倒睫刺激，长期摩擦眼球、角膜，重者可引起角膜溃疡，甚至致盲；急性视神经乳头炎和球后视神经炎，二者晚期均可出现视神经萎缩，此时属中医之青盲范畴。角膜炎、角膜溃疡等后期可致盲。

（路雪婧）

dòuzhěn mùbìng

痘疹目病（pox eye disease）

痘疹初起，目赤泪出，羞明涩痛，

眼闭不开，或黑睛生翳为主的病证。又称痘疹眼。《银海精微》中痘疹有两种，并详细记载了其症状和治疗方法："痘疮初上皮肤之际，眼闭不开，眼上即有痘疮点在黑睛上易治。急取益母草煎汤熏洗，日三度，更以阴一阳五丹调鳝鱼血点，忌口及夜啼，乳母亦忌口。""又有一症，痘疹之后疮痂落尽，肌体肥壮，眼中忽然红涩，此乃余毒郁结于肝而发出。此症十分厉害，失治多能害目，只用车前草擂水频与饮下，洗却肝经之热毒，洗以益母草，点以鳝鱼血调药。"宋·王怀隐《太平圣惠方》提出用黄药散治疗此病。《秘传眼科龙木论》提出："此眼初患之时，不论大小，须患斑疮一度，疮子患时，觉入眼中，即时将息慎忌，若不忌口将息，即便疼痛泪出，赤涩，怕日难开，肿硬，翳如银色。此乃热气在肝，上冲入眼，肝膈壅毒，因成障翳。宜用秦皮汤洗之，后服凉肝丸。不宜镰洗出血，点药挑拨，恐损眼。得疼痛定，即点退翳药。"介绍了此病的症状与治疗方法。有关痘疹目病的详细记载，首见于清·张璐《张氏医通》。清·吴谦《医宗金鉴·眼科心法要诀》曰："小儿斑疮入眼中，赤肿难开涩泪疼，久生云翳如银色，肝经余热上冲睛。红花散用草归地，赤芍军翘紫草红。"指出用红花散治疗此病。

病因病机 病位在目，病变的关键脏腑在于肝，还与肺、脾、心、肾诸脏腑有关。痘疹目病的基此病机是小儿患痘，肝经热毒上攻目窍所致。

诊断要点 小儿患痘疹时，邪毒入眼，轻者患眼可见赤肿难开，流泪羞明，疼痛涩磨；严重者可在白睛上发起脓疮，日久则脓疹可向黑睛蔓延，使风轮发生云翳，色白如云，造成视力障碍。

鉴别诊断 与小儿疳眼鉴别：两者均由肝热上攻目窍所致，均可见肿痛难开，赤涩多泪，甚则妨碍视力。但小儿疳眼属于脾衰肝旺所致的一种眼病。多为恣食肥甘，或饮食不节，感染诸虫所致。可见白睛表面干枯粗糙，形同皮肤。甚则黑睛糜烂生翳，或并发黄液上冲，风轮高突或破损而成蟹睛之证。

辨证分型 痘疹目病，总由蕴积恶毒深久，肝经余热未清，上攻目窍所致，所以应清热解毒，凉血散瘀。痘疹目病常分为以下2种证型。

痘疹攻目证 痘疹初起，眼睛红紫涩痛，目痛难睁，赤涩流目，舌质红，苔薄黄，脉浮数。

热毒炽盛证 痘疹日久，红肿流泪，日久则脓疹可向黑睛蔓延，使风轮发生云翳，呈银白色，导致视力下降，舌红苔黄，脉弦数。

治疗 包括内治法、外治法和针刺疗法。

内治法 ①痘疹攻目者，宜疏风清热、泻肝解毒，选用通神散。②热毒炽盛者，宜清热解毒、凉血散瘀，选用红花散。

外治法 ①熏洗法：外用秦皮汤洗眼。②点眼法：点药挑拨，恐损眼，得疼痛定，即点退翳药。③敷药法：黄药一两，木香一两，川大黄三两，捣细罗为散，每用好浆水，调为膏，摊生绢上，贴眼睑上下，不得入眼，干即易之。

针刺疗法 选用头临泣、掌中、四缝、命门、身柱、瘛脉等。

预防调护 室内空气要流通，注意避风寒，防止复感外邪；饮食宜清淡宜消化，多饮开水，可用萝卜、荸荠、绿豆等煎水代茶；积极治疗痘病，保持皮肤清洁，勿使搔抓，不宜洗浴，防止皮肤破损，继发感染；如有皮肤抓破，可外涂青黛散或黄芩油膏。

转归预后 此病经积极治疗，可控制症状，不易复发。部分病人可因失治、误治，而至视力下降，甚至全盲。

（路雪婧）

mázhěn mùbìng

麻疹目病（measles eye disease） 患麻疹时，由麻疹病毒引起的眼病。清·谢玉琼恩《麻科活人全书》详细记载了麻疹入目的临床表现，如眼光如水、眼眶红烂、羞明赤肿、眼目生翳、双目自闭、眼多泪眵、白珠红赤、雀盲等。清·张璐《张氏医通·婴儿门》也有麻疹导致目病的记载。

病因病机 病位在目，病变的关键脏腑在于肺胃，常可累及肝。麻疹目病的病因病机主要是：①肺胃热毒内蕴，复为天行是气所伤，发为麻疹，热毒炽盛，侵犯于目，发为眼病。②麻疹之后余毒未尽，上犯于眼而致目病。③麻疹之后，精血亏虚，目失濡养。

诊断要点 ①麻疹小儿多患，传染性强，其导致眼病较多，其临床以眼睑水肿、眼泪增多、畏光、眼目生翳、双眼生翳、白珠红赤、雀盲等为主症。②除了眼部症状外还可见麻疹典型症状，发热咳嗽，鼻塞流涕，口腔可见麻疹黏膜斑等。

鉴别诊断 与小儿痘疹相鉴别：两者均为感染时邪所发病，但麻疹目病为感染麻毒时邪，临床以眼睑水肿、眼泪增多、畏光、下眼睑边缘有一条明显充血横线为主症；而痘疹目病则是感染痘疹时邪，临床以目赤泪出，羞明涩痛，眼闭不开，或黑睛生翳为主症的病证。

辨证分型 麻疹目病一证，由火毒内蕴，少阴君相之火燔灼太阴脾肺，又因毒气热戾，循肝经而上扰于目。治疗总以清热解毒、透疹为要。常见辨证分型有以下5种。

肺胃热盛证 眼肿难睁，泪热眵稠，胞睑红肿白睛红赤，可见麻疹疹红，身热不适，咳嗽气促，可喜冷饮，舌红脉数。

毒热炽盛证 胞睑赤肿，硬胀难开，或有溃烂，白睛红赤肿胀，或致目珠周围肿起，导致目珠转动失灵，甚至突出。可兼见麻疹疹红稠密，壮热烦渴，咳而气急息粗，痰黄而稠，口臭便结，溲赤短少，舌红苔黄，脉洪而数。

热毒深入证 眼碜涩难睁，羞明泪热，视物昏蒙，白睛红赤或见溢血，抱轮红赤，黑睛生翳溃烂，瞳神紧小，黄仁肿胀。审视眼内可有玻璃体混浊，脉络膜、视网膜渗出，视乳头，视网膜水肿等。全身兼见神识不清，声音嘶哑，疹色黯红，舌红少津，脉洪而数。

余毒留恋证 麻疹已消而红赤不尽或生翳不愈，或眼复红赤生翳，眼眶变生赤烂，可兼见身软乏力，身热难退，不欲纳食，便结溲短。

精血亏虚证 入暮则视物不清，眼干涩频眨，白睛光泽少减皱起，黑睛晦雾混浊，甚有萎软溃陷。可兼见头昏眼花，口干咽燥，唇色淡白，舌质淡，脉细无力。

治疗 包括内治法和外治法。

内治法 ①肺胃热盛者，宜疏解肺热、清胃散邪，选蝉菊散加知母、黄芩、牛蒡子、连翘等。②毒热炽盛者，宜泻热解毒，选用羌菊散加金银花、黄芩、知母、蒲公英等。③热毒深入者，宜清肝解毒，选羚羊角散去黄芪、升麻、加连翘、牛蒡子、黄连等。④余毒留恋者，宜清解余毒，选用朱纯嘏加减消毒拔翳汤加减。⑤精血亏虚者，宜养肝明目、补气养血，选用杞菊地黄丸合四物汤加石决明、夜明砂、鲜猪肝等。

外治法 ①点眼法：可用1%黄芩素眼液或10%黄连眼液点眼；凡睑肿难开，眵多黏稠者，睡前用光明眼膏置于眼中。②注药法：若有黑睛生翳或瞳神紧小者，必须及时扩瞳，可用1%阿托品滴眼液，如重症点药扩瞳效差时可结膜下注射散瞳合剂。

预防调护 尽早与麻疹病人隔离，室内空气要流通，注意避风寒，防止复感外邪，避免强光照射眼部；饮食宜清淡宜消化，忌恣食生冷物，忌食辛辣油腻，但要营养均衡避免疳眼症；积极治疗麻疹，保持眼、鼻、口腔、皮肤清洁，勿搔抓，不宜洗浴，防止皮肤破损，继发感染；定时检查眼部，如有异常改变及时处理。

转归预后 此病经积极治疗，可控制症状，不易复发。若眼部病变及时处理，多无害于视力。如黑睛或眼底病变失治，常致目盲。

（路雪婧）

mùyūn

目晕（eye halo） 自视灯火周围似彩虹环绕，类似西医学之虹视；黑睛与白睛交汇之处，色变灰白而混浊者的眼病。类似西医学之角膜老年环及角膜边缘变性。病名一首见于明·王肯堂《证治准绳》，称为光华晕大证，认为“皆是实火阳邪发越于上之害，诸络必有滞涩”。清·黄庭镜《目经大成》中记载：“大意水衰不能制火，水火相射，则乖戾之气激而上浮，故能无中生有。”此候可见于青风内障或绿风内障，为早期重要证候之一。

病名首见于隋·巢元方《诸病源候论》：“血气不足，则肝虚，致受风邪，风邪搏于精气，故精气聚生于白睛之上，绕于黑睛之际，精彩昏浊，黑白不明审，谓之目晕。”宋·太医院编《圣济总录》记载：“若阴阳不和，肝虚血弱，风邪毒气，乘虚而搏于睛气，故令二气聚生于白睛之上，绕于黑睛之际。”

角膜老年环为类脂质沉着，无须治疗；角膜边缘变性一般无明显疼痛、畏光，视力呈慢性进行性下降，单眼或双眼对称性角膜边缘部变薄扩张，鼻上象限多见，部分下方角膜周边部变薄扩张，部分患者激发轻微创伤而穿孔。此病多因气血不足，目失所养，亦可因肝虚血弱，风邪毒气上犯于目，治宜养血疏风、平肝解毒，治疗可用石决明散加金银花、蒲公英。

（路雪婧）

mùnǜ

目衄（ophthalmorrhagia） 血自泪窍溢出，或白睛血络损伤等引起的目中出血。病名见于清·唐宗海《血证论》。类似于西医学之结膜损伤、急性炎症、严重鼻衄、泪道外伤等。其病因或因风热毒邪犯目，耗血动血；或因外伤致胞睑、白睛、泪道之血络受损；或因鼻衄等鼻中之血循泪道上逆。由风热毒邪所致者，泪热夹血，疼痛羞明难睁，白睛红赤，治宜祛风清热，凉血止血，外可用清热解毒滴眼液，内可用清营汤加蒲公英；由外伤所致者，应视伤口大小，先清洗或手术处理，另用生蒲黄汤加减；因鼻衄所致者，当治鼻衄。

（路雪婧）

shénsuì yǎntòng

神祟眼痛（jumping ophthalmodynia） 眼无形症而疼痛，因其疼痛性质不一，时间不定，仿如神邪使然得名。有眼部无形症而痛，呈阵发性、闪电样剧痛者；有痛如锥刺，午后至夜晚痛剧者；亦有口眼颜面痛无定处，忽来忽往者。《银海精微》中称之为痛如神祟，形象地描述了此病发病特征："痛如神祟，旧无根基，只根据痛甚怪异，或日痛而夜愈，或夜痛而日愈，如艾之灸，针之刺，忽来忽往，无踪无迹，号曰痛如神祟。"并对发病机制、治法方药也做了详细的阐释，指出血虚和气盛的病机，"问曰：眼内不红不赤不肿，乍痛如神祟者何也？答曰：阴阳升降不和，气血偏胜，相攻使然。或有血虚者下午痛，或有气旺太甚者上昼痛。下昼痛者宜服助阳和血汤，上昼痛者宜服酒调洗肝散、明目流气饮，点清凉之药。又有一样眼，时时痛如针刺，此是新血与旧血相攻击，治法亦同"。《秘传眼科龙木论》中又称神祟疼痛外障，书中有用羚羊角饮子和秦皮煎治疗此病的记载。此病名见于明·徐春甫《古今医统》。清·吴谦《医宗金鉴·眼科心法要诀》记载："神祟疼痛忽然发，胞热睛痛缘肺肝，洗肝散用硝黄桔，栀子黄芩知母添，黑参热甚加归地，外点还宜石燕丹。"指出神祟眼痛，是以平素无病，忽然发生眼珠剧痛，痛极难当为特征的一种眼病。若患者感觉眼睑灼热如火，此为肝、肺火毒上攻于眼而致，故可用酒调洗肝散治疗，还可外点石燕丹以清热止痛。现代·韩志德《中医百病症治大全》也对此病有所收录，描述为眼部无形症而疼痛，疼痛呈阵发闪电样剧痛，发作时间不定。

病因病机 此病主要为阴阳失调而致。①因阳气盛者，又白昼属阳，早晨及上午阳气旺，攻冲于目，目络不和而痛；②因阴血虚少，又夜晚阴盛阳衰，故目失濡养于此时更甚。

诊断要点 以眼部疼痛而无红肿为主要症状，具有疼痛性质不定、时间不定，消退后不留痕迹的特点。

鉴别诊断 此病主要与引起眼部疼痛的疾病相鉴别，如眉棱骨痛、绿风内障等。①眉棱骨痛一病，相当于西医中眶上神经痛，在攒竹穴处有压痛，而此病则无。②绿风内障一病类似于西医的青光眼，多伴眼压升高，而此病则无。

辨证分型 中医辨证分为阳气偏盛证和阴血不足证。

阳气偏盛证 眼痛剧烈，或如火炙烤，早晨及上午剧烈，可伴见头眩目晕的舌红脉实的阳热证。

阴血不足证 自午后至夜晚目痛渐渐增剧，可如针刺，可伴见四肢不温，面色萎黄，舌淡脉虚的血虚证。

治疗 包括内治法和外治法。

内治法 ①阳气偏盛所致者，治宜行气止痛，方用石膏散或川芎茶调散加减。②阴血不足所致者，治宜养血止痛，方可用芎归补血汤加减。

外治法 外点石燕丹，水蘸药末少许点目大眦；秦皮煎点眼。

预防调护 此病患者，注意调畅情志，慎饮食；避免情志刺激及进食辛辣之品。应保持心情愉悦，适当锻炼，合理用眼。

预转归后 此病多由机体阴阳平衡失调所致，病势较轻，若及时治疗，注意养调摄，预后较好。

（路雪婧）

索　　引

条目标题汉字笔画索引

说　　明

一、本索引供读者按条目标题的汉字笔画查检条目。

二、条目标题按第一字的笔画由少到多的顺序排列，按画数和起笔笔形横（一）、竖（丨）、撇（丿）、点（丶）、折（乛，包括亅乚く等）的顺序排列。笔画数和起笔笔形相同的字，按字形结构排列，先左右形字，再上下形字，后整体字。第一字相同的，依次按后面各字的笔画数和起笔笔形顺序排列。

三、以拉丁字母、希腊字母和阿拉伯数字、罗马数字开头的条目标题，依次排在汉字条目标题的后面。

二　画

三　画

四　画

五 画

六 画

七 画

八 画

九 画

十 画

十一 画

十二　画

十三 画

十四 画

十五 画

十六 画

十七　画

十九　画

条目外文标题索引

F

G

H

I

J

K

L

M

N

O

P

Q

R

S

T

U

V

W

X

Y

Z

内 容 索 引

说 明

一、本索引是本卷条目和条目内容的主题分析索引。索引款目按汉语拼音字母顺序并辅以汉字笔画、起笔笔形顺序排列。同音时，按汉字笔画由少到多的顺序排列，笔画数相同的按起笔笔形横（一）、竖（丨）、撇（丿）、点（丶）、折（乛，包括亅乚く等）的顺序排列。第一字相同时，按第二字，余类推。索引标目中夹有拉丁字母、希腊字母、阿拉伯数字和罗马数字的，依次排在相应的汉字索引款目之后。标点符号不作为排序单元。

二、设有条目的款目用黑体字，未设条目的款目用宋体字。

三、不同概念（含人物）具有同一标目名称时，分别设置索引款目；未设条目的同名索引标目后括注简单说明或所属类别，以利检索。

四、索引标目之后的阿拉伯数字是标目内容所在的页码，数字之后的小写拉丁字母表示索引内容所在的版面区域。本书正文的版面区域划分如右图。

a	c	e
b	d	f

B

C

D

K

L

M

N

T

W

Z

本卷主要编辑、出版人员

责任编辑　李元君　胡安霞

索引编辑　王小红

名词术语编辑　王晓霞

汉语拼音编辑　潘博闻

外文编辑　顾　颖

参见编辑　周艳华

责任校对　张　麓

责任印制　张　岱